CUIDADOS NO TRAUMA

Nota

A medicina é uma ciência em constante evolução. À medida que novas pesquisas e a experiência clínica ampliam o nosso conhecimento, são necessárias modificações no tratamento e na farmacoterapia. Os editores desta obra consultaram as fontes consideradas confiáveis, num esforço para oferecer informações completas e, geralmente, de acordo com os padrões aceitos à época da publicação. Entretanto, tendo em vista a possibilidade de falha humana ou de alterações nas ciências médicas, nem os editores nem qualquer outra pessoa envolvida na preparação ou publicação desta obra garantem que as informações aqui contidas sejam, em todos os aspectos, exatas ou completas. Os leitores devem confirmar estas informações com outras fontes. Por exemplo, e em particular, os leitores são aconselhados a conferir a bula de qualquer medicamento que pretendam administrar, para se certificar de que a informação contida neste livro está correta e de que não houve alteração na dose recomendada nem nas contraindicações para o seu uso. Esta recomendação é particularmente importante em relação a medicamentos novos ou raramente usados.

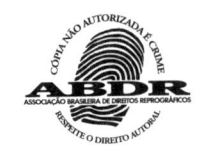

N331n   Nayduch, Donna.
        Nurse to nurse : cuidados no trauma em enfermagem / Donna Nayduch ; tradução: Ana Thorell ; revisão técnica: Iveth Yamaguchi Whitaker, Carmen Mohamad Rida Saleh. – Porto Alegre : AMGH, 2011.
        619 p. ; 12 x 20 cm. – (Nurse to nurse)

        ISBN 978-85-8055-032-0

        1. Enfermagem – Prática. I. Título.

CDU 616-083

Catalogação na publicação: Ana Paula M. Magnus – CRB 10/2052

Donna Nayduch, RN, MSN, ACNP, CAISS
Consultora em trauma
Evans, Colorado

Nurse *to* Nurse
CUIDADOS NO TRAUMA
EM ENFERMAGEM

Tradução:
Ana Thorell

Consultoria, supervisão e revisão técnica desta edição:
Iveth Yamaguchi Whitaker
Doutora em Enfermagem.
Especialista em Enfermagem Médico-cirúrgica e Enfermagem em Cardiologia.
Professora Adjunta da Escola Paulista de Enfermagem da Universidade Federal de São Paulo (UNIFESP).

Carmen Mohamad Rida Saleh
Mestre em Enfermagem pela Universidade Federal de São Paulo (UNIFESP).
Especialista em Pronto Socorro pelo Hospital das Clínicas da Faculdade de Medicina da Universidade de São Paulo (USP).
Diretora Técnica do Serviço de Saúde do Instituto Central do Hospital das Clínicas da Faculdade de Medicina da Universidade de São Paulo (USP).

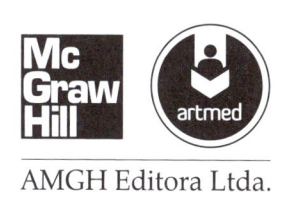

McGraw Hill | artmed

AMGH Editora Ltda.
2011

Obra originalmente publicada sob o título *Nurse to Nurse Trauma Care: Expert Interventions*, 1st Edition.
ISBN 0071596770 / 9780071596771

Copyright © 2009, The McGraw-Hill Companies, Inc.
All rights reserved.
Portuguese-language translation copyright © 2011 AMGH Editora Ltda.
All rights reserved.

Capa: Mário Röhnelt
Preparação de originais: Luana Diehl Severo
Leitura final: Juçá Neves da Silva
Editora sênior - Biociências: Cláudia Bittencourt
Editoração eletrônica: VS Digital

Reservados todos os direitos de publicação, em língua portuguesa, à
AMGH Editora Ltda. (AMGH EDITORA é uma parceria entre
ARTMED Editora S.A. e MCGRAW-HILL EDUCATION).
Av. Jerônimo de Ornelas, 670 - Santana
90040-340 Porto Alegre RS
Fone (51) 3027-7000   Fax (51) 3027-7070

É proibida a duplicação ou reprodução deste volume, no todo ou em parte,
sob quaisquer formas ou por quaisquer meios (eletrônico, mecânico, gravação,
fotocópia, distribuição na Web e outros), sem permissão expressa da Editora.

SÃO PAULO
Av. Embaixador Macedo Soares, 10.735 - Pavilhão 5
Cond. Espace Center Vila Anastácio 05095-035 São Paulo SP
Fone (11) 3665-1100   Fax (11) 3667-1333

SAC 0800 703-3444

IMPRESSO NO BRASIL
PRINTED IN BRAZIL

Dedico este livro a Michael J. Rhodes, MD, FACS, Diretor do Departamento de Cirurgia, Christiana Care Health System, Wilmington, Delaware. Ele foi meu mentor na assistência ao paciente de trauma e passou intermináveis noites junto da equipe na unidade de cuidado intensivo de trauma, em Allentown, Pennsylvania. Sua dedicação e seu conhecimento sobre trauma foram uma inspiração para mim. Como pai afetuoso, ele confiou a mim a posição de Coordenadora de Trauma. Este livro reflete a paixão pelo paciente de trauma demonstrada por ele todos os dias. Sobre essa base foi construído meu conhecimento a respeito de trauma e lhe serei sempre grata por isso.

Agradecimentos

Linda Laskowski-Jones, RN, MS, ACNS-BC, CCRN, CEN, Vice-presidente dos Serviços de Emergência, Trauma e Aeromédicos, Christiana Care Health System, Wilmington, Delaware.

Fred Luchette, MD, MS, Diretor do Serviço de Cuidados Cardiotorácicos Críticos; Professor de Cirurgia, Loyola University Hospital, Maywood, Illinois.

William Richardson, MD, Professor de Cirurgia Ortopédica, Duke University Medical Center, Durham, North Carolina.

Suzanne Buchanan, RN, BS, CCRN, Arizona Burn Center Outreach Educator, Maricopa Medical Center, Phoenix, Arizona.

Jill Pleban, MLT, ASCP, Coordenador do Laboratório de Sistemas de Informação, Doylestown Hospital, Doylestown, Pennsylvania.

Maggie Reynard, Ilustrador, Half Moon Bay, California.

Heidi DeLeon, RN, BSN, Staff Nurse, St. Joseph's Medical Center, Phoenix, Arizona.

Vicki Bennett, RN, MSN, Administrador do Programa de Trauma, Scottsdale Healthcare-Osborn, Scottsdale, Arizona.

Harry Teter, Esquire, Diretor Executivo, American Trauma Society, Upper Marlboro, Maryland.

Kevin Foster, MD, Cirurgião de Queimados, Arizona Burn Center, Maricopa Medical Center, Phoenix, Arizona.

Prefácio

Quando fui convidada a escrever este livro sobre enfermagem no trauma, considerei a oportunidade estimulante e a chance de compartilhar a experiência de 26 anos nessa área. Como observadora e participante do cuidado ao paciente de trauma, desejei elaborar um manual que fornecesse informação necessária de maneira rápida e de fácil consulta. Durante toda minha carreira, fui enfermeira de trauma (desde estudante de enfermagem até a posição de diretora regional de trauma). Os rostos, os nomes, as lesões, os cheiros e tudo o que envolve o cuidado do paciente de trauma permaneceu em minha memória durante toda minha vida. Até hoje posso mencionar determinados pacientes que tiveram impacto em minha carreira e meu conhecimento ou por quem eu derramei lágrimas com a família. Tive a honra de salvar vidas e de estar com aqueles que estavam morrendo. Fui enfermeira assistencial, enfermeira-coordenadora de trauma (como éramos chamadas então), responsável pelo registro do trauma, consultora/supervisora em trauma e enfermeira assistencial do cuidado agudo do trauma.

Fui preparada para ser parte ativa da equipe de trauma, participando da avaliação do paciente e da identificação dos cuidados necessários à assistência do paciente. Esperava-se que interpretássemos os dados e estivéssemos prontas para agir sem instruções. A equipe era totalmente colaborativa e sou muito agradecida por isso. Assim, é possível perceber que este texto foi escrito entendendo-se que o enfermeiro trabalha lado a lado com os médicos, processando as mesmas informações. Presume-se que o enfermeiro saiba dos limites da sua prática e que aplique o conhecimento deste livro de forma adequada. Existem situações em que o enfermeiro precisa agir de forma independente, e o objetivo desta obra é fornecer a informação necessária para o cuidado ideal ao paciente de trauma.

Além disso, espero que os serviços de apoio, tão necessários à recuperação funcional do paciente de trauma, também considerem esta referência útil para seu entendimento sobre o cuidado no trauma. A todos que atuam em enfermagem no trauma e a toda equipe de apoio aos pacientes traumatizados até a fase de reabilitação, ofereço este livro como um guia de referência rápida na tomada de decisão e para alcançar resultados excelentes com o paciente.

Este livro é fruto de pesquisa intensiva; entretanto, devido a seu tamanho, apenas referências citadas no texto são listadas. Todas as referências padronizadas, incluindo *Advanced Trauma Life Support* (ATLS), *Trauma Nursing Core Course* (TNCC), *McQuillan's Trauma Nursing from Resuscitation through Rehabilitation* e o *Eastern Association for the Surgery of Trauma* (EAST) *Practice Management Guidelines*, foram usadas em todos os capítulos. Além dessas, muitas outras forneceram *insight* e conhecimento. Acreditem, esses recursos foram exauridos na busca dos dados mais atuais e acurados. Espero encontrar este livro em muitos bolsos de jalecos durante a visita aos pacientes de trauma e supervisão aos centros de trauma em todo o país.

Aos meus colegas que fizeram a leitura comigo ao longo deste ano, não há como agradecer suficientemente por seu tempo, *expertise*, nobre orientação e amizade. Aos amigos e familiares que me ouviram com paciência durante esse processo e forneceram chocolate (e champanha quando terminei), *mahalo nui loa*!

Lista de Abreviaturas

A/C	Assistida/controlada
AA	Atlantoaxial
ABG	Gasometria arterial
ACE	Artéria carótida externa
ACI	Artéria carótida interna
ACS	American College of Surgeons
Aids	Síndrome da imunodeficiência adquirida
AIS	Abbreviated Injury Scale
AL	Ácido láctico
ALT	Alanina aminotransferase
AO	Atlantoccipital
AP	Anteroposterior
APH	Atendimento pré-hospitalar
ASIA	American Spinal Injury Association
AST	Aspartato aminotransferase
ATLS	Advanced Trauma Life Support
ATM	Articulação temporomandibular
AVC	Acidente vascular cerebral
AVDs	Atividades da vida diária
bpm	Batimentos por minuto
BUN	Nitrogênio da ureia sanguínea
CAE	Canal auditivo externo
CDCs	Centers for Disease Control and Prevention
CIVD	Coagulação intravascular disseminada
CPK	Creatinofosfoquinase
CVM	Colisão de veículo a motor
DA	Disreflexia autônoma
DE_{50}	Dose efetiva média
DI	Diabetes insípido
DL_{50}	Dose letal média
DPOC	Doença pulmonar obstrutiva crônica
EAST	Eastern Association for the Surgery of Trauma
ECG	Eletrocardiograma
ECGl	Escala de Coma de Glasgow
EEG	Eletroencefalograma

EOC	Emergency Operations Center
EP	Embolia pulmonar
EPP	Equipamento de proteção pessoal
FAB	Ferimento por arma branca
FAF	Ferimento por arma de fogo
FAST	Focused abdominal sonography for trauma
FBC	Fratura de base de crânio
FMM	fixação maxilomandibular
FOM	Falência de múltiplos órgãos
FR	Frequência respiratória
GI	Gastrintestinal
GOS	Escala de resultados de Glasgow
HAD	Hormônio antidiurético
HBOC	Carreador de oxigênio baseado na hemoglobina
HED	Hematoma epidural
Hgb	Hemoglobina
HIC	Hipertensão intracraniana
HIV	Vírus da imunodeficiência humana
HRSA	Health Resources and Services Administration
HSA	Hemorragia subaracnoide
HSD	Hematoma subdural
Ht	Hematócrito
ICS	Incident Command Center
INR	International normalized ratio (Relação normalizada internacional)
ISS	Escore de gravidade do trauma
IV	Intravenoso
IVM	Incidente com vítimas em massa
LAD	Lesão axonal difusa
LPD	Lavagem peritoneal diagnóstica
LSD	Ácido lisérgico dietilamina
MASH	Mobile Army Surgical Hospital (Hospital Cirúrgico Móvel do Exército)
NC	Nervo craniano
NCIPC	National Center for Injury Prevention and Control
NDMS	National Disaster Medical System
NHTSA	National Highway Traffic Safety Administration
NIMS	National Incident Management System

NPP	Nutrição parenteral periférica
NPT	Nutrição parenteral total
NTDS	National Trauma Data Standard
OH	Ossificação heterotrófica
P	Pulso
PA	Pressão arterial
PAM	Pressão arterial média
PEEP	Pressão expiratória final positiva
PERRLA	Pupilas isocóricas, redondas e reativas à luz
PFC	Plasma fresco congelado
PH	Papa de hemácias
pHi	Tonometria gástrica
PIA	Pressão intra-abdominal
PIC	Pressão intracraniana
PPA	Pressão da perfusão abdominal
PPC	Pressão da perfusão cerebral
PVC	Pressão venosa central
PVPI	Iodo-povidona
RCP	Ressuscitação cardiopulmonar
RM	Ressonância magnética
RTS	Revised Trauma Score
SARA	Síndrome de angústia respiratória aguda
SAV	Suporte avançado à vida
SBI	State Bureau of Investigation
SCA	Síndrome de compartimento abdominal
SHA	Síndrome da hiperexcitabilidade/disfunção autônoma
SMEs	Serviços médicos de emergência
SRIS	Síndrome da resposta inflamatória sistêmica
SSIHAD	Síndrome da secreção inapropriada do HAD
TB	Tuberculose
TC	Tomografia computadorizada
TCE	Trauma craniencefálico
TENS	Estimulação elétrica nervosa transcutânea
TEPT	Transtorno de estresse pós-traumático
TET	Tubo endotraqueal
TIH	Trombocitopenia induzida pela heparina
TLSO	Dispositivo ortopédico toracolombar

TNCC	Trauma Nursing Core Course
TP	Tempo de protrombina
TRISS	Trauma and Injury Severity Score
TRM	Trauma raquimedular
TTP	Tempo de tromboplastina parcial
TVP	Trombose venosa profunda
UTI	Unidade de tratamento intensivo
VCI	Veia cava inferior
VMC	Ventilação mecânica controlada

Sumário

Capítulo 1 Biomecânica do trauma 17

Capítulo 2 Ressuscitação e estabilização no trauma............ 49

Capítulo 3 Sistemas do trauma 99

Capítulo 4 Trauma craniencefálico...................................... 117

Capítulo 5 Trauma raquimedular... 177

Capítulo 6 Lesão na face e no pescoço 213

Capítulo 7 Trauma torácico... 241

Capítulo 8 Trauma abdominal 281

Capítulo 9 Trauma musculoesquelético 339

Capítulo 10 Queimadura e lesão externa 405

Capítulo 11 Trauma nas mulheres 447

Capítulo 12 Populações especiais 467

Capítulo 13 Cuidados intensivos... 503

Capítulo 14 Lesão ambiental 533

Capítulo 15 Incidentes com vítimas em massa................... 551

Índice 591

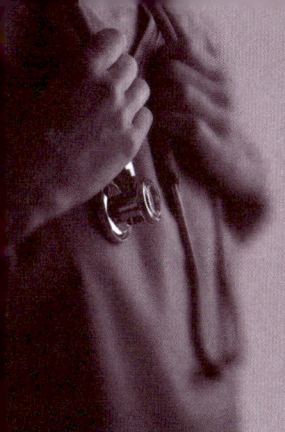

Capítulo 1
BIOMECÂNICA DO TRAUMA

INTRODUÇÃO

O trauma inicia com a transferência de energia para o corpo a partir de uma força externa. A transferência de energia cinética pode ser de natureza contundente ou penetrante. Além desses mecanismos, existe a energia térmica na forma de calor, frio ou agente químico, que gera calor ou frio. Com a ocorrência mais frequente de situações de conflito, como a guerra, as lesões causadas por explosivos e outros eventos em massa são mais comuns devido aos dispositivos explosivos improvisados ou a outros desastres em massa, que são discutidos no Capítulo 15. Como o mecanismo determina a lesão, a prevenção do trauma está estreitamente relacionada a ele. A Tabela 1.1 identifica os mecanismos de trauma comuns e o respectivo código relacionado às causas externas (E-code) para cada um deles (CID-9-CM, 2008).

O trauma é a principal causa de morte entre os indivíduos de 1 a 44 anos, sendo a maioria das lesões passível de prevenção (www.cdc.gov/ncipc/osp/data.htm). As colisões de veículos a motor são as principais causas de morte traumática em todas as faixas etárias entre 1 e 65 anos; nos indivíduos acima de 65 anos, são as quedas. As causas mais comuns de lesões não fatais, conforme relatos dos Centers for Disease Control and Prevention (CDCs), são as seguintes:

- Quedas: de 0 a 14 anos e 25 anos ou mais.
- Golpe não intencional: principal causa de lesão entre 15 e 24 anos.
- Colisão de veículo a motor: segunda principal causa de lesão entre 15 e 24 anos.

Tabela 1.1 Codificação das causas externas (E-code) segundo mecanismos comuns de trauma (CID-9-CM, 2008)

Mecanismo de trauma	E-code (CID-9-CM)	Comentários
Colisão de veículo a motor (CVM) X representa o quarto dígito, significando a posição do ocupante		
VM contra VM	E812.x	Colisão entre dois veículos a motor, mesmo que um esteja imóvel ou estacionado
VM contra objeto na via pública	E815.x	Qualquer impacto de veículo a motor com um objeto na via pública, como animal, placa de trânsito, defensas, passarela; não com um objeto estático fora da via pública, como uma árvore
VM contra objeto fora da via pública	E816.x	Ver perda de controle
VM perda de controle	E816.x	Qualquer perda de controle na via pública, incluindo sair da estrada e finalmente atingir um objeto fora dela; capotamento
Surfar no carro	E818.1	Ficar em pé sobre o veículo em movimento
VMs contra VM fora da via pública	E821.x	CVM em veículo fora das ruas/estradas, VTT
Veículo de neve fora da via pública	E820.x	*Snowmobiles*
Atropelamento	E814.7	Pedestre atingido por qualquer veículo a motor na via pública
Atropelamento de bicicleta	E813.6	Ciclista atropelado por qualquer veículo a motor na via pública
Quedas		
Queda no mesmo nível	E888.8	Queda no mesmo nível sem outra especificação
Queda no mesmo nível atingindo objeto penetrante	E888.0	Queda no mesmo nível atingindo um objeto penetrante
Queda no mesmo nível atingindo atingindo objeto contundente	E888.1	Queda no mesmo nível atingindo objeto contundente

(Continua)

Tabela 1.1 Codificação das causas externas (E-code) segundo mecanismos comuns de trauma (CID-9-CM, 2008)

(*Continuação*)

Mecanismos de trauma	E-code (CID-9-CM)	Comentários
Queda no mesmo nível por escorregão ou tropeção	E885.9	Queda no mesmo nível por escorregão ou tropeção
Queda da bicicleta	E826.1	Queda da bicicleta ao pedalar e colidir sozinho
Queda da cama	E884.4	Queda da cama
Queda da cadeira	E884.2	Queda da cadeira
Queda envolvendo esqui	E885.3	Queda ao esquiar
Queda de *snowboard*	E885.4	Queda de *snowboard*
Queda envolvendo patins de rodas ou para gelo	E885.2	Queda de patins com rodas, para gelo ou lineares
Queda do meio-fio	E 880.1	Queda ao tropeçar no meio-fio
Queda do vaso sanitário	E884.6	Queda do vaso sanitário
Queda da escada	E881.0	Queda de qualquer altura da escada de mão
Queda de edifício	E882	Queda do telhado, de edifício, da sacada
Queda em esportes	E886.0	Colisão ou queda durante a atividade esportiva
Queda em buraco	E883.9	Queda em buraco
Queda de degraus	E880.9	Queda de degraus
Outras quedas de um nível a outro	E884.9	Queda de altura de um objeto não encontrado na lista
Impacto – não intencional		
Exclui queda	E917.x	Impacto acidental de objeto ou pessoa, sem queda
Nos esporte, sem queda	E917.0	Golpe não intencional nas atividades esportivas, sem queda subsequente

(*Continua*)

Tabela 1.1 Codificação das causas externas (E-code) segundo mecanismos comuns de trauma (CID-9-CM, 2008)

(Continuação)

Mecanismo de trauma	E-code (CID-9-CM)	Comentários
Comprimido entre objetos	E918	Preso entre dois objetos, comprimido
Por objeto em queda	E916.0	Atingido por objeto em queda
Outros		
Máquina de cortar grama	E920.0	Lesão ao utilizar uma máquina de cortar grama, elétrica ou não
Ferimento com vidro	E920.8	Corte não intencional por vidro
Ferimento com arma de fogo não intencional	E922.x	Ferimento por arma de fogo, não intencional
Ferimento por arma branca não intencional	E920.3	Lesão causada por instrumento penetrante, não intencional
Homicídio		
Agressão	E960.0	Agressão com os punhos, chute, agressão
Agressão com objeto	E968.2	Agressão com objeto durante agressão com pistola, taco de beisebol, bloco de concreto, etc.
Agressão com veículo	E968.5	Atropelamento intencional com veículo
Estupro	E960.1	Estupro
FAF	E965.x	Ferimento por arma de fogo intencional
Ferimento por arma branca	E966	Ferimento por arma branca intencional
Abuso	E967.x	Abuso de criança, adulto, idoso
Exposição ao fogo	E968.0	Atear fogo intencionalmente
Lesão intencional autoprovocada		
Enforcamento	E953.0	Enforcamento intencional, autoinfligido, sufocação, asfixia, não causado por substâncias químicas
FAF	E955.x	Disparo de arma de fogo autoinfligido de modo intencional

(Continua)

Tabela 1.1 Codificação das causas externas (E-code) segundo mecanismos comuns de trauma (CID-9-CM, 2008)

(Continuação)

Mecanismo de trauma	E-code (CID-9-CM)	Comentários
Facada/corte	E956	Lesão autoprovocada intencionalmente por objeto cortante ou penetrante
Impacto de um veículo a motor	E958.5	Lesão intencional a si mesmo por impacto de veículo a motor
Queimadura		
Incêndio	E890.x	Incêndio em casa ou em edifício
Incêndio – cama	E898.0	Incêndio iniciado na cama ocupada pelo lesionado
Salto de edifício em chamas	E890.8	Salto de um edifício em chamas
Queimadura com água quente	E 924.2	Queimadura com água quente da torneira Queimadura com água quente – aquecida
Queimadura com outra substância líquida	E924.0	Queimadura com outra substância quente
Objeto quente	E924.8	Queimadura por contato com objeto quente
Congelamento	E901.x	Queimadura por exposição ao frio, causando congelamento
Química	E924.1	Queimadura química com ácido Queimadura química com álcali
Elétrica	E925.x	Queimadura de origem elétrica
Mordeduras/animal		
Cachorro	E906.0	Mordedura de cachorro
Golpe de animal	E906.8	Outra lesão infligida por animais, como chifrada, coice, queda
Queda de cavalo	E828.2	Queda ao andar a cavalo
Cobra venenosa	E905.0	Picada de cobra venenosa
Mordedura infligida por pessoa	E968.7 E928.3	Mordedura intencional infligida por outra pessoa Mordedura de pessoa, não intencional

A palavra "acidente" não será usada neste texto devido à natureza preventiva do trauma e à necessidade de os profissionais abordarem-no como uma doença que pode ser prevista, não causada por atos divinos e assim por diante (Sisley, 2007). As atividades de prevenção do trauma realizadas pela equipe de saúde são dificultadas por tempo, educação e recursos (Wilding et al., 2008), embora os profissionais da área hospitalar tenham uma oportunidade excelente para esses esforços. Todo paciente representa uma oportunidade de ensino sobre a prevenção do trauma. Os desastres naturais são algumas das poucas situações "acidentais". O trauma é denominado intencional, ou não intencional, para determinar a natureza do evento de forma mais apropriada. Por exemplo, a condução por um motorista sob efeito do álcool pode ser prevenida, porém as lesões geralmente são não intencionais. C. Everett Koop, ex-cirurgião geral americano, fez uma afirmação relevante sobre o trauma: "Se uma doença estivesse matando nossos filhos na proporção em que o trauma está matando, as pessoas ficariam indignadas e exigiriam que essa assassina fosse contida".

TRAUMA FECHADO

O trauma fechado ocorre quando a força aplicada ao corpo não é de natureza penetrante. A medicina legal refere-se a esse tipo de lesão em oposição às lesões penetrantes. Dessa forma, os ferimentos por arma de fogo (FAF) são classificados como contusos ao exame do legista porque o projétil não é um instrumento pontiagudo.* Entretanto, no centro de trauma, a classificação definida como fechado e penetrante categoriza o FAF como penetrante em razão de sua ação no corpo.

Os princípios da física que envolvem o trauma, contuso ou o penetrante, são:
- Um corpo em movimento permanece em movimento até sofrer a ação de uma força externa.
- A velocidade da carga aplicada determina o dano (força = massa x aceleração).
- O tecido é deslocado na mesma direção do objeto em movimento (especialmente importante para a avaliação do legista).

---

* N. de R.T.: Consideração da autora relativa à medicina legal norte-americana.

- Se um objeto for deformável, o tempo do impacto será maior e, portanto, também a deformação.
- A energia cinética transferida é aditiva (os dois objetos em movimento); ½ massa x velocidade.[2]

O trauma fechado resulta em fratura, laceração e outros ferimentos externos, lesão por cisalhamento, pressão causando lesões semelhantes a uma "explosão" e lesões de golpe-contragolpe (lado a lado) bilaterais causadas pelo ricochetear após o impacto inicial. Este capítulo discutirá os mecanismos comuns e as lesões resultantes.

Colisões de Veículos a Motor

As colisões de veículos a motor normalmente não são intencionais; no entanto, alguns indivíduos tentam suicídio ou homicídio utilizando um veículo. A maioria acontece em uma rua ou estrada e termina com a própria colisão. As colisões de veículos a motor também podem ocorrer fora da rodovia, como com *snowmobiles,* veículos para todos os tipos de terrenos e motocicletas ou bicicletas motorizadas. Além disso, a posição do ocupante no momento do impacto determina a lesão. Como a maioria das colisões é inesperada, não é raro que o ocupante inspire e segure a respiração no momento do impacto. O golpe no tórax que ocorre com o impacto comprime os pulmões cheios de ar, resultando em pneumotórax. O surfe sobre o carro e andar na caçamba de uma camionete não oferecem proteção ao ocupante e resultam em potencial risco para o trauma multissistêmico.

Dependendo da escolha do dispositivo de contenção, o indivíduo tem várias condições enquanto está no veículo. O ocupante sem o cinto tem maior chance de ejeção do assento, pelo mecanismo "para o alto e por cima", ou de ficar preso sob o painel, com o movimento "para baixo e por baixo". Os cintos de segurança utilizados adequadamente (pelve e ombro) mantêm o ocupante no lugar, com movimento mínimo e com lesão mínima. O *airbag* tem espaço para insuflação ao ser ativado (a cerca de 100 km/h) sem provocar trauma grave ao ocupante. Porém, os cintos de segurança utilizados para conter apenas a cintura pélvica permitem contato da parte superior do corpo com os objetos à frente dele (volante, *airbag*) e os que contêm somente os ombros resultam no deslizamento inferior da pelve, ficando o pescoço preso pelo cinto.

A Tabela 1.2 descreve as lesões associadas a essas ocorrências e inclui as que acontecem em crianças contidas de forma inadequada. As exigências de contenção de segurança para gestantes e crianças são discutidas a seguir, em prevenção de lesões. Os ocupantes

Tabela 1.2 Mecanismos de lesão relacionados a colisão de veículos a motor

Condição	Lesões potenciais
Sem contenção – movimento "para o alto e por cima"	Lesões na cabeça, face e pescoço pelo impacto com o para-brisa ou o teto Lesões no tórax – impacto com o volante Lesões abdominais – impacto com o volante (dependendo da constituição física da pessoa) Lesão provocada pelo *airbag* na face, no pescoço, no tórax Lesão nos membros inferiores se envolvidos nos pedais do acelerador e do freio
Sem contenção – movimento "para baixo e por baixo"	Lesões nos membros inferiores – esmagamento; envolvimento com os pedais, fratura/luxação de joelho, fratura/luxação de quadril Lesão por impacto na pelve Lesão abdominal – esmagamento, incrustação, ocasionado pela constituição física Possível lesão no tórax, lesão no pescoço
Cinto de segurança apenas na pelve	Lesão na cabeça, na face e no pescoço pelo impacto com o volante, especialmente laringe/traqueia; lesão com o *airbag* Lesão no tórax – impacto com o volante Ejeção potencial ou ejeção parcial e impacto com o para-brisa
Cinto de segurança apenas nos ombros	Lesão vascular no pescoço, lesão na cabeça Lesão abdominal – impacto com o volante
Contenção inadequada	Cinto de segurança posicionado acima da pelve: lesão de vísceras ocas abdominal, lesão torácica e da coluna lombar Cinto de segurança posicionado abaixo da pelve: lesão nas vértebras TXII-LI em razão de hiperflexão Cinto de segurança muito alto na gestante: lesão abdominal citada anteriormente, além de lesão no feto, na placenta, no útero (determinada pela idade do feto)
Assento sem fixação no veículo	Ejeção; torna-se um míssil para os outros passageiros. Todas as lesões, especialmente luxação atlanto-occipital com lesão na medula espinal pelo movimento da cabeça com a face voltada para baixo

Continua

Tabela 1.2 Mecanismos de lesão relacionados a colisão de veículos a motor

(Continuação)

Condição	Lesões potenciais
Criança com menos de 12 anos no assento dianteiro	Impacto do *airbag* no tórax, no abdome, na cabeça, na face Lesões múltiplas se não estiver com cinto de segurança
Assento do carro virado para trás, assento dianteiro	Impacto do *airbag* no assento do carro resulta em lesão grave na cabeça e no pescoço
Criança com menos de 1,20 m ou 30 kg com dispositivo de segurança para adulto	Deslizamento sob o cinto de segurança "para baixo e por baixo" ou Se apenas com contenção na pelve a flexão do corpo resulta em lesão de vísceras ocas abdominal e risco de fratura da vértebra LI-LII e lesão da medula espinal
Lesões com o *airbag*	A ativação do *airbag* ocorre em colisão com velocidade >56 km/h; quando existir *airbag* lateral, este será ativado em colisões laterais Lesões em membros superiores, face, pescoço, abrasões de córnea, tórax Queimaduras ou abrasões Sentar muito perto (a menos de 30 cm) pode resultar em lesão decorrente da hiperflexão cervical Uso apenas do *airbag* – aumento de 54% de lesão na coluna cervical dos condutores (Donaldson et al., 2008)

em assentos reclinados apresentam lesão grave no tronco quando usam o cinto de segurança, assim como nos membros inferiores e aumento da mortalidade (Dissanaike et al., 2008). Lesões sérias, sofridas apesar do uso adequado do cinto de segurança, provavelmente resultariam em morte na ausência dele.

Colisão dianteira e traseira

Em geral, na colisão dianteira e traseira a ocorrência do movimento "para o alto e por cima" ou "para baixo e por baixo" é observada se não houver contenção. Um impacto no volante a 15 km/h é comparável a ficar em pé contra uma parede e ter um poste pressionando o peito. Os órgãos fixos por ligamentos (p. ex., aorta, fígado, baço) são especialmente suscetíveis às lesões. Na ocorrência do movimento "para baixo e por baixo", o fêmur atinge o painel, pressionando o osso contra o acetábulo e causando fratura pélvica assim como luxação posterior. Sobretudo nas colisões traseiras, a posição do apoio da cabeça pode resultar tanto em lesão quanto proteção ao pescoço. A lesão dos ligamentos cervicais pode ocorrer após a hiperextensão do pescoço sobre o apoio da cabeça. O posicionamento adequado do apoio da cabeça deve ser na região média posterior do crânio.

Impacto lateral

O trauma que ocorre com impacto lateral é determinado pelo grau de intrusão e por quaisquer componentes do carro que atinjam o ocupante. Por exemplo, o painel de controle na porta do condutor atingirá a pelve, se houver deslocamento em direção ao compartimento do passageiro e corpo do condutor em relação a sua posição. As lesões comuns no impacto lateral são determinadas pela posição no veículo, assim como pelo uso de dispositivos de segurança e assento reclinado. O condutor deve ser avaliado quanto à lesão aórtica, do baço, fraturas de costelas, de pelve e lesão no membro superior esquerdo. Para o passageiro dianteiro atingido, deve-se suspeitar de lesão no fígado, nas costelas, na pelve e no membro superior direito. Os ocupantes sem cinto de segurança serão empurrados para o lado oposto, contra a porta ou contra outros passageiros e terão um aumento significativo na mortalidade (Ryb et al., 2007).

Colisão de motocicleta e bicicleta

As colisões frontais com frequência resultam no condutor sendo ejetado ou parcialmente ejetado sobre o guidão. As lesões comuns incluem:
- Lesão na cabeça e no pescoço, se não estiver usando o capacete.
- Lesão toracoabdominal pelo impacto com o guidão (comum em crianças).
- Fratura pélvica em "livro aberto" – abertura (como um livro) da pelve anterior e posterior pelo golpe no guidão.
- Fratura bilateral do fêmur.
- Abrasões e lacerações da pele.

As lesões são reduzidas quando o capacete está colocado na posição correta e se a vestimenta protetora for utilizada. As colisões angulares ou com um veículo resultam em lesões múltiplas e dependem do local do impacto. Não existe constatação da relação entre a lesão na coluna cervical e o uso do capacete (Goslar et al., 2008). Os capacetes são conhecidos por protegerem a cabeça.

Pedestre atingido por veículo

As lesões dos pedestres são as sofridas quando o indivíduo é atingido por um veículo, mas não estava viajando no interior de ou sobre um veículo a motor. Por exemplo, o indivíduo em uma cadeira de rodas, *skate*, patins ou andando, quando é atingido por um veículo, está na condição de pedestre. Crianças pequenas atingidas por veículos são geralmente golpeadas pelo para-choque e atropeladas pelas rodas. Isso não se deve à intenção do condutor, mas ao baixo centro de gravidade da criança que resulta em queda. A criança não é vista ao cair sob as rodas e é atropelada antes que o motorista possa perceber que o carro bateu em algo.

As crianças em idade escolar e os adultos de baixa estatura são atingidos pelo para-choque na parte distal do fêmur. Quando o pedestre é mais alto, o impacto ocorre na parte inferior da perna, em geral na tíbia. Se o indivíduo estiver de frente ou de costas para o impacto, a tíbia será atingida bilateralmente. Se for atingido ao caminhar, um lado sofrerá o impacto. A vítima pode ser projetada para longe do veículo, sofrendo lesões nos membros, na pelve, na região toracoabdominal, na cabeça e no pescoço, ou ser arremessada sobre a capota do veículo, atingindo o para-brisa e aumentando o potencial para lesão na cabeça, no pescoço e na face.

Um veículo maior, como um caminhão ou um SUV (*sport utility vehicle*), que possui um para-choque mais alto, atingirá uma região corpórea mais alta do pedestre, como a pelve ou o abdome, ou talvez o tórax da criança. Se o motorista perceber que pode ocorrer o impacto e frear, o pedestre será atingido em uma região mais baixa do corpo, pois a frenagem rebaixa ligeiramente o para-choque.

Outros Meios de Transportes

O corpo humano pode ser transportado de muitas maneiras. Além dos veículos a motor, os meios de transporte mais comuns que podem resultar em lesões são as bicicletas e os animais de montaria, como os cavalos e os touros. Existem outros equipamentos, como os *skates*, esquis, *snowboards* e patins *in-line*, que provocam queda ou, se atingidos por um carro, resultam em trauma semelhante ao do pedestre. Em acidentes náuticos, o profissional da saúde deve considerar o mecanismo do trauma e verificar se houve imersão ou submersão, assim como exposição a intempéries ambientais, como o frio. Em geral, as ocorrências com aviões ou helicópteros são graves, devido à velocidade atingida durante a queda ou à gravidade da colisão (no ar ou no solo). As lesões resultantes podem ou não incluir queimaduras, se o passageiro sobreviver ao evento. Isso inclui, naturalmente, os ultraleves e outros aparelhos que podem provocar quedas durante o voo.

Bicicleta

Uma vez que esses veículos transportam a pessoa desprotegida da mesma maneira que uma motocicleta, os mecanismos que causam a lesão são os mesmos. A velocidade e o local podem determinar diferentes circunstâncias da lesão. A atenção para os detalhes do evento proporcionará os indícios para as lesões suspeitas.

Animal de montaria

A pessoa lançada de um animal é similar ao pedestre atingido por um veículo. O impacto é aumentado pela altura da queda e a posição em que o animal joga o indivíduo.

Quedas

As quedas permanecem um dos mecanismos de trauma mais comuns entre todas as faixas etárias, com a maior ocorrência nas crianças e nos idosos. Elas podem ser simples, como tropeçar ou escorregar em uma superfície molhada, até quedas de uma altura significativa, como de um para-quedas ou no *bungee jumping,* que resultam em lesões graves. As lesões de mergulho podem não ser causadas pela queda da altura; no entanto, a cabeça/o pescoço são atingidos no fundo, resultando em hiperflexão. Outras quedas incluem as de escadas, de brinquedos do *playground* ou simplesmente do meio-fio, ou as lesões intencionais mais sérias, como saltar de uma sacada ou de uma ponte. A biomecânica da queda e a posição no solo fornecem indícios para as lesões sofridas. No caso de lesão intencional, o apoio psiquiátrico deve ser precoce, além da identificação e do controle das lesões.

Queda no mesmo nível

As quedas da própria altura acontecem em todas as faixas etárias; entretanto, as lesões ocorrem com mais frequência nos idosos, pois seus ossos são mais frágeis. Não é raro que a queda da própria altura com fratura da pelve evolua para redução importante da função e possivelmente a morte. As lesões nas vértebras lombares são comuns, assim como na coluna cervical, devido a hiperflexão do pescoço. A maioria das quedas resulta em fraturas ou lesão na cabeça, dependendo da superfície e da possibilidade de um objeto penetrante ou não atingir o indivíduo no trajeto até o solo. Nos idosos, um hematoma subdural não é raro, mas em geral evolui lentamente. O paciente e a família podem não se lembrar da queda quando os sintomas surgem devido à lentidão do sangramento.

Queda de altura

As quedas de altura resultam em transferência de energia. É importante identificar a parte do corpo sobre a qual a vítima se apoiou no solo. Por exemplo, atingir o solo com os pés pode causar fraturas dos calcâneos e dos ossos longos, assim como da coluna lombar ou da torácica, pois a força é transmitida para a parte superior do corpo. Algumas vezes, a vítima atinge algum objeto ao cair, provocando lesões a outras partes do corpo. A aorta torácica é particularmente suscetível em razão de seus ligamentos. Os órgãos sólidos também não toleram o estresse da carga e sofrem fraturas. A força do impacto deve ser conhecida; por exemplo, uma queda de 3 m equivale à queda de um saco de cimento de 100 kg jogado da janela do primeiro andar.

Outros

Outros mecanismos de trauma fechado incluem o *windsurf*, os mecanismos de máquinas de moer, os objetos em queda ou lesões esportivas. As lesões dependem do local do impacto, da transferência de energia e do ambiente.

TRAUMA PENETRANTE

As lesões penetrantes resultam de um objeto que penetra no corpo e algumas vezes sai dele causando dano ao longo do percurso. O objeto pode provocar apenas uma lesão externa. No entanto, comumente, ao penetrar, lesiona as estruturas subjacentes, provocando lesões "expostas". Ocasionalmente, o objeto pode estar presente no corpo. A velocidade, o tamanho do objeto, a direção da entrada e o percurso determinam as lesões.

Ferimentos por Arma de Fogo (FAFs)

Os FAFs são geralmente intencionais (suicídio, homicídio), mas podem não ser (caçada, arma fora do coldre, limpeza da arma). Os revólveres em geral são armas de baixa velocidade, enquanto os rifles são de alta velocidade e provocam maior dano. Nem todos os revólveres, no entanto, são de baixa velocidade. O projétil forma uma cavidade, um orifício permanente, e, devido à compressão durante a entrada, o tecido em torno é afastado e deformado, resultando em dano circundante. Ocorre também uma onda de choque anterior ao projétil, com um efeito concussivo. Essa onda causa lesões sérias nos espaços contendo ar e líquido, como o pulmão. Outros mecanismos de trauma envolvidos nos FAFs incluem:

- *Yaw* (ou derrapagem): desvio do projétil de seu próprio eixo longitudinal; pode resultar em uma área maior de impacto com o corpo, dependendo da posição do eixo do projétil no momento do impacto.
- *Tumbling* (ou giro): rotação do projétil em torno do seu eixo transversal resultando em algumas partes da cavidade maiores do que outras à medida que o projétil gira ao longo do trajeto.
- *Rifling*: ranhuras espiraladas no cano da arma fazem o projétil girar ao sair do cano; proporcionam estabilidade ao longo do eixo.
- Projéteis de ponta oca: deformam com o impacto, causando maior área de dano.
- *Shotgun* (cartucheira): múltiplos *pellets* (grãos de chumbo) no cartucho; também é possível ter um grande projétil; tanto a resistência do ar quanto a gravidade espalham os *pellets* a distância;

os ferimentos de *shotgun* a pouca distância resultam em lesões grandes e sérias, pois os *pellets* permanecem compactados.

A trajetória do projétil em geral não é reta. Isso indica a necessidade de exploração, pois podem ocorrer múltiplas lesões, embora a trajetória pareça ser uma linha reta. As lesões intencionais podem exigir suporte psiquiátrico (tentativa de suicídio) ou segurança (tentativa de homicídio).

Ferimentos por Arma Branca (FABs)

Normalmente, os FABs são intencionais (suicídio, homicídio); entretanto, podem ser acidentais (p. ex., escorregar em um piso molhado e cair sobre a lava-louça aberta com facas apontadas para cima). O FAB com frequência segue uma trajetória direta, de baixa velocidade, resultando sobretudo em dano ao longo do percurso com profundidade variável. O tipo de lâmina caracteriza o ferimento, tal como a lâmina reta *versus* a serrilhada. A partir da perspectiva da medicina legal, o FAB é mais profundo que extenso, e o corte é mais extenso que profundo. O FAB difere da laceração não penetrante, porque suas bordas são regulares e a direção do ferimento indica a direção da força.

É particularmente importante examinar os FABs no tórax e no abdome, pois o ângulo de penetração pode indicar que o ferimento atingiu as duas cavidades, lesando o diafragma entre elas.

Outras Lesões Penetrantes

Ferimentos resultantes da panetração de corpo estranho (ver Cap. 8, Figs. 8.3 e 8.4) são outro meio de causar uma lesão penetrante. Assim como no FAB, a ferida deve ser investigada e determinada a necessidade de cirurgia e/ou reparação. A lesão penetrante pode ocorrer durante o capotamento em colisão de veículos a motor, por pedaços de madeira ejetados da serra e por vários outros e às vezes surpreendentes mecanismos. Essas lesões são abordadas da mesma maneira que as perfurações por arma branca.

Outras lesões penetrantes podem ser causadas por ferramentas e maquinaria, pás de ventilador e outros objetos com borda cortante. Qualquer ferimento penetrante produz lesões "abertas", expondo o tecido subjacente ao meio externo através do trajeto do ferimento. Ressalta-se que todo o trauma penetrante causa lesões expostas, mas nem todas as lesões expostas ocorrem por trauma penetrante. Uma fratura exposta resultante de colisão de veículo a motor é um trauma contuso.

QUEIMADURAS

Térmicas

As queimaduras térmicas são causadas por frio extremo ou longa exposição ao frio, com ou sem umidade, ou por exposição ao calor ou a chamas. A exposição ao calor pode ser na forma de ar ou água quente, substâncias químicas com uma reação exotérmica ou outras substâncias quentes. Por exemplo, a temperatura da água a 60°C causa queimadura, de espessura parcial ou total, com 3 segundos de exposição (Auerbach, 2007). O incêndio é a forma mais comum de provocar lesão por queimadura e pode ser prevenido pelo aviso precoce do detector de fumaça, pela proibição de fumar na cama e pelo posicionamento adequado dos aquecedores. Mais de 40% dos incêndios residenciais envolvem o cigarro (ENA, 2007). Detalhes sobre queimaduras e seus cuidados são encontrados no Capítulo 10.

Outras

As queimaduras químicas podem resultar em lesão quando a substância química age sobre a pele ou quando essa substância em uma reação exotérmica produz calor. Alguns antídotos de substâncias químicas produzem reação exotérmica que lesam mais do que a própria exposição química.

A exposição a radiação também pode resultar em queimaduras profundas, variando segundo o tipo de radiação e a duração da exposição. Os tipos de lesões resultantes da exposição a radiação são discutidos no Capítulo 15.

Os raios causam cerca de 100 mortes por ano nos Estados Unidos. No entanto, a mortalidade geral é baixa, em razão de a queimadura decorrente de *flashover* ser mais comum que a lesão por alta voltagem elétrica. A queimadura decorrente de *flashover* produzida pela exposição ao raio pode ser muito superficial. O impacto elétrico e sonoro é mais sério, resultando em parada cardíaca, ruptura da membrana do tímpano e catarata. O descolamento da retina pode ocorrer pela descarga elétrica do relâmpago mediada pelo telefone.

A exposição elétrica, principalmente a de alta voltagem, resulta em queimaduras graves do interior para o exterior do corpo. A energia elétrica percorre os nervos queimando e coagulando o tecido ao longo do trajeto.

SITUAÇÕES ESPECIAIS – RISCOS
Mulheres

Em geral, o trauma nas mulheres abrange todos os mecanismos possíveis, tanto os contundentes quanto os penetrantes. Os riscos de lesão ao trato geniturinário das mulheres são baixos, na realidade, devido a seu posicionamento seguro no interior da pelve e ao comprimento curto da uretra. As fraturas pélvicas podem resultar em lacerações vaginais, com exposição e contaminação óssea.

Entre as mulheres em idade reprodutiva (10 a 50 anos), 1 em cada 12 gestantes sofrerá alguma lesão, 4 em cada 1.000 necessitarão de hospitalização para controle (Hoyt e Selfridge-Thomas, 2007; Mattox et al., 2000; ATLS, 2008). A gestante que sofreu trauma também tem risco, aproximadamente, duas vezes maior de parto prematuro (Shah e Kilcline, 2003).

Em gestantes, o trauma é a principal causa de morte materna não obstétrica (Ikossi et al., 2005; Shah et al., 1998; ENA, 2007). A maioria dessas mortes maternas ocorre no terceiro trimestre de gestação (Hoyt e Selfridge-Thomas, 2007; ENA, 2007). A lesão na cabeça e o choque são as principais causas de morte da mãe, embora a sobrevivência do feto esteja diretamente relacionada ao choque materno (80%) e à morte (Hoyt e Selfridge-Thomas, 2007; Patteson et al., 2007; Ziglar et al., 2004). A morte fetal excede a morte materna em uma proporção de 3:1 (Ikossi et al., 2005). A idade do feto aumenta a suscetibilidade ao trauma, sobretudo depois de 24 semanas, quando ele está totalmente no abdome e não mais protegido pela pelve. A idade gestacional na ocasião do parto também afeta o resultado fetal (El-Kady et al., 2004; Shah e Kilcline, 2003). Os fatores de risco para a morte fetal incluem a ejeção da mãe do interior de um veículo, colisão de motocicleta, atropelamento e a falta de contenção em uma colisão de veículo a motor (Curet et al., 2000).

O trauma contuso é o mecanismo de lesão mais comum. No caso da gestante traumatizada, a placenta é suscetível às forças de cisalhamento devido à falta inerente de elasticidade, resultando em seu descolamento prematuro (Ziglar et al., 2004; ENA, 2007; ATLS, 2008). Na gestação, as colisões de veículos a motor são as causas mais comuns de trauma (Ziglar et al., 2004; Patteson et al., 2007; Minow, 1999; Metz e Abbot, 2006; Mattox e Goetzi, 2005; Baerga-Varela et al., 2000). A violência doméstica ocorre em pelo menos 17 a 20% das gestantes, sendo que até 60% são acometidas por episódios repetidos de violência (Hoyt e Selfridge-Thomas, 2007; Ziglar et al., 2004; ATLS, 2008). Essas estatísticas são provavelmente subestimadas e mal-documentadas porque as mulheres não relatam a causa ou não procuram atendimento médico. A violência doméstica com frequência aumenta com a aproximação do parto.

A gestante também é suscetível a quedas em razão de mudança do centro de gravidade que altera o modo de andar, provoca relaxamento das articulações pélvicas e fadiga (Ziglar et al, 2004; ENA, 2007). Quando ocorrem queimaduras na gestante, a morbidade é de cerca de 65% no caso de 20 a 50% da superfície corpórea queimada (Ziglar et al., 2004). O parto é recomendado se a superfície corpórea queimada exceder 50%. Ressalta-se a importância da monitoração da gestante queimada em razão da possibilidade de intoxicação por monóxido de carbono. A hemoglobina fetal tem afinidade maior pelo monóxido de carbono, o que prejudica a liberação do oxigênio para o feto.

Pediatria

Mais de 10 milhões de crianças são atendidas nos serviços de emergência devido a trauma. Mais de 10 mil crianças morrem (ATLS, 2008). Cerca de 11% de todas as admissões da unidade de cuidado intensivo pediátrico são de pacientes de trauma (Ponsky et al., 2005). O trauma permanece sendo a principal causa de morte em crianças com mais de 1 ano e a segunda em crianças com menos de 1 ano (CDC-NCIPC, 2008; Ziglar et al., 2004). O principal mecanismo de trauma que resulta em morte é a colisão de veículos a motor. Entre as crianças com até 10 anos, o afogamento e as queimaduras são a segunda principal causa de morte. A segunda principal causa entre as com mais de 10 anos são o homicídio por arma de fogo e os suicídios. As quedas são a principal causa de consultas e admissões no serviço de emergência (Stewart et al., 2004). Nas crianças com idade entre 10 e 14 anos, o mecanismo de trauma resulta de recreações. À medida que os mecanismos passam a ser devido a colisões de veículos a motor, observa-se aumento na gravidade das lesões.

Seria esperado que os mecanismos de trauma em crianças fossem focados principalmente nas brincadeiras. A principal causa do trauma, entretanto, envolve os veículos a motor tendo-as como passageiras ou como pedestres. O corpo de uma criança não é resistente ou desenvolvido o suficiente para se ajustar aos cintos de segurança até os 8 anos de idade e, portanto, ela requer uma cadeira ou assento especial no carro.

As quedas são frequentes entre as crianças com menos de 10 anos. O andar desajeitado até os 3 anos, assim como a cabeça grande, causam quedas. Além disso, à medida que as crianças se movimentam, também ficam curiosas e começam a investigar os perigos da casa, como fios elétricos, água quente, objetos afiados, etc. As quedas são o mecanismo mais comum abaixo dos 5 anos, mas são a causa de morte menos frequente. Ao atingirem a idade escolar, as lesões com bicicletas e as decorrentes de esportes tornam-se mais comuns. Entre as crianças acima de 10 anos, as armas de fogo têm maior participação.

A maioria das mortes decorrentes de trauma em crianças resulta da lesão na cabeça. A anatomia da criança pequena propicia a lesão cefálica. A cabeça constitui 20% da área da superfície corpórea no primeiro ano de vida. O centro de gravidade mais alto também leva à perda de equilíbrio e lesão cefálica. Diante da pequena massa corporal da criança, a energia do impacto resulta na aplicação de uma força maior por unidade de superfície corpórea. A criança possui menos massa muscular e, por isso, tem menor proteção. As lesões penetrantes podem ser mais profundas em razão da parede muscular mais fina.

Os comportamentos arriscados aumentam à medida que as crianças participam das atividades escolares. As bicicletas, os atropelamentos e as colisões de veículos a motor são os principais mecanismos de trauma nos quais as crianças tomam decisões arriscadas. Nesses casos, elas devem usar o cinto de segurança, o capacete, respeitar a velocidade, olhar para os dois lados, manter atenção ao tráfego, e outros.

Geriatria

As quedas não intencionais são a principal causa de morte por trauma nos indivíduos a partir de 65 anos (www.cdc.gov/ncipc). Tal estimativa é acompanhada pelas colisões de veículos a motor como a segunda principal causa. O trauma é a quinta causa de morte nos idosos (Ziglar et al., 2004). As queimaduras também são frequentes nessa população, geralmente relacionadas ao uso de álcool, ao fumar na cama ou ao fazer fogo. Com a diminuição da sensibilidade ao toque e dos receptores de dor, o idoso também é suscetível a queimaduras com água quente e ao tocar em objetos quentes, como o fogão ou o forno.

Os pacientes geriátricos estão em risco de quedas causadas pela instabilidade postural, a diminuição da coordenação e da força motora e as dificuldades de equilíbrio. Outros fatores incluem a história da moléstia atual, os medicamentos e a diminuição da reserva física. Em geral, os idosos têm menos probabilidade de lesões do que as pessoas jovens, mas maior probabilidade de ter um resultado fatal. Os pacientes geriátricos de trauma têm menos probabilidade de morrer na cena do que os jovens e maior probabilidade de morrer no hospital com lesões de menor gravidade. Os idosos que sofreram trauma apresentam maior mortalidade e morbidade com menor gravidade da lesão e menos instabilidade aparente (escores elevados no Revised Trauma Score). As comorbidades influem no resultado, sendo que infarto do miocárdio e doença pulmonar prévios levam a aumento da mortalidade após o trauma. Um ponto positivo é que 80% dos pacientes idosos de trauma retornam ao estado de saúde anterior (ATLS, 2004).

Obesidade

A pessoa obesa está particularmente em risco nas colisões de veículos a motor em razão do uso inapropriado ou a falta de uso do equipamento de segurança. A maioria dos indivíduos requer uma extensão no cinto de segurança. A colocação desse dispositivo pode estar ajustada sobre o abdome, em vez da pelve, ou então o cinto do ombro pode estar posicionado muito próximo do pescoço. A ativação do *airbag* pode resultar em maior incidência de lesão torácica. Existe aumento da lesão renal no trauma abdominal, mas menos lesões no fígado. As fraturas pélvicas e dos membros inferiores são menos prováveis. Ocorre menos lesão facial. Devido ao andar relativamente instável, a probabilidade de quedas é aumentada.

Existe controvérsia quanto à mortalidade aumentada ou similar entre os pacientes obesos e os com sobrepeso. Alguns estudos identificam a obesidade como um fator de risco independente para a mortalidade após o trauma (Duane et al., 2006; Neville et al., 2004) e aumento da morbidade causada por bacteremia, infecções do trato urinário e respiratório (Bochicchio et al., 2006). Outros ainda afirmam que a idade e a gravidade da lesão estão mais associadas com mortalidade do que com obesidade (Alban et al., 2006).

Abuso de Substância

A lesão associada ao abuso de substância foi documentada desde 1500 a.C., no Egito, quando as pessoas eram alertadas de que a ingestão de cerveja poderia resultar em quedas e fraturas de ossos (Soderstrom et al., 2001). O álcool tem sido associado a até 10% das mortes por trauma, nas quais 40 a 50% são por colisão de veículo a motor e até 67%, por incidentes relacionados com o trabalho e a casa. A intoxicação também está associada com o aumento da prevalência de atos violentos. Nas situações de violência doméstica, a intoxicação é notificada em 66% dos casos e em 33% da violência contra estranhos. A intoxicação também está presente em 58% dos suicídios.

A mortalidade dos pacientes intoxicados é duas vezes maior do que entre os não intoxicados (Dischinger et al., 2001). O usuário crônico de drogas tem lesões significativamente mais sérias, em especial os homens.

PREVENÇÃO DO TRAUMA

Visto que é possível prevenir os acidentes e as violências, os centros de trauma necessitam enfocar os programas de prevenção e as comunidades saudáveis. Embora algumas vezes seja difícil medir, o programa é considerado eficaz se apenas uma lesão for prevenida. Os programas devem focar as causas das lesões locais comuns. Os dados podem ser obtidos do registro de traumas e nas bases de dados locais, como a da perícia médica e a das ocorrências policiais. O American College of Surgeons Committee on Trauma exige um coordenador de prevenção das causas externas nos Níveis I e II dos centros de trauma para mostrar a importância desses programas na comunidade (ACS-COT, 2006).

Métodos

Os programas de prevenção do trauma usam a interação dos fatores que resultam na lesão como meio de investigar, assim como prevenir, essas lesões. Os fatores incluem os seguintes:
- Humanos: predisposição a lesão ou escolhas que colocam a pessoa em risco.
- Transferência de energia: o próprio mecanismo e a interação da energia cinética com o corpo.
- Ambiente: os fatores no ambiente que favorecem ou inibem o mecanismo.

A análise dos dados locais permite estabelecer os mecanismos mais comuns e propicia o uso de mecanismos de segurança, como os cintos de segurança e os capacetes. Além da análise dos mecanismos de trauma comuns, a análise comunitária referente a idade, cultura, ambientes doméstico e de trabalho também proporciona *insight* dos mecanismos potenciais. Os programas de prevenção do trauma devem enfocar esses dois mecanismos, por exemplo, beber e dirigir e noites de festas. Os programas de prevenção podem ser divididos em três tipos:

- Primário: concentra-se na prevenção do trauma antes que ele aconteça, por meio da educação (p. ex., redutores de velocidade no acostamento, sinais de retorno nos semáforos).
- Secundário: concentra-se nos grupos de alto risco e muitas vezes é realizado com a mudança do ambiente (p. ex., interior dos carros mais macio, freios antitrava).
- Terciário: concentra-se na intervenção preventiva do trauma, após a ocorrência, para diminuir a recidiva (p. ex., avaliação da segurança doméstica após a queda de um idoso).

Os programas são desenvolvidos em três direções a fim de melhorar os resultados de vários mecanismos. Os três métodos de programas de prevenção incluem os seguintes:
- Educação
    - Programa mais comumente oferecido
    - Em forma de palestra, folhetos, propagandas na televisão ou jornais/quadros murais
    - Os tópicos comuns incluem:
        - Segurança na condução dos veículos a motor (cintos de segurança, bancos de carro, *airbags*, beber e dirigir, velocidade, treinamento para o idoso que dirige)
        - Segurança no *playground* (estrutura, superfície, arquitetura)
        - Segurança doméstica (queimadura, prevenção de incêndio, prevenção de queda/exercício)
        - Segurança de armas (manuseio apropriado, trancas/segurança)
    - As mensagens devem ser simples e claras
    - Programas já disponíveis; programas de pesquisa anteriores ao início do desenvolvimento (Tab. 1.3)
- Ambiente (inclui uso da tecnologia na saúde pública)
    - Proteção automática em que o consumidor não necessita tomar qualquer decisão
    - Exemplos:
        - *Airbags*
        - Antitrava
        - Freios
        - Engenharia de estradas
        - Desligamento automático nos aparelhos elétricos

Tabela 1.3 Referências na prevenção do trauma

Organização	Telefone/site	Programas
American Trauma Society	1-800-556-7890 www.amtrauma.org	Traumaroo, prevenção de quedas, segurança doméstica, segundo trauma, rede de sobreviventes do trauma
Emergency Nurses Association	www.ena.org	ENCare
National Highway Traffic Safety Administration	202-366-1836 www.nhtsa.gov	Folhetos: segurança do tráfego; retorno no sinal fechado; segurança no ônibus escolar
CDC/NCIPC	404-639-3311 www.cdc.gov/ncipc	Diversas áreas de trauma: prevenção e estatística
Consumer Product Safety Commission	1-800-638-2772 www.cpsc.gov	Demonstração sobre a segurança dos bebês; relatórios sobre segurança de produtos para o consumidor e *recalls*
National Rifle Association	1-800-672-3888 www.nra.org	Segurança das armas, Eddie Eagle
National Fire Protection Agency	1-800-344-3555 www.nfpa.org	Programas de segurança sobre queimados; Sparky the Dog
American Burn Association	www.ameriburn.org	Programa de segurança contra queimaduras
National Crime Prevention Council	518-842-4388 www.ncpc.org	Programas de segurança e de prevenção de crime; McGruff the Dog
SafeKids	www.usa.safekids.org	Diversos programas de segurança para crianças
National Safety Commission	www.nationalsafety-commission.com	Informações gerais sobre segurança

– À medida que os mecanismos comuns são pesquisados, meios de proteção que não necessitam de intervenção humana e podem proporcionar segurança são desenvolvidos. É sobretudo de domínio dos engenheiros.

- Fiscalização
  - É um meio eficaz de prevenção, no entanto, usa a ameaça de intervenção legal se não houver comprometimento
  - Exemplos:
    - Leis referentes ao uso de cinto de segurança e contenção das crianças
    - Leis e penalidades referentes a beber e dirigir
    - Câmeras para a verificação de passagem no sinal vermelho nos cruzamentos
    - Habilitação
  - Embora associada com multas ou com a perda da habilitação, em algumas situações é o único método para aumentar o comprometimento.

Programas

Os programas são dirigidos a públicos específicos e proporcionados de maneira a efetuar mudanças. Nem todos precisam ser desenvolvidos desde o início. Existem alguns no mercado que podem ser adaptados às regiões locais. Os programas devem incluir a análise da comunidade, a aplicação apropriada para a comunidade envolvida e na linguagem adequada e ser seguidos de uma avaliação quanto a sua eficácia. Um programa que proporciona uma redução de até 10% nas lesões demonstraria eficácia (Stewart, 2007). A remoção de apenas um fator predisponente, como a intoxicação, o excesso de velocidade ou a falta de uso do cinto de segurança ou do capacete, diminuiria a gravidade do trauma (Stewart, 2007). A Tabela 1.3 lista os recursos para os programas disponíveis.

Aspectos da Prevenção do Trauma

Gestação

A prevenção do trauma é essencial durante a gestação para a segurança da mãe e do feto. Estudos mostram que de 33 a 50% das gestantes em colisões de veículos a motor não estavam usando o cinto de segurança (Ikossi et al., 2005; Metz e Abbott, 2006; Minow, 1999; ATLS, 2008). O uso inadequado do cinto sobre o

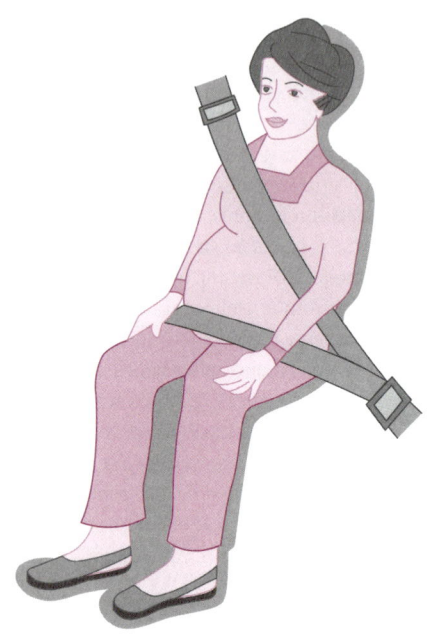

Figura 1.1 Uso adequado do cinto de segurança pela gestante (Ilustração de Maggie Reynard).

abdome pode provocar ruptura uterina e, apenas no colo, pode comprimir o útero e a bexiga. O uso adequado deve posicionar o cinto sobre a pelve, abaixo da "barriga". As instruções sobre a utilização apropriada desse dispositivo, assim como sua importância permanente, é essencial durante as consultas pré-natais (Fig. 1.1).

O abuso de álcool e drogas também tem sido evidente em 20 a 50% das incidências de trauma (Ikossi et al., 2005; Minow, 1999). A educação pré-natal deve incluir consistentemente os riscos dos efeitos do abuso de substâncias sobre o feto e também o maior risco de trauma. A prevenção de quedas por meio da conscientização sobre o andar desajeitado também ajuda a mãe a ter segurança durante o período da gestação.

Quanto à violência doméstica, a identificação de ocorrência junto com a disponibilidade de abrigo seguro, pelo serviço social e o sistema legal, são a chave para a interrupção do ciclo.

Pediatria

Os esforços para a prevenção de acidentes e violência concentram-se nas áreas mais frequentes e potenciais para trauma em diferentes grupos etários. Todas as faixas etárias exigem segurança no veículo a motor. Os bebês até 1 ano de idade com até 10 kg devem ser transportados na cadeira para carro posicionada com a face voltada para a traseira do veículo e localizada no assento traseiro (NHTSA, 2008). As cadeiras para bebês colocadas no assento dianteiro podem resultar em morte por ativação do *airbag*. Já para a criança utiliza-se uma cadeira posicionada para a frente até os 4 anos ou aproximadamente 20 kg. Depois, é exigido o assento de segurança até cerca de 8 anos. Nenhuma criança deve sentar no assento dianteiro até os 12 anos. A partir dessa idade seus ossos são fortes o suficiente para tolerar o impacto enquanto contida em um cinto de segurança. As empresas de cadeiras para carro com técnicos treinados são uma das melhores maneiras de ensinar sobre a segurança desse equipamento. Quando os adolescentes começam a dirigir é essencial que a prevenção do trauma se concentre na operação do veículo, pois a pressão dos amigos irá testá-los de algum modo.

Todos os aspectos da vida da criança estão relacionados ao trauma. As orientações sobre a segurança dos bebês ensinam os pais a prepararem a casa para manter a criança segura durante os estágios iniciais da mobilidade. A segurança doméstica protege as crianças ao se tornarem curiosas e móveis. Atravessar a rua com segurança e não correr atrás de brinquedos no meio da rua evita os atropelamentos. Os capacetes para bicicletas são essenciais, desde o triciclo até os veículos maiores, mesmo que a criança permaneça na calçada. A segurança no *playground* previne sérias lesões causadas pelas quedas. A segurança referente às armas indica mantê-las longe das crianças e trancadas. As competições de bicicleta e as doações de capacetes proporcionam segurança às crianças que talvez não possam comprá-los. As cidades que cuidam da segurança fornecem meios para aprender formas de segurança no trânsito. As cidades de segurança fornecem um meio para aprender a segurança no trânsito. Os programas direcionados à noite de formatura e às festas anteriores proporcionam informações aos adolescentes sobre bebida alcoólica e direção e outros comportamentos arriscados.

Geriatria

Os programas de prevenção do trauma necessitam focar as causas primárias de lesão ao idoso. Existem programas destinados a testar os motoristas acima de 55 anos para verificar seus reflexos e suas habilidades na direção. O ensino sobre o uso do cinto de segurança é sempre necessário especialmente porque grande parte da população idosa dirigiu durante muitos anos antes de os cintos existirem em todos os veículos.

A prevenção de quedas é a principal prioridade dos programas, os quais envolvem tópicos desde a avaliação da casa quanto aos riscos para a segurança até os programas de exercícios para manter a saúde muscular, óssea e o equilíbrio. O exercício pode diminuir a incidência de fraturas de pelve em até 20% (Ziglar et al., 2004). Em geral, a prevenção do trauma necessita incluir programas para a alimentação saudável, com cálcio e vitamina D, e exercícios para manter o corpo forte, com bom equilíbrio e boa marcha, assim como programas para fortalecer a memória e a vigilância. A maior conscientização sobre as causas mais comuns de lesão pode diminuir sua incidência e inclui as seguintes:
- Mudanças na medicação.
- Mudanças na visão e/ou na prescrição dos óculos.
- Diminuição do tempo de julgamento e de reação, especialmente ao decidir sobre usar o cinto de segurança, trocar de pista e ceder a passagem.

Queimaduras

Os centros de queimados possuem programas intensivos de prevenção do trauma e devem incluir os idosos. As atividades de prevenção de queimaduras têm sido as mais efetivas, como evidenciado pela diminuição do número de admissões de queimados. O centro de queimados local é um recurso para auxílio nos programas de prevenção das queimaduras.

Abuso de substância

A partir da perspectiva do trauma, o paciente sob efeito de álcool tem probabilidade três vezes e meia maior de apresentar um segundo trauma. Se esses pacientes puderem ser identificados de forma precoce em seu cuidado do trauma, haverá uma oportunidade perfeita para intervenção e prevenção da recidiva. A melhor prevenção de trauma é o incentivo à designação de um motorista para dirigir seu carro e à moderação da ingesta de álcool. O uso de drogas também tem diversos outros riscos. Os programas de prevenção de drogas com abstinência são os únicos para essas substâncias. Conforme observado no Capítulo 12, a triagem e as intervenções do abuso de substância são requisitos da ACS-COT (2006).

REFERÊNCIAS

Alban RF, Lyass S, Marqulies DZ, et al. Obesity does not affect mortality after trauma. *Ann Surg.* 2006;72(10):966-969.

American College of Surgeons. *Advanced Trauma Life Support* (ATLS). 7th ed. Chicago, IL: American College of Surgeons, 2004.

American College of Surgeons. *Advanced Trauma Life Support* (ATLS). 8th ed. Chicago, IL: American College of Surgeons, 2008.

American College of Surgeons Committee on Trauma (ACS-COT). *Resources for Optimal Care of the Injured Patient.* Chicago, IL: American College of Surgeons, 2006.

Auerbach P. *Wilderness Medicine.* 5th ed. St Louis, MO: CV Mosby, 2007.

Baerga-Varela Y, Zietlow SP, Bannon MP, et al. Trauma in pregnancy. *Mayo Clin Proc.* 2000;75(12):1243-1248.

Bochicchio GV, Joshi M, Bochicchio K, et al. Impact of obesity in the critically ill trauma patient: a prospective study. *J Am Coll Surg.* 2006;203(4):533-538.

CDC. Injury prevention. www.cdc.gov/ncipc/osp/data.htm/. Accessed November 10, 2008.

Curet MJ, Schermer CR, Demarest GB, et al. Predictors of outcome in trauma during pregnancy: identification of patients who can be monitored for less than 6 hours. *J Trauma.* 2000;49(2):18-24.

Dischinger P, Mitchell KA, Kufera JA, et al. A longitudinal study of former trauma center patients: the association between toxicology status and subsequent injury mortality. *J Trauma.* 2001;51(5): 877-886.

Dissanaike S, Kaufman R, Mack CD, et al. The effect of reclined seats on mortality in motor vehicle collisions. *J Trauma*. 2008;64(3): 614-619.

Donaldson W, Hanks S, Nassr A, et al. Cervical spine injuries associated with the incorrect use of airbags in motor vehicle collisions. *Spine*. 2008;33(6):631-634.

Duane TM, Dechert T, Aboutanos MB, et al. Obesity and outcomes after blunt trauma. *J Trauma*. 2006;61(5):1218-1221.

El-Kady D, Gilbert WM, Anderson J, et al. Trauma during pregnancy: an analysis of maternal and fetal outcomes in a large population. *Am J Obstet Gynecol*. 2004;190(6):1661-1668.

Emergency Nurses Association (ENA). *Trauma Nursing Core Curriculum*. 6th ed. Des Plaines, IL: Emergency Nurses Association; 2007.

Goslar PW, Crawford NR, Petersen SR, et al. Helmet use and associated spinal fractures in motorcycle crash victims. *J Trauma*. 2008;64(1):190-196.

Hoyt KS, Selfridge-Thomas J. *Emergency Nursing Core Curriculum*. 6th ed. St Louis, MO: Saunders Elsevier; 2007.

2009 Ingenix ICD9-CM Expert-Hospitals Vol 1, 2, & 3. Eden Prairie, MN: Ingenix, 2008.

Ikossi DG, Lazar AA, Morabito D, et al. Profile of mothers at risk: an analysis of injury and pregnancy loss in 1195 trauma patients. *J Am Coll Surg*. 2005;200(1):49-56.

Mattox KL, Feliciano DV, Moore EE. *Trauma*. 4th ed. New York, NY: McGraw-Hill; 2000.

Mattox KL, Goetzi L. Trauma in pregnancy. *Crit Care Med*. 2005;33(10)(suppl):S385-S389.

Metz TD, Abbott JT. Uterine trauma in pregnancy after MVCs with airbag deployment: a 30 case series. *J Trauma*. 2006;61(3): 658-661.

Minow M. Violence against women: a challenge to the supreme court. *N Engl J Med*. 1999;341(25):1927-1929.

National Committee for Injury Prevention and Control (CDC-NCIPC). *Injury Prevention: Meeting the Challenge*. Newton, MA: Educational Development Center; 1989.

NDVH. Domestic violence hotline. www.ndvh.org/. Accessed November 10, 2008.

Neville AL, Brown CV, Weng J, et al. Obesity is an independent risk factor of mortality in severely injured blunt trauma patients. *Arch Surg.* 2004;139(9):983-987.

NHTSA. Automotive safety. www.NHTSA.gov/. Accessed November 10, 2008.

Patteson SK, Snider CC, Meyer DS, et al. The consequences of high risk behavior in trauma during pregnancy. *J Trauma.* 2007;62(4): 1015-1020.

Ponsky TA, Eichelberger MR, Cardozo E, et al. Analysis of head injury admission trends in an urban American pediatric trauma center. *J Trauma.* 2005;59(6):1292-1297.

Ryb GE, Dischinger PC, Kufera JA, et al. Principal direction of force, and restraint use contributions to motor vehicle collision mortality. *J Trauma.* 2007;63(5):1000-1005.

Shah AJ, Kilcline BA. Trauma in pregnancy. *Emerg Med Clin North Am.* 2003;21(3):615-629.

Shah KH, Simons RK, Holbrook T, et al. Trauma in pregnancy: maternal and fetal outcomes. *J Trauma.* 1998;45(1):83-86.

Sisley AC. Preventing motor vehicle collisions (no accidents please!). *J Trauma.* 2007;62(6):849-850.

Soderstrom CA, Cole FJ, Porter JM. Injury in America: the role of alcohol and other drugs; an EAST position paper prepared by the injury control and violence prevention committee. *J Trauma.* 2001;50(1):1-12.

Stewart RM. Trauma systems and prevention summary for injury prevention. *J Trauma.* 2007;62(6):S46.

Stewart TC, Grant K, Singh R, et al. Pediatric trauma in Southwest Ontario: linking data with injury prevention initiatives. *J Trauma.* 2004;57(4):787-794.

Wilding L, O'Brien J, Pagliarello G, et al. Survey of current injury prevention practices by registered nurses in the emergency department. *J Emerg Nurs.* 2008;34(2):106-111.

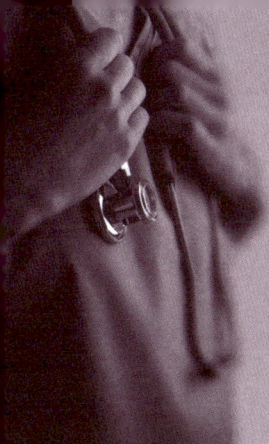

Capítulo 2
RESSUSCITAÇÃO E ESTABILIZAÇÃO NO TRAUMA

INTRODUÇÃO

O cuidado ao traumatizado começa na cena com pessoas capacitadas em suporte básico de vida e cuidados pré-hospitalares adequados e continua até a ressuscitação e a reabilitação. A fundamentação para a sobrevivência do paciente de trauma é baseada nesse cuidado. Decisões claras e rápidas são tomadas durante essa fase, assim como ações imediatas são necessárias para o controle das lesões identificadas.

AVALIAÇÃO

A avaliação do paciente de trauma começa na cena. Com base nas lesões anatômicas, na resposta fisiológica do paciente e no mecanismo de trauma, são tomadas as decisões de triagem. A triagem a partir da cena determina o destino e as intervenções imediatamente necessárias. Onde não houver centro de trauma, é necessário o transporte para a instituição mais próxima. Esta pode, então, transferir o paciente para o centro de trauma de nível adequado assim que oportuno. O transporte para o centro de trauma é a opção ideal, na qual a decisão de ativar a equipe de trauma de nível mais elevado é baseada na resposta fisiológica e/ou no local da lesão. O mecanismo de lesão pode ativar um nível mais baixo de resposta da equipe de trauma antecipando uma lesão potencial.

As recomendações de triagem para o centro de trauma incluem (ACS-COT, 2006; Barraco et al., 2008):

Fisiologia:
- Escore <10 na Escala de Coma de Glasgow (ECGl); deterioração do nível de consciência
- Pressão arterial sistólica <90 mmHg
- Frequência respiratória <10 ou >29 respirações por minuto

Anatomia:
- Lesão na medula espinal
- Lesão penetrante na cabeça, no pescoço, no tronco, em extremidade proximal do membro
- Amputações proximais (próximo ao punho ou ao tornozelo), laceração de membro
- Tórax instável
- Fraturas pélvicas, fraturas em dois ou mais ossos longos, fraturas expostas
- Fratura com lesão vascular ou isquemia
- Fratura de crânio exposta ou deprimida

Mecanismo:
- Colisão de veículo a motor com vítima fatal, ejeção, intrusão >30 cm
- Queda >6 m ou >2 vezes a altura da criança
- Pedestre ou ciclista projetado ou impacto a >32 km/h
- Colisão de motocicleta a >32 km/h

Comorbidades:
- Anticoagulação
- Idade >55 anos ou crianças
- Queimaduras com lesão associada
- Diálise
- Gestação >20 semanas
- Decisão de atendimento pré-hospitalar

História

Durante a chamada do serviço de atendimento pré-hospitalar ou na chegada do paciente com os serviços médicos de emergência (SME), polícia ou em veículo particular, a história do mecanismo de trauma é essencial para a avaliação das lesões potenciais. A história do paciente também terá impacto na sobrevida, assim como sua reação ao tratamento. A coleta da história inclui o seguinte:
- Mecanismo de trauma:

- Equipamento de segurança: cinto de segurança, assento do carro, *airbags*, capacete, roupas protetoras
- Velocidade, ejeção, desencarceramento
- Colisão: dois veículos, único veículo, ponto de impacto
- Fatalidade, intrusão, grau de dano ao veículo
- Arma usada, se conhecida; agressão com objeto ou punhos/chute
- Altura de queda, intenção, superfície, posição na aterrissagem
- Submersão, imersão
- Objeto penetrante
- Informação na cena:
  - Reatividade, ECGl, pupilas
  - Sinais vitais: pressão arterial (PA), frequência respiratória (FR), pulso (P)
  - Enchimento capilar
  - Ambiente: temperatura, chuva/seca, duração da exposição
  - Intervenções: via intravenosa (IV), oxigênio, imobilização da coluna, medicamentos, tala
- Comorbidades:
  - Alergias: medicamentos, alimentos, látex
  - Medicamentos: especialmente antiplaquetários e anticoagulantes
  - História pregressa: sobretudo diabetes, doença cardíaca, doença renal
    - Uso de álcool e drogas
  - Data da última menstruação/gestação
  - Última refeição

Preparação da Equipe de Trauma

Ocorrem várias atividades na preparação ou na chegada de um paciente de trauma. A ativação de uma equipe de trauma é realizada para que os membros se dirijam ao local de ressuscitação. Os membros da equipe incluem o cirurgião de trauma, o médico da emergência, os enfermeiros, o anestesista, os técnicos do laboratório, do banco de sangue, da terapia respiratória e da radiologia. A composição varia de acordo com o nível do centro de trauma e o nível da ativação. À medida que os membros chegam, é inicia-

da a documentação do mecanismo, e a equipe se prepara como a seguir:
- É colocado o equipamento de proteção pessoal (EPP) de acordo com as precauções universais:
  – Luvas
  – Camisolas e/ou aventais
  – Botas, gorro
  – Máscaras e óculos ou máscaras com proteção da face
- A sala de trauma é aquecida.
- Os líquidos IV e os derivados de sangue disponíveis são aquecidos.
- A equipe de trauma é ativada.
  – Se o centro for de Nível III ou IV ou não for um centro de trauma, já pode ser antecipada a transferência e a preparação para o transporte, assim como a comunicação com o centro de trauma.
  – Realizar as intervenções necessárias para estabilizar o paciente para o transporte, mas não perder tempo obtendo os resultados de tomografia computadorizada (TC) se não houver profissional apto para tratar das lesões identificadas.
  – As varreduras da TC e da ressonância magnética (RM) colocam o paciente em situação de risco, até os exames estarem completos; apenas os pacientes estáveis devem ser encaminhados a TC e RM, com a presença da equipe e monitoramento do ritmo cardíaco e da pressão arterial.
  – Registrar a entrada de cada membro da equipe ao chegar.
- Suspeitar da ocorrência de lesões e preparar o equipamento de acordo, como a cricotirotomia ou drenagem torácica.

Quando o paciente é admitido, a avaliação e o cuidado prosseguem para determinar, em primeiro lugar, as lesões de maior risco de morte. Durante a avaliação primária, as intervenções são realizadas à medida que os problemas são identificados. Não há atraso na realização desses procedimentos. A discussão seguinte inclui tanto a avaliação quanto o tratamento simultâneo.

Avaliação Primária e Intervenções

Como em todas as condições com risco de morte, a ressuscitação começa nas vias aéreas. Não se deve prosseguir com a avaliação até que os problemas imediatos estejam sob controle. A avaliação primária não deve levar mais de 60 segundos e, além disso, apenas deve ser realizada quando as intervenções forem necessárias. A equipe de trauma está presente para fazer com que as intervenções aconteçam tão rapidamente quanto possível. A via aérea é a prioridade absoluta, e a perda da via aérea é a principal causa da morte evitável no trauma.

Sinais e Sintomas de Problemas nas Vias Aéreas

Resposta verbal, disfonia, rouquidão, gorgolejos

Estridor, uso da musculatura acessória, batimento de asa de nariz

Estado mental alterado

Hipoxemia apesar do oxigênio

Queimaduras faciais ou orofaríngeas, edema da laringe

Corpo estranho ou prolapso da língua

Fraturas faciais, sangramento, epistaxe

Secreções, vômitos

Avaliação das vias aéreas

- Manutenção das vias aéreas:
  - Aplicar oxigênio a 100% com máscara facial com reservatório de oxigênio em todos os pacientes de trauma.
  - Abrir a via aérea enquanto mantém a imobilização da coluna cervical.
    - Realizar manobra de elevação do mento ou tração da mandíbula.
    - Um dispositivo pode ser usado para manter a via aérea desobstruída, se necessário.
    - Aplicar um colar cervical rígido se não estiver colocado na chegada.

- ○ Não utilizar colar cervical macio; presumir uma lesão na coluna cervical até prova em contrário.
- ○ O colar cervical permanece colocado até após a ressuscitação e até a comprovação da ausência de lesão na coluna cervical (Cap. 5).
- A obstrução pode ser resolvida facilmente com a aspiração de vômito e sangue da orofaringe.
- Se ocorrer vômito, lateralizar o paciente para a direita, mantendo a prancha rígida de imobilização.
- Ter sempre um aspirador de secreção disponível.
- Colocar dispositivos (cânula orofaríngea, nasofaríngea) da via aérea se o paciente não for capaz de mantê-la livre.
  - Tubo nasofaríngeo: não colocar se houver a presença de fraturas na face.
  - Tubo orofaríngeo.
  - Auxiliar a manter a posição da língua e a aspirar.
- Realizar intubação – tubo endotraqueal (TET).
  - Indicações: obstrução, apneia ou hipoventilação, hipoxemia apesar do oxigênio, ECGl menor que 9, lesão facial, hipotensão/hemorragia, lesão grave do tórax, parada cardiorrespiratória.
  - A intubação nasotraqueal é contraindicada nas fraturas faciais e na apneia.
  - A intubação orotraqueal é a melhor opção para o trauma.
  - Aplicar ventilação com bolsa-válvula-máscara até a intubação.
  - Remover a parte frontal do colar cervical enquanto mantém a coluna alinhada manualmente.
    - ○ A Figura 2.1 mostra uma lesão iatrogênica da coluna cervical após a intubação endotraqueal em paciente sem suspeita de lesão cervical e, portanto, sem imobilização.
  - Aplicar a pressão cricoide para ocluir o esôfago durante a intubação.
  - Pré-oxigenar com oxigênio a 100% antes da indução.
  - A técnica da intubação de sequência rápida consiste em:
    - ○ Uso do agente indutor – solução de etomidato.
    - ○ Bloqueio neuromuscular – drogas como vecurônio, anectina (sucinilcolina).

Cuidados no Trauma 55

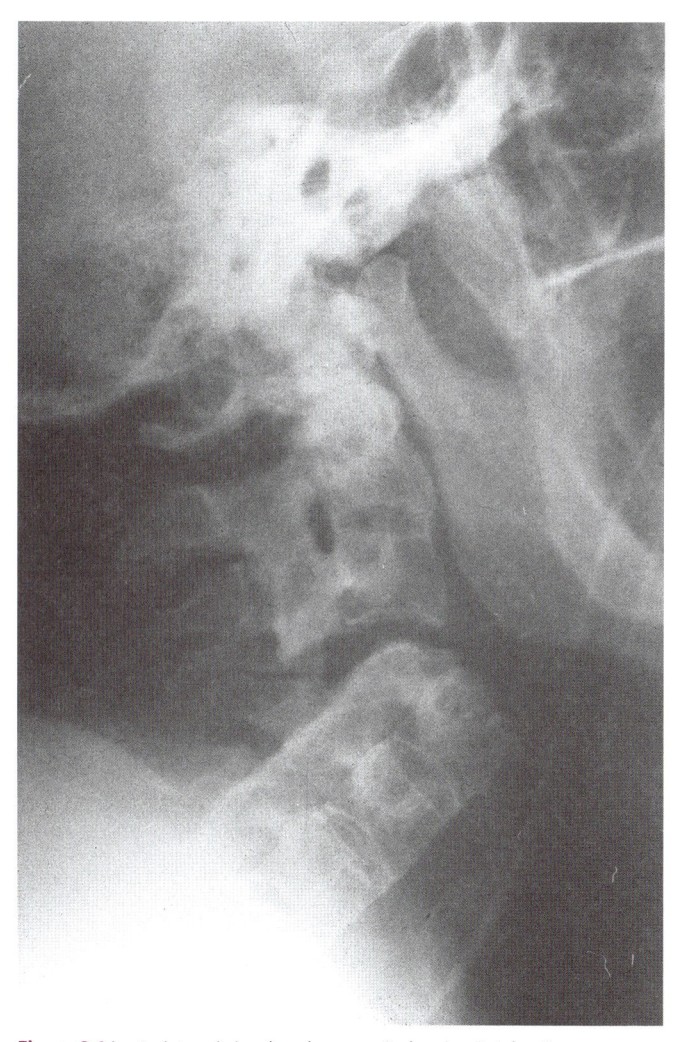

Figura 2.1 Lesão iatrogênica da coluna cervical após a intubação.

- Anectina é um agente despolarizante que causa a liberação de potássio das células, abrindo os canais de sódio; resultam fasciculações; evitar nos pacientes renais crônicos e nos com lesão cefálica.
- Sedação – midazolam, fentanil.
- Lidocaína pode ser usada em pacientes com lesão cefálica para prevenir o aumento da pressão intracraniana durante a intubação.
* Introduzir o tubo endotraqueal.
  - Pode ser facilitado com um fio-guia flexível para introduzir a sonda traqueal (Ollerton et al., 2006).
* Verificar o posicionamento.
  - Ausculta dos sons respiratórios bilaterais e sobre o epigástrio.
  - Os sons respiratórios somente à direita podem indicar intubação seletiva; reposicionar o tubo.
  - Ausência de sons respiratórios indica um tubo mal-posicionado; reintubar; oxigenar entre as intubações e manter a saturação de oxigênio maior que 90%.
  - Usar detector de CO_2 exalado ou colorímetro para determinar a presença de CO_2 e o posicionamento correto do tubo.
  - É muito difícil intubar o brônquico fonte esquerdo.
  - Presença de vômito no TET indica posicionamento no esôfago ou aspiração; verificar os sons respiratórios, aspirar, reposicionar o tubo, se esofágico.
  - Fazer raios X de tórax.
* Providenciar um ventilador mecânico e conectar no paciente assim que a via aérea estiver assegurada.
  - Monitorar continuamente a oximetria de pulso.
* Se não for capaz de intubar depois de duas tentativas, preparar uma via aérea cirúrgica (Ollerton et al., 2006).
* Continuar ventilando o paciente de forma manual até que a via aérea esteja assegurada.
* Monitorar a FR ao ventilador pulmonar mecânico ou máscara com reservatório de O_2 para prevenir a hiperventilação e a queda de PCO_2.

– Vias aéreas alternativas

- Se não for capaz de intubar, deve ser colocada uma opção alternativa de via aérea.
- A máscara laríngea serve como via aérea temporária (Figs. 2.2 e 2.3).
  - Usada com mais frequência na cirurgia, mas pode proporcionar oxigenação e ventilação até que um TET definitivo ou uma via aérea cirúrgica esteja presente.

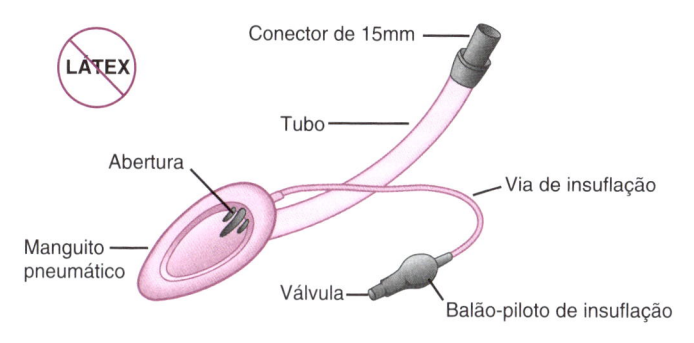

Figura 2.2 Máscara laríngea. (Cortesia de LMA North America.)

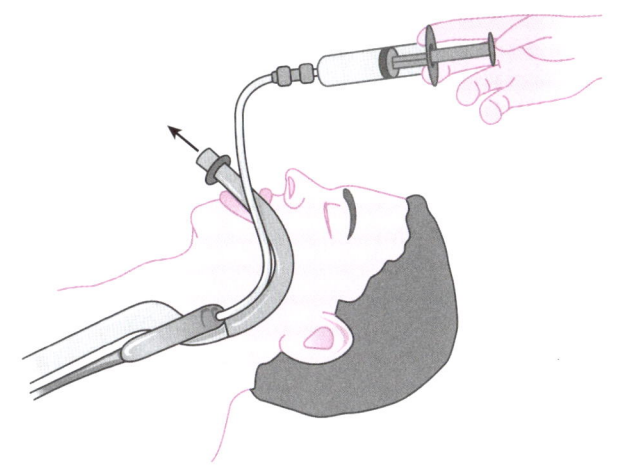

Figura 2.3 Máscara laríngea posicionada. (Cortesia de LMA North America.)

- A colocação da máscara laríngea exige treinamento.
- Serve apenas como via aérea temporária e a intubação deve ser estabelecida tão rapidamente quanto possível.
- A máscara veda a laringe, forçando a ventilação diretamente para a traqueia.
- Pode ocorrer vômito com sua remoção.
- *Combitube* é outro dispositivo temporário usado sobretudo no ambiente pré-hospitalar.
  - Este dispositivo permite obstruir o esôfago com um balão; o segundo balão bloqueia a faringe.
  - Se o tubo for colocado na traqueia, o balão traqueal pode ser inflado e usado como TET até ser substituído.
  - Exige troca por um TET ou via aérea cirúrgica.
  - Há alta probabilidade de vômito com a remoção.
- Cricotireoidotomia
  - Pode ser necessária para fraturas faciais ou quando a intubação não é bem-sucedida.
  - Uma vez obtido o acesso à via aérea, tanto um tubo de traqueostomia quanto um TET podem ser colocados, através do estoma, até ser feita uma traqueostomia definitiva.

Avaliação respiratória

Sendo estabelecida a via aérea, a atenção dirige-se para a respiração/ventilação. A FR deve ser contada e avaliada com relação a qualidade, simetria e profundidade. Observar o movimento torácico quanto a simetria e palpar a caixa torácica verificando se há segmento movimentando-se independentemente da parede torácica e do enfisema subcutâneo. Ouvir os sons respiratórios quanto a presença, igualdade e clareza.

- Avaliação da respiração
  – O pneumotórax aberto ou a ferida torácica "aspirativa" exigem um curativo de três pontas que age como uma válvula, ocluindo o orifício durante a inspiração.
    - Não usar o ferimento aberto como ponto de introdução para o tubo torácico; o ferimento deve ser suturado.
    - Colocar de imediato um tubo torácico de calibre grosso.
    - Se o tubo para drenagem de tórax não for colocado imediatamente, pode ocorrer um pneumotórax hipertensivo.

Sinais e Sintomas de Problemas Respiratórios

Respiração difícil, respiração superficial

Taquipneia

Hipoxia

Sons respiratórios diminuídos no lado da lesão (hemotórax, pneumotórax)

Veias do pescoço distendidas (pneumotórax hipertensivo)

Desvio traqueal (pneumotórax hipertensivo)

Palidez, cianose

Enchimento capilar lento

Som maciço à percussão (sangue); timpânico à percussão (ar)

Respirações paradoxais (tórax instável)

Dor (fraturas de costelas, tórax instável, pneumotórax)

– A ausência ou a diminuição dos sons respiratórios, com ou sem enfisema subcutâneo, indica intubação seletiva, hemotórax ou pneumotórax.
  - Primeiro ajustar a posição do TET puxando-o para trás e reavaliar.
  - Se houver suspeita de pneumotórax, prosseguir para a colocação do dreno torácico.
– O pneumotórax deve ser identificado e tratado imediatamente para prevenir a progressão para um pneumotórax hipertensivo em especial no caso de ventilação por pressão positiva após a intubação.
  - O pneumotórax hipertensivo é uma situação com risco de morte e pode se apresentar primeiro como hipotensão súbita, desvio de traqueia e ocasionalmente distensão da veia jugular.
  - O tratamento é a colocação imediata do dreno torácico.
– Utilizar drenos torácicos de 32 a 36 French e um frasco de drenagem com selo d'água.

- O Capítulo 7 discute a preparação, a inserção e o cuidado do dreno.
– Se o dreno torácico não estiver disponível de imediato, um cateter IV de grosso calibre pode ser colocado sobre a terceira costela, na linha mesoclavicular, para aliviar temporariamente o pneumotórax.
  - Deixar o cateter colocado até que o dreno torácico possa ser posicionado.
– Os pacientes podem chegar com uma toracocentese com agulha realizada na cena do atendimento pré-hospitalar.
  - Nesse caso a drenagem torácica deve ser realizada na chegada ao hospital, havendo ou não a presença de pneumotórax.
– Continuar a avaliação do tórax mesmo após a colocação do dreno torácico, pois o pneumotórax pode reacumular ar e/ou causar um pneumotórax hipertensivo.
  - Verificar se o dreno está fixado e conectado ao sistema de aspiração com pressão de -20 cm de H_2O.
  - Verificar se algo está sobre o dreno ou o sistema de drenagem; verificar as conexões.
  - Verificar se há orifícios do dreno fora da parede torácica.
  - Reavaliar.
– O tórax instável resulta em respiração ineficaz.
  - Manter a insuflação pulmonar usando pressão expiratória final positiva (PEEP) no ventilador mecânico e/ou manejo da dor.
  - NÃO colocar adesivo ou bandagem, pois podem inibir a respiração completa.
  - Manejar a dor.
  - Consultar o Capítulo 7 para discussão de fraturas de costela, instabilidade e manejo da dor.

Avaliação da circulação

Os aspectos da circulação são complexos e monitorados de forma contínua ao longo da ressuscitação até que a hipoperfusão oculta seja resolvida e todas as fontes de sangramento estejam sob controle. A primeira PA verificada deve ser sempre manual e, depois, conferida periodicamente da mesma maneira. As leituras automáticas da PA a cada 5 a 15 minutos são essenciais. Os pulsos em todos os membros devem ser averiguados para identificar possível lesão vascular que ameace o membro. Todo sangramento evidente exige compressão local para interrompê-lo. O pulso distal deve ser verificado. A Tabela 2.1 lista os sinais e sintomas de choque. Um monitor eletrocardiográfico deve ser usado para avaliação do ritmo e da frequência.

Sinais e Sintomas de Problemas da Circulação

Hemorragia aparente ou sangramento contínuo

Pele pálida, fria, úmida

Perda de consciência

Pulsos central e periférico diminuídos

Taquicardia

Hipotensão

Presença de pulso estimada: radial (80 mmHg), femural (70 mmHg), carotídea (60 mmHg)

Metabolismo anaeróbio – lactato aumentado, déficit de base

Hipotermia

Diminuição do débito urinário (sinal tardio)

- Controle da circulação

A tríade da morte inclui a coagulopatia, a hipotermia e a acidose. Cada um desses componentes alimenta os outros. O controle das vias aéreas, da respiração e posteriormente da circulação deve abranger esses três aspectos. A ressuscitação com controle de dano aborda esses componentes por meio da normalização da temperatura, do pH, do déficit de base, de relação normalizada internacional (INR) e do controle agressivo da coagulopatia (Holcomb, 2007; Gonzales et al., 2007). A hipotensão permissiva (PA 90 mmHg), pelo controle dos líquidos pré-hospitalares, previne novo sangramento com a ressuscitação. No caso de lesão cefálica, não permitir que a PA seja <90 mmHg para prevenir lesão cerebral secundária.
  – Em algumas situações urbanas ou suburbanas, pode ser adequado o transporte rápido sem líquidos IV (hipotensão per-

Tabela 2.1 Classificação do choque

	I	II	III	IV
Perda de sangue	< 750 mL	750 a 1.500 mL	1.500 a 2.000 mL	> 2.000 mL
Perda de sangue %	< 15%	15 a 30%	30 a 40%	> 40%
Pressão arterial	Normal	Normal	↓	↓
Pulso	< 100	> 100	> 120	> 140
Enchimento capilar	Normal	> 3 segundos	> 3 segundos	> 3 segundos
Pele	Normal	Fria, úmida	Fria, úmida	Fria, pálida
Frequência respiratória	14 a 20	20 a 30	30 a 40	> 35
Débito urinário	> 30 mL/h	20 a 30 mL/h	5 a 15 mL/h	< 5 mL/h
Nível de consciência	Ligeiramente ansioso	Moderadamente ansioso	Ansioso, confuso	Confuso, letárgico

missiva) para prevenir hemorragia com a reposição do volume, pois alguns estudos demonstram melhor sobrevida.
- Em transporte rápido, em menos de 20 minutos, com PA menor que 100 mmHg há pouca influência da infusão de líquidos na fase pré-hospitalar (Moore, 2006).
- Manter a PA em cerca de 90 mmHg para prevenir ressangramento.
- É necessário o acesso rápido para o controle cirúrgico da hemorragia.
– Aquecer o quarto e todos os líquidos ou derivados de sangue administrados ao paciente para prevenir hipotermia.
- Os fatores de coagulação diminuem a atividade em 10% para cada diminuição de grau na temperatura (Beckley, 2008).
- Aquecer os líquidos a 39°C.
– Aplicar compressão a qualquer sangramento evidente.
– Se o paciente estiver tomando anticoagulantes, preparar a administração de plasma fresco congelado (PFC) e vitamina K para reverter os efeitos.
- Observar que os medicamentos antiplaquetários não são reversíveis e, diferentemente da aspirina, a administração de plaquetas não restabelece a coagulação.
– Instalar dois acessos IV de grosso calibre (12 a 16 G) com líquidos aquecidos (Ringer lactato ou soro fisiológico).
- Coletar exames laboratoriais no momento em que é instalado o acesso IV (Tab. 2.2).
  - Os exames laboratoriais incluem tipagem e prova cruzada, hemograma, bioquímica, ácido láctico, nível de álcool no sangue e teste gestacional.
- Se não forem possíveis acessos venosos periféricos, usar um intraósseo.
  - Nas crianças, a via intraóssea normalmente é colocada na tíbia.
  - No caso dos adultos, existe um dispositivo para instalação rápida de uma via intraóssea no esterno.
– Antecipar a necessidade de administração rápida de líquido aquecido.

Tabela 2.2 Exames laboratoriais

Exame laboratorial	Normal	Alterações
Hemograma		
Hemoglobina (Hgb)	Mulher: 12 a 16 g/dL Homem: 14 a 18 g/dL	↓ hipovolemia
Hematócrito (Ht)	Mulher: 37 a 47% Homem: 42 a 52%	↓ hipovolemia, hemodiluição
Eritrócitos	Mulher: 4,2 a 5,4 mm^6 Homem: 4,7 a 6,1 mm^6	↓ hemorragia ↑ alta altitude, queimaduras, gestação, desidratação
Leucócitos	4,8 a 10,8/mm^3	↓ analgésicos ↑ hemorragia, infecção, queimaduras
Linfócitos Monócitos	20,5 a 51,1% 1,7 a 9,3%	↑ TB, lúpus, febre das montanhas rochosas
Basófilos Neutrófilos	0 a 2% 42,2 a 75,2%	↓ gestação, desidratação, vômito ↑ pós-esplenectomia, queimadura
Eosinófilos	0 a 6%	↑ infecção, estresse, pós-esplenectomia, asma, alergia
Plaquetas	130.000 a 400.000/mm^3	↓ pós-esplenectomia, antipiréticos ↑ hemorragia, pancreatite
Coagulação		
TP	Idem ao controle (~11,5 a 14,1 segundos)	↑ deficiência de vitamina K, anticoagulante (varfarina), CIVD

TTP	23,7 a 37 segundos	↑ anticoagulante (heparina)
INR	1,0	↑ uso de anticoagulante
Bioquímica		
Potássio	3,5 a 5,1 mmol/L	↓ diuréticos, vômito ou drenagem da sonda nasogástrica, lesão renal, alcoolismo, intermação ↑ desidratação, insuficiência renal
Sódio	135 a 145 mmol/L	↓ desidratação, diuréticos, vômito ou drenagem da sonda nasogástrica ↑ acidose, queimaduras
Cloro ureico	98 a 107 mmol/L	↓ enfisema, diarreia, diuréticos ↑ insuficiência renal, desidratação
Nitrogênio da ureia sanguínea (BUN)	Mulher: 7 a 17 mg/dL Homem: 9 a 20 mg/dL	↓ gestação tardia, desnutrição ↑ hipovolemia, insuficiência renal
Creatinina	Mulher: 0,6 a 1,0 mg/dL Homem: 0,7 a 1,3 mg/dL	Idem ao BUN
Glicose	65 a 99 mg/dL	↓ desnutrição, hepatite ↑ pancreatite, diabete melito, desidratação
Magnésio	1,6 a 2,3 mg/dL	↓ diarreia, diuréticos, toxemia gravídica ↑ insuficiência renal, antiácidos com Mg^{++}, desidratação
Cálcio	Total: 8,4 a 10,2 mg/dL Ionizado: 1,15 a 1,35 mmol/L	↓ pancreatite, diarreia, alcalose ↑ imobilidade prolongada, acidose respiratória

(Continua)

Tabela 2.2 Exames laboratoriais *(Continuação)*

Exame laboratorial	Normal	Alterações
Amilase	30 a 110 unidades/L	↑ lesão pancreática
Lipase	23 a 300 unidades/L	↑ lesão pancreática
Ácido láctico	0,7 a 2,1 mmol/L	↑ hipoperfusão oculta, lesão de esmagamento
Exames hepáticos		
Aspartato aminotransferase (AST)	Mulher: 14 a 36 unidades/L Homem: 17 a 59 unidades/L	↑ cirrose, hepatite, lesão hepática
Alanina aminotransferase (ALT)	Mulher: 9 a 52 unidades/L Homem: 21 a 72 unidades/L	↑ doença celíaca, cirrose, hepatite, lesão hepática, choque hipovolêmico
Gasometria arterial		
pH	7,35 a 7,45	↓ acidose, diarreia, hipoventilação, hemorragia ↑ hiperventilação, alcalose, drenagem de sonda nasogástrica
PCO$_2$	35 a 48 mmHg	↓ alcalose, hiperventilação ↑ acalose, hipoventilação
PO$_2$	83 a 108 mmHg	↓ Síndrome de angústia respiratória aguda (SARA), hemorragia, doença pulmonar obstrutiva crônica (DPOC)
Bicarbonato (HCO$_3$)	18 a 23 mmol/L	↓ diarreia, acidose ↑ alcalose, administração de bicarbonato
Base	-2 a 2 mmol/L	↓ hipoperfusão

Saturação	90 a 100%	↓ hemorragia, DPOC, SARA, lesão pulmonar ↑ envenenamento por CO mostra um falso normal ou elevação da saturação
Líquido cerebrospinal		
Cor, transparência	Palha, transparente (incolor, xantocrômico)	Turvo: meningite/infecção cerebral Rosa/vermelho: hemorragia subaracnoide
Glicose	40 a 70 mg/dL	↓ infecção cerebral, meningite, hemorragia subaracnoide ↑ lesão cerebral, lesões hipotalâmicas
Proteína	12 a 60 mg/dL	↑ infecção cerebral, meningite, hemorragia subaracnoide
Contagem total de células com diferencial	0 a 8 mm^3	↓ infarto cerebral, inflamação ↑ infecção cerebral, hemorragia subaracnoide
Pressão	0 a 15 mmHg	↑ meningite, pressão intracraniana aumentada
Lavagem peritoneal diagnóstica		
Hemácias	Negativo	> 100.000 hemácias/mm^3 teste positivo
Leucócitos	Negativo	> 500 leucócitos/mm^3 teste positivo
Amilase	Negativo	> 175 unidades teste positivo
Outros	Negativo	Presença de bactérias, vegetais, fibras ou matéria fecal – teste positivo

- Aquecer os líquidos em um aquecedor de sangue monitorado adequado ou na unidade de administração de líquido como a Nível 1 ou Belmont; NÃO USAR o micro-ondas.
- Usar os cateteres intravenosos apropriados para prevenir a resistência ao fluxo.
- A reposição aproximada de líquido é de 3:1 para cristaloide para perda de sangue e 1:1 para sangue.
- Administrar solução de Ringer lactato aquecido ou soro fisiológico rápido, aberto.
  - A solução de Ringer lactato é o líquido de escolha (Kortbeek et al., 2008); ativa o sistema imune; causa a menor variação na geração de trombina (Brommel-Ziedins et al., 2006).
  - A administração de soro fisiológico pode causar acidose.
  - Após 2 L de solução de cristaloides, são necessários derivados de sangue se o paciente permanecer sem reagir ou reagir de forma transitória e a origem do sangramento permanecer sem controle.
  - Avaliar o déficit de base ou lactato para determinar o progresso da ressuscitação.
- Os vasopressores NÃO são substitutos para a restauração de volume e o controle direto da hemorragia.
– Derivados de sangue:
  - Papa de hemácias (PH), plasma fresco congelado (PFC), plaquetas, crioprecipitado, fator recombinante VIIa (RFVIIa) devem estar imediatamente disponíveis na área de ressuscitação, na unidade de tratamento intensivo (UTI) e na sala de cirurgia.
  - Hipercalemia pode ocorrer com a administração da papa de hemácias.
    - Hemorragia constante impede a redistribuição do potássio.
    - Sangue com mais de 14 dias pode resultar em hipercalemia (Perkins et al., 2008).
  - Derivados de sangue estocados têm sido associados com lesão aguda do pulmão; evitá-los, se possível.

- Administrar sangue tipo O⁻ em mulheres em idade reprodutiva ou O⁺ para homens e mulheres acima da idade reprodutiva até que haja sangue do tipo específico disponível.
  - O sangue do tipo específico pode estar disponível antes do sangue tipado e cruzado; use-o para proteger o estoque de sangue tipo O.
- Iniciar precocemente o plasma fresco congelado junto com a papa de hemácias para prevenir a perda de fatores plasmáticos e diminuir a mortalidade (Spinella et al., 2008).
- Iniciar o protocolo de transfusão maciça.

– Os pacientes respondem de várias maneiras dependendo do grau de hemorragia e da presença de hemorragia constante.
- Resposta rápida: perda de sangue menor que 35%.
  - Estabiliza e permanece estável após a administração de líquido.
- Resposta transitória: perda de sangue entre 35 e 45%.
  - Normaliza com os líquidos, mas volta rapidamente a hipotensão, exigindo reposição hídrica constante e derivados de sangue.
- Ausência de resposta: perda de sangue maior que 50%.
  - Permanece hipotenso apesar dos líquidos e dos derivados de sangue.
  - Antecipar a necessidade de sala de cirurgia ou de angiografia com embolização dependendo da origem do sangramento.

– Se houver perda de sangue significativa do tórax, antecipar a autotransfusão tendo o dispositivo para coleta esterilizado fixado ao conjunto do dreno torácico.
- A maioria dos dispositivos de autotransfusão não exige mais o citrato.
- Seguir o protocolo hospitalar para a administração da autotransfusão.
- Potencial para microembolia; usar um filtro de 140 a 170 mícron na via IV.

– Identificar as origens do sangramento interno.
- O sangue acumula-se no abdome, na pelve, no tórax e no retroperitônio e pode não apresentar qualquer lesão externa.

- A ultrassonografia abdominal é indicada no trauma para identificar de imediato o sangramento intra-abdominal ou intratorácico.
- Ultrassonografia positiva redireciona a intervenção terapêutica para a laparotomia em vez de TC.
* Antecipar exames para identificar a lesão interna caso o paciente esteja estável do ponto de vista hemodinâmico; o paciente instável deve ser encaminhado diretamente para o centro cirúrgico ou para a intervenção radiológica.
* Outros métodos de controle da hemorragia incluem:
  - Selantes tópicos, pela aplicação local de fatores de coagulação concentrados.
  - Bandagens impregnadas com fibrina.
  - "Zeolito" granular – um agente hemostático aplicado nas feridas externas pela absorção de água – concentra os fatores de coagulação e as plaquetas no local da ferida; é exotérmico e pode provocar queimadura.
  - Curativo de "chitosan" granular, que é similar ao "zeolito" mas não é exotérmico e funciona em situações hipotérmicas.
  - "Aprotinina", usada posteriormente para suplementar a eritropoiese.
– Transfusão maciça:
  * O objetivo dos protocolos de transfusão maciça é a restauração do volume de sangue circulante enquanto são controlados o local de hemorragia e a coagulopatia.
  * A partir da experiência dos conflitos no Iraque, as recomendações para mudanças nos protocolos de transfusão incluem 1 PFC:1 PH ou 1,5 PFC:1 PH para diminuir a mortalidade.
    - A relação 1PFC:1 PH pode, na verdade, corrigir a coagulopatia mais cedo do que diminuir a mortalidade (Kashuk et al., 2008).
    - A relação de 1:1 simula a transfusão de sangue total (Perkins et al., 2008).
  * Outras relações recomendadas incluem 2 PFC:3 PH com 1 plaqueta:5 PH (Gunter et al., 2008); 1PFC:1 PH:1 plaqueta (McLaughlin et al., 2008).
  * Deve ser considerada para:

- Déficit de base maior que -6
- INR maior que 1,5
- PA menor que 90 mmHg
- Hemoglobina menor que 11 g/dL
- Temperatura menor que 35 a 36ºC
- Pulsos radiais fracos ou ausentes (Beckley, 2008).
- A transfusão maciça tem muitas definições e inclui, por exemplo:
  - Mais de 10 unidades de PH em 24 horas
  - 6 unidades de PH, 6 unidades de PFC, 6 unidades de plaquetas, 10 unidades de crioprecipitado.
- O uso do protocolo de transfusão maciça deve diminuir o uso excessivo de sangue e estabelecer turnos eficientes de PFC, PH, plaquetas, crioprecipitado e RFVIIa.
  - O PFC previamente descongelado tem uma vida útil de 4 a 5 dias e permite disponibilidade mais rápida.

– O fator recombinante VIIa (RFVIIa):
- Diminui a necessidade de grandes números de PH revertendo a coagulopatia.
- Menos eficaz se houver a presença de acidose; corrigir a acidose o mais rápido possível.
- Não afetado pela hipotermia (Beckley, 2008).
- Reduz o tempo de correção INR em especial no paciente com lesão cefálica.
- Um protocolo sugerido para seu uso inclui a administração com o protocolo de transfusão maciça (mais de 10 unidades PH, 8 unidades de PFC, 1 unidade de plaquetas) (Dutton et al., 2004).
  - 73% foram administrados nas primeiras 24 horas, com uma média de 1,23 doses.
  - Diminui a hemorragia, desenvolve novo coágulo, diminui o TP após a primeira dose.
  - Doses típicas são de 50 a 100 mcg/kg em bolus (Stein e Dutton, 2004).

– Carreador de oxigênio baseado na hemoglobina (HBOC):
- Produto não derivado de sangue que é capaz de transportar oxigênio por meio de um volume de líquido relativamente baixo.

- Diminui o número de PH exigido para controlar a hemorragia (Jahr et al., 2008).
- Associado com efeitos adversos, como:
  - Troponina aumentada, angina, infarto do miocárdio.
  - Aumento transitório da PA especialmente após a dose de carga.
- Proporciona uma alternativa para a transfusão de sangue
- Considerações especiais:
  - Os pacientes têm o direito de recusar os derivados de sangue (p. ex., Testemunhas de Jeová recusam por motivos religiosos).
  - A mortalidade aumenta quando a hemoglobina cai abaixo de 7 g/dL.
  - Alternativas ao apoio do paciente com necessidade de derivados de sangue incluem:
    - A eritropoetina humana recombinante aumenta a eritropoiese.
    - Administração de vitamina B_{12}, folato, produção de hemácias com aumento de ferro.
    - Fator Recombinante VIIa liga-se com os fatores tissulares permitindo a coagulação local.
    - Autotransfusão.
    - HBOC diminui a necessidade de PH em razão da capacidade carreadora de oxigênio.
  - Discutir as alternativas com o paciente.
  - Os pais não podem recusar sangue para seus filhos por motivos religiosos quando a administração de sangue é exigida (Hughes et al., 2008).
- Os pontos finais da ressuscitação e as ferramentas para identificar a ressuscitação bem-sucedida são discutidos sob situações especiais.
  - Monitorar o débito urinário; entretanto, não espere uma hora para determinar sua inadequação (0,5 mL/kg/h nos adultos).

Avaliação neurológica

Um breve exame neurológico é conduzido a seguir. Nesse momento, o paciente responde ou não aos estímulos verbais e dolo-

rosos. O exame neurológico breve deve ser documentado antes da intubação, pois os agentes farmacológicos e a intubação afetarão as avaliações posteriores. Para a descrição completa do exame, ver os Capítulos 4 e 5. De acordo com a classificação neurológica breve, o paciente:
- Está alerta
- Responde aos estímulos verbais
- Responde aos estímulos dolorosos
- Não está responsivo

Sinais e Sintomas de Problemas Neurológicos

Pupilas dilatadas, desiguais

Nível alterado de consciência (coma é ECGl ≤ 8)

Postura anormal – extensão (descerebração), flexão (descorticação)

Reflexos anormais – Babinski, regurgitação, corneal

Paralisia, priapismo, parestesias

- Controle neurológico

O controle imediato dos aspectos neurológicos é concentrado na prevenção da lesão secundária cerebral ou da medula óssea. Nesse ponto da avaliação primária, a avaliação neurológica é documentada de forma seriada. A ECGl deve ser documentada e repetida. Se o paciente já estiver intubado, a superficialização da sua sedação e dos agentes paralisantes pode ser necessária para realizar o exame.
– Manter a PA para prevenir qualquer incidência de hipotensão (PA < 90 mmHg).
– Prevenir a hipoxia pela manutenção das vias aéreas e da respiração.
– Considerar a administração de manitol, se houver evidência de aumento da pressão intracraniana e a PA estiver estável.
– Antecipar a necessidade de TC cerebral, embora os trépanos possam ser colocados se houver suspeita de pressão intracraniana elevada e for necessária laparotomia ou toracotomia emergencial.

– Os Capítulos 4 e 5 revisam o exame neurológico e o controle da pressão intracraniana, da lesão cerebral e da medula óssea.

Exposição

No final da avaliação primária, o corpo do paciente está exposto em um local aquecido o suficiente.
- Expor o paciente para a observação de qualquer anormalidade, assimetria e lesões cutâneas.
  – Verificar a parte posterior do couro cabeludo.
  – Estabilizar qualquer objeto penetrante para impedir maior lesão.
- Rolar e examinar o dorso palpando as vértebras ou sensibilidade na coluna.
- Remover roupas, assim como vidros e outros resíduos que possam estar sob o paciente.
- Auscultar os pulmões posteriormente.
- Qualquer área avermelhada que possa ter se desenvolvido devido à presença da prancha também é observada.
- A prancha é removida e o paciente volta à posição supina.
  – A remoção da prancha é exigida para prevenir as úlceras por pressão.
  – Qualquer lateralização do paciente a partir desse ponto é feita por rolagem até que a coluna esteja livre de lesão.
  – O colar cervical é mantido.
  – A temperatura retal pode ser verificada enquanto o paciente é lateralizado.
    ▪ Determina a temperatura central e é mais exata do que a oral e a axilar.
    ▪ Cerca de 60% dos pacientes traumatizados não têm a temperatura medida (Cohen et al., 2002).
- Cobrir o paciente com cobertores quentes para prevenir hipotermia.
  – Limitar o tempo de exposição para evitar a perda de calor condutora e irradiada.
  – A temperatura central inferior a 36°C na admissão é um fator independente de morte (Wang et al., 2005).
    ▪ A hipotermia aumenta o consumo de oxigênio.

- O tremor aumenta o consumo de oxigênio em até 400% (Moore, 2008).
- A diurese fria causa maior perda de líquido.
- A hiperglicemia é exacerbada junto com a diminuição da produção de insulina.
- O nível de consciência é deprimido.
- A função das plaquetas é alterada, causando trombocitopenia e coagulopatia.
– O aquecimento do ar é um meio eficaz de aumentar e manter a temperatura do corpo.
- Torna o acesso ao paciente mais difícil.
– As mantas térmicas também são um meio eficiente de manter a temperatura do corpo.
- Acesso mais fácil ao paciente (Cohen et al., 2002).

Avaliação Secundária com Intervenções

A avaliação secundária é conduzida, considerando a reavaliação dos componentes da avaliação primária. As ações são realizadas para estabilizar a lesão à medida que os problemas são identificados. Após a avaliação secundária, é determinado tanto o diagnóstico quanto o tratamento definitivo. Especialistas podem ser requisitados durante a avaliação, e os diagnósticos são realizados à beira do leito. Os resultados laboratoriais disponíveis devem ser analisados, e as ações necessárias executadas.

A avaliação secundária é a ocasião de obter a história do paciente, principalmente sobre alergias a penicilina e iodo. Caso ele seja submetido a TC, a informação relativa a alergia ao iodo é importante antes da administração do contraste. O conhecimento sobre a alergia a penicilina é importante, em caso de necessidade de administração. Se a vacina contra o tétano não estiver atualizada, também deve ser prescrita. A avaliação secundária é o exame do paciente, da cabeça aos pés, para identificar lesões e realizar os procedimentos necessários.

Avaliação da cabeça, do pescoço e da face

Examinar as lesões na cabeça, no pescoço e na face. Observar, palpar, reavaliar qualquer lesão que sangre e o estado neurológico. Ver os Capítulos 4, 5 e 6 para apreciação detalhada.

- Reavaliar as vias aéreas e assegurar que estejam livres; se necessário, desobstruir ou providenciar a via aérea definitiva.
- Manter a imobilização cervical.
  - Se o paciente não apresentar lesão, a coluna cervical pode ser liberada depois da avaliação inicial na fase de ressuscitação (ver Cap. 5, liberação da coluna cervical).
- Avaliar as pupilas quanto a tamanho, reatividade, movimentos extraoculares.
- Reavaliar a ECGl e monitorá-la periodicamente.
- Verificar sinais de fratura de base de crânio.
  - Equimose periorbital; equimose retroauricular (sobre o mastoide).
  - Saída de líquido transparente do nariz ou ouvido.
- Antecipar a TC de crânio, face e coluna cervical se houver suspeita de lesão.
- A lesão cefálica é tratada com a prevenção da hipotensão e da hipoxia na ressuscitação inicial.
- Palpar o crânio e a face observando a presença de deformidade ou depressão, incluindo avaliação das lacerações relacionadas com fratura exposta.
  - As fraturas na face apresentam-se móveis quando os dentes superiores são delicadamente movimentados.
  - As fraturas de mandíbula e o deslocamento temporomandibular podem ser identificados com a mordida anormal.
- A epistaxe pode estar relacionada com:
  - Fratura facial, sobretudo nasal.
  - Sangramento sem fratura.
  - Uso de anticoagulante e antiplaquetário.
- Testar a sensibilidade para identificar qualquer lesão neurológica na face ou no pescoço.
- Remover a parte anterior do colar cervical mantendo a estabilização manual do pescoço.
  - Observar assimetria, distensão da veia jugular, desvio de traqueia.

– Verificar os pulsos carotídeos.
– Avaliar a sensibilidade da coluna cervical à palpação, verificar as vértebras.
– Recolocar o colar cervical.
• Inserir uma sonda orogástrica (nasogástrica, se não houver lesão facial ou cefálica) e mantê-la aberta.
– Verificar a posição da sonda pela ausculta sobre a área gástrica enquanto injeta ar pela sonda; o movimento do ar no estômago deve ser audível.

Avaliação do tórax

Reavaliar o tórax para garantir que as intervenções anteriores tenham sido eficazes ou que novas intervenções não serão necessárias (ver Cap. 7 para especificar a avaliação e o tratamento).
• Observar simetria, expansibilidade do tórax, movimento paradoxal.
• Palpar quanto a sensibilidade, movimento paradoxal, enfisema subcutâneo.
• Auscultar os sons respiratórios bilaterais:
– Verificar a cânula endotraqueal.
– Verificar os drenos torácicos.
– Se os sons respiratórios mudaram, reavaliar o posicionamento da cânula endotraqueal, a necessidade de drenagem torácica, o posicionamento do dreno torácico.
• Auscultar os sons cardíacos:
– Os sons cardíacos abafados podem indicar tamponamento cardíaco.
– O tamponamento pode ser tratado com a pericardiocentese como medida temporária.
– A recomendação atual para o tamponamento é providenciar uma janela pericárdica por meio da toracotomia (Kortbeek et al., 2008).
• Estudos diagnósticos:
– O padrão geral é realizar uma radiografia do tórax.
– Se o exame físico do tórax estiver completamente normal, pode não haver necessidade de radiografia e de exposição a radiação (Wisbach et al., 2007).

- Há baixa chance de lesão se o exame, segundo o cirurgião do trauma, for normal (Sears et al., 2005).
– Também é realizada com frequência a TC do tórax em conjunto com as TCs abdominal e pélvica, podendo identificar até 36% das lesões não detectadas na radiografia.
  - Com as TCs helicoidais, a obtenção das imagens do torso, da cabeça e do pescoço leva minutos e proporciona uma avaliação mais rápida e minuciosa do organismo.
  - Pode-se avaliar a coluna torácica e a lombar a partir das tomografias do abdome e tórax.
– O ultrassom FAST (focused abdominal sonography for trauma), usado para a avaliação abdominal (Kirkpatrick, 2007), também pode ser utilizado para identificar hemotórax e pneumotórax.

Avaliação abdominal

O abdome é avaliado quanto a lesão potencial por meio do exame físico e dos estudos diagnósticos (ver Cap. 8 para os detalhes de avaliação e tratamento).

- Observar o abdome quanto a distensão, feridas, contusões do cinto de segurança.
- O estômago já deve estar descomprimido com uma sonda orogástrica para prevenção de vômito e aspiração.
- Auscultar os ruídos abdominais, embora isso possa ser difícil na sala de trauma.
- Palpar o abdome quanto a sensibilidade, dor à descompressão brusca, defesa involuntária.
- Avaliar a pelve colocando a palma da mão sobre o osso púbico e as espinhas ilíacas e aplicando leve pressão para identificar dor ou instabilidade.
  – Não repetir esse exame para evitar o potencial aumento do sangramento pela movimentação dos ossos pélvicos.
- Avaliar a área perineal quanto a:
  – Sangue no meato uretral.
  – Sangue vaginal.
  – Realizar exame retal em busca de sangue, assim como a posição da próstata.
    - A próstata alta ou flutuante indica lesão uretral.

- A presença de sangue indica lesão anal, retal ou sigmoide.
- Avaliar o tônus do esfíncter retal quanto a lesão da medula espinal.
— Os sinais e os sintomas citados indicam lesão uretral potencial, e não deve ser colocado o cateter de Foley.
— É necessária uma avaliação do urologista para a colocação das sondas Foley ou suprapúbica.
— Se negativo, o cateter de Foley deve ser colocado, e uma amostra de urina enviada para análise e triagem toxicológica.
- Os estudos diagnósticos (Cap. 8) para avaliar o abdome incluem:
  — O FAST avalia o fígado, o baço, a pelve e o pericárdio quanto à presença de sangue/líquido e é feito no leito pelo médico da emergência ou do trauma.
    - O ultrassom também pode ser útil para avaliar a veia cava inferior (VCI) após a reposição volêmica; os responsivos transitórios mostram VCI de menor calibre, indicando reposição volêmica insuficiente (Yanagawa et al., 2007).
  — A lavagem peritoneal diagnóstica (LPD) avalia o abdome com relação a presença de sangue ou ruptura de vísceras na cavidade abdominal.
    - Raramente usada, embora seja uma avaliação confiável da necessidade para cirurgia no abdome.
    - Na situação de vítimas múltiplas, a lavagem peritoneal diagnóstica pode ser o estudo disponível na avaliação de múltiplos pacientes para eliminar a necessidade de cirurgia.
  — TC abdominal:
    - Método ideal de avaliação do abdome.
    - Melhor se realizada com contraste, tanto oral quanto IV, para ver os órgãos sólidos e ocos.
    - Se o paciente estiver instável, tiver lesão abdominal óbvia (p. ex., FAF) ou apresentar qualquer sinal peritoneal, seu lugar é na sala de cirurgia e nunca na tomografia.

Avaliação dos membros

A avaliação dos membros é realizada para identificar fraturas, luxações, lesões vasculares e dos tecidos moles. Medidas simples são tomadas para estabilizar as lesões ósseas. A perda do pulso exi-

ge redução e imobilização imediata do membro. A avaliação detalhada da lesão vascular é apresentada a seguir (o Cap. 9 discute especificamente a avaliação ortopédica):
- Avaliar pulsos, coloração, temperatura e enchimento capilar de todos os membros.
  – Observar quaisquer lesões nos tecidos moles e deformidades.
  – Palpar quanto a crepitação, instabilidade.
- Avaliar a simetria entre os membros.
  – Qualquer deformidade deve ser reduzida e imobilizada até que seja realizado o tratamento definitivo com gesso ou fixação cirúrgica.
    - A tala deve ser colocada uma articulação acima até a articulação abaixo da lesão.
  – Reavaliar os pulsos logo após a redução e a colocação da tala e depois periodicamente.
  – Para fraturas de fêmur, usar uma tala de tração (p. ex., *hare traction*), que reduz a fratura assim como alivia o espasmo muscular, diminui a dor e mantém a redução.
    - Não usar para fraturas abaixo da diáfise média do fêmur.
- O exame mais detalhado inclui:
  – Radiografia do membro lesado.
  – TC pode ser necessária se a fratura for complexa.
  – A pelve e a coluna em geral exigem radiografias simples e TC.
  – As fraturas de coluna podem ser avaliadas posteriormente com ressonância magnética, assim como efetuada a avaliação das lesões dos ligamentos e da medula óssea.
  – A lesão vascular é avaliada com angiografia ou angiografia tradicional, o controle inicial da lesão vascular é abordado no levantamento primário por meio de redução imediata, imobilização e controle da hemorragia.

A avaliação secundária é concluída com estudos diagnósticos dentro e fora do setor de emergência; por exemplo, com a realização de tomografia com angiografia e a decisão para remoção definitiva para a sala de cirurgia, UTI ou unidade de internação. Algumas instituições incorporaram um tomógrafo computadorizado à área de ressuscitação do trauma para diminuir o tempo até o tomógrafo e eliminar a movimentação do paciente entre a área de ressuscitação e a mesa de tomografia (Jin et al., 2008).

Outras instituições incorporaram a sala de cirurgia à área de ressuscitação do trauma para possibilitar o acesso imediato da sala de ressuscitação para a cirurgia sem a movimentação do paciente. As bandejas cirúrgicas estão geralmente preparadas e prontas para cirurgia, e a anestesia está presente. Essa situação é usada para hipotensão, lesões penetrantes no tronco, fraturas múltiplas de ossos longos e trauma maxilofacial grave (Rhodes et al., 1989). Dos pacientes levados para a sala de cirurgia do trauma, 58,7% exigem procedimento operatório importante, com tempo médio para anestesia de 8,5 minutos. A sobrevida dessa população foi maior do que a probabilidade de sobrevida prevista pelo método "Trauma and Injury Severity Score" (TRISS).

No final do atendimento, a família deve ter permissão para visitar o paciente, se a instabilidade não impedir essa oportunidade. Mesmo no encaminhamento rápido para a sala de cirurgia, se for possível permitir um momento de contato com a família, isso facilitará o tempo de espera e possibilitará a visita ao paciente caso ele não sobreviva à cirurgia.

O controle da dor também é essencial durante esse tempo e inclui:
- A administração precoce de opiáceos (morfina, fentanil), que proporciona algum conforto ao paciente sem alterar o processo de exame.
  - As instituições com protocolos para o controle da dor observam um tempo médio mais curto para a analgesia inicial menor que 30 minutos (Curtis et al., 2007).
  - A medicação para dor também pode ser administrada se o paciente não for enviado para a sala de cirurgia ou para a UTI (Curtis et al., 2007).
  - Monitorar a PA para prevenir hipotensão com a administração de opiáceos e benzodiazepínicos.
  - Os pacientes intubados e os com lesão cefálica também exigem o controle da dor.
  - Monitorar frequência cardíaca, expressões faciais, palidez, tensão, diaforese e lágrimas como sinal de dor nos pacientes incapazes de comunicar a sensação de dor.
- Os meios alternativos de controle da dor incluem:
  - Posicionamento.

- Imobilização, talas de tração.
- Técnicas de relaxamento e meditação são eficazes posteriormente, mas pode ser difícil para o paciente concentrar-se na área de ressuscitação.
- Bolsa de gelo para as fraturas e as luxações.
- Manter o paciente aquecido, diminuir/prevenir tremores.
• Usar uma escala de dor para avaliar a resposta do paciente ao tratamento.
• Documentar as mudanças na dor e as respostas.

Avaliação Terciária

O cuidado prudente do paciente de trauma inclui um exame completo nas 24 horas posteriores à chegada. Essa revisão inclui uma nova verificação de todos os exames diagnósticos assim como um exame físico completo. Novos exames são planejados e realizados, a hemodinâmica é reavaliada e o planejamento para as cirurgias não emergenciais é organizado. A profilaxia é iniciada se não tiver sido feita na admissão, assim como os planos para a avaliação inicial pelos serviços de reabilitação.

DOCUMENTAÇÃO

A documentação da avaliação e das intervenções realizadas deve ser feita em um impresso de controle do paciente de trauma. A documentação adequada, que se espera de um centro de trauma, inclui:
• Mecanismo de trauma.
• Atividades pré-hospitalares.
• História do paciente.
• Horário da chegada do paciente, assim como de cada membro da equipe.
• Conjunto de sinais vitais, ECGl, saturação de oxigênio, temperatura e exame físico completo.
  - Em um centro de trauma, o exame é realizado primeiro pelos médicos e depois é redigida a documentação.
  - O enfermeiro deve realizar e documentar seu exame do paciente para comparação com exames posteriores.

- Completar o diagrama de lesões externas e deformidades dos membros.
- Cronometrar todos os procedimentos, exames laboratoriais e radiografias.
- Acompanhar o paciente à radiologia e continuar a monitorar os sinais vitais no trajeto e no local.
- Fornecer narrativas para quaisquer outras atividades e as respostas ainda não documentadas do paciente.
- Continuar a série de sinais vitais, ECGl, avaliação da dor, saturação de oxigênio.

Além da documentação, é calculado o RTS (Revised Trauma Score), que auxilia na identificação de pacientes com risco de morte. No centro de trauma, esse escore é usado no registro para calcular a probabilidade de sobrevivência. Nos centros que não são de trauma, um RTS precoce pode fornecer dados que indiquem a necessidade de transferência para uma instituição de nível mais elevado. O RTS é descrito na Tabela 2.3.

Inicialmente, o "Trauma Score" foi projetado para incluir a frequência respiratória, o enchimento capilar, o esforço respiratório, a PA e a ECGl. Visto que esse índice original era complicado e o enchi-

Tabela 2.3 Revised Trauma Score (RTS)

Frequência respiratória (FR)	10 a 29/minuto	4
	> 29/minuto	3
	6 a 9/minuto	2
	1 a 5/minuto	1
	Nenhuma	0
Pressão arterial sistólica (PA)	≥ 90 mmHg	4
	76 a 89 mmHg	3
	50 a 75 mmHg	2
	1 a 49 mmHg	1
	Sem pulsação	0
Escore da escala de coma de Glasgow (ECGl)	13 a 15	4
	9 a 12	3
	6 a 8	2
	4 a 5	1
	3	0
Total	FR + PA + ECGl	0 a 12

Champion, 1989.

mento capilar e o esforço respiratório são difíceis de obter e um tanto subjetivos, os dois componentes foram removidos do RTS, o qual possibilita identificar mais de 97% dos não sobreviventes (Champion et al., 1989).

SITUAÇÕES ESPECIAIS

Resultados da Ressuscitação

Os resultados da ressuscitação servem a duas finalidades: identificar o insucesso do cuidado e a ressuscitação bem-sucedida. Ao avaliar a ressuscitação e a hipoperfusão, tanto o lactato quanto o déficit de base fornecem marcadores para a ressuscitação. O fracasso em atingir o lactato normal e/ou resultados do déficit de base resulta em fatalidade ou no aumento da probabilidade da disfunção de múltiplos órgãos ou de falência de órgãos múltiplos (FOM).

Os objetivos da ressuscitação são: aumentar o fornecimento de oxigênio; normalizar o ácido láctico, o déficit de base e/ou o pH nas primeiras 24 horas, a fim de prevenir as complicações e o aumento da mortalidade. A ressuscitação e o controle do dano, assim como a cirurgia, são iniciados para prevenir a exaustão fisiológica enquanto a ressuscitação é mantida.

- A acidose láctica é um resultado da hipoperfusão e é controlada com a ressuscitação.
  - O nível normal de ácido láctico é menor que 2,2 mmol/L.
  - Os casos com acidose láctica e baixo índice cardíaco podem evoluir para disfunção de múltiplos órgãos, complicações respiratórias e morte (Blow et al., 1999).
  - Reverter a hipoperfusão nas primeiras 24 horas para prevenir complicações.
  - Ressuscitar até que o nível de ácido láctico esteja menor que 2,5 mmol/L.
  - O Algoritmo 2.1 descreve um protocolo para reverter a hipoperfusão.
- O déficit de base também é um resultado da hipoperfusão e reflete a resposta do organismo; o controle é por meio da ressuscitação.
  - A base normal varia entre -2 a 2 mmol/L.

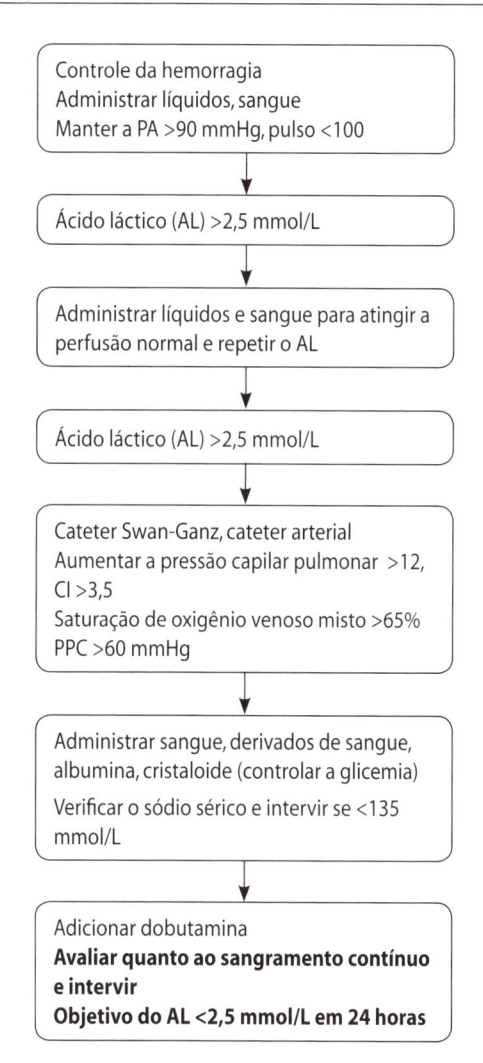

```
┌─────────────────────────────────────────┐
│ Controle da hemorragia                  │
│ Administrar líquidos, sangue            │
│ Manter a PA >90 mmHg, pulso <100        │
└─────────────────────────────────────────┘
                    ▼
┌─────────────────────────────────────────┐
│ Ácido láctico (AL) >2,5 mmol/L          │
└─────────────────────────────────────────┘
                    ▼
┌─────────────────────────────────────────┐
│ Administrar líquidos e sangue para atingir a │
│ perfusão normal e repetir o AL          │
└─────────────────────────────────────────┘
                    ▼
┌─────────────────────────────────────────┐
│ Ácido láctico (AL) >2,5 mmol/L          │
└─────────────────────────────────────────┘
                    ▼
┌─────────────────────────────────────────┐
│ Cateter Swan-Ganz, cateter arterial     │
│ Aumentar a pressão capilar pulmonar >12,│
│ CI >3,5                                 │
│ Saturação de oxigênio venoso misto >65% │
│ PPC >60 mmHg                            │
└─────────────────────────────────────────┘
                    ▼
┌─────────────────────────────────────────┐
│ Administrar sangue, derivados de sangue,│
│ albumina, cristaloide (controlar a glicemia) │
│ Verificar o sódio sérico e intervir se <135 │
│ mmol/L                                  │
└─────────────────────────────────────────┘
                    ▼
┌─────────────────────────────────────────┐
│ Adicionar dobutamina                    │
│ **Avaliar quanto ao sangramento contínuo** │
│ **e intervir**                          │
│ **Objetivo do AL <2,5 mmol/L em 24 horas** │
└─────────────────────────────────────────┘
```

Algoritmo 2.1 Algoritmo da ressuscitação/correção do lactato. (Da University of Virginia Medical Center, Charlottesville, VA, com permissão.)

Tabela 2.4 Déficit de base reflete hipoperfusão

Classificação	Déficit de base	Medidas de ressuscitação
Normal	-2 a 2 mmol/L	
Regular	-5 a -3 mmol/L	Infusão de volume aquecido
Moderada	-9 a -6 mmol/L	Infusão de volume aquecido, derivados de sangue
Grave	< -9 mmol/L	Infusão de volume aquecido, derivados de sangue, tratar a origem da perda de sangue na sala de cirurgia ou angiografia; verificar presença de álcool ou outras toxinas

Ziglar, 2000.

- A Tabela 2.4 descreve a relação do déficit de base com a ressuscitação necessária para corrigir o valor.
- Os pacientes com mais de 55 anos podem não apresentar um déficit de base que esteja fora da variação normal.
- O álcool aumenta a produção de lactato causando acidose metabólica, o que confunde o uso do déficit de base como um prognóstico ou de hipoperfusão (Tisherman et al., 2004).
- Tonometria gástrica (pHi).
  - A mucosa gástrica é vulnerável a hipoperfusão.
  - O pH é medido por meio da sonda nasogástrica com um balão permeável ao CO_2 na ponta.
  - pHi < 7,35 sugere metabolismo anaeróbio.
  - Indica risco aumentado de disfunção de múltiplos órgãos.
  - Ao tomar as medidas, interromper a alimentação por sonda 30 minutos antes.
  - A supressão do ácido gástrico e a administração de bicarbonato de sódio afetam as leituras de pHi.
  - Pode não refletir todo o intestino.
- Outros resultados da ressuscitação.
  - O tempo da normalização/estabilização é um prognóstico da sobrevida.
  - Pacientes com trauma fechado sem sinais de vida na cena ou na chegada não sobrevivem.
  - Pacientes com trauma fechado apresentando sinais de vida na chegada e parada cardíaca posterior podem ter uma lesão tratável, como tamponamento pericárdico ou pneumotórax hipertensivo.

– Pacientes com trauma penetrante apresentando parada cardíaca na chegada são submetidos a toracotomia para aliviar o tamponamento, pinçamento da aorta, massagem cardíaca aberta, controle da hemorragia intratorácica, e podem sobreviver.
– Pacientes com trauma penetrante apresentando parada cardíacapor mais de 5 minutos, no local, podem não sobreviver.
– Pacientes de trauma que recebem ressuscitação cardiopulmonar sem ritmo não sobrevivem.
– Portadores de lesão cerebral grave, com perda de tecido e fratura exposta do crânio, ECGl = 3, não sobrevivem.
– Considerar ineficácia (Coimbra et al., 2007) do cuidado nos pacientes de trauma com:
  - Doença renal ou hepática em estágio final ou malignidade.
  - Reposição de mais do que o dobro do volume de sangue, hipotermia e coagulopatia que não melhora em 6 a 8 horas.
  - Pacientes geriátricos com lesão grave no tórax ou no abdome, choque moderado e lesão cefálica.

Presença da Família

A presença da família no local durante todo o processo que envolve a ressuscitação é uma questão controversa. A literatura afirma que o estresse pode ser maior para a equipe e bem menor para a família. Walker (2008) verificou que a equipe considerava o risco maior do que o benefício para a família. Os seguintes problemas foram identificados para os profissionais:
- Medo de interferência da família durante os procedimentos.
- Sensação de que é extremamente traumático para a família vivenciar.
- Sensação de que interfere no ensino do residente.
- Sensação de não poderem manter a distância profissional da família durante esses eventos.
- Medo da responsabilização.
- Ansiedade sobre o desempenho perante a família.

As famílias entrevistadas constataram que sua presença proporciona muitos benefícios:
- Auxilia na aceitação da morte.
- Aumenta o conhecimento da condição do paciente.

- Diminui o medo, a ansiedade e a depressão relativos à condição do paciente.
- Percepção de que tudo foi feito para o membro da família.
- Sensação de que o paciente não estava só durante a experiência.
- Gratificação pela oportunidade de despedir-se.
- Facilita o pesar.

Não existem casos documentados de problemas de responsabilização relacionados com a presença da família. A partir da experiência da autora, uma família declarou não se lembrar dos acontecimentos reais na sala tão bem quanto a mãe lembrava ter observado as botas de vaqueiro do médico. O que ela mais lembrava era que ele usava botas, porém a permissão de estar no quarto significou tudo, mesmo que os detalhes fossem obscuros.

A família deve participar das conferências diárias com os prestadores de cuidados para aumentar o conhecimento e reforçar de forma consistente a informação previamente compartilhada. Deve-se ser verdadeiro e oferecer apoio espiritual. A visitação aberta, flexível, ajuda a família a ajustar a necessidade de estar com o paciente de acordo com sua disponibilidade.

Piercing e Tatuagem

Uma das mudanças na sociedade que pode afetar os cuidados do paciente é a crescente incidência de tatuagens e *piercings*. Durante a ressuscitação e os procedimentos diagnósticos, os prestadores devem estar atentos para a presença desses adereços no paciente e agir, quando necessário, para manter a segurança.

- Alguns *piercings* são seguros para ressonância magnética (alta qualidade, LVM316 ou aço inoxidável 316L, titânio, nióbio)
  - O estudo radiológico com presença de artefato depende da localização, por exemplo, do *piercing* e do tamanho do adorno colocado.
- *Piercings*:
  - Os *piercings* na língua podem dificultar a interpretação das radiografias da coluna cervical.
  - Os *piercings* no mamilo podem dificultar a interpretação das radiografias de tórax.
  - Os *piercings* no períneo podem afetar as radiografias pélvicas.

- Avisar o paciente de que o *piercing* deverá ser removido se a radiografia for inadequada.
- A ultrassonografia não deve ser realizada diretamente sobre o *piercing*.
• Remoção do *piercing*:
  - Um cateter IV funciona muito bem como "marcador", quando o *piercing* for removido, devendo estar na posição adequada antes da retirada completa do adorno.
  - Se o paciente estiver alerta e capaz, pode removê-lo.
  - Alguns exigem treinamento para a retirada; garantir o uso de:
    - Alicate para a abertura de anéis.
    - Pinça hemostática.
    - Gaze.
  - Os orifícios dos *piercings* podem não ficar abertos após a remoção do adorno sem o "marcador".
• Tatuagens:
  - As tatuagens mais antigas e maiores podem conter corantes com componentes de ferro.
  - Avisar ao técnico da ressonância magnética, pois o exame pode resultar em uma queimadura visível com o aquecimento dos elementos ferrosos.
  - Se o paciente for capaz, deve ser instruído a informar ao técnico se a área parecer quente.
  - A pintura permanente não demonstra qualquer evidência de queimaduras com a ressonância magnética.

Coleta de Evidências

Durante a ressuscitação do trauma, é importante o cuidado em preservar a evidência, quando estiver presente, especialmente no caso de mecanismos intencionais de lesão. Toda evidência deve ser acondicionada de forma adequada e rotulada com a informação de identificação do paciente e o nome e a assinatura da pessoa que a coletou. A documentação da coleta, o local e a cadeia de custódia são essenciais antes da entrega da evidência, que deve estar sempre em segurança, à polícia ou ao médico legista.
• Roupas:

- As roupas molhadas devem ser penduradas para secar antes de serem dobradas e colocadas individualmente em sacos de papel diferentes.
- Não cortar sobre os orifícios provocados por arma, por exemplo, FAF ou FAB, pois eles contêm a forma e o ângulo da penetração.
- Estar atento porque, ao serem removidas as roupas, os projéteis ou outras evidências podem cair delas; manuseá-las com cuidado.
- Colocar as roupas secas em um lençol limpo, se não houver tempo para acondicioná-las imediatamente.
  - Coletar, no lençol, evidências que caírem do item que estiver sendo manuseado.
  - Incluir o lençol quando acondicionar a evidência que será encaminhada à polícia.
- Corpos estranhos:
  - Pegar com a mão enluvada ou com um fórceps com ponta de borracha e colocar em um recipiente esterilizado para amostra, com gaze ou algodão para impedir que sejam danificados.
  - Permitir que o recipiente "respire", sobretudo se a amostra estiver molhada.
  - Lacrar e seguir os protocolos do hospital para evidências.
- Mãos/unhas:
  - No caso de suspeita de suicídio, cobrir as mãos com sacos de papel para prevenir a perda de evidência.
  - Especialmente em casos de estupro e agressão, as unhas contêm evidência de DNA do agressor; as aparas das unhas podem ser colocadas em um envelope.
  - Resíduos podem ser coletados do polegar e do indicador em um dispositivo de coleta (tubo de cultura) ou usando um dispositivo com a extremidade de algodão para obtenção de resíduos de pólvora.
  - O mesmo pode ser feito no local do FAF.
  - As mãos devem ser cobertas com sacos de papel nos casos de morte, em especial homicídio e suicídio.
- Evidência temporária:
  - Contusões, abrasões, lacerações e outros ferimentos são evidências temporárias porque desaparecem à medida que o pa-

ciente se recupera ou melhora, não deixando documentação posteriormente para o tribunal.
– As fotografias desses ferimentos permitem a documentação.
– Não identificar os ferimentos como "entrada" ou "saída"; apenas descrever o que é visto.
• Fotografias:
– Seguir o protocolo hospitalar para a permissão do paciente e garantir que a documentação esteja no registro médico.
– Imprimir e rotular as fotografias, colocando-as no registro médico ou baixando-as para o registro eletrônico.
– Obter uma foto completa do rosto e do corpo do paciente, seguida de fotos dos ferimentos com e sem um instrumento de medição (ver Cap. 10 para a coleta de evidência adicional).
• Após a morte:
– Manter todas as vias no "local".
– Sinalizar os locais de tentativas e realização de procedimentos para que o médico-legista saiba a razão das incisões e das outras marcas no corpo.
– Todas as mortes em 24 horas da admissão e todas as relacionadas com traumas, incluindo as quedas simples, são casos para o médico-legista e exigem relatório mesmo que a família não deseje uma autópsia.
• Coleta de dosagem alcoólica:
– Requer que o preparo do local para coleta seja feito com clorexidina, e NÃO algodão embebido em álcool.
– Após a retirada, identificar e lacrar de acordo com a política hospitalar; geralmente essa amostra é entregue à polícia; não esquecer a cadeia de custódia.*

CUIDADOS PÓS-RESSUSCITAÇÃO E REABILITAÇÃO

Intervenção na crise

A crise é um evento súbito, inesperado, que ameaça a vida diária e os objetivos futuros. O cuidado do paciente de trauma é es-

---

* N. de R.T.: As orientações citadas nestes itens correspondem às normas norte-americanas.

> **Sinais e Sintomas da Resposta do Estresse**
>
> Náusea, diarreia
> Tremores
> Calafrios, sudorese abundante
> Dor no peito, taquicardia, taquipneia
> Cefaleia, hipertensão
> Confusão, insônia, pesadelos, dilatação da pupila
> Desatenção, ansiedade, medos, falhas na memória, aprendizado mais lento
> Culpa, pesar, depressão, ausência de contato visual
> Sentimento de isolamento, irritabilidade, raiva
> Percepções tornam-se realidade
> Uso de palavrões, fala em voz alta
> Perda das habilidades de enfrentamento

tressante tanto para o prestador de cuidados quanto para a família e, obviamente, para o paciente. Todas as partes podem sofrer com a crise e devem reconhecer quando a assistência é necessária. Para os familiares, a experiência é estressante em sua totalidade, e eles devem ser abordados para serem ajudados a entender a situação, assim como para aprender novas informações quando necessário.

O cuidado durante as crises depende das habilidades de comunicação. Os esforços para diminuir o estresse, proporcionar informações e auxiliar na tomada de decisão são parte do cuidado ao paciente e à família.

- Ser sincero em todas as comunicações para informar e responder às questões da família.
- Incluir todos os membros da família presentes, determinando, no entanto, quem contatará a equipe.
  – Designar um membro da família como contato principal especialmente em uma situação crítica ou emergencial.

- Os demais devem se comunicar, então, com o familiar designado.
- Fornecer a informação de forma privada, e não em uma sala de espera lotada.
- Sentar para conversar; não apresentar a informação em pé, sobretudo se ela for complexa ou difícil de ser aceita pelos familiares.
- Fornecer informações objetivas em vez de explanações prolongadas, pois a família captará melhor os dados dessa maneira.
- Lembrar a família de que a situação de crise tem vida curta e, com o tempo, suas emoções se estabilizarão e desaparecerão.
- Encorajar a conversa entre a família, o paciente e a equipe.
- Fornecer apoio; monitorar os mecanismos de enfrentamento da família.
  - Observar as técnicas de enfrentamento insatisfatórias, como o uso de álcool.
  - Proporcionar assistência na procura de local para repouso, refeições.
  - Lembrar a família de alimentar-se, dormir, ir para casa.
  - Não encorajar dormir no quarto com o paciente, exceto se for uma criança ou em situações extraordinárias; a família e o paciente necessitam de repouso.
  - Garantir a providência de serviços sociais, gerenciadores de caso e assistência religiosa para a família; incluir aconselhamento financeiro, se necessário.
- Grupos de apoio para a família:
  - A American Trauma Society (ATS) (www.amtrauma.org) desenvolveu um *site* para as famílias e os pacientes visando fornecer apoio e ensino ao longo da hospitalização, assim como após a alta.
  - O programa de trauma proporciona:
    - Instrução à equipe sobre como auxiliar as famílias.
    - Programa de visitação de amigos.
    - Aulas de autocontrole para fortalecimento dos pontos positivos, das habilidades de enfrentamento.
    - Fonte de informações sobre trauma (traumapedia).
- Interrogar a equipe sobre o estresse do incidente crítico:
  - Incidentes como a morte de uma criança ou uma lesão grave; a morte ou lesão de um amigo, membro da equipe ou da família;

uma situação com risco de vida; os eventos da mídia; situações de mortes em massa.
- Após o evento, conversar apenas com os profissionais envolvidos diretamente, a fim de permitir a discussão dos sentimentos e pensamentos.
- Mais tarde é feita uma crítica para avaliar os acontecimentos, assim como o desempenho, as necessidades de equipamento, os outros aspectos técnicos que necessitam de resolução ou a melhora do desempenho.
- Uma discussão mais profunda pode ser necessária, e a equipe deve ficar livre para expressar a necessidade de mais aconselhamento sem punições; seus membros também devem estar conscientes dos sinais e sintomas de estresse para identificá-los em si mesmos ou nos companheiros.

Resultados após o Trauma

O trauma é um campo do cuidado médico em crescimento constante, no qual os pacientes, que 20 anos atrás teriam morrido no atendimento, hoje sobrevivem com esperança de voltar a vidas produtivas. Gastou-se muito tempo aprendendo o cuidado na cena, a ressuscitação e o cuidado durante o seguimento. O que acontece após a alta hospitalar ou do centro de reabilitação é o componente que apenas agora está recebendo atenção. O objetivo é devolver os pacientes para suas atividades de vida diária, quando possível, ou ao nível ideal de sua capacidade funcional atingível após a lesão.

À medida que mais pacientes sobrevivem, aumentam a gravidade da incapacidade e o tempo para a cura. Alguns estudos demonstraram que 42% dos pacientes ainda não tinham voltado ao trabalho seis meses após a lesão, com apenas 32% identificando uma "boa" recuperação (Gabbe et al., 2008). O escore de incapacidade motora na alta hospitalar é um bom prognóstico da recuperação funcional. As principais causas da falta de retorno ao trabalho incluem as fraturas nos membros inferiores, a lesão na medula espinal e a lesão cefálica causada pela incapacidade funcional (Zatzick et al., 2008). Em um ano, 20% dos pacientes ainda apresentavam transtorno de estresse pós-traumático, com 6% manifestando depressão (Zatzick et al., 2008). Aqueles que estavam trabalhando antes da lesão e que sofreram subsequentemente transtorno de estresse pós-traumático ou depressão tiveram, depois disso, uma probabilidade três vezes maior de não retornar ao trabalho. Se tanto o transtorno de estresse pós-traumático quanto a depressão estivessem presentes, a probabilidade de não retorno aumentava em 5 a 6 vezes (Zatzick et al., 2008).

A análise dos resultados é essencial para entender a experiência do paciente de trauma após a alta, de modo que possam ser feitas mudanças durante a hospitalização visando prepará-lo e, talvez, acelerar o processo de cura. Quanto mais o paciente entender sobre o que está à frente no processo de cura, melhor preparado estará para as emoções e as mudanças físicas que ocorrem durante a reabilitação. Os resultados no hospital concentram-se na mortalidade, na morbidade e no tempo de permanência. Após a alta, deve-se focar a retomada da independência, o retorno ao trabalho e ao lazer, o restabelecimento das relações com a família e os amigos e mais, dependendo das lesões e da situação do paciente. Quanto melhor a preparação proporcionada antes da alta, melhor o paciente enfrentará os desafios que surgirão.

Pontos Críticos na Preservação da Vida

- Não utilizar colar cervical macio; presumir lesão cervical até prova em contrário.
- Aplicar 100% de O_2 por meio de máscara com reservatório de oxigênio em todos os pacientes de trauma.
- Os vasopressores NÃO são substitutos para a restauração de volume e o controle direto da hemorragia.

REFERÊNCIAS

American College of Surgeons Committee on Trauma (ACS-COT). *Resources for Optimal Care of the Injured Patient 2006.* Chicago, IL: American College of Surgeons; 2006.

Barraco RD, Chiu WC, Bard MR, et al. Practice management guidelines for the appropriate triage of the victim of trauma. Unpublished 2008, www.east.org

Beckley AC. Damage control resuscitation: a sensible approach to the exsanguinating surgical patient. *Crit Care Med.* 2008;6(7): S267-S274.

Blow O, Magliore L, Claridge JA, et al. The golden hour and the silver day: detection and correction of occult hypoperfusion within 24 hours improves outcome from major trauma. *J Trauma.* 1999;47(5):964-974.

Brommel-Ziedins K, Whelihan M, Ziedins E, et al. The resuscitative fluid you choose may potentiate bleeding. *J Trauma.* 2006;61(6):1350-1358.

Champion H, Sacco W, Copes W, et al. A revision of the trauma score. *J Trauma.* 1989;29(5):623-629.

Cohen S, Hayes JS, Tordella T, et al. Thermal efficiency of prewarmed cotton, reflective blankets in the trauma patients. *Int J Trauma Nurs.* 2002;8(1):4-8.

Coimbra R, Lee J, Bansal V, et al. Recognizing/accepting futility: prehospital, emergency center, operating room, and intensive care unit. *J Trauma Nurs.* 2007;14(2):73-76.

Curtis K, Henriques H, Fanciullo G, et al. A fentanyl-based pain management protocol provides early analgesia for adult trauma patients. *J Trauma.* 2007;63(4):819-826.

Dutton R, McGunn M, Hyder M, et al. Factor VIIa for correction of traumatic coagulopathy. *J Trauma.* 2004;57(4):709-719.

Gabbe B, Simpson P, Sutherland A, et al. Functional measures at discharge: are they useful predictors of longer term outcomes for trauma registries? *Ann Surg.* 2008;247(5):854-859.

Gonzales E, Moore F, Holcomb JB, et al. Fresh frozen plasma should be given earlier to patients requiring massive transfusion. *J Trauma.* 2007;62(1):112-119.

Gunter OL, Au NK, Isbel JM, et al. Optimizing outcomes in damage control resuscitation identifying blood product ratio associated with improved survival. *J Trauma.* 2008;65(3):527-534.

Holcomb JB. Damage control resuscitation. *J Trauma.* 2007;62(6): S36-S37.

Hughes DB, Ullery BW, Barie PS. The contemporary approach to the care of Jehovah's Witnesses. *J Trauma.* 2008;65(1):237-247.

Jahr JS, MacKenzie C, Pearce L, et al. HBOC-201 as an alternative to blood transfusion: efficacy and safety evaluation in a multicenter phase III trial in elective orthopedic surgery. *J Trauma.* 2008;64(6):1484-1497.

Jin P, Gosling J, Ponsen KVC, et al. Assessment of a new trauma workflow concept implementing a sliding CT scanner in the trauma room: the effect on workup time. *J Trauma.* 2008;64(5): 1320-1326.

Kashuk JC, Moore EE, Johnson JL, et al. Postinjury life threatening coagulopathy: is 1:1 fresh frozen plasma:packed red blood cells the answer? *J Trauma.* 2008;65(2):261-271.

Kirkpatrick A. Clinician-performed focused sonography for the resuscitation of trauma. *Crit Care Med.* 2007;35(5):S162-S172.

Kortbeek JB, Al Turki SA, Ali J, et al. Advanced trauma life support, the evidence for change. *J Trauma.* 2008;64(6):1638-1650.

McLaughlin DF, Niles SE, Sulinas J, et al. A predictive model for mass transfusion in combat casualty patients. *J Trauma.* 2008;64(2):S57-S63.

Moore K. Hypothermia in trauma. *J Trauma Nurs.* 2008;15(2):62-64.

Moore KM. Controversies in fluid resuscitation. *J Trauma Nurs.* 2006;13(4):168-172.

Perkins JG, Cap AP, Weiss BM, et al. Mass transfusion and nonsurgical hemostatic agents. *Crit Care Med.* 2008;S325-S339.

Rhodes M, Brader A, Lucke J, et al. Direct transport to the operating room for resuscitation of trauma patients. *J Trauma.* 1989;29(7):907-915.

Sears BN, Luchette F, Esposito TJ, et al. Old fashion clinical judgment in the areas of protocols: is mandatory chest x-ray necessary in injured patients? *J Trauma.* 2005;59(2):324-332.

Spinella PC, Perkins JG, Grathwohl KW, et al. Effect of plasma and red blood cell transfusion in patients with combat related traumatic injuries. *J Trauma.* 2008;64(2):S69-S78.

Stein DM, Dutton RP. Use of recombinant factor VIIa in trauma. *Curr Opin Crit Care.* 2004;10(6):520-528.

Tisherman SA, Barie P, Bokhari F, et al. Practice management guidelines: endpoints of resuscitation. *J Trauma.* 2004;57(4):898-912.

Walker W. Accident and emergency staff opinion on the effects of family presence during adult resuscitation: critical literature review. *J Adv Nurs.* 2008;61(4):348-362.

Wang H, Callaway C, Peitzman A, et al. Admission hypothermia and outcome after major trauma. *Crit Care Med.* 2005;33(6): 1296-1301.

Wisbach G, Sise M, Sach D, et al. What is the role of chest x-ray in the initial assessment of stable trauma patients. *J Trauma.* 2007;62(1):74-79.

Yanagawa Y, Sakamoto T, Okaka Y. Hypovolemic shock evaluation by sonographic measurement of the inferior vena cava during resuscitation in trauma patients. *J Trauma.* 2007;63(6):1245-1248.

Zatzick D, Jurkovich G, Rivara FP, et al. A national U.S. study of posttraumatic stress disorder, depression, and work and functional outcomes after hospitalization for traumatic injury. *Ann Surg.* 2008;248(3):429-437.

Ziglar MK. Application of base deficit in resuscitation of trauma patients. *Int J Trauma Nurs.* 2000;6(3):81-84.

Capítulo 3
SISTEMAS DO TRAUMA

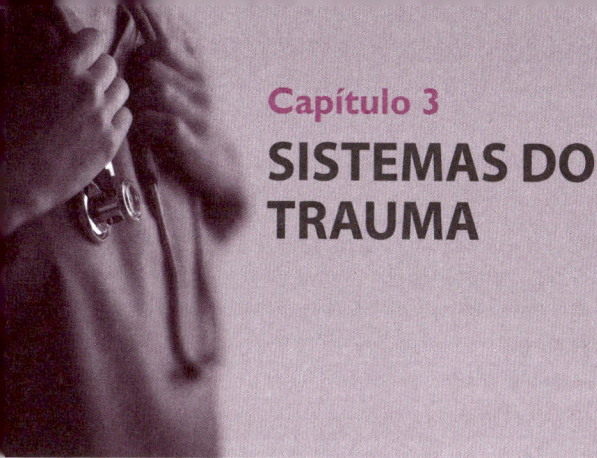

INTRODUÇÃO

A evidência de trauma existe desde os primeiros registros históricos. Pode-se tratar desde um homicídio até apenas simples situações nas quais as pessoas se ferem de uma maneira ou de outra. Ao mesmo tempo em que os veículos em que viajamos têm sua velocidade aumentada e a tecnologia oferece meios de sobrevivência a lesões devastadoras, surgem novas formas de ferimentos e a medicina descobre maneiras de salvar as vidas dessas vítimas. O número de eventos traumáticos continua crescendo, apesar da engenharia e de outras tecnologias. Em 1966, o relatório governamental *Accidental Death and Disability: The Neglected Disease of Modern Society* identificou de modo formal que o trauma causava morte e incapacidade em números crescentes e exigia atenção. Os autores afirmavam que "a apatia do público ao aumento do número de acidentes deve ser transformada em um programa de ação sob forte liderança" (Committee on Trauma, 1966).

Atualmente, 38 estados norte-americanos são capazes de proporcionar cuidados nos centros de trauma de Níveis I e II em 60 minutos para 85% da população dos Estados Unidos (Ciesla, 2007). A triagem para o centro de trauma deve ocorrer a partir da cena e, nas áreas rurais, com mais frequência no hospital mais próximo, com rápida transferência aos centros de trauma de nível mais elevado.

O transporte de helicóptero é útil para os pacientes com lesões moderadas a graves (Barraco et al., 2008). No ambiente urbano, ele pode não ter utilidade, exceto no caso de múltiplas vítimas, tráfego, pacientes críticos e aqueles com tempo de desencarceramento prolongado (Barraco et al., 2008). O componente mais importante do sistema de trauma é a redução da mortalidade em todas as formas de trauma, que deve ser promovida e desenvolvida em todos os estados e países.

HISTÓRIA DO DESENVOLVIMENTO DO SISTEMA

A partir da data do relatório governamental, ocorreram eventos para organizar e estabelecer os sistemas e os centros de trauma. Essa atividade criou um conjunto de mudanças legislativas e médicas; entretanto, em 2008, os Estados Unidos ainda tinham comunidades sem centros de trauma designados/verificados disponíveis às regiões. A cronologia do desenvolvimento dos sistemas atuais inclui:

- 1966: Relatório governamental.
- 1973: Emergency Medical Services act (Lei dos Serviços Médicos de Emergência – SME); a primeira parte da legislação era um programa de cinco anos para a construção de um sistema de SME; o sistema pretendia identificar os centros de trauma e melhorar seus recursos.

  – O acesso ao SME deveria estar disponível para todos os cidadãos.

  – Todos os aspectos do trauma e, adicionalmente, as mães e os bebês de alto risco, os envenenamentos e as emergências comportamentais deveriam ser atendidos.

- 1976: O American College of Surgeons-Committee on Trauma (ACS-COT) publicou os critérios de designação para os centros de trauma (*Optimal Hospital Resources for Care of the Seriously Injured*).
  - Nesse período, Illinois (1971) e Maryland (1973) estavam desenvolvendo sistemas de trauma com âmbito estadual.
- 1979: O ACS-COT publicou uma revisão da *Hospital Resources for Optimal Care of the Injured Patient*.
  - Salienta o compromisso do hospital.
  - Define os quatro níveis dos centros de trauma.
- 1981: Reconciliation Act (Ato de Reconciliação).

- Os recursos do Ato inicial do SME de 1973 foram transferidos para os Centers for Disease Control (CDC).
- A responsabilidade pelos programas individuais pertence aos estados, não ao programa federal.
- 1984: O sistema de trauma foi reavaliado com a decisão de desenvolver a legislação.
- 1986: Relatório do General Accounting Office.
  - 50% dos Estados Unidos ainda sem acesso ao serviço de emergência.
  - A zona rural dos Estados Unidos desprovida de ambulâncias com suporte avançado à vida.
- 1990: Trauma Care Systems Planning and Development Act.
  - Apesar dos recursos insuficientes, foi iniciado o projeto para os sistemas de trauma.
  - Aumento do cuidado ao trauma na zona rural.
  - Planos estaduais para o trauma.
  - Padrões de cuidados no trauma e modelo do plano de cuidados no trauma.
- 1998: Conferência Skamania.
  - Enfoque na avaliação de resultados.
  - Apoio do National Center for Injury Prevention and Control (NCIPC) e National Highway Traffic Safety Administration (NHTSA).
- 1999: Revisão da *Resources for the Optimal Care of the Injured Patient* pelo ACS-COT.
  - Salienta a ampla participação no sistema.
- 2001 a 2006: Programa Health Resources and Services Administration (HRSA) com recursos para a continuação do desenvolvimento do sistema do trauma.
- 2006: Revisão mais recente da *Resources for the Optimal Care of the Injured Patient* pelo ACS-COT.

Durante esse período, os sistemas de trauma têm mostrado redução na mortalidade geral de cerca de 15 a 17% nas colisões de veículos a motor (CVM) (Dunne, 2007; Papa et al., 2006). Os sistemas voluntários demonstraram um efeito significativo sobre a morte prevenível (8%); entretanto, os que sobrevivem ao tratamento, nos níveis pré-hospitalar e hospitalar, ainda necessitam de cuidados adequados e exigem atenção (Esposito et al., 2003).

Influência Militar

A experiência militar tem tido uma forte influência sobre o cuidado no trauma civil. Desde o tempo de Florence Nightingale (1854, Guerra da Crimeia), a mãe da enfermagem, essa área se desenvolveu a partir do cuidado militar. Clara Barton continuou esse trabalho durante a Guerra Civil e a Guerra Franco-Prussiana, em 1869. A partir de então, desenvolveu-se o cuidado no trauma (Pruitt, 2008; Ziglar et al., 2004).

- 1861: Florence Nightingale recomendou os hospitais de campo para a Guerra Civil.
- 1881: Clara Barton fundou a Cruz Vermelha Americana.
- 1916 (Primeira Guerra Mundial)
  - Desenvolvimento do National Academy of Sciences Committee on Physiology.
  - A laparotomia fracassou no trauma penetrante devido aos atrasos na sala de cirurgia.
  - Constituição de subcomitê sobre o choque traumático.
- 1917
  - H.W. Cushing identificou as primeiras necessidades do trauma neurocirúrgico e acreditou na remoção de corpos estranhos do crânio.
  - H. Dakin desenvolveu a solução de hipoclorito de sódio diluído usado para trocas de curativos, o que diminuiu a taxa de amputações.
  - A fisiologia do choque hipovolêmico foi entendida.
- 1943 (Segunda Guerra Mundial)
  - Foi fundado o Medical Board for the Study of Severely Wounded.
  - Identificou-se a insuficiência renal pós-traumática.
  - Aumentou o uso de sangue, derivados de sangue e antibióticos.
  - Melhora do transporte e diminuição dos atrasos.
  - O edema pulmonar foi identificado; talvez os primeiros casos de síndrome da angústia respiratória aguda (SARA).
  - Síndrome de esmagamento.
- 1950 a 1953 (Guerra da Coreia)
  - Reparação arterial pelo método direto.

- Unidade do MASH (Mobile Army Surgical Hospital – Hospital Cirúrgico Móvel do Exército).
- O transporte rápido por helicóptero diminuiu de modo extraordinário a mortalidade por ferimentos penetrantes no abdome.
- A ressuscitação volêmica preveniu insuficiência renal pós-trauma.
- Hemodiálise.
• 1967 a 1975 (Guerra do Vietnã)
  - Especialistas vão a campo e tornam-se rapidamente disponíveis.
  - O tempo do transporte diminuiu de 4 a 6 horas para 1,5 horas.
  - A gasometria arterial é valorizada e a SARA identificada.
• Atualmente (conflito no Iraque)
  - Cirurgia para controle do dano na zona de combate.
  - Ressuscitação de controle do dano com recomendações para uso de derivados do sangue.
  - Rápida evacuação para um grande centro de trauma do Nível I após controle de dano imediato em 72 horas da lesão.

Requisitos do Sistema do Trauma

O sistema do trauma é a integração dos recursos da comunidade, da região, do estado e da nação a fim de prestar cuidados do trauma para todos os cidadãos. Os requisitos do sistema começam com o acesso ao SME pelo número de telefone de emergência, sendo também composto pelo nível de cuidado de suporte avançado à vida (SAV) e pela provisão de serviços de reabilitação pós-traumática. No sistema existem centros de trauma. Os critérios para proporcionar sistemas de trauma ideais incluem (Pfohman e Criddle, 2004):
• Autoridade para designar os centros de trauma por meio de um processo formal para que estes atuem conforme sua designação.
• Padrões do ACS-COT são utilizados para designar os centros de trauma.
  - A designação ocorre quando o estado ou a região têm a responsabilidade legal para a avaliação do centro de trauma.

– A verificação, realizada pelo ACS, reconhece a totalidade dos padrões do centro de trauma.
- A verificação do local na ocasião da designação feita por supervisores externos ao estado.
- Autoridade para determinar o desempenho dos centros de trauma conforme designado.
- Protocolos de triagem pré-hospitalar para o trauma.
- Método para monitorar o centro de trauma, o sistema e o desempenho pré-hospitalar.
- Cobertura para o trauma no âmbito estadual.
- Recursos adequados.
- Equipe que inclua administradores do programa de trauma nos centros de trauma.
- Registro de trauma tanto nas instituições quanto no âmbito estadual.

CENTROS DE TRAUMA

Os centros de trauma são designados por um órgão estadual ou certificados pelo comitê do ACS-COT. Em alguns sistemas estaduais, por ambos. Na designação estadual, os critérios podem ser exatamente os mesmos do ACS-COT ou variar conforme as necessidades regionais. Nos estados com padrões próprios de designação, essa é uma exigência, e a certificação seria suplementar. Em outros sistemas, a certificação é equivalente à designação estadual.

A Tabela 3.1 descreve os diferentes níveis dos centros de trauma. A viabilidade dessas instituições é afetada por elementos como recursos destinados ao cuidado de indigentes, o aumento do seguro destinado ao erro médico, o baixo reembolso do médico, as especialidades médicas e o desinteresse das empresas em financiar os custos dos centros de trauma (Pfohman e Criddle, 2004; Mann et al., 2005). Os custos aumentam com as complicações, as quais a maioria dos pacientes de trauma não apresenta (~64%). Entretanto, os 25% com complicações sérias, como pneumonia, elevam o custo (Hemmila et al., 2008).

A diminuição de 15% na mortalidade, apresentada pelos sistemas de trauma consolidados, reforça a necessidade desses sistemas (Celso et al., 2006). Apesar disso, no estado da Flórida, por exem-

Tabela 3.1 Centros de trauma

Centro de trauma	Requisitos
Nível I	Nível mais alto; possui todas as especialidades e todos os níveis de cuidados; pode incluir pediatria; inclui programa de pesquisa; pode ser um centro acadêmico ou uma instituição de ensino
Nível II	Proporciona a maioria dos níveis de cuidados de trauma; pode transferir a lesão abdominal complexa ou a fratura pélvica; possui todos os especialistas; pode realizar pesquisa/publicações
Nível III	Proporciona a maioria das especialidades sem o cuidado neurocirúrgico; tem TC disponível e pode realizar transporte rápido para o centro cirúrgico; pode prestar cuidados de UTI; transfere todos os pacientes complexos e qualquer paciente de especialidade
Nível IV	Menor centro de trauma avaliado pelo ACS-COT; realiza transferência rápida a um centro de nível mais alto; providencia ressuscitação imediata; pode manter as lesões menores para monitoramento; geralmente não realiza cirurgia
Nível V	Em alguns estados, existe como clínica ou pequena instituição que podem não estar abertas o ano todo ou estão localizadas em uma área remota, como as clínicas de esqui. Essa instituição possibilita a ressuscitação rápida com manejo das vias aéreas, da circulação, mas transfere o paciente imediatamente para um nível mais elevado de cuidado

plo, 95% da população têm um centro de trauma a 85 minutos de onde moram e apenas 38% dos pacientes são transferidos para um centro de trauma (Durham et al., 2006). A apreciação contínua dos sistemas é necessária para avaliar os pacientes que não são transferidos aos níveis de cuidados adequados.

O sistema de trauma integrado incentiva todas as instituições a participarem de acordo com os níveis de atenção à saúde. Com a integração desse sistema, os pacientes têm maior probabilidade de transferência para um centro de trauma dos Níveis I ou II, o que diminui a mortalidade (Utter et al., 2006; Lansink e Leenen, 2007). A incorporação dos centros de trauma de Nível III a um sistema demonstrou claramente uma diminuição da mortalidade, assim como um aumento nas transferências para instituições de Nível I (Tinkoff et al., 2007). A avaliação dos resultados do sistema e do centro de trauma é um componente significativo do processo, sobretudo para lesões cefálicas, lesões penetrantes e aos idosos para os quais os centros de trauma diferem quanto aos cuidados e resultados (Shafi et al., 2008).

O sucesso dos centros de trauma mostrou a diminuição da mortalidade junto com o reconhecimento precoce da necessidade de transferência (Newgard et al., 2007). As taxas de mortalidade dos pacientes com lesões graves são bem mais baixas nos centros de trauma (MacKenzie et al., 2006; Liberman et al., 2004). Com relação aos pacientes transferidos, observam-se permanências mais curtas nos departamentos de emergência daqueles com lesões de maior gravidade e nos transferidos por helicóptero (Svenson, 2008). No entanto, o tempo no departamento de emergência do centro de trauma de Nível III é mais longo do que no centro de trauma de Nível IV, e até 44% das radiografias feitas no hospital de encaminhamento são repetidas no centro de trauma (Svenson, 2008).

A análise sobre os tipos de pacientes encaminhados a um centro de trauma de Nível I mostrou que, de todos os pedidos, 77% foram aceitos e cerca de 4% negados, por serem clinicamente desnecessários (Spain et al., 2007). A maioria dos pacientes foi atendida nos serviços de trauma ou neurocirúrgicos, sendo que o atendimento ortopédico constituiu o motivo mais frequente para transferência (Spain et al., 2007). Não havia diferença no atendimento particular. A maior parte dos pacientes era de casos ortopédicos cirúrgicos ou de tratamento conservador porém complexo.

Uma avaliação de vários sistemas de trauma de diferentes nações observou que um sistema tinha uma taxa de mortalidade significativamente maior (20 *versus* 11,9%), com taxa de comorbidade concomitante mais alta. Foi constatado que esse serviço não ativava a equipe de trauma por completo e também a unidade de tratamento intensivo, afetando bastante a probabilidade de sobrevida (Cherry et al., 2008). Outra falha interessante dos sistemas nos Estados Unidos foi a identificação dos pacientes idosos de trauma que necessitaram transferência para um centro de trauma. Os idosos (com mais de 65 anos, mas podendo ter apenas 50) tinham consistentemente menos probabilidade de serem transferidos para um centro de trauma (Chang et al., 2008).

Ressalta-se que é importante os centros de trauma alcançarem não apenas a sobrevida, mas também a recuperação do paciente. Nirula e Brasel (2006) constataram que existe maior probabilidade de resultado funcional independente na alta hospitalar do centro de trauma de nível mais alto, com um número mínimo de incapacidade de moderada a grave. A melhora definitiva no resultado funcional está relacionada com os centros de trauma. Apoiando essa constatação, um estudo identificou que 42% dos pacientes de trauma provenientes do sistema de trauma voltam ao trabalho 24 meses após a lesão (Durham et al., 2006).

REQUISITOS DO CENTRO DE TRAUMA

A base do centro de trauma é o compromisso da instituição, do conselho de diretores e de sua equipe médica. Podem ser necessários vários anos a partir da origem até a certificação/designação para organizar a equipe de trauma e desempenhar conforme os padrões. A lista completa de padrões está disponível nos órgãos estaduais, se existirem critérios de designação, ou no guia de recursos do American College of Surgeons (ACS, 2006). Uma lista breve de alguns requisitos para a certificação do centro de trauma inclui:
- Equipe de serviços de trauma composta por diretor-médico do trauma, administrador do programa de trauma, coordenador dos programas de prevenção de trauma e um responsável pelos registros do trauma.
  – Autoridade para dirigir o programa.
  – Gerenciamento e organização do programa de trauma.
  – Responsável pelo levantamento de dados do local, pela avaliação de padrões.
  – Desenvolvimento de protocolos/diretrizes dos cuidados no trauma para tratamento da lesão e prevenção de complicações.
  – O diretor-médico do trauma deve ser um cirurgião de trauma nas instituições de Níveis I, II e III; nas instituições menores, de Níveis IV e V, poderá ser um médico de família ou de medicina de emergência.

- Gerente do programa de trauma – um enfermeiro com mestrado, experiência em trauma e preferencialmente grau de mestrado em enfermagem de trauma.
  - Também pode ser denominado enfermeiro-coordenador do trauma em algumas instituições.
  - Organiza o programa de trauma e supervisiona todos os componentes, incluindo o orçamento, a equipe e os padrões em todos os departamentos.
  - Supervisiona a equipe do programa de trauma e trabalha próximo ao diretor-médico, visando um programa coeso desde o atendimento pré-hospitalar até a reabilitação.
  - Assegura que todas as exigências do programa de trauma para designação/certificação estejam presentes e que o compromisso da instituição com o programa seja evidente.
  - Assegura que a enfermagem e a equipe de apoio sejam treinados no controle do trauma.
  - Assegura que o programa da melhoria da qualidade identifique os aspectos para os pacientes e o sistema, e que seja posto em prática um plano de ação para a melhoria.
  - A equipe que trabalha para o gestor do programa de trauma inclui, e não se limita, ao responsável pelos registros do trauma, ao enfermeiro do trauma, ao coordenador do programa de prevenção do trauma, ao coordenador pré-hospitalar, aos enfermeiros especializados em trauma, ao coordenador da melhoria de qualidade e aos educadores em trauma.
- Compromisso do pessoal médico e do conselho de diretores.
- Cobertura cirúrgica (trauma) geral junto com as seguintes especialidades determinadas pelo nível do centro de trauma:
  - Neurocirurgia
  - Ortopedia
  - Cirurgia plástica
  - Cirurgia bucomaxilofacial
  - Otorrinolaringologia
  - Medicina intensiva
  - Anestesia
  - Medicina de emergência
  - Subespecialidades médicas

- O cuidado no trauma pediátrico tem padrões dirigidos especificamente às crianças e deve estar presente se for considerada a certificação/designação pediátrica.
- Participação no cuidado pré-hospitalar para incluir os protocolos de *bypass* e de planejamento de desastre.
- Ensino.
  - Exigência do ensino médico em serviço para os cirurgiões, incluindo suporte avançado à vida no trauma.
  - Unidades de ensino em serviço para a equipe de enfermagem.
  - Provisão de programas educacionais para as equipes do pré e intra-hospitalares e as instituições de referência.
- Prevenção do trauma.
  - Proporcionada à comunidade e baseada nos padrões comuns de trauma na comunidade e identificados no registro de trauma.
  - Avaliação de programas.
  - É exigido um coordenador do programa para prevenção do trauma nas instituições de Níveis I e II.
- Triagem e transferência.
  - Planos de transferência para centros de trauma de nível mais alto ou centros de especialidades (queimados, lesão cefálica, coluna).
  - Protocolos de triagem desenvolvidos com o SME.
  - Critérios de ativação da equipe de trauma e demonstração de sua aplicação na instituição.
- Serviços na instituição.
  - Departamento de emergência 24 horas por dia com equipe médica de emergência certificada pelo conselho.
  - Centro cirúrgico disponível para trauma 24 horas por dia com unidade de cuidados pós-anestésicos.
  - Unidade de terapia intensiva 24 horas por dia com equipe de enfermagem responsável por até dois pacientes por enfermeiro.
  - Setores médico-cirúrgicos treinados para cuidar o paciente de trauma.
  - Hemodiálise.
  - Serviços laboratoriais, banco de sangue.
  - Serviços nutricionais.

– Provisão de triagem para álcool e drogas e breve intervenção durante a hospitalização.
– Planejamento da alta.
– Serviços de reabilitação: ocupacional, física, foniatria, fisiatria.
• Programa de melhoria da qualidade.
  – Identifica aspectos referentes a auditoria, desvios do protocolo, desempenho da equipe.
  – Incidência e tendências das complicações.
  – Reuniões mensais.
  – Inclui revisão de caso, revisão de todas as mortes e dos aspectos relacionados aos sistemas.
  – Comunica-se regionalmente para a melhoria da qualidade local entre os centros de trauma e os SMEs.
  – Recebe acompanhamento dos pacientes transferidos; proporciona acompanhamento para as instituições de encaminhamento.
  – Integrado ao programa de melhoria da qualidade hospitalar.
• Participação de organizações locais, regionais e nacionais.
  – Publica em periódicos avaliados pelos pares.
  – Realiza pesquisa relacionada ao trauma (Nível I).

Registro do Trauma

O registro do trauma é o repositório dos dados relacionados ao trauma de cada centro de trauma, que devem ser coletados continuamente e inseridos no banco de dados. Os dados coletados são uma versão curta do prontuário para o fornecimento de informação necessária para entender:

• O gerenciamento da população no centro de trauma.
• As estatísticas para apoiar o programa de melhoria da qualidade, em especial relacionadas a complicações, aspectos, ocorrências ou filtros de auditoria.
  – Probabilidade de sobrevida.
  – Comparação com os dados locais, regionais, estaduais e nacionais.
• Os mecanismos de trauma e o uso de dispositivos de proteção para auxiliar o programa de prevenção de trauma.
• As estatísticas gerais para a revisão e a descrição do programa.

- O suporte durante a pesquisa local.

O registro deve incluir todos os tipos de dados exigidos pela região ou pelo estado, assim como servir de apoio e dispor de *download* para o National Trauma Data Standard (NTDS). O NTDS disponibiliza dados nacionais para garantir padrões, apresentar probabilidade de sobrevivência e *benchmarking* para o cuidado no centro de trauma. Notavelmente, há variabilidade no relatório entregue ao NTDS, assim como nos dados dos centros de trauma autodesignados. *O benchmarking* deve ser feito com cuidado, pois nem todas as instituições relatam a totalidade dos dados ou as complicações, havendo mais relatórios dos centros de trauma dos Níveis I e II (Kardooni et al., 2008).

O responsável pelos registros de trauma é o indivíduo que analisa os dados e os resumos dos registros médicos, insere, avalia e valida os dados e aplica os processos de codificação à informação recebida. Além disso, os relatórios e as estatísticas são produzidos a partir do registro feito por essa pessoa. A definição do paciente de trauma é uma definição institucional, local, estadual ou nacional. Os critérios de inclusão de trauma do NTDS incluem:

- O paciente deve ter sofrido um evento traumático (mecanismo de lesão).
- Ter ao menos uma lesão no CID-9-CM códigos 800.00 a 959.9.
  – Exceto os efeitos tardios, abrasões superficiais e contusões, como lesão única, e corpos estranhos.
- O paciente deve ser admitido ou transferido de/para outro hospital, ou morrer no hospital ou no setor de emergência.

Codificação

Nos Estados Unidos, a CID-9-CM ainda é o padrão para a codificação das lesões, dos códigos ambientais (E-code) para mecanismos de trauma e dos códigos de procedimentos. Na maior parte do mundo, a classificação estatística internacional de doenças e problemas relacionados à saúde - décima revisão (CID-10-CM) já está implantada e é significativamente diferente da CID-9-CM em sua metodologia. Esses códigos indicam:

- 1 ou 2 códigos de mecanismos de trauma (E-code).
- Um código da região (E-code).

- Todos os códigos de lesão (embora o número inserido seja limitado para o NTDS).
- Todos os procedimentos relacionados ao trauma.

O uso dos códigos da CID-9-CM promove a consistência na entrada de dados entre os centros de trauma e permite as comparações. Além disso, os códigos de gravidade da lesão também são aplicados pelo registrante. O escore da Abbreviated Injury Scale (AIS, 2005, atualizada em 2008) é aplicado para determinar quão graves são as lesões individuais. Cada lesão recebe seu próprio código. A partir destes, as lesões são categorizadas nas regiões do corpo e é calculado o escore de gravidade do trauma (ISS). Esse escore corresponde à gravidade global do trauma para o paciente. Um escore maior que 16 é uma lesão moderadamente grave; maior que 25 é uma lesão grave. O ISS é calculado como o escore mais alto de três diferentes regiões do corpo, cada uma elevada ao quadrado ($A^2 + B^2 + C^2$). O valor desses cálculos serve para:

- Comparação dos pacientes similares entre as instituições e as regiões.
- Cálculo de probabilidade de sobrevivência pela metodologia TRISS (escore revisado do trauma *versus* ISS).
  – A sobrevivência dos pacientes com baixa probabilidade de sobreviver é um resultado positivo e deve ser revisado quanto às razões para o sucesso.
  – A morte dos pacientes com alta probabilidade de sobrevivência pode identificar mortes evitáveis ou potencialmente evitáveis.
- Definir a gravidade da população no centro de trauma.
- Identificar os pacientes para a revisão do caso.

Trauma Rural

As áreas rurais em todo os Estados Unidos diferem das áreas próximas às regiões urbanas, desde a falta de recursos até as dimensões de estados como o Colorado e Wyoming, onde pode haver mais gado por quilômetro quadrado do que pessoas. A maioria das comunidades rurais tem um pequeno hospital para atender às suas necessidades gerais, mas este não possui alta tecnologia, subespecialistas ou serviços permanentes 24 horas por dia. O SME pode estar no nível de suporte básico à vida ou, se o suporte avançado à vida estiver disponível, talvez funcione apenas em alguns dias ou em determinados horários. O clima torna-se um problema no transporte, especialmente em grandes distâncias. Se for transportar a um centro de trauma por via terrestre, o prestador de suporte avançado à vida na região pode ficar ausente da área até que o encaminhamento seja concluído. O setor de emergência costuma ser atendido por médicos de família ou por enfermeiros. A equipe de enfermagem é pequena e, em alguns casos, os profissionais podem assumir vários papéis, isto é, o paramédico poderá ser o técnico em radiologia e o gerente será o técnico de laboratório. Essas instituições são intensamente dedicadas à comunidade, pois cuidam dos amigos e da família.

A participação no sistema de trauma é essencial porque as instituições estão mais próximas dos incidentes e com frequência são os primeiros prestadores de cuidados. O sistema integrado encoraja essas instituições a se comprometerem com o cuidado adequado no trauma e com a rápida transferência dos pacientes aos centros de nível mais elevado. Com o ensino e os programas de melhoria da qualidade, o cuidado geral é aprimorado quando são aplicados os princípios do trauma a todos os pacientes.

Os dados do trauma rural mostraram que mais pacientes de trauma morrem na cena, o tempo de resposta do SME é mais longo, assim como o tempo na cena. A distância para o transporte também é logicamente mais longa (Gonzalez et al., 2006). As transferências para os centros de trauma em geral ocorrem à tarde/noite (das 15 às 7h) quando há lesões ortopédicas e neurocirúrgicas (Esposito et al., 2006).

O sistema de trauma como um todo sobrevive à medida que todos os membros participam ativamente. O centro de trauma e o sistema que proporcionam cuidados à comunidade e ao paciente de trauma desenvolvem desde os programas de prevenção de trauma e de comunidades seguras até a provisão de serviços de reabilitação aos que sofreram lesões para alcançarem os resultados ideais e a recuperação da capacidade funcional.

REFERÊNCIAS

American College of Surgeons Committee on Trauma (ACS-COT). *Resources for Optimal Care of the Injured Patient 2006.* Chicago, IL: American College of Surgeons; 2006.

Association for the Advancement of Automotive Medicine. *Abbreviated Injury Scale 2005, Update 2008.* Des Plaines, IL: Association for the Advancement of Automotive Medicine; 2008.

Barraco RD, Chiu WC, Bard MR, et al. Practice management guidelines for the appropriate triage of the victim of trauma. Unpublished 2008, www.east.org

Celso B, Tepas J, Langland-Orban B, et al. A systematic review and meta-analysis comparing outcome of severely injured patients treated in trauma centers following the establishment of trauma systems. *J Trauma.* 2006;60(2):371-378.

Chang D, Bass R, Cornwell E, et al. Undertriage of elderly trauma patients to state-designated trauma centers. *Arch Surg.* 2008; 143(8):776-781.

Cherry C, Graham C, Gabbe B, et al. Trauma care systems: a comparison of trauma care in Victoria, Australia, and Hong Kong, China. *Ann Surg.* 2008;247(2):335-342.

Ciesla DJ. Trauma systems and access to emergency medical care. *J Trauma.* 2007;62(6):S51.

Committee on Trauma, Division of Medical Sciences, National Academy of Sciences, National Research Council. *Accidental Death and Disability: the Neglected Disease of Modern Society.* Washington, DC: Public Health Service Publication; 1966.

Dunne JR. Trauma systems and prevention summary for trauma systems. *J Trauma.* 2007;62(6):S43.

Durham R, Pracht E, Orban B, et al. Evaluation of a mature trauma system. *Ann Surg.* 2006;243(6):775-785.

Esposito T, Sanddal T, Reynolds S, et al. Effect of a voluntary trauma system on preventable death and inappropriate care in a rural state. *J Trauma.* 2003;54(4):663-670.

Esposito, T, Crandall, M, Reed, R, Gamelli, R, Luchette, F. Socioeconomic factors, medicolegal issues, and trauma patient transfer trends: is there a connection? *J Trauma.* 2006;61(6):1380-1388.

Gonzalez R, Cummings G, Mulekar M, et al. Increased mortality in rural vehicular trauma: identifying contributing factors through data linkage. *J Trauma.* 2006;61(2):404-409.

Hemmila M, Jakubus J, Maggio P, et al. Real money: complications and hospital costs in trauma. *Surgery.* 2008;144(2):307-316.

Kardooni S, Haut E, Chang D, et al. Hazards of benchmarking complications with the National Trauma Data Bank: numerators in search of denominators. *J Trauma.* 2008;64(2):273-279.

Lansink KWW, Leenen LPH. Do designated trauma systems improve outcome. *Curr Opin Crit Care.* 2007;13(6):686-690.

Liberman M, Mulder D, Lavoie A, et al. Implementation of a trauma care system: evolution through evaluation. *J Trauma.* 2004; 56(6):1330-1335.

MacKenzie EJ, Rivara FP, Jurkovich GJ, et al. A national evaluation of the effect of trauma center care on mortality. *N Engl J Med.* 2006;354(4): 366-378.

Mann NC, MacKenzie E, Teitelbaum S, et al. Trauma system structure and viability in the current healthcare environment: a state by state assessment. *J Trauma.* 2005;58(1):136-147.

Newgard C, McConnell K, Hedges J, et al. The benefit of higher level of care transfer of injured patients from non-tertiary hospital emergency departments. *J Trauma.* 2007;63(5):965-971.

Nirula R, Brasel K. Do trauma centers improve functional outcomes: a national trauma databank analysis? *J Trauma.* 2006; 61(2):268-271.

Papa L, Langland-Orban B, Kallenborn C, et al. Assessing effectiveness of a mature trauma system: association of trauma center presence with lower injury mortality rates. *J Trauma.* 2006;61(2): 261-267.

Pfohman M, Criddle L. A comparison of five state trauma systems meeting all eight essential ACS criteria: a descriptive survey. *J Emerg Nurs.* 2004;30(6):534-541.

Pruitt B. The symbiosis of combat casualty care and civilian trauma care: 1914-2007. *J Trauma.* 2008;64(2):S4-S8.

Shafi S, Friese R, Gentilello L. Moving beyond personnel and process: a case for incorporating outcome measures in the trauma center designation process. *Arch Surg.* 2008;143(2):115-119.

Spain DA, Bellino M, Kopelman A, et al. Requests for 692 transfers to an academic level I trauma center: implications of the emergency medical treatment and active labor act. *J Trauma.* 2007; 62(1):63-68.

Svenson J. Trauma systems and timing of patient transfer: are we improving? *Am J Emerg Med.* 2008;26(4):465-468.

Tinkoff G, O'Connor R, Alexander E, et al. The Delaware trauma system: impact of level III trauma centers. *J Trauma.* 2007;63(1): 121-127.

Utter G, Maler R, Rivara F, et al. Inclusive trauma systems: do they improve triage or outcomes of the severely injured? *J Trauma.* 2006;60(3):529-537.

Ziglar M, Bennett V, Nayduch D, et al. *The Electronic Library of Trauma Lectures.* Chicago, IL: Society of Trauma Nurses; 2004.

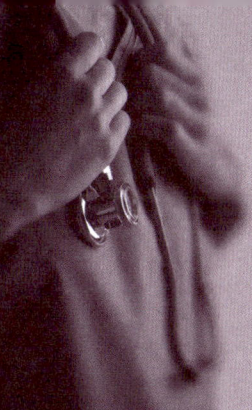

Capítulo 4
TRAUMA CRANIENCEFÁLICO

INTRODUÇÃO

Um dos mais devastadores eventos que um indivíduo pode sofrer é uma lesão na cabeça. O trauma craniencefálico (TCE) exige não apenas ação imediata para a sobrevivência, mas também recuperação e reabilitação prolongadas para que se alcance um resultado funcional. Mais de 1,4 milhão de pessoas sofrem TCEs por ano nos Estados Unidos. Destas, 50 mil morrem e mais de 235 mil chegam ao hospital para tratamento. A maioria dos mecanismos que resultam em TCE são as quedas (28%), seguidas pelas colisões de veículos a motor (CVM) e outros mecanismos penetrantes e contusos. O tratamento rápido do TCE impede lesão secundária ao cérebro. A Brain Trauma Foundation fornece orientações para o tratamento do paciente com lesão cerebral, o *Guidelines for the Management of Severe Traumatic Brain Injury*. Essas diretrizes foram desenvolvidas a partir de uma revisão extensa da literatura e do *expertise* de neurocirurgiões importantes nos Estados Unidos. O monitoramento e o tratamento sugeridos neste texto refletem as recomendações dessas diretrizes, assim como as dos especialistas em trauma. A adoção das diretrizes pode resultar em uma redução de 50% na mortalidade pelo TCE (Brain Trauma Foundation, 2007).

AVALIAÇÃO

O exame neurológico é parte da avaliação inicial do paciente de trauma. A avaliação da via aérea, da respiração e da circulação é prioridade e resulta na redução da lesão cerebral secundária. Esta ocorre devido a hipoxia, hipercapnia, hipotensão/hipovolemia, hipotermia, coagulopatia e aumento da pressão intracraniana (Henzler et al., 2007). Qualquer diminuição na pressão arterial média nas primeiras quatro horas após a admissão pode resultar na morte do paciente portador de TCE.

Em geral, a gravidade das lesões craniencefálicas é leve (80%) (ATLS, 2004). Ao avaliar os ABCs,* o clínico já inicia a avaliação neurológica ao observar a resposta aos estímulos verbais, a orientação e a atividade motora. O exame neurológico formal é realizado após a avaliação dos ABCs. Conforme observado no Capítulo 2, as intervenções necessárias ocorrem enquanto a avaliação é realizada para evitar a demora do tratamento.

História

Coletar dados a respeito do mecanismo de trauma, de qualquer golpe ou impacto direto na cabeça ou, na ocorrência de lesão penetrante, sobre o tipo de arma e a distância da vítima. A história inclui:
- O tempo estimado da perda de consciência, em geral fornecido pelas testemunhas, não é confiável, mas é uma parte da avaliação inicial que deve ser documentada. No caso de testemunhas, especialmente da família, a gravidade da situação leva muitas vezes ao exagero do tempo em que o paciente esteve sem resposta. A documentação mais fidedigna da perda de consciência pode ser obtida com os profissionais do atendimento pré-hospitalar (APH).
- O escore inicial da Escala de Coma de Glasgow (ECGl) obtido dos profissionais do APH é essencial.
- Qualquer alteração preexistente na consciência, como confusão ou demência, ou distúrbio neurológico, como convulsão, devem ser documentados na história.
- Cefaleia, náusea, vômito, atividade convulsiva anterior à chegada.
- Mudanças de personalidade, déficits de atenção, amnésia do evento, perda de memória, repetição.
- Uso de álcool ou drogas.

---

* N. de T.: ABCs = *airway, breathing, circulation*.

Avaliação do Trauma

Escala de Coma de Glasgow (ECGl)

Imediatamente após encontrar o paciente, sua reatividade é avaliada por meio do comportamento natural, saudando-o, e por uma rápida observação do movimento e da abertura dos olhos. Os componentes iniciais da ECGl estão apresentados na Tabela 4.1. A ECGl é a medida do nível de consciência do paciente (Teasdale e

Tabela 4.1 Escores da Escala de Coma de Glasgow

Abertura dos olhos	
• Espontânea	4
• Falar com estímulo verbal	3
• Dor com estímulo doloroso	2
• Nenhuma	1
Resposta verbal	
• Orientada	5
• Confusa	4
• Palavras inadequadas	3
• Sons incompreensíveis	2
• Nenhuma	1
Resposta motora	
• Obedece aos comandos	6
• Localiza e afasta o estímulo	5
• Retirada inespecífica	4
• Flexão anormal (decorticação)	3
• Extensão (descerebração)	2
• Nenhuma	1
TOTAL	3 a 15

Com permissão de Teasdale G, Jennett B. Assessment of coma and impaired consciousness: a practical scale. *Lancet*. 1974;2:81-84.

Jennett, 1974). E uma avaliação da atividade nervosa central e não da periférica. A ECGl é uma ferramenta simples que fornece avaliação consistente do nível de consciência do paciente ao longo do tempo pelos examinadores. Deve ser repetida no mínimo de hora em hora e com mais frequência se o comportamento do paciente estiver mudando. A avaliação motora da ECGl é a indicação mais precisa do resultado (ATLS, 2004). As diretrizes específicas para a avaliação com a ECGl são apresentadas a seguir.

Diretrizes da ECGI

- **Avalia a lesão cerebral, NÃO a lesão da medula espinal:** solicitar ao paciente com lesão da medula espinal para movimentar partes do corpo que estiverem acima do nível da lesão (p. ex., mostrar a língua, piscar os olhos).
- Obter e documentar os escores da ECGI anterior a sedação, bloqueio neuromuscular ou intubação.
- Se o paciente não estiver alerta, utilizar comandos verbais antes de aplicar estímulo doloroso para observar a resposta; falar no idioma do paciente ao dar os comandos.
- Se a dor tiver de ser infligida, usar as áreas centrais: beliscar a área supraclavicular entre o polegar e o indicador ou pressionar a incisura supraorbital com o polegar. NÃO beliscar os mamilos. Aplicar pressão no leito ungueal pode provocar uma resposta do paciente, mas esta talvez seja um reflexo medular e não necessariamente controlado pelo cérebro.
- **Localização:** tentativa de parar ou impedir a origem da dor.
- **Retirada:** movimento de afastamento da fonte de dor.
- **Postura em decorticação (flexão anormal)** – flexão dos braços, punhos e dedos sobre o tórax; extensão dos membros inferiores (os dedos dos pés apontam para baixo) (Fig. 4.1).
- **Postura em descerebração (extensão)** – adução e extensão rígida dos membros superiores, pronação dos antebraços e punhos e dedos flexionados. Extensão rígida dos membros inferiores e flexão plantar.

- Os pacientes **intubados** recebem escore 1 para a resposta verbal, com o registro de "T" para indicar a intubação; se o paciente estiver se comunicando por escrito, o escore verbal adequado deve ser atribuído.
- Pacientes com os **olhos fechados por edema** recebem escore 1 para a abertura dos olhos, indicando o edema.
- Quando administrados **sedativos**, atribuir escore motor 1, com uma nota relativa à presença de sedativos afetando o escore motor.
- A ECGI menor que 8 indica coma; a de 9 a 13 indica trauma craniencefálico moderado. A ECGI varia de 3 a 15; não existe escore menor que 3 ou maior que 15.
- A ECGI é afetada por hipovolemia, hipotermia e pela presença de álcool e drogas; pode haver ou não TCE se esses forem a origem da alteração na ECGI.
- Indicar a "melhor" resposta para cada indicador; se o corpo responder diferentemente de cada lado ou se houver mudança, documentar a melhor resposta.

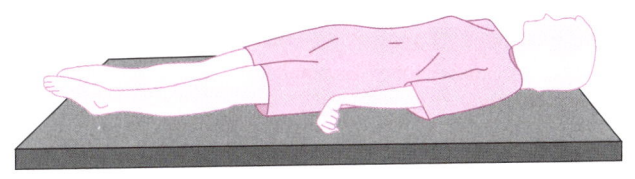

Descerebração (postura em extensão)

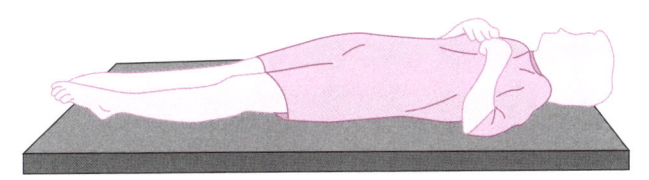

Decorticação (postura em flexão)

Figura 4.1 Postura anormal. (Ilustração de Maggie Reynard.)

As lesões cerebrais específicas apresentam respostas diferentes, determinadas pela parte lesada do cérebro. Os descritores individuais das respostas são discutidos no item sobre tratamento. A ECGl proporciona uma avaliação global do TCE. Os comportamentos específicos também devem ser descritos, especialmente à medida que o paciente retoma a consciência e se torna mais interativo com o ambiente.

Inspeção

Conforme ocorre em toda avaliação, a cabeça deve ser inspecionada e palpada quanto a ferimentos. Uma laceração no couro cabeludo pode sangrar muito, sobretudo nas crianças. Devem ser tomadas medidas imediatas para reduzir a perda de sangue, com aplicação de pressão ou de grampos às bordas da ferida, até o fechamento definitivo posterior. A palpação do crânio pode identificar fraturas de crânio especialmente no interior da laceração. As depressões no crânio provocadas por fratura também são palpáveis. Durante a inspeção da cabeça, observar a drenagem de líquido/sangue das orelhas ou do nariz, que pode revelar uma fratura da base do crânio. A maneira mais rápida de determinar se o líquido do nariz ou das orelhas é o líquido cerebrospinal é verificando a presença de glicose. Uma gota no papel-filtro mostrará a separação do sangue do líquido cerebrospinal, um líquido transparente de cor amarelo-clara.

Força muscular

Se o paciente for capaz de cooperar com o exame, a força muscular é medida em uma escala de 5 pontos. A avaliação rápida dos membros superiores e inferiores envolve solicitar que o paciente levante os braços e as pernas do leito. São feitas anotações se ele conseguir levantar contra gravidade e contra resistência. A força muscular é classificada como apresentado a seguir.

Se o paciente estiver alerta e cooperativo, pode ser avaliada a tração do pronador. Para tanto, é solicitado que mantenha os braços à frente, como se segurasse uma bandeja, com as palmas para cima e os olhos fechados. Se houver compressão do feixe motor, a palma pronará e cairá.

Classificação da Força Motora

5/5 – Movimento contra gravidade e resistência máxima sem fadiga aparente (força muscular normal)

4/5 – Movimento contra gravidade e resistência moderada

3/5 – Movimento apenas contra gravidade

2/5 - Amplitude total de movimento, mas não contra gravidade

1/5 – Contração muscular perceptível, mas sem movimento

0/5 – Ausência de contração muscular ou de movimento, tanto visível quanto palpável

Movimentos extraoculares – pupilas

O exame dos olhos é tão essencial quanto a ECGl. No caso da paralisia farmacológica, as pupilas são a única atividade muscular que permanece intacta. Elas são controladas pelo III par de nervos cranianos, resultando em constrição. Os movimentos extraoculares (exigem um paciente cooperativo) são controlados pelos III, IV e VI pares de nervos cranianos. A reação anormal da pupila significa compressão do III par craniano, o qual passa através do tentório. Ao avaliar as pupilas, a não reatividade ou as pupilas desiguais podem ser consequência de TCE ou de pressão intracraniana alterada, da lesão direta ao globo ou da presença de "olho de vidro". Já ocorreu de enfermeiros documentarem uma pupila não reativa em diversas avaliações até o "olho de vidro" ser identificado!

O tamanho da pupila é normalmente de 2 a 5 mm. Até 1 mm de discrepância entre as pupilas é considerado aceitável (anisocoria). A Figura 4.2 mostra os tamanhos de pupilas para comparação na documentação do tamanho. A documentação deve ser feita levando em conta a forma da pupila:
• Pupila arredondada – normal.

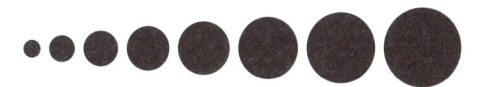

Figura 4.2 Diâmetro pupilar.

- Pupila irregular – evidência de cirurgia do olho, catarata, implante de lente.
- Pupila oval – compressão precoce do III par de nervos cranianos; evoluirá para dilatação e não reatividade.

A reatividade da pupila é outro componente da documentação. A reatividade é uma resposta reflexa à luz, que deve ser dirigida a partir do canto externo do olho (não diretamente à frente da pupila). A resposta normal é a constrição. A pupila oposta também se contrairá normalmente em reação à luz, resposta consensual. As reações da pupila incluem:
- Resposta rápida – normal.
- Resposta demorada – hipertensão intracraniana (HIC).
- Resposta não reativa – HIC grave.

As anormalidades da pupila incluem:
- Uma pupila fixa e a outra dilatada – compressão do III par de nervos cranianos no mesmo lado da alteração pupilar.
- Pupilas fixas e dilatadas bilateralmente – compressão bilateral do III par de nervos cranianos, anoxia.
- Pupilas puntiformes não reativas – compressão da ponte.
- Pupilas bilaterais pequenas, simétricas, reativas – lesão simpática bilateral no hipotálamo.
- Pupilas na linha média, bilateralmente não reativas – compressão do mesencéfalo.
- Pupilas puntiformes e reativas bilateralmente – efeito dos opiáceos.

Frequentemente os enfermeiros documentam pupilas isocóricas, redondas e reativas à luz (PERRLA). O exame da acomodação visual exige um paciente consciente, que deve focalizar um objeto a 10 a 15 cm de distância da face. À medida que o objeto se movimenta mais para perto, as pupilas se contraem (acomodam-se). Se o paciente não cooperar, registrar a impossibilidade da realização do exame.

Os fatores que afetam a reação pupilar incluem:
- Constrição – hemorragia pontina, narcóticos, pilocarpina, acetilcolina.
- Dilatação – fármacos como anticolinérgicos, dopamina, barbitúricos, alucinógenos, anti-histamínicos, anfetaminas; a instilação de midriáticos para exames oftalmológicos, a atropina e a escopolamina.

Os movimentos extraoculares são avaliados com o paciente consciente. Solicitar-lhe que acompanhe seu dedo do centro para cima, para fora, para baixo e para dentro. Usando uma bússola, as direções incluem norte, nordeste, leste, sudeste, sul, sudoeste, oeste e noroeste (Fig. 4.3).
- Paralisia do III par de nervos cranianos – olhar dirigido para fora, pupila dilatada, ptose.
- Paralisia do IV par de nervos cranianos – olho contralateral incapaz de mover-se para baixo e para dentro.
- Paralisia do VI par de nervos cranianos – incapaz de olhar lateralmente.

Nervos cranianos

Os nervos cranianos controlam muitas atividades sensoriais e motoras. Vários deles vão da cabeça para outras regiões do corpo, como o diafragma e o abdome. A Tabela 4.2 descreve os 12 pares de nervos cranianos, seus tipos e suas funções. O I par normalmente não é avaliado no início; para isso, o paciente deve estar consciente. A lesão nesse nervo pode ficar aparente mais tarde, quando ele não puder degustar os alimentos, sobretudo os favoritos ou os feitos em casa. Uma vez que o sentido do paladar está diretamente relacionado com o olfato, a perda deste altera a capacidade de saborear os alimentos. O I par pode ser lesionado quando o cérebro desliza através dos ossos finos, cortantes, da base do crânio.

Padrões respiratórios

O padrão respiratório é determinado pelo mesencéfalo e pelo tronco cerebral. A sua compressão ou lesão direta afetam a res-

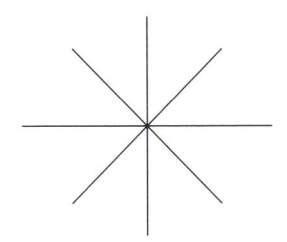

Figura 4.3 Movimentos extraoculares.

piração. Se o paciente for tratado precocemente, pode não haver oportunidade para observar o padrão respiratório. A intubação e a ventilação com bolsa-válvula-máscara, que mantêm o paciente, obscurecem a avaliação do padrão respiratório. Os indivíduos com TCE, no entanto, podem parecer alerta e, depois, deteriorar com rapidez. O clínico deve ser capaz de reconhecer uma alteração na respiração. As mudanças no padrão respiratório, nas pupilas e na ECGl indicam alterações na pressão intracraniana (PIC). Quaisquer desses padrões respiratórios sinalizam HIC grave que exige tratamento imediato. A Tabela 4.3 descreve os padrões respiratórios associados a ela.

Reflexos do tronco cerebral

As funções do tronco cerebral são geralmente os últimos reflexos a serem perdidos quando ocorre a HIC. Na avaliação da morte cerebral após a herniação, a perda desses reflexos é um sinal confirmatório. Estes incluem:

- **Tosse** – estimular por aspiração do paciente.
- **Regurgitação** – estimular tocando na faringe posterior; movimento do tubo orogástrico.
- **Corneopalpebral** – estimular tocando ligeiramente a córnea com um fiapo de algodão ou gaze.
  - Aqueles que usam lentes de contato há bastante tempo têm uma resposta diminuída ao estímulo da córnea.
- **Pupilas** – verificar a reatividade, a forma e o tamanho, conforme observado previamente.
- **Reflexo oculovestibular** – instilação de 50 mL de água fria no meato acústico externo provoca o desvio dos olhos em direção ao estímulo.
  - Testar o VII par de nervos cranianos.
  - Não realizar esse teste se houver ruptura da membrana timpânica ou evidência de fratura da base do crânio com otorreia.
- **Reflexo oculocefálico** – os olhos atrasam-se com o virar rápido da cabeça, depois se movimentam para o centro; a resposta anormal é os olhos permanecerem na linha média quando a cabeça é virada (como os olhos das bonecas).
  - Não realizar esse teste se houver alguma lesão na coluna cervical.

Tabela 4.2 Função e avaliação dos nervos cranianos

Nervo craniano	Tipo	Função/investigação
I Olfatório	Sensorial	Olfato: Testar cada narina separadamente
II Óptico	Sensorial	Visão: Ler com cada olho separadamente
III Oculomotor	Motor	Movimento extraocular do olho, abertura do olho, reação da pupila, acomodação: Avaliar a pupila quanto a reatividade e a acomodação
IV Troclear	Motor	Movimento extraocular do olho – oblíquo superior: Avaliar os movimentos extraoculares
V Trigêmeo	Sensorial, motor	Mastigação, sensorial – testa, sensorial-corneal: Apertar os dentes, reflexo corneal; dor aguda, não penetrante, toque leve, temperatura sensorial da face
VI Abducente	Motor	Movimento extraocular dos olhos – reto lateral: Avaliar os movimentos extraoculares
VII Facial	Sensorial, motor	Expressão facial, paladar nos dois terços anteriores da língua, salivação, lágrimas: Verificar o sorriso, mostrar os dentes, levantar as sobrancelhas, fechar os olhos; paladar para doces, ácido, amargo, sal
VIII Vestíbulo-coclear	Sensorial	Audição, equilíbrio: Reflexo calórico frio, verificação da vibração do diapasão
IX Glossofaríngeo	Sensorial, motor	Paladar no terço posterior da língua, salivação, deglutição: Teste da deglutição, reflexo da regurgitação
X Vago	Sensorial, motor	Sensibilidade da faringe e laringe e atividade motora; vísceras torácicas e abdominais: Elevar o palato mole (dizer "A"), deglutir, qualidade da voz (rouquidão?), verificar o ritmo cardíaco quanto a arritmias

(Continua)

Tabela 4.2 Função e avaliação dos nervos cranianos (*Continuação*)

Nervo craniano	Tipo	Função/investigação
XI Acessório	Motor	Virar a cabeça, levantar os ombros: Virar a cabeça e levantar os ombros contra resistência
XII Hipoglosso	Motor	Movimento da língua: Empurrar a língua contra a bochecha, movimentar a língua de um lado para outro, colocar a língua para fora

Tabela 4.3 Padrões respiratórios

Padrão respiratório	Origem	Observações
Cheyne-Stokes	Hemisférios cerebrais bilaterais Diencéfalo	Oscilações regulares entre períodos de hiperpneia e apneia
Hiperventilação neurogênica central	Mesencéfalo inferior Ponte superior	Respirações rápidas sustentadas
Apnêustica	Mesencéfalo Ponte	Pausas na inspiração completa
Em salvas	Ponte inferior	Agrupamentos de respirações irregulares com períodos de apneia
Atáxica	Bulbo	Imprevisível, respirações irregulares com apneia

- **Reflexo de Babinski** – estimular a parte inferior do pé; os dedos dos pés devem se curvar para baixo em indivíduos com mais de 2 anos e meio; os dedos dos pés virados para cima são anormais a não ser em crianças até 2 a 2 anos e meio.
  – Não é um reflexo do tronco cerebral, porém é controlado pelo trato corticoespinal/piramidal.
  – Demonstrativo de herniação iminente.

Monitoramento cerebral – monitoramento da PIC, ventriculostomia

Além do monitoramento e do controle cuidadoso da pressão arterial, do pulso e da oxigenação, o cérebro pode ser monitorado de várias maneiras. A oxigenação e a pressão cerebral são meios de observar diretamente o cérebro e sua resposta à lesão e ao edema. O cérebro tenta se prover de oxigênio adequado (20% do débito cardíaco total, 25% de glicose e oxigênio totais) e nutrição. Ele é incapaz de estocar oxigênio por si mesmo. Um hematócrito acima de 30 a 33% proporciona o fornecimento ideal de oxigênio. A autorregulação cerebral mantém a quantidade necessária do fluxo de sangue cerebral. O fluxo de sangue cerebral normal é de cerca de 50 a 55 mL/100 g de tecido cerebral por minuto.

O cérebro, o líquido cerebrospinal e o sangue estão alojados em equilíbrio no crânio. De acordo com a teoria de Monro-Kellie, se um desses componentes aumentar de volume, os outros devem diminuir. O edema cerebral e as lesões que ocupam espaço, como os hematomas subdurais ou epidurais, competem por espaço no interior do crânio. O cérebro altera o fluxo sanguíneo e a produção do líquido cerebrospinal para acomodar o volume extra. Quando não consegue mais obter o equilíbrio, a PIC aumenta e o cérebro hernia por meio do forame magno, podendo resultar em morte cerebral.

O monitoramento da PIC permite que o clínico observe a resposta do cérebro à lesão. Esse monitoramento deve ser iniciado nos pacientes: em coma (ECGl≤8) com TC de crânio anormal para a lesão; em coma com TC de crânio normal com mais de 40 anos e déficit unilateral ou bilateral e/ou qualquer episódio de hipotensão. A pressão da perfusão cerebral (PPC) é calculada subtraindo-se a PIC da pressão arterial média. A PPC indica o grau em que o fluxo de sangue para o cérebro excede a pressão no interior do crânio, proporcionando fluxo e oxigenação adequados, fornecimento global de sangue. Para manter a PPC maior que 60 mmHg, é exigida pressão arterial média de 80 mmHg. Torna-se evidente que qualquer episódio hipotensivo leva a lesão cerebral secundária.

Existem vários métodos para monitorar o fluxo de sangue cerebral. Os dispositivos mais comuns são parafuso/monitor e a ventriculostomia. O parafuso é o dispositivo menos exato atualmente disponível. Esses dispositivos são colocados pelo neurocirurgião por meio de um trépano simples e fixados a um transdutor de calibragem externa. O parafuso de PIC em geral é colocado no espaço epidural e é, então, zerado, e a forma da onda, observada. Um cateter com extremidade de fibra ótica também pode ser usado. Esse cateter necessita de ligeiro reposicionamento após a inserção para remover qualquer tecido na própria ponta. Os cateteres de fibra ótica são um sistema fechado, não possuem um sistema de descarga e podem ser desconectados e reconectados sem exigir recalibragem. Esses monitores de superfície podem não refletir a PIC do tecido profundo.

A ventriculostomia é realizada no corno anterior do ventrículo lateral e nivelada no forame de Monro, sendo identificada com mais facilidade no meato auditivo externo. Esse dispositivo permite o monitoramento similar ao parafuso, com o benefício adicional da drenagem do líquido cerebrospinal para aliviar a PIC aumentada. O dispositivo de drenagem é colocado na altura determinada na prescrição e pode drenar intermitentemente ou ser determinado pelas leituras da PIC. A drenagem é a terapia de primeira linha para o aumento da PIC. O limiar desta para a drenagem em geral é de 20 a 25 mmHg. No momento em que a ventriculostomia é colocada, o cateter é deixado em túnel subcutâneo para diminuir o potencial de infecção. As taxas de infecção sem túnel subcutâneo são de 5,6 a 20%, enquanto os cateteres sob o subcutâneo mostram uma taxa de 0 a 4% (March, 2005). As taxas de infecção também são afetadas pelo posicionamento por mais de cinco dias e pelo local onde foi colocado (na UTI ou no departamento de emergência). As coagulopatias devem ser controladas antes da colocação da ventriculostomia para prevenir hemorragia.

Não lavar o dispositivo ou o sistema de ventriculostomia exceto se tiver sido treinado de forma específica para fazer isso! Quando for realizada a lavagem, deve ser usada uma solução livre de conservantes. Ser particularmente cuidadoso ao escolher o transdutor adequado (calibragem externa), para prevenir o erro.

Monitoramento cerebral – monitoramento de oxigênio

Um método de monitoramento da oxigenação cerebral é realizado por meio da saturação da oxigenação do bulbo jugular, por onde passa o sangue que retorna do cérebro. A medida do oxigênio nesse local reflete a captação de oxigênio pelo cérebro. Esse método detecta a hipoxia; no entanto, pode ocorrer redução da saturação significativa antes de sua identificação. Para medir a saturação do bulbo jugular, um cateter é inserido na veia jugular de maneira retrógrada para o interior do bulbo.

O monitoramento do oxigênio tissular cerebral mede o oxigênio na substância branca e é mais sensível do que a saturação do bulbo jugular. A hipoxia ocorre frequentemente nas primeiras 24 horas e sua identificação precoce previne a lesão cerebral secundária. Um cateter de triplo lúmen mede o oxigênio cerebral, a temperatura e a PIC (LICOX). Cerca de 1 a 1 hora e meia depois da colocação, o tecido cerebral se recupera de qualquer microtrauma durante a inserção da sonda. Esse método acurado de determinação da oxigenação proporciona informação rápida relativa a hipoxia ou, ainda, isquemia ao cérebro.

Monitoramento da sedação

Um componente do tratamento do paciente com TCG é a sedação. O tremor, a agitação, as convulsões e muitos procedimentos realizados aumentam a demanda de oxigênio pelo cérebro. A sedação é um recurso para diminuir essa demanda. O bloqueio neuromuscular proporciona um meio de paralisia, porém não controla a consciência e a dor. Se o bloqueio neuromuscular for usado para sincronizar a ventilação e diminuir a atividade, um monitor de

Normas de Monitoramento Cerebral

- PIC normal: 0 a 15 mmHg; manter < 20 a 25 mmHg
- Pressão de perfusão cerebral (PPC) = pressão arterial média (PAM) - PIC
- PPC deve ser mantida > 60 mmHg
- Oxigenação jugular venosa ($S_{jb}O_2$) = 60 a 75%
  - Extração de oxigênio cerebral (CEO_2) = SaO_2 - $S_{jb}O_2$ (normal 24 a 40%)
  - Hipoxia cerebral oligêmica < 50 a 54% (CEO_2 > 40%)
  - Hiperemia > 80 a 90% (CEO_2 < 24%)
- Oxigênio tissular cerebral ($PbrO_2$) = 30 a 35 mmHg (variação 25 a 50 mmHg)
  - Hipoxia < 20 a 25 mmHg (crítica)
  - Isquemia < 15 mmHg

transmissão neuromuscular (sequência de quatro estímulos) pode ser usado para monitorar a resposta à estimulação do nervo periférico ou ao nível de paralisia.

Para sedação, no entanto, o monitor de índice biespectral proporciona avaliação contínua do grau de sedação, mantendo um estado hipnótico adequado. Também proporciona monitoramento dos períodos de excitação ou de atividades que a causam, do retorno à conscientização e do "despertar" do paciente sedado. É necessário um nível de surto-supressão se for usado o coma barbitúrico para controlar a PIC. O monitor de índice biespectral propicia essa avaliação sem sedar excessivamente o paciente.

DOCUMENTAÇÃO

A documentação inclui todas as observações das atividades verbal e motora do paciente, assim como os reflexos observados. A ECGl inicial deve ser documentada antes que a sedação ou a intubação tenham ocorrido, para que ao menos um escore basal esteja disponível. A ECGl deve ser monitorada não menos do que de hora em hora na lesão cerebral grave e a cada quatro horas aproximadamente nas concussões leves. As verificações da pupila devem acompanhar a ECGl, documentando-se seu tamanho, sua reatividade e sua simetria. À medida que o paciente acorda, as mudanças no comportamento indicam o progresso em direção ao estado basal pré-lesão. Devido à importância da oxigenação, da normotermia e da normovolemia, a documentação dos sinais vitais é tão essencial quanto a ECGl.

Monitoramento da Sedação Biespectral	
Desperto/alerta	100
Responsivo aos comandos	80
Não responsivo aos comandos	< 60
Hipnose	40
Surto-supressão	< 20

TRATAMENTO
Ressuscitação Inicial

O TCE pode ser evitado apenas por meio dos esforços de prevenção de lesão dirigidos a proteção da cabeça, como o uso do capacete. Depois da lesão inicial à cabeça, todos os esforços enfocam a prevenção da lesão secundária ao cérebro. Os esforços começam imediatamente e são os mesmos que os do manejo de qualquer paciente de trauma. Prevenir qualquer episódio de hipoxia, hipotensão e hipotermia.

- Garantir a via aérea. Se a ECGl for menor ou igual a 8, mesmo que o paciente pareça ter uma via aérea desobstruída, deve ser conduzida a intubação.
  - Antecipar a intubação oral para evitar possíveis fraturas faciais ou o trajeto falso através dessas fraturas.
  - Um tubo orogástrico deve ser colocado para impedir a aspiração.
  - Durante a intubação de sequência rápida, a succinilcolina pode aumentar a PIC. Usar etomidato e vecurônio para intubação de sequência rápida.
- Prevenir a hipoxia! Aplicar 100% de FiO_2 e manter a PO_2 maior que 100 mmHg com a saturação de oxigênio (SaO_2) superior a 95%.
  - Manter PCO_2 = 35 a 38 mmHg, normal baixa. Evitar a hiperventilação no controle inicial, sobretudo se estiver ventilando manualmente o paciente.
  - Controlar de imediato qualquer complicação respiratória, como pneumotórax.
  - Considerar a continuação do bloqueio neuromuscular e a sedação após o exame neurológico inicial e manter a ventilação mecânica sincronizada sem agitação.
  - As atividades que aumentam a demanda de oxigênio e devem ser minimizadas são:
    - Hipoxia
    - Hipotensão, hipovolemia, anemia
    - Dor
    - Tremores
    - Agitação

- Convulsões
- Febre
- Prevenir a hipotensão puncionando dois acessos venosos periféricos de grosso calibre para infusão de 2 litros de solução isotônica (soro fisiológico ou Ringer lactato) e derivados de sangue. Evitar as soluções hipotônicas, que aumentam o edema cerebral e diminuem a osmolaridade. A hiperglicemia leva a mau resultado; por essa razão, as soluções contendo glicose devem ser evitadas durante a ressuscitação.
  - Controlar as origens do sangramento especialmente do couro cabeludo.
  - Manter a PAM entre 70 e 90 mmHg com a PPC acima de 60 mmHg.
  - Para proporcionar oxigenação ideal, o Hb deve estar maior ou igual a 10 (Ht ≥ 30). Monitorar a coagulação sanguínea.
  - Uma incidência de hipotensão (PA < 90 mmHg) é fator de risco para mau resultado no TCG grave.
- Aquecer o paciente para manter a normotermia.
  - Cada mudança de 1°C na temperatura causa 5 a 10% de mudança no metabolismo.
  - A temperatura do cérebro é de cerca de 1 a 2°C mais alta do que a central.
- Após a avaliação secundária do trauma, conforme esquematizada no Capítulo 2, uma TC de crânio é o padrão-ouro para identificar o TCE. O tratamento do TCE depende da PIC, da presença de lesões cirúrgicas ou de qualquer evidência de herniação transtentorial, e é realizado junto com o de outras lesões com risco de morte, como a hemorragia abdominal ou torácica, que devem ser abordadas rapidamente para impedir hipotensão. A TC de crânio deve preceder a tomografia que exige contraste, pois este obscurecerá os achados da TC de crânio.

Lesão do Couro Cabeludo

O couro cabeludo tem cinco camadas para proporcionar proteção ao crânio subjacente:
- Pele
- Tecido conectivo

- Aponeurose (gálea)
- Tecido areolar frouxo
- Periósteo

O couro cabeludo é vascularizado e, portanto, propenso a sangramento, em especial nas crianças. A perda de sangue também pode ocorrer como um hematoma subgaleal, que é menos óbvio do que a laceração. A lesão no couro cabeludo pode provocar a perda de sangue e ameaçar a sobrevivência do tecido seccionado ao ser arrancado de sua fixação no crânio.

Tratamento

As lacerações do couro cabeludo podem ser controladas com simples pressão ou, em ferimentos grandes que sangram, clipes cirúrgicos podem ser fixados às bordas para controlar o sangramento. Uma sutura simples pode ser colocada rapidamente para tamponar de forma temporária as bordas do ferimento. As feridas necessitam de sutura ou fechamento com grampos e/ou debridamento, quando necessário. No caso de lesão no couro cabeludo, a cirurgia plástica deve ser envolvida para tratar a lesão.

Fratura de Crânio

A parte oca do crânio consiste nos ossos frontais, parietais, occipital e temporais. Os nomes dos ossos correspondem aos lobos do cérebro que eles protegem. O crânio é composto de duas camadas de ossos, com uma camada esponjosa entre elas para absorver o impacto. As fraturas do crânio podem ser lineares (incidência de 70%), muitas vezes não exigindo tratamento específico, ou depressivas (Hoyt e Selfridge-Thomas, 2007). As do tipo depressivo geralmente exigem correção cirúrgica. Essas fraturas envolvendo tanto a tábua interna quanto a externa do crânio, podem atingir o tecido cerebral, causando laceração ou contusão, romper a dura-máter ou causar sangramento. Fraturas de crânio são o melhor preditor de lesão intracraniana (Avarello e Cantor, 2007). As fraturas de crânio podem resultar em:

- Infecção, sobretudo se os seios ósseos estiverem envolvidos ou se a fratura for exposta.
- Hematoma cerebral.

- Convulsões.
- Pneumoencéfalo se os seios ósseos estiverem envolvidos ou se a fratura for exposta.

A base do crânio, formada pelos ossos temporal inferior e occipital e pelos esfenoides, etmoides e a placa cribiforme – é particularmente fina na região temporal e vulnerável a lesão. As principais artérias e veias atravessam o crânio em sua base. Devido à estrutura desta, seus ossos finos e cortantes podem causar lesão ao cérebro e ao I par de nervos cranianos (anosmia) durante a aceleração quando o cérebro se movimenta no crânio basilar. A fossa craniana posterior contém o tronco cerebral e o cerebelo e está alojada na base posterior do crânio. A fratura de base de crânio mais grave é a fratura em dobradiça, que atravessa a base do crânio de um lado a outro e em geral secciona as artérias importantes nesse processo (Fig. 4.4). Pode ser causada por trauma penetrante ou contuso. A fratura de base do crânio pode resultar em meningite, encefalite e/ou abscesso. O hematoma epidural pode ser causado por lesão da artéria meníngea média que atravessa o osso temporal.

As fraturas que cruzam os canais carotídeos devem ser avaliadas quanto a lesão carótida (transecção, dissecção, pseudoaneurisma ou trombose). As lesões podem ser identificadas antes do acidente vascular cerebral (AVC) se avaliadas precocemente com a utilização da angiotomografia. O tratamento da lesão da carótida pode ocorrer, então, antes das complicações.

Tratamento

O tratamento das fraturas de crânio inclui:
- Evitar assoar o nariz ou espirrar.
- Monitorar a drenagem de líquido cerebrospinal; se ele continuar, pode ser colocado um dreno lombar para reduzir a pressão e auxiliar na cessação da drenagem.
- Não tamponar o ouvido ou o nariz.
- Administrar antibióticos em caso de fraturas de base de crânio, de fraturas expostas de crânio e das que envolvem os seios faciais.
- Administrar vacina para *Haemophilus influenza*, pneumococo e meningococo para fraturas de base de crânio, em especial as que envolvam os seios da face.
- Evitar os tubos nasais para prevenir a intubação do crânio.

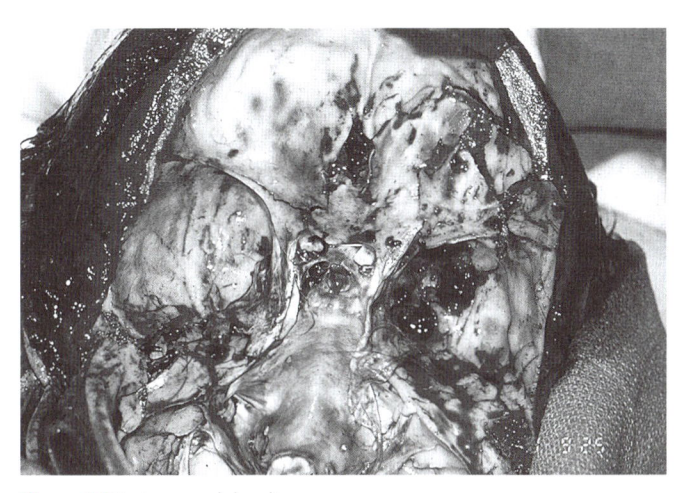

Figura 4.4 Fratura em dobradiça.

Sinais e Sintomas de Lesões na Base Anterior do Crânio

- Contusões periorbitais (olhos de guaxinim) 24 horas após a lesão
  - Também pode ser fratura nasal ou orbital sem fratura basilar
- Drenagem de líquido cerebrospinal do nariz (rinoliquorreia)
  - Coriza com sabor salgado ou doce
- Hemorragia conjuntiva
- Pode incluir fraturas faciais (as sondas nasais devem ser evitadas)

Sinais e Sintomas de Lesões de Base de Crânio na Linha Média

- Equimose retroauricular (sinal de Battle), 24 horas após a lesão
- Drenagem de líquido cerebrospinal do ouvido (otorreia)
- Diminuição da audição, vertigem
- Alteração funcional no V par de nervos cranianos
- Hemotímpano

- Reparar cirurgicamente as fraturas de crânio com afundamento e expostas para correção e debridamento com possível reparo da dura-máter.
- Monitorar as convulsões.

As fraturas dos seios faciais podem resultar em pneumoencéfalo, ar no interior da cavidade craniana. Em geral, ele é reabsorvido naturalmente; no entanto, em raras ocasiões, a abertura para a cavidade dos seios pode de repente "sugar" o ar para o interior do crânio, provocando pneumoencefalia grave que age da mesma forma que um hematoma. O médico necessita estar atento para essa possibilidade ao monitorar o exame neurológico. A pneumoencefalia exige descompressão, assim como a fratura de crânio que exige fechamento, via de regra com Teflon para prevenir maior pneumoencefalia. As fraturas dos seios frontais podem ser obliteradas com tecido para lacrá-las.

Fístula Carotídeo-cavernosa

As lesões à artéria carótida interna nos seios cavernosos carótidos e seios sagitais são raras, cerca de 1 a 2% (Ruffolo, 2000). Quando a lesão ocorre, porém, os resultados podem ser devastadores se não forem identificados imediatamente. Ela é causada pelo cisalhamento ou por golpe direto à artéria carótida interna, dilacerando-a de sua fixação na dura-máter e resultando na lesão. As lesões associadas incluem hematomas subdurais e epidurais, fraturas com afundamento do crânio, lesões aos nervos cranianos e pseudoaneurisma da artéria carótida interna.

A fístula carotídeo-cavernosa forma uma anastomose arteriovenosa anormal entre a carótida e os seios cavernosos, causando uma derivação de alto fluxo. É a congestão venosa resultante que provoca os sintomas. As mudanças podem ocorrer de dias a semanas após a lesão, tornando o médico um vigilante constante dos sinais e sintomas sutis. A cegueira é a alteração mais comum e a mais séria. Se não percebida e tratada, a lesão pode resultar em hemorragia subaracnoide, hemorragia intracraniana, infarto e morte. A cegueira pode ser permanente pela isquemia ao olho. O tratamento emergencial é necessário na presença de epistaxe, cegueira, aneurisma dos seios esfenoides e coma.

Sinais e Sintomas de Fístula Carotídeo-cavernosa

Perturbações visuais incluindo cegueira, diplopia em razão de uma massa orbital ou compressão dos III, IV e VI pares de nervos cranianos

Epistaxe

Exoftalmia pulsátil, tinido pulsátil – alerta para queixa de pulsação no olho ou na face

Ruído temporal, ruído orbital

Quemose, proptose

Paralisias oculomotoras

Cefaleia

Tratamento

A angiografia confirma a presença da fístula carotídeo-cavernosa. As fístulas são classificadas de acordo com o sistema de Barrow (Barrow et al., 1985).

- A – direta, única artéria carótida interna (ACI) para a fístula do seio cavernoso, alto fluxo.
- B – indireta, ramo meníngeo da ACI para o seio cavernoso.
- C – indireta, ramo meníngeo da artéria carótida externa (ACE) para o seio cavernoso.
- D – indireta, ramo meníngeo das artérias carótidas interna e externa para o seio cavernoso.

As fístulas indiretas são descritas como tal porque são de fluxo baixo e se resolverão de forma espontânea. A fístula carotídeo-cavernosa direta de alto fluxo exige tratamento. Durante a angiografia, a oclusão direta da fístula é o ideal. A embolização da fístula a oclui, mas mantém a integridade da artéria carotídea interna. A oclusão completa ocorrerá em dias como consequência da coagulação que forma um tampão de fibrina. Os coágulos desse tampão, entretanto, podem resultar em AVC. Assim, além de envolver a fístula, a administração de heparina e de uma aspirina diária de 325 mg são adicionadas à terapia. Os TCEs associados do paciente devem ser capazes de tolerar a anticoagulação antes de essa terapia ser iniciada.

Lesão Difusa

O TCE difuso ocorre quando todo o cérebro é submetido a aceleração ou a efeitos repentinos. Em alguns pacientes, não existe evidência nítida de lesão na TC de crânio, porém existem déficits claros ou efeitos neurológicos após o evento. A esses indivíduos pode ser atribuído um diagnóstico de lesão cerebral traumática ou concussão. A maioria é decorrente de TCE leve, que se resolverá nos meses seguintes. Cerca de 3% deteriorarão, portanto são necessários exames neurológicos seriados para identificar as mudanças sutis (ATLS, 2008).

A consciência é a percepção de si mesmo e dos arredores com a capacidade de reagir ao ambiente. O coma pode ocorrer (ECGl <8), resultando na perda da consciência e em um estado não despertável. A alteração do nível de consciência pode ocorrer quando o paciente percebe o ambiente, mas tem reações alteradas ou inesperadas com relação a ele. Isso não é perda de consciência, mas apenas alteração da consciência. Os médicos devem ser cuidadosos quanto à documentação da perda da consciência *versus* a da alteração da

Sinais e Sintomas de Concussão

- Perda transitória da consciência (< 6 horas) com os seguintes sintomas
  - Cefaleia
  - Confusão, desorientação
  - Tontura
  - Náusea, vômito
  - Dificuldades de memória, concentração
  - Irritabilidade
  - Fadiga
- Simples – breve perda de consciência (~1 a 2 minutos), geralmente associada à resolução dos sintomas em 7 a 10 dias; ECGI 13 a 15
- Complexa – perda de consciência mais longa, deficiência cognitiva pode durar mais de 7 a 10 dias; ECGI 9 a 13, amnésia, déficits focais, confusão

consciência. A ECGl é um guia padronizado para isso. A concussão envolve a cessação transitória do sistema de ativação reticular, que é responsável pela ciclo normal de sono-vigília.

Existem outras lesões que parecem ter um resultado negativo na TC, mas que apresentam uma perda da consciência mais profunda e têm uma RM positiva para lesão axonal difusa (LAD), hemorragias de corte ou hemorragias petequiais. Alguns dos escâneres mais modernos, de 64 cortes/lâmina, são capazes de identificar essas hemorragias petequiais. Essa lesão ocorre à medida que a matéria branca e cinza "desliza" entre si durante a aceleração, resultando em rompimento dos pequenos vasos e axônios que cruzam entre as duas. A LAD pode se apresentar como uma lesão menor ou, mais comumente, pode ser grave e até mesmo devastadora.

Sinais e Sintomas da LAD

- Perda prolongada de consciência
- Hipertensão intracraniana
- Hipertensão, hipertermia
- Postura anormal
- Déficits de memória

Tratamento

Todos os pacientes com perda da consciência por mais de cinco minutos, documentada e associada com amnésia do evento, cefaleia e ECGl menor que 15 devem se submeter a uma TC de crânio para identificar a lesão (ATLS, 2004). O tratamento do TCE leve inclui:
- Assintomático – observar, ir para casa com supervisão neurológica durante 24 horas.
  - Retornar à emergência se ocorrer cefaleia persistente ou agravada, mudanças no nível de consciência, déficits locais.
  - Admitir se não houver cuidador para realizar as observações neurológicas.
- ECGl 9 a 13 – repetir a TC, monitorar na UTI durante 12 a 24 horas.

Explicar ao paciente e aos cuidadores que existem sinais e sintomas comuns que envolvem o raciocínio, a comunicação e a atividade física que acompanham o TCE leve e que podem ocorrer até cerca de três meses após a lesão inicial. Se esses sintomas piorarem imediatamente após a lesão, o paciente deve retornar ao setor de emergência. Se os sintomas persistirem (por mais de seis semanas), é recomendada uma consulta com o médico, neuropsicólogo, terapeuta ocupacional e/ou fonoaudiólogo (Cushman et al., 2001). Para crianças e estudantes, a neuropsicologia é muito útil no retorno à escola. A "síndrome pós-concussão" inclui:
- Cefaleia
- Tontura
- Náusea e vômito
- Sonolência e fadiga
- Visão turva
- Problemas de concentração e raciocínio lento
- Dificuldades de memória
- Coordenação motora
- Resolver problemas, organização das atividades diárias
- Problemas com o sono, não se sentir descansado
- Problemas de relacionamento, irritabilidade, tristeza, desânimo, tensão
- Dificuldade em encontrar as palavras
- Fala lenta, hesitante, arrastada
- Dificuldade para entender assuntos complicados
- Dificuldade para expressar pensamentos verbalmente ou por escrito
- Redação lenta, erros de ortografia, erros de matemática

Os esportistas que sofrem concussões ou as pessoas com concussões não esportivas que participam de esportes necessitam de consideração especial relativa ao retorno à atividade após a lesão. A síndrome do segundo impacto é descrita como um segundo TCE que ocorre relativamente próximo (antes que os sintomas do primeiro tenham desaparecido) ao primeiro, resultando em hemorragias com risco de morte (Saunders e Harbaugh, 1984; Cantu, 1998). Não deve haver retorno ao jogo ou à prática de esportes até que todos os sintomas tenham sido resolvidos. Infelizmente, algumas crianças escondem os sintomas para voltar ao jogo, resultando em lesão de segundo impacto. As diretrizes visam identificar lesão grave potencial, além de proteger o desportista contra TCE repetido. As lesões repetidas não precisam ser graves para ter um mau resultado. O conjunto de diretrizes do EAST Mild TBI Guidelines (Cushman, 2001), sugerido para o retorno ao esporte é brevemente descrito a seguir.

Os pacientes com LAD costumam ser admitidos em consequência da perda da consciência e monitorados quanto a lesões associadas, assim como a deterioração neurológica pelo aumento da PIC. O manejo do aumento da PIC é discutido mais adiante neste capítulo.

Diretrizes para o Retorno ao Esporte após Concussão

I Confusão, sem amnésia ou perda da consciência, recuperada em 20 a 30 minutos
- Retorno ao esporte; resolução após 30 minutos, retorno ao esporte em uma semana
- Segunda lesão similar na mesma temporada, retorno ao esporte em duas semanas com uma semana assintomática e uma TC normal
- Terceira lesão similar na mesma temporada, não voltar ao esporte; talvez na temporada seguinte, se assintomático

II Confusão com amnésia, sem perda da consciência
- Retorno ao esporte após avaliação e estar assintomático por uma semana
- Segunda lesão similar na mesma temporada, retorno ao esporte em um mês, se assintomático, TC normal
- Terceira lesão similar na mesma temporada, não retornar ao esporte; talvez interrompa indefinidamente a carreira

III Perda da consciência
- Transporte para o hospital, TC
- Retorno ao esporte, se estiver assintomático por duas semanas, perda da consciência por menos de um minuto, TC normal
- Perda da consciência por mais de um minuto, retorno ao esporte em um mês, se assintomático durante pelo menos duas semanas
- Segunda lesão similar na mesma temporada, não retornar ao esporte; talvez interrompa indefinidamente a carreira

Contusões Intracerebrais, Hematoma Subdural, Hematoma Epidural e Hemorragia Subaracnoide

O cérebro é afetado por lesão direta de maneira profunda. As lesões diretas variam de contusões ou equimoses do parênquima do cérebro até hematomas que são lesões que ocupam espaço, competindo com o cérebro por lugar no interior do crânio. As contusões intracerebrais são exatamente como descritas e lesam a região do cérebro na qual ocorrem. São como uma equimose em qualquer outro lugar do corpo, desenvolvendo-se a partir do impacto, aumentando de tamanho e associada a edema, depois cicatrização e reabsorção pelo organismo. No cérebro, no entanto, o tecido pode se recuperar da contusão ou sofrer dano permanente. O dano de longo prazo está relacionado com o grau do edema, o aumento da PIC e qualquer episódio de hipoxia ou hipotensão. A maioria das contusões não exige cirurgia, mas pode ser necessário o monitoramento da PIC.

Sinais e Sintomas de Contusões Intracerebrais

Perda da consciência prolongada, sinal focal neurológico dependendo do lobo envolvido ou do lobo afetado pelo edema

Déficits de personalidade, comportamento, fala

Os lobos do cérebro realizam papéis diferentes, como definidos a seguir. As lesões demonstrarão mudanças nessas áreas, assim como durante o processo de cura.

Os hematomas são epidurais (HED) ou subdurais (HSD). Seus nomes identificam sua posição em relação às três camadas da dura-máter. Os HEDs são em geral de natureza arterial e com frequência associados com uma fratura de base do crânio temporal, com subsequente laceração da artéria meníngea média (Fig. 4.5). Nas crianças, no entanto, elas podem ser venosas. São localizadas fora da dura-máter, abaixo do crânio. Quando arteriais, crescem rapidamente, exigindo intervenção cirúrgica para drenar o hematoma e controlar o sangramento.

Funções do Cérebro

Frontal – personalidade/comportamento, inibição, julgamento, função motora voluntária, emoção e expressão

Parietal – sensorial, orientação espacial, feixe motor ao longo da foice cerebral

Temporal – recepção e integração da fala, memória; fala do lado esquerdo em 100% das pessoas destras e em 85% das canhotas

Occipital – visão

Diencéfalo (tálamo, hipotálamo) – temperatura, regulagem hormonal, emoção, respostas autônomas, peristaltismo

Cerebelo – coordenação motora fina, movimento, equilíbrio, postura

Tronco cerebral:

Ponte mesocerebral e ponte superior – sistema de ativação reticular

Medula – frequência cardíaca, respirações, PA

Os HSDs estão localizados entre a dura-máter e a aracnoide e são normalmente de natureza venosa, causados por lesão. Crescem de forma mais lenta devido a sua natureza venosa, resultando em lesão cerebral mais grave, pois podem não ser percebidos no início e ser assintomáticos até se tornarem grandes o suficiente para comprimir o cérebro e transferir as estruturas da linha média. Eles são

Sinais e Sintomas de HED

Rápida deterioração no nível de consciência ou perda da consciência com intervalo lúcido – hemiparesia, postura

Aumento rápido da PIC – pupila ipsilateral fixa e dilatada

Cefaleia, náusea, vômito

Tontura

Sonolência

Sintomas geralmente em seis horas

Mortalidade de até 20%

frequentes nos idosos, sobretudo nos que utilizam anticoagulantes. Uma simples queda, nesses pacientes, pode provocar o início do sangramento. Devido a atrofia cerebral, os sintomas podem demorar até que a subdural tenha tamanho considerável, cerca de duas semanas ou mais. O abuso de álcool também resulta em coagulopatias que podem propiciar a formação de HSD após um simples impacto de baixa energia. Nas crianças, a presença de HSD com frequência é um sinal de abuso, principalmente quando não existe a ocorrência de um mecanismo intenso como uma colisão de veículo a motor. A Figura 4.6 mostra uma TC de um HSD.

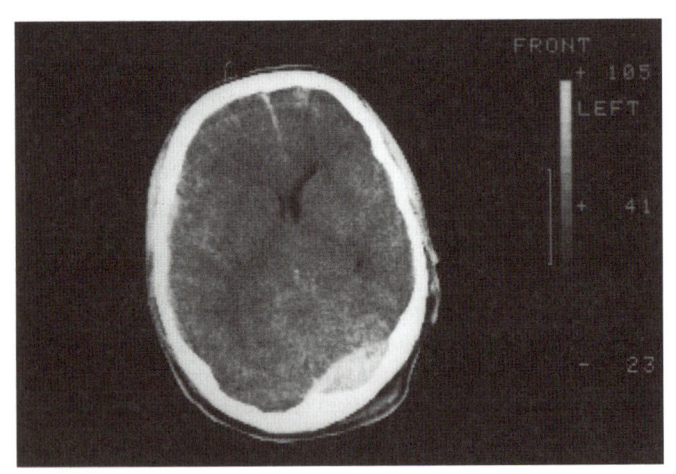

Figura 4.5 Hematoma epidural.

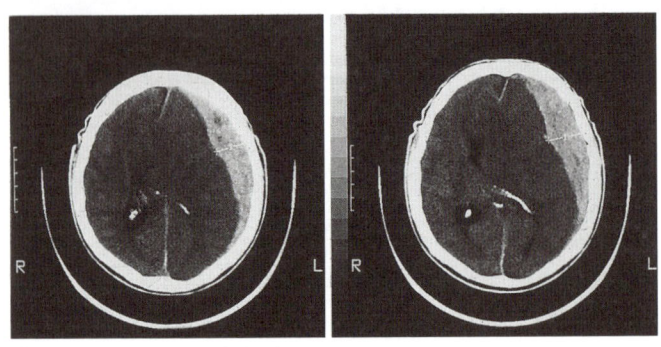

Figura 4.6 Hematoma subdural.

Sinais e Sintomas de HSD

Nível de consciência alterado, perda da consciência
Hemiparesia do lado oposto
Pupila ipsilateral fixa e dilatada
Cefaleia
Ataxia, incontinência
Convulsões
Desenvolvimento lento de HIC
Mortalidade de 60 a 90%

As hemorragias subaracnoides (HSA) ocorrem no interior da camada subaracnoide, onde o líquido cerebrospinal flui através dos ventrículos, da coluna e pela superfície do cérebro. Devido a sua proximidade com o tecido cerebral, a presença de sangue no interior do espaço subaracnoide é irritante para o cérebro. (O cérebro reage ao trauma da HSA da mesma maneira que ao HSA.

Sinais e Sintomas de HSA

Cefaleia
Náusea, vômito
Irritação meníngea, rigidez da nuca, fotofobia
HIC
Hipertermia

Tratamento

O edema máximo nas contusões ocorre geralmente em 18 a 36 horas após a lesão. Esse "desabrochar" da contusão pode resultar em HIC durante esse período e necessita de monitoramento neurológico e hemodinâmico, além da prevenção de lesão cerebral secundária. A maioria das contusões é localizada nas regiões frontal e temporal causada por lesões de aceleração-desaceleração súbitas. Algumas evoluirão para um verdadeiro hematoma intracerebral que pode exigir remoção. Repetir a TC é essencial para monitorar essas lesões.

Os HEDs e HSDs podem exigir remoção cirúrgica se forem de tamanho considerável, resultando em desvio da linha média, déficits neurológicos, HIC e/ou herniação do tronco cerebral. O rápido transporte para cirurgia de descompressão pode salvar a vida do paciente e diminuir imediatamente a HIC. Algumas vezes, apenas o hematoma necessita ser removido. Em certas ocasiões, o retalho do crânio é deixado fora quando existe edema significativo do tecido cerebral, permitindo mais espaço para o cérebro expandir sem a restrição da caixa craniana. Esse procedimento é chamado craniectomia descompressiva. O retalho do crânio é protegido em um congelador especial, na sala de cirurgia, ou é colocado subcutâneo na região abdominal. Então, um capacete semelhante ao do futebol americano é usado para proteger o cérebro. A craniectomia descompressiva pode ser feita na ausência de hematoma. Porém, é um meio eficaz de controlar a HIC decorrente do edema. Posteriormente, o retalho é realocado no crânio.

O paciente idoso com um HSD de desenvolvimento lento, mas com déficit neurológico, pode ser controlado com simples trépanos e drenos para descomprimir o sangramento agudo e subagudo. Os drenos são manuseados como qualquer dreno cirúrgico com atenção cuidadosa para prevenir que entre ar por ele.

O único controle específico do HSA, além do monitoramento dos vasoespasmos e o controle da HIC, é manter um ambiente silencioso para diminuir a estimulação do cérebro já irritado. Para todas as lesões cerebrais, é alto o potencial de HIC. A vigilância constante é a chave para a identificação de HIC, sinais do controle ineficaz com a necessidade de instituir a terapia e prevenir a herniação.

Lesão Penetrante

As lesões cefálicas penetrantes podem ter várias origens; por exemplo, projétil de armas, perfurações com faca ou com outros implementos, penetração de objetos, flechas ou qualquer outro instrumento possível. As lesões penetrantes de baixa velocidade muitas vezes afetam o trajeto direto da arma. As lesões de alta velocidade são geralmente disparos em que o projétil cria um traçado, e a onda de pressão e o efeito explosivo à frente do projétil danificam o tecido circundante. Nem todas as lesões penetrantes atravessam o crânio, enquanto outras entram e saem dele. Os sintomas e a recuperação dependem das estruturas lesionadas, do tempo de ressuscitação, da profundidade da penetração, assim como do efeito explosivo. A Figura 4.7 mostra a TC de um FAF na cabeça, com o projétil e os ossos ao longo do trajeto. A mortalidade pela lesão penetrante no cérebro é de cerca de 60% (Hoyt e Selfridge-Thomas, 2007).

Tratamento

Os ferimentos por trauma penetrante exigem o debridamento para prevenir a infecção. O tratamento focaliza a prevenção da ele-

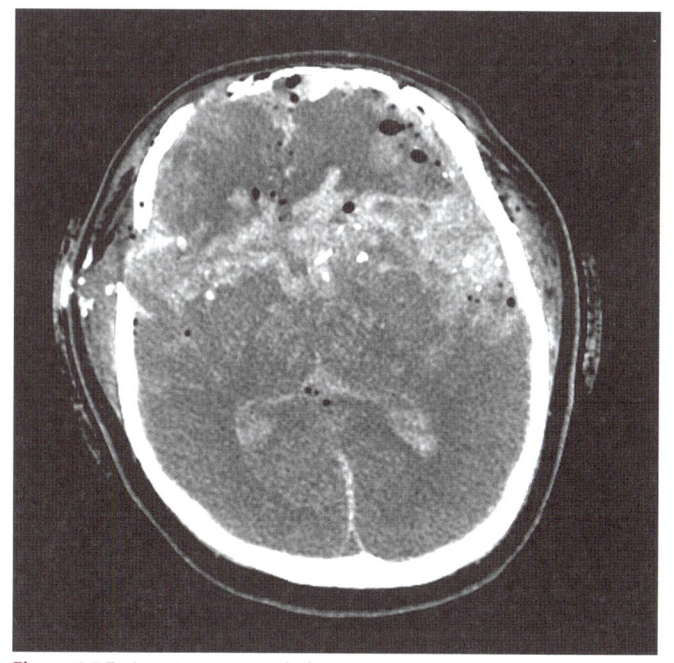

Figura 4.7 Ferimento por arma de fogo na cabeça.

vação da PIC e da lesão cerebral secundária, assim como de todas as lesões cefálicas. Os ferimentos podem se tornar um meio para herniação e edema do cérebro nas lesões graves. A Figura 4.8 mostra a simplicidade do ferimento externo em alguns FAFs na cabeça e a evidência legal da marca do cano, da fuligem e da pólvora. Esse é um ferimento fatal autoinfligido. Não se deve presumir que a lesão seja benigna porque o ferimento é pequeno. As radiografias de crânio podem ser usadas para determinar a presença e a posição do projétil ou do instrumento. A TC demonstrará o grau da lesão intracraniana. Se o instrumento, como a faca ou o alicate, ainda estiver no lugar, a remoção ocorre apenas na sala de cirurgia.

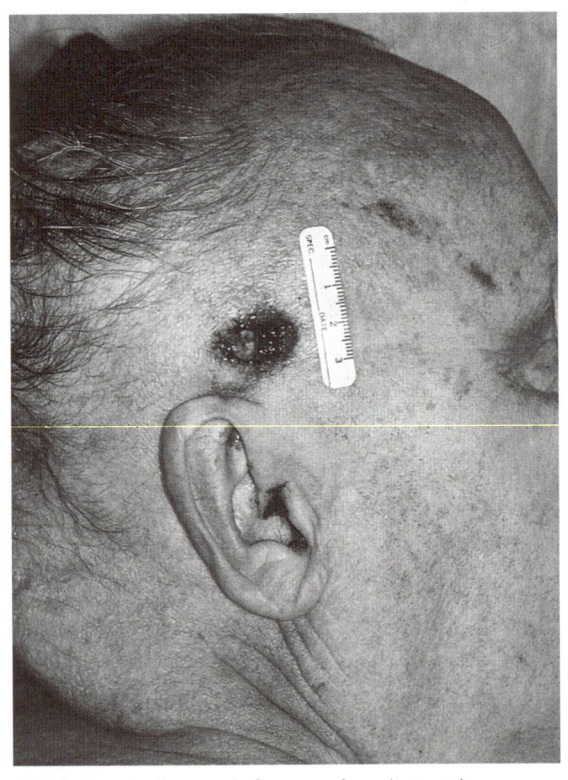

Figura 4.8 Ferimento de arma de fogo na cabeça (externo).

HIPERTENSÃO INTRACRANIANA

A PIC é afetada pelo conteúdo do crânio – cérebro, sangue, líquido cerebrospinal, e, no caso de trauma, edema e/ou hemorragia. O cérebro tenta manter o controle da PIC diminuindo o fluxo sanguíneo por meio da vasoconstrição ou reduzindo a produção de líquido cerebrospinal. Os vasos respondem aos níveis de PCO_2. Este, quando aumentado, resulta na vasodilatação, enquanto diminuído causa a vasoconstrição. O paciente pode ser hiperventilado na tentativa de regular a PIC.

Deve-se agir para prevenir o aumento da PIC; se ocorrer, os sinais e sintomas precoces a seguir indicam a necessidade de controle imediato.

Sinais e Sintomas Precoces do Aumento da PIC

Cefaleia

Náusea, vômito

Amnésia do evento, perda da consciência

Inquietação, sonolência

Déficits de fala e de julgamento

Os sinais tardios do aumento da PIC indicam herniação iminente. A herniação uncal na fossa posterior é a mais comum, enquanto a herniação central transtentorial coloca pressão logo sobre o tronco cerebral e o diencéfalo. As alterações pupilares estão estritamente relacionadas com o III par de nervos cranianos que passa ao longo da margem do tentório. A PIC aumentada e a herniação provocam mudanças na pupila. O tratamento do aumento da PIC deve ser iniciado ou, se já estiver ocorrendo, ser realizado antes dos sinais tardios ou da herniação. Se esta prosseguir, resultará em morte cerebral.

Tratamento da hipertensão intracraniana

O controle da PIC, incluindo as medidas de enfermagem simples que têm um grande impacto na prevenção geral da PIC au-

> **Sinais e Sintomas Tardios de Hipertensão Intracraniana**
>
> Pupilas não reativas, dilatadas
> Não responsivo
> Postura ou ausência de resposta motora
> Síndrome de Cushing – pressão do pulso ampliada, hipertensão, bradicardia, padrão/frequência respiratórios alterados

> **Sinais e Sintomas de Herniação Uncal**
>
> Dilatação ipsilateral da pupila
> Reatividade assimétrica da pupila
> Hemiparesia contralateral
> Postura

> **Sinais e Sintomas de Herniação Transtentorial**
>
> Precoces – pupilas pequenas e reativas à linha média, pupilas não reativas; olhar fixo para cima, agitado, reflexo de Babinski negativo, hemiparesia postural contralateral, Cheyne-Stokes ou hiperventilação neurogênica central, diabetes insípido, hipertensão
>
> Tardios – pupilas fixas e dilatadas; olhar fixo não conjugado; arreativo; reflexo de Babinski não responsivo, flácido, positivo; ataxia, apneia; hipertermia; hipotensão

mentada está resumido na Tabela 4.4. O tratamento da HIC que é refratário às técnicas de controle padronizado está resumido na Tabela 4.5. Não existe substituto para a vigilância e o monitoramento da PIC. Não há espaço para hipoxia ou hipotensão. Se a terapia fracassar em controlar a PIC, modificar o tratamento para o da HIC refratária. A PIC descontrolada resultará em herniação e em morte cerebral.

Tabela 4.4 Tratamento da hipertensão intracraniana

Terapia	Observação
Drenagem do líquido cerebrospinal	Exige a colocação de ventriculostomia Terapia de primeira linha PIC > 20 mmHg
Diuréticos osmóticos Manitol 20%	Usar na presença de sinais de herniação ou deterioração neurológica progressiva (pupila dilatada, perda da consciência) Evitar hipovolemia, hipotensão; assegurar a ressuscitação adequada antes da administração Administrar em bolus intermitente, 0,25 a 1 g/kg de peso durante cinco minutos Manter a osmolaridade sérica < 320 mOsm para prevenir insuficiência renal
Sedação/controle da dor Narcóticos	A morfina não é cara, mas tem propriedades histaminérgicas e meia-vida longa Fentanyl tem meia-vida mais curta, é mais caro Naloxona é o agente reversor
Benzodiazepínicos	Agentes de ação mais longa Flumazenil é o agente reversor
Propofol	Custo alto, utilizado na emergência Monitorar os lipídeos, especialmente com a nutrição Hipotensão com administração rápida; assegura a estabilidade hemodinâmica Diminui o metabolismo cerebral
Bloqueio neuromuscular	Usar para assincronia ventilatória, que aumenta a pressão intratorácica, diminui o retorno venoso, resulta em PIC aumentada Adiciona sedação e analgesia Uso prolongado resulta em miopatia e tetraparesia pós-paralítica
Esteroides	Não existe uso válido para terapia de esteroides na lesão cefálica grave
Nutrição	A nutrição é essencial a todos os pacientes críticos, para proporcionar a energia necessária ao estado hipermetabólico, imunidade, cicatrização da ferida Paciente com lesão cefálica paralisado quimicamente – repor 100% das necessidades metabólicas em repouso Paciente com lesão cefálica não paralisado – repor 140% das necessidades metabólicas em repouso Garantir que um mínimo de 15% das calorias seja de origem proteica Usar alimentação enteral (preferencial) ou parenteral Iniciar em até sete dias pós-lesão

(Continua)

Tabela 4.4 Tratamento da hipertensão intracraniana *(Continuação)*

Terapia	Observação
Profilaxia anticonvulsiva	A profilaxia das convulsões pós-traumáticas tardias não é recomendada A profilaxia das convulsões precoces (na primeira semana) é eficaz para os pacientes de alto risco (hematoma cerebral, fratura depressiva do crânio, lesão cefálica penetrante) Fenitoína, fosfenitoína ou carbamazepina são eficazes Não apresenta melhor resultado com a profilaxia Se as convulsões ocorrerem por um período prolongado, provocarão a lesão cerebral secundária
Intervenções de enfermagem específicas	Elevar a cabeceira da cama a 30°, evitar a flexão do quadril para manter o fluxo venoso; garantir a estabilidade hemodinâmica em primeiro lugar Evitar a hiperflexão do pescoço; manter alinhamento da cabeça Minimizar a estimulação da tosse ou do reflexo da regurgitação Planejar atividades para proporcionar períodos de repouso, ambiente silencioso Fornecer orientação, falar com o paciente, permitir fotos da família no quarto Separar os procedimentos estressantes – mudar de decúbito, aspirar Aspirar até 10 segundos com oxigenação entre as aspirações Monitorar continuamente a PIC Fornecer sedação e analgesia para alívio da dor e do estresse Antipiréticos para evitar hipertermia; temperatura >38,5°C nas primeiras 48 horas é fator de risco para incapacidade e a duração da hospitalização (Mcilvoy, 2005)

Tabela 4.5 Tratamento da hipertensão intracraniana refratária

Terapia	Observação
Hiperventilação	Recomendada apenas por breves períodos se a HIC for refratária a sedação, diuréticos osmóticos, paralisia ou drenagem da ventriculostomia Não deve ser usada profilaticamente nas primeiras 24 horas posteriores à lesão quando o fluxo sanguíneo cerebral estiver reduzido devido à lesão aguda Se usada, manter o PCO_2 em 30 a 35 mmHg, não abaixo Sugerir o monitoramento dos níveis $SvjO_2$ de oxigênio no tecido cerebral para identificar a isquemia de forma precoce

(Continua)

Tabela 4.5 Tratamento da hipertensão intracraniana refratária *(Continuação)*

Terapia	Observação
Hiperventilação	Ter cuidado na ventilação manual quanto a hiperventilação, pois o PCO_2 pode cair repentinamente, causando dano Vasoconstrição grave pode ocorrer resultando em isquemia
Coma por barbitúrico Pentobarbital	Usar para HIC refratária a terapia ou cirurgia Reversível Deve estar hemodinamicamente estável Diminui a atividade metabólica, recruta o fluxo de sangue cerebral Complicações – mais dias no ventilador, pneumonia, hiperglicemia, trombocitopenia, depressão miocárdica e ventilatória, diminuição da motilidade GI, imunossupressão Dose de ataque 10 mg/kg durante 30 minutos de pentobarbital; depois 5 mg/kg/h durante uma hora para três doses; manter 1 a 3 mg/kg/h para atingir a supressão da explosão do EEG (305 explosões/min) ou como demonstrado no monitor BIS Nível sérico de pentobarbital de 30 a 40 mcg/mL Níveis mais altos resultam em dilatação da pupila Manter 24 a 48 horas e começar a retirada de 50% por dia aumentando a analgesia e a sedação; monitorar a PIC e o nível de sedação (BIS) Início rápido do pentobarbital em 10 a 60 segundos, meia-vida de 20 horas
Hipotermia	Se usada, iniciar em até seis horas da lesão nos pacientes com ECGl 3 a 5 Resfriar até 32 a 34ºC nas primeiras oito horas da lesão e manter durante 48 horas Prevenir o tremor durante o resfriamento e o reaquecimento (aumenta a PIC) com bloqueio neuromuscular ou sedação O reaquecimento pode resultar em efeito de rebote da HIC Complicações – maior risco de infecções, pneumonia (40 a 45%) (Mcilvoy, 2005), queimadura térmica pelo frio do dispositivo usado; ruptura da pele Contraindicada para pacientes com coagulopatia Monitorar o potássio, que diminui com a hipotermia, mas pode provocar rebote para hipercalemia com o reaquecimento Nenhuma melhora definida no resultado, mas aumento de complicações e de tempo de permanência (Clifton et al., 2001)

(Continua)

Tabela 4.5 Tratamento da hipertensão intracraniana refratária *(Continuação)*

Terapia	Observação
Craniectomia descompressiva	Se for realizada, o retalho craniano é congelado ou colocado em uma bolsa subcutânea na parede abdominal inferior do paciente A cirurgia pode ser acompanhada pela retirada do espaço ocupado pela lesão, lobectomia, debridamento do tecido lesionado; abertura da dura-máter também é realizada para permitir a expansão do edema do cérebro Proteger a cabeça do paciente até o momento da cranioplastia A cranioplastia pode ocorrer durante a hospitalização ou a reabilitação
Hipernatremia • Solução hipertônica	Nenhuma evidência relativa aos benefícios da solução hipertônica Considerar o uso de soro fisiológico a 7,5% Vários pequenos estudos sugerem que existe algum benefício (White et al., 2006); a sobrevida geral não mostrou melhora com o uso Complicações – mielinose da pontina central não demonstrada nos estudos (não monitorada especificamente), mas está associada com aumentos rápidos no sódio sérico em pacientes hiponatrêmicos Manter o sódio sérico em 145 a 155 mmol/L em todos os pacientes com TCE White e colaboradores (2006) sugerem 250 mL de soro fisiológico a 3%; repetir até que o nível de sódio atinja 155 mmol/L Se a PIC permanecer aumentada depois de 3 a 4 dias, administrar furosemida para mobilizar o sódio intersticial Monitorar o sódio sérico e o potássio a cada quatro horas Usar a via central para prevenir tromboflebite periférica

Lesão Cerebral Traumática

O tratamento começa com o cuidado de rotina do paciente de trauma. Qualquer episódio de hipotensão ou hipoxia resulta em lesão cerebral secundária e pode levar ao aumento da PIC. É essencial monitorar as vias aéreas, a respiração e a circulação, monitorar a ressuscitação do trauma e também a lesão cefálica (Brain Trauma Foundation, 2007). O ATLS (2008) estabelece recomendações para a admissão e a alta de pacientes assintomáticos que incluem:

- Permitir a alta para casa depois da observação se as verificações neurológicas puderem ser realizadas pelos acompanhantes durante 24 horas após a alta, com retorno ao setor de emergência no caso de cefaleia, déficit neurológico focal ou perda da consciência.
- Admissão se houver TC anormal, diminuição do nível de consciência ou perda da consciência, cefaleia moderada ou grave, ECGl alterada menor que 15, fratura de crânio, vazamento de líquido cerebrospinal, déficit neurológico focal, presença de álcool ou abuso de drogas, lesão associada ou falta de companhia em casa para auxiliar nas verificações neurológicas no indivíduo assintomático.

Se a instituição que recebe um paciente com lesão cefálica grave (ECGl < 9) não for um centro de trauma ou for um centro de trauma sem a disponibilidade neurocirúrgica imediata, as providências para a transferência para um centro de trauma de Nível I ou II devem ser iniciados imediatamente. Não deve haver atraso no diagnóstico. O centro de trauma de nível mais elevado deve encorajar o manejo imediato das vias aéreas e a prevenção da hipoxia e da hipotensão. O centro não especializado em trauma pode monitorar a hipoxia mantendo a SaO_2 maior que 98% em 100% FiO_2. No centro de trauma, a TC do crânio pode ser adiada, caso a prioridade seja a cirurgia abdominal ou torácica imediata para o controle de sangramento. Durante o procedimento, naturalmente são evitadas hipoxia e hipotensão. Um monitor da PIC pode ser instalado para auxiliar o controle durante o procedimento cirúrgico do trauma. Se a PA inicial for estável e maior que 100 mmHg, a TC do crânio pode ser obtida antes da cirurgia (ATLS, 2004). Esse exame não é recomendado para as instituições que não são centros de trauma ou para os centros de trauma sem neurocirurgiões disponíveis. A transferência é a prioridade para esses pacientes. O controle básico da lesão cerebral traumática grave inclui:

- Garantir a via aérea; intubar se ECGl menor ou igual a 8, hipoxia com oxigênio suplementar.
- Administrar 100% FiO_2.
- Manter Ht maior que 33.
- Ventilar; prevenir hipoxia (SaO_2 >90%, $S_{jb}O_2$ >55%, $PbtO_2$ ≥20, PCO_2 35 a 40).

- Interromper o sangramento externo – aplicar pressão, grampos, clipes cirúrgicos no couro cabeludo.
- Identificar o sangramento interno.
  – Realizar procedimentos necessários para interromper o sangramento interno incluindo cirurgia, administração de hemoderivados.
- Manter a PAM maior que 90 mmHg.
- Manter a PPC maior que 60 mmHg; manter a PPC maior que 70 mmHg pode resultar em síndrome da angústia respiratória aguda (SARA).
- Monitorar a ECGl, pupilas.
- Manter a normotermia.

SITUAÇÕES ESPECIAIS

Diabetes Insípido – Síndrome da Secreção Inapropriada do Hormônio Antidiurético

O hormônio antidiurético (HAD) é sintetizado e liberado do hipotálamo. Sua finalidade é manter o equilíbrio hídrico, aumentando a reabsorção de água pelos túbulos distais e dutos coletores do rim. O HAD pode ser alterado devido a trauma direto do hipotálamo ou edema cerebral que crie pressão sobre o hipotálamo, resultando em disfunção. O diabetes insípido (DI) é o resultado de

---

Sinais e Sintomas de Hiponatremia

Cefaleia

Diminuição do nível de consciência

Confusão, desorientação, irritabilidade

Fraqueza muscular

Convulsões

Edema cerebral

Náusea, vômito

Paladar prejudicado, anorexia, diminuição dos ruídos intestinais

HAD insuficiente, tanto na síntese quanto na liberação, o que causa a perda excessiva de líquido. A síndrome da secreção inapropriada do HAD (SSIHAD), originada pelo excesso desse hormônio, acarreta em retenção de água e aumento da sede. A Tabela 4.6 demonstra a diferença entre o DI e a SSIHAD. A síndrome pode resultar rapidamente em hiponatremia e ser a razão para o diagnóstico.

Tratamento

O tratamento do DI concentra-se nas perdas de líquidos.

- A reposição de líquidos deve ser de 1:1 ou a eliminação urinária + 10% com soro fisiológico a 0,5.
- Se o paciente estiver alerta, incentivar a ingesta de líquidos por via oral, pois ele pode sentir sede.
- Os medicamentos podem ser usados e, no caso de herniação ou após a morte cerebral, são necessários para controlar a perda de líquido.
- Pitressina aquosa IV, IM, subcutânea a cada 2 a 8 horas (curta duração 1 a 2 horas) ou desmopressina (DDAVP) IV, intranasal ou subcutânea.

Tabela 4.6 DI *versus* SSIHAD

Fator	DI	SSIHAD
HAD	Deficiente	Excessivo
Eliminação urinária	↑; > 200 mL durante 2 horas	↓
Osmolaridade sérica	↑	↓
Sódio sérico	> 145 mmol/L	< 130 a 134 mmol/L
Osmolaridade da urina	↓	↑
Densidade específica da urina	1 a 1,005	> 1,020
Líquidos	Eliminação > ingesta	Ingesta > eliminação
Outros	Pouca turgidez da pele Mucosas secas Associados com síndromes de herniação	Mudanças neurológicas Inquietação Convulsões

– Diariamente ou duas vezes por dia (duração longa, 8 a 24 horas).
– IV administrada pela via central.

O controle da síndrome da secreção inapropriada do hormônio antidiurético (SSIHAD) começa com a restrição de líquidos. Esse é geralmente o componente mais difícil para o paciente que está com sede intensa. Os líquidos devem ser medidos antes de fornecidos. A restrição de acesso do paciente a outros líquidos é essencial e inclui a participação da família para manter as restrições.

- Restringir líquido a 500 a 1.000 mL/dia.
- Solução glicofisiológica, solução fisiológica ou solução hipertônica a 3% IV (estimula a liberação de hormônio antidiurético (HAD).
- Oferecer líquidos ricos em sódio, adicionar sal aos alimentos ou alimentações por sonda.
- Os medicamentos que podem ser usados incluem:
  – Demeclociclina
  – Diuréticos
  – Fenitoína, diminui a secreção de HAD
- Corrigir a hiponatremia em uma velocidade não acima de 1 para 2 mEq/L/h.

Nas duas situações, o médico deve monitorar com cuidado:
- A ingestão e a eliminação.
- Os eletrólitos, especificamente o sódio e o potássio.
- O sódio e a osmolaridade da urina.
- O peso diário.
- O estado do volume e os sinais vitais.

Perda do Sal Cerebral

A perda do sal cerebral pode ser confundida com a SSIHAD e, na verdade, é muito parecida com ela, exceto pela perda de líquidos. A perda resulta em hiponatremia com hipovolemia. Há uma redução no HAD com um nível elevado do fator natriurético atrial. A perda do sal cerebral está frequentemente associada com hemorragia subaracnoide. O fator natriurético atrial é liberado em resposta ao alongamento atrial e causa vasodilatação, diminuição da liberação de HAD, diurese e natriurese (secreção excessiva de sódio). Dessa forma, o paciente perde tanto sódio quanto água. A transferência de líquido pode resultar em edema cerebral no paciente em que o edema já esteja ocorrendo devido a lesão. A perda de líquido também pode causar hipotensão crítica e possivelmente choque irreversível.

Tratamento

Quando é tomada a decisão de controlar a perda do sal cerebral *versus* a SSIHAD, é essencial que o médico esteja certo sobre qual está ocorrendo. A restrição de líquido no paciente com perda do sal cerebral resultaria em hipovolemia grave. As diferenças no tratamento incluem:
- Monitoramento hemodinâmico, especialmente controle do volume.
- Sódio e potássio na urina maior que sódio e potássio séricos.
- Repor o sódio sem repor o volume; avaliar se o paciente está perdendo mais sódio do que o que está sendo reposto.
- Administrar soro hipertônico (3%).

Convulsões

As convulsões têm sido associadas a hematoma cerebral, fratura depressiva de crânio e lesão cefálica penetrante. Se ocorrerem, o médico deve observar o tipo, a duração e a forma de expressão descrita.

Tipos de Convulsões

Parcial única – nenhuma mudança no nível de consciência, mudança no movimento ou comportamento, comportamento repetitivo

Parcial complexa – perda da consciência, alucinações, experiência de *dejà vu,* percepções cognitivas errôneas

Generalizada tônica/clônica – perda da consciência, contrações musculares rítmicas, hipertônicas e clônicas

Ausência – perda da consciência transitória, resposta prejudicada ao ambiente, olhar fixo

Mioclônica – perda da consciência, movimentos descontrolados dos membros

Precauções a serem tomadas na eventualidade de uma convulsão e preferencialmente antes que ela ocorra:
- Proteger as grades laterais da cama; mantê-las levantadas.
- Manter disponível o aspirador de secreção; lateralizar o paciente para a direita de modo a diminuir o risco de aspiração.
- Monitorar as vias aéreas; verificar a língua quanto a mordida.
- Observar o horário e a duração da convulsão.
- Observar a incontinência intestinal ou urinária.
- Realizar exame neurológico durante e após a convulsão.
- Não conter ou inserir um abaixador de língua.
- Monitorar os sinais vitais e a saturação de oxigênio.
- Profilaxia por um breve período com fenitoína ou fosfenitoína pode ser prescrita.

Síndrome da Hiperexcitabilidade/Disfunção Autônoma

A síndrome da hiperexcitabilidade/disfunção autônoma (SHA) tem recebido nomes diferentes, incluindo convulsões diencefálicas, tempestades hipotalâmicas e tempestades autônomas ou simpáticas. Apesar disso, sua descrição e seu tratamento são consistentes. A SHA é o resultado da disfunção do hipotálamo e/ou do tálamo causada por pressão ou lesão direta. Os sintomas são consequência do fenômeno de liberação do hipotálamo/tálamo. A SHA ocorre mais comumente com lesões difusas, como a LAD e as contusões cerebrais, assim como o HSD e HED (Nayduch e Reed, 1996). É observada com mais frequência nos pacientes com menos de 50 anos que têm um escore alto de gravidade da lesão (> 25) e, nesse

Sinais e Sintomas de Hiperexcitabilidade Autônoma

Hipertermia (40 a 40,6ºC)

Hipertensão

Taquicardia

Diaforese abundante acima da linha do mamilo

Hipertonia, postura rígida

estudo, tiveram 98% de sobrevida. Em uma série de 42 casos traumáticos de SHA, a duração da síndrome era de menos de 20 dias e terminava quando o paciente começava a estabelecer comunicação verbal, escala Rancho de IV e V (Nayduch e Reed, 1996). Desses pacientes, 65% deixaram o hospital para a reabilitação, sem qualquer SHA e uma escala Rancho de III a VI.

Os sinais e os sintomas de SHA estão diretamente relacionados com a perda do controle autônomo demonstrada pela resposta autônoma exagerada.

Essa síndrome resulta em aumento grave do metabolismo, até mesmo dobrando o gasto calórico durante o evento. Ela não está associada com o aumento da PIC; no entanto, este pode ocorrer após o evento. Os esforços para controlar os episódios de SHA são essenciais para prevenir a onda metabólica e o estresse cerebral associado a ela.

Tratamento

O tratamento da SHA inclui:
- Morfina IV interrompe o episódio e também é útil para os eventos avançados.
- A bromocriptina pode ser administrada de maneira rotineira para controlar continuamente a síndrome e prevenir recorrência; interrompe a hipertermia e a diaforese (Nayduch e Reed, 1996; Rossitch e Bullard, 1988; Bullard, 1987).
- Monitorar a hemodinâmica, sobretudo quando houver diaforese excessiva e perda de líquido.
- Avaliar outros sinais de infecção causando hipertermia.
  – Realizar culturas de rotina para descartar a infecção.
  – Administrar antipiréticos, antecipando a infecção até prova em contrário.
- Avaliar outras causas de hipertensão, incluindo a PIC aumentada subjacente à hipertensão essencial.

Morte Cerebral

Quando a HIC foge ao controle ou quando nenhuma intervenção provoca impacto, o resultado é a herniação e, portanto, a morte cerebral. Os sinais e sintomas tardios de HIC já ocorreram. Uma vez completada a herniação, a resposta do organismo é oposta a ela. Ocorre uma rápida queda na PA devido à perda de eliminação simpática do cérebro. É essencial, então, determinar clinicamente que o paciente sofreu morte cerebral. Cada instituição tem padrões para sua determinação, mas em geral a maioria exige dois exames de médicos diferentes, um deles devendo ser um neurocirurgião ou um neurologista. O exame inclui o apresentado a seguir:

Determinação da Morte Cerebral

- Ausência documentada de álcool ou drogas afetando a resposta, especialmente se tiver sido usado coma barbitúrico, benzodiazepínicos, opiatos, agentes bloqueadores neuromusculares
- ECGl = 3
- Pupilas não reativas
- Perda de outros reflexos do tronco cerebral – tosse, regurgitação, corneal, oculocefálico, calóricos frios
- Apneia
- Normotermia
- Eletroencefalograma plano (EEG isoelétrico)
- Ausência de fluxo sanguíneo cerebral

O teste da apneia é realizado pela terapia respiratória. Após a pré-oxigenação, o ventilador é removido, e o paciente tem a oportunidade de respirar por si mesmo. A hemodinâmica é monitorada, e o teste é interrompido se houver algum sinal de deterioração. O teste positivo é PCO_2 maior que 60 mmHg e nenhuma evidência de tentativa de respiração. O PCO_2 alto deveria estimular o cérebro vivo a respirar.

Existem medicamentos e situações que podem alterar o exame para a avaliação da morte cerebral e levar a um diagnóstico incorreto (Tab. 4.7). Assegurar que nenhum desses agentes esteja presente podendo afetar o diagnóstico.

Tabela 4.7 Medicamentos que afetam o exame neurológico

Exame	Agente que afeta
Pupilas fixas ou dilatadas	Agentes anticolinérgicos Dopamina Barbitúricos Alucinógenos Anti-histamínicos Anfetaminas Instilação de midriáticos para exame oftalmológico Atropina Escopolamina Doença preexistente, "olho falso" (de vidro) Lesão no olho
Falta de resposta oculovestibular	Agentes ototóxicos Supressores vestibulares Doença preexistente
Apneia	Apneia pós-hiperventilação Bloqueio neuromuscular
Falta de resposta motora	Bloqueio neuromuscular Estado neurológico "trancado" Lesão na medula óssea Sedação
EEG isoelétrico	Sedação Anoxia Hipotermia Encefalite

Doação de órgãos

Após o diagnóstico de morte cerebral, o enfoque transfere-se para o aspecto da doação de órgãos. Antecipando a morte cerebral, a equipe deve trabalhar junto à família, para que esta tenha conhecimento da situação, entenda o diagnóstico e seu impacto. Isso não é algo que possa ser alcançado em um encontro e não deve nunca ser tratado na ocasião do diagnóstico real e da declaração para a família. Muitos centros de trauma possuem equipes específicas encarregadas de iniciar a discussão sobre a morte cerebral e doação de órgãos com os familiares do paciente. Os contatos de pessoas designadas para conversar com a família demonstraram resultados bem-sucedidos no entendimento e na aceitação da morte cerebral, assim como da doação de órgãos (Bair et al., 2006).

Quando a família visitar o paciente após o diagnóstico de morte cerebral, atentar para os reflexos medulares que podem insinuar aos familiares que ele não esteja morto. A esperança de que o diagnóstico não seja verdadeiro é tão grande que qualquer sinal de possível vida é tido como verdadeiro. Garantir que a família tenha tempo suficiente com o paciente. Reforçar que a morte cerebral e a morte são equivalentes.

Para ser um potencial doador de órgãos, o paciente deve preencher os seguintes critérios:
- A morte cerebral deve ser declarada.
- Ele deve ser mantido no ventilador.
- O coração do doador deve estar batendo (embora algumas instituições possam aceitar o doador sem o coração batendo).
- Ausência de doença infecciosa e câncer/metástase.

Após o preenchimento dos critérios gerais, os critérios específicos relativos aos órgãos são aplicados para determinar sua usabilidade. Em torno de 99.273 ou mais órgãos são necessários a qualquer momento. É essencial que a doação de órgãos se torne o enfoque após a declaração da morte cerebral, com a esperança de que haja a concordância da família. Enquanto o serviço de procura de órgãos avalia o paciente para a possível doação, os familiares tomam a decisão, e o paciente deverá estar instável, sem o cérebro para controlar e monitorar o corpo. A maior perda de doadores ocorre em razão de recusa da família, morte cerebral não reconhecida até a ocorrência da morte cardíaca ou instabilidade após herniação (Arbour, 2005).

Os seguintes eventos, comuns após herniação, devem ser antecipados, controlados e prevenidos, quando possível:
- Instabilidade hemodinâmica – após taquicardia, hipertensão e aumento do consumo de oxigênio da herniação, o coração sofre colapso autônomo com a perda da resistência vascular periférica e diminuição do débito cardíaco.
  – Antecipar a instabilidade e estar preparado com líquidos e vasopressores.
  – Administrar rapidamente cristaloide e coloide para repor o déficit de volume hídrico.

- Tratar com vasopressores:
  - Dopamina < 10 mcg/kg/min para os doadores de coração.
  - Noradrenalina 0,5 a 5 mcg/kg/min.
- Manter PVC em 8 a 10 mmHg, PA > 100 mmHg.
- Volemia – com a provável presença de DI, até 1 a 2.000 mL/h de perda de volume na urina.
  - Controlar o DI como já descrito.
- Bradicardia – causada pela denervação do coração.
  - Resistente a atropina.
  - Usar pequenas doses de adrenalina.
- Edema pulmonar neurogênico – alterações na permeabilidade capilar pulmonar causam lesão pulmonar aguda.
  - Mediadores inflamatórios – causam vasodilatação, maior instabilidade hemodinâmica e lesão pulmonar.
  - Toalete pulmonar, higiene oral para diminuir a infecção, PEEP < 7,5 cmH_2O.
  - Manter as pressões inspiratórias de pico ≤ 30 cmH_2O, ventilação protetora.
  - Se os pulmões continuarem refratários às mudanças, a ventilação de proporção inversa é uma opção.
- A hipertermia durante a herniação torna-se rapidamente hipotermia.
  - Causa diurese fria adicional e perda de líquido.
  - Providenciar cobertores e líquidos para o aquecimento.
- Perda hormonal resulta em diminuição do cortisol, T_3, T_4, vasopressina, insulina.
  - Agentes inotrópicos auxiliam na perda do cortisol.
  - Metilprednisolona 15 mg/kg a cada 24 horas também contribui para perda de cortisol.
  - Diminuição da insulina e resistência a insulina.
    - Monitorar a glicose que pode resultar em uma diérese osmótica.
    - Manter a glicose em 120 a 180 mg/dL.
    - Administrar gotejamento de insulina.
- A coagulopatia é geralmente consuntiva.
  - Pode exigir reposição com plasma fresco congelado, crioprecipitado, plaquetas.

O objetivo da terapia é manter o potencial doador de órgãos em um estado hemodinâmico estável a fim de preservar os órgãos para a retirada. A equipe de doação trabalha tão rapidamente quanto possível para organizar a equipe de retirada e para minimizar o tempo entre o diagnóstico, a aprovação da família e a cirurgia. Isso preserva os órgãos, assim como diminui o tempo em que a família espera que algo aconteça. O processo de doação para a família pode proporcionar um encerramento tangível.

CUIDADOS PÓS-RESSUSCITAÇÃO E REABILITAÇÃO

O objetivo principal de todo tratamento de TCE, leve e grave, é o resultado ideal, com retorno ao funcionamento normal. Para atingi-lo, a terapia precoce é iniciada de modo a proporcionar estimulação gradativa e adequar as atividades à medida que o paciente volta a si. A reabilitação cognitiva auxilia o paciente alerta com melhor memória e um entendimento das mudanças que ele experimenta, diminuindo finalmente a ansiedade e o estresse (Carney et al., 1999). A maioria dos programas de reabilitação cognitiva ajuda o paciente e a família a entenderem os déficits presentes e a lidarem com eles. O resultado ideal é o retorno à capacidade funcional prévia, se possível. Se isso não ocorrer, identificar o nível ideal que o paciente pode atingir e, então, alterar sua casa e o local onde ele permanece de acordo com sua capacidade. A reabilitação é física,

---

Sinais e Sintomas do Estado Vegetativo

Olhos abertos

Pode vocalizar

Ciclos de sono-vigília

Não obedece aos comandos ou fala

Inconsciente por mais de um mês

Sem compreensão

Sem comportamento motor significativo

mental e emocional. A atitude dirigida ao resultado é tão importante quanto o resultado em si (Lefebvre et al., 2007).

Infelizmente, nem todos os pacientes atingirão um resultado funcional ou evoluirão para a morte cerebral. Esse estado vegetativo é como uma inconsciência desperta. O paciente muitas vezes demonstra os seguintes sinais e sintomas.

Existem vários sistemas de escore para identificar o progresso feito pelo paciente com lesão cefálica. Uma escala simplificada é a escala de resultados de Glasgow (GOS) (www.trauma.org/archive/scores/gos.html, acessos em 23/7/08).

- Boa recuperação – normal ou com déficits leves.
- Incapacidade moderada – capaz de participar da maioria das atividades sociais e ocupacionais, mas com limitações; pode trabalhar em ambiente abrigado.
- Incapacidade grave – comunicação, comportamento e habilidades emocionais gravemente limitados; dependente de assistência de forma parcial ou total.
- Estado vegetativo persistente.
- Óbito.

A Escala Cognitiva Rancho Los Amigos (1974), desenvolvida no Rancho Los Amigos National Rehabilitation Center, em Downey, CA, é muito mais bem definida para fornecer uma base a partir da qual as atividades de reabilitação são planejadas. Disponibiliza à família um guia para o paciente consciente. Geralmente, a equipe de reabilitação auxilia nesse processo; por exemplo, o terapeuta ocupacional, o fonoaudiólogo, o terapeuta musical, o neuropsicólogo, os enfermeiros, o fisiatra e os médicos da reabilitação e as famílias. A Tabela 4.8 apresenta uma breve descrição dos níveis da Escala do Rancho Los Amigos e as atividades terapêuticas adequadas a cada um.

As famílias devem ser incentivadas a repousar nas fases iniciais da recuperação do paciente. Seu envolvimento aumenta rapidamente à medida que ele desperta e necessita de sua presença e assistência com a memória e a segurança. É difícil para os familiares ir para casa e descansar durante a fase crítica. Explicar-lhes a necessidade de sua energia quando o paciente se recuperar e voltar para casa. Aquele que volta para casa pode não ser o mesmo indiví-

Tabela 4.8 Escala Rancho Los Amigos

Nível	Resposta	Atividades
I	Nenhuma, não responsivo	*Enfermagem*: Prevenir a lesão cerebral secundária; auxiliar a família *Fisioterapia*: ROM, posicionamento, imobilização, estimulação no coma, manter a postura, ensinar a participação da família *Terapia ocupacional*: Estimulação no coma (toque, visão, som), imobilização dos membros superiores e ROM *Família*: Falar com o paciente, orientação, trazer fotos e música, proporcionar períodos de repouso (sem gritar com o paciente, permanecer calmo)
II	Generalizada – reação inconsistente; sem finalidade; pode ser a mesma resposta não importando o estímulo; lentificada	
III	Localizada – reação mais específica, mas inconsistente apesar de diretamente relacionada com o estímulo; pode obedecer aos comandos, lentificada; reação ao desconforto; pode reagir à família e aos amigos	
IV	Confusa, agitada – atividade aumentada, mas capacidade diminuída de processar a informação; verbalização bizarra, sem finalidade, incoerente ou inadequada; eufórica ou hostil; curto período de atenção	*Enfermagem*: Segurança do paciente, privacidade, prevenir a ruptura da pele, ambiente silencioso para prevenir a estimulação excessiva *Fisioterapia*: Sessões curtas, manter a flexibilidade, sentar, treinar o andar *Terapia ocupacional*: Canalizar o excesso de energia, resposta dirigida a meta, retreinamento das atividades da vida diária, aumento da atenção e da memória *Fala*: Estudo da deglutição, programa de alimentação, fala, avaliar a comunicação *Família*: Limitar as visitas para controlar a estimulação, permitir o sono, estar disponível

(Continua)

Tabela 4.8 Escala Rancho Los Amigos

Nível	Resposta	Atividades
V	Confusa, inadequada, sem agitação – alerta, responde aos comandos de modo um tanto consistente; distraído, porém atento ao ambiente; verbalização inadequada; memória gravemente prejudicada; falta iniciativa para as tarefas funcionais; incapaz de aprender novas tarefas; autocuidados com assistência; frustração; perambulação	*Enfermagem*: Autocuidados, reforçar os planos para reabilitação, segurança, incentivar a expressão, monitorar a perambulação *Fisioterapia*: Retreinar as atividades da vida diária, solução de problemas, memória e habilidades de julgamento, força e coordenação dos membros superiores, autoalimentação *Fala*: Testar a memória, a atenção, o potencial de aprendizado, a leitura e a escrita, a comunicação, a compensação para os problemas de memória e de linguagem Família: Correção com tato, autocuidados, orientação
VI	Confusa, adequada – dirigida a metas, mas necessita de indicações; obedece consistentemente aos comandos; lembra das tarefas reaprendidas; adequada porém pode ser incorreta devido a problemas de memória; funcional no autocuidado; orientação inconsistente; aumento da conscientização sobre si mesmo, a família e os amigos	*Enfermagem*: Auxiliar nas atividades da vida diária, autocuidados realistas, plano para a alta *Fisioterapia*: Aumentar a resistência, a força, a coordenação, o equilíbrio, a mobilidade com a deambulação e/ou os dispositivos auxiliares *Terapia ocupacional*: Habilidades para voltar à comunidade (telefone, dinheiro, segurança), autocuidados independentes, habilidades de autocuidados para a casa, compensação pelas limitações nas atividades da vida diária

(Continua)

Tabela 4.8 Escala Rancho Los Amigos

(Continuação)

Nível	Resposta	Atividades
VII	Automática, apropriada - parece adequada e orientada no ambiente estruturado; memória superficial dos fatos; maior autoconsciência; carece de discernimento sobre a sua condição; diminuição das habilidades para crítica e resolução de problemas; repasse do novo aprendizado de forma lentificada; supervisão mínima de segurança.	*Fala:* Alimentação segura, atenção, memória, comunicação efetiva, compensação pelos problemas de memória e linguagem, acompanhamento após a alta. *Neuropsicologia:* Testar a função cognitiva superior, compensação pelos déficits, aumentar as atividades em casa, acompanhamento após a alta, monitorar o retorno à escola. *Família:* Reorganização das atividades da vida diária em casa, permitir a tomada de decisão pelo paciente dentro da margem de segurança, encorajar a visitação, encorajar o retorno aos *hobbies* e atividades prévias. *Reabilitação vocacional:* Explorar as oportunidades de trabalho com base no nível de funcionamento.
VIII	Intencional, adequada - alerta, orientado, memória preservada; ausência de supervisão uma vez aprendida a atividade; fisicamente independente em casa e na comunidade (dirige); raciocínio abstrato, tolerância ao estresse, crítica nas situações de emergências; capacidade social e emocional diminuída, porém adaptável.	

Pontos Críticos na Preservação da Vida

- A ECGI avalia o nível de consciência do paciente. Não é uma avaliação do sistema nervoso periférico ou da atividade controlada pela medula.
- Uma ocorrência de hipotensão (PA < 90 mmHg) pode resultar em mau resultado para a lesão cefálica grave.
- O tratamento emergencial da fratura de base do crânio é necessário na presença de epistaxe, cegueira, aneurisma do seio esfenoide e coma.
- A vigilância constante é a chave para identificar o aumento da PIC e o sinal de controle ineficaz com a necessidade de introduzir a terapia e prevenir a herniação.
- A ventriculostomia é nivelada no forame de Monro, mais facilmente identificado no meato auditivo externo.
- Corrigir a hiponatremia em uma velocidade não maior do que 1 a 2 mEq/L/h.

duo que conheciam antes do ocorrido. Isso exige paciência, energia e uma atitude positiva.

Não existem garantias no tratamento do TCE ou na reabilitação. A obtenção de um resultado funcional, a alta para a reabilitação e o retorno para casa são atividades multidisciplinares desde o momento em que o paciente é encontrado na cena até o dia em que entra na reabilitação.

REFERÊNCIAS

American College of Surgeons. *Advanced Trauma Life Support* (ATLS). 7th ed. Chicago, IL: American College of Surgeons; 2004.

American College of Surgeons. *Advanced Trauma Life Support* (ATLS). 8th ed. Chicago, IL: American College of Surgeons; 2008.

Arbour R. Clinical management of the organ donor. *AACN Clin Issues*. 2005.16(4):551-580.

Avarello JT, Cantor RM. Pediatric major trauma: an approach to evaluation and management. 2007. *Emerg Med Clin North Am.* 2007;25(3):803-836.

Bair HA, Sills P, Schumacher K, et al. Improved organ procurement through implementation of evidence-based practice. *J Trauma Nurs.* 2006;13(4):183-185.

Barrow DL, Spector R, Braun IF, et al. Classification and treatment of spontaneous cavernous fistulas. *J Neurosurg.* 1985;62:248-256.

Brain Trauma Foundation. Management of severe traumatic brain injury. *J Neurotrauma.* 2007;24(S1). http://www.cdc.gov/ncipc/tbi/ TBI.htm. Accessed July 18, 2008.

Bullard DE. Diencephalic seizures: responsiveness to bromocriptine and morphine. *Ann Neurol.* 1987;21(6):609-611.

Cantu RC. Second impact syndrome. *Clin Sports Med.* 1998;17(1): 37-44.

Carney N, Chesnut R, Maynard H, et al. Effect of cognitive rehabilitation on outcomes for persons with traumatic brain injury: a systemic review. *J Head Trauma Rehabil.* 1999;14(3):277-307.

Clifton G, Miller E, Choi S, et al. Lack of effect of induction of hypothermia after acuter brain injury. *N Engl J Med.* 2001;344(8): 556-563.

Cushman JG, Agarwal N, Fabian TC, et al. Practice management guidelines for the management of mild traumatic brain injury. *J Trauma.* 2001;52(5):1016-1026.

Henzler D, Cooper J, Tremayner AB, et al. Early modifiable factors associated with fatal outcome in patients with severe traumatic brain injury: a case control study. *Crit Care Med.* 2007;35(4): 1027-1031.

Hoyt KS, Selfridge-Thomas J. *Emergency Nursing Core Curriculum.* 6th ed. St Louis, MO: Saunders Elsevier; 2007.

Lefebvre H, Pelchat D, Levert MJ. Interdisciplinary family intervention program: a partnership among health professionals, traumatic brain injury patients, and caregiving relatives. *J Trauma Nurs.* 2007; 14(2):100-113.

March K. Intracranial pressure monitoring: Why monitor? *AACN Clin Issues.* 2005;16(4):456-475.

Mcilvoy, L. The effect of hypothermia and hyperthermia on acute brain injury. *AACN Clin Issues.* 2005;16(4):488-500.

Nayduch D, Reed RL. Clinical characteristics of autonomic hyperexcitability syndrome. Paper presented at: Western Trauma Association; February, 1996; Grand Targhee, WY.

OPTN. Organ donor statistics. www.optn.org/latestdata/step2.asp. Accessed July 18, 2008.

Rancho Los Amigos National Rehabilitation Center. Rancho Los Amigos Scale. Downey, CA: Rancho Los Amigos National Rehabilitation Center, 1974.

Rossitch E, Bullard DE. The autonomic dysfunction syndrome: etiology and treatment. *Br J Neurosurg.* 1988;2(4):471-478.

Ruffolo DC. Carotid-cavernous sinus fistula in penetrating facial trauma. *J Trauma Nurs.* 2000;7(2):48-51.

Saunders RL, Harbaugh RE. The second impact in catastrophic contact-sports head trauma. *JAMA.* 1984;252(4):538-539.

Teasdale G, Jennett B. Assessment of coma and impaired consciousness: a practical scale. *Lancet.* 1974;2(7872):81-84.

Trauma.Org. Glasgow Outcome Scale. www.trauma.org/archive/scores/gos.html. Accessed July 23, 2008.

White H, Cook D, Venkatesh B. The use of hypertonic saline for treating intracranial hypertension after traumatic brain injury. *Anesth Analg.* 2006;102(6):1836-1846.

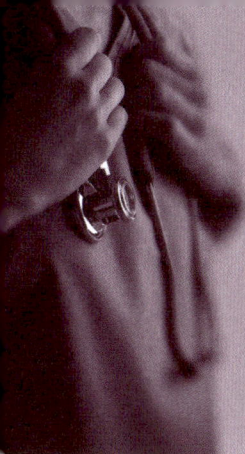

Capítulo 5
TRAUMA RAQUIMEDULAR

INTRODUÇÃO

O trauma raquimedular (TRM) não é a lesão mais frequente nos Estados Unidos, no entanto é a de maior custo. Cerca de 12 mil TRMs ocorrem a cada ano (NSCISC, 2008). As colisões de veículos a motor (CVM) são a causa mais comum (42%), seguida pelas quedas (27%) e, de forma surpreendente, pelos atos violentos (15%). A média da idade de pessoas atingidas aumentou de 28,7 para 39,5 anos desde 2005 (NSCISC, 2008). Visto que a população tem envelhecido e permanece ativa, o TRM nos indivíduos com mais de 60 anos aumentou de 4,7 para 11,5%. As lesões mais arrasadoras ocorrem na coluna cervical e estão associadas com o maior custo causado pela necessidade de cuidados e pela perda de função. A tetraplegia acima de CIV custa em média 775 mil dólares para o tratamento inicial, e o tratamento posterior custa 138 mil a cada ano subsequente. A tetraplegia abaixo de CIV tem menor custo, mas não muito abaixo, 500 mil dólares inicialmente, com 56 mil adicionais a cada ano. A partir daí, os custos são de cerca de 250 mil para as lesões incompletas e a paraplegia (NSCISC, 2008).

Nas crianças, 60 a 80% das lesões são da coluna cervical, devido ao tamanho e ao peso da cabeça, aos pequenos músculos do pescoço e às facetas planas (Avarello e Cantor, 2007). A maior flexibilidade do pescoço resulta em lesão ligamentosa, bem como em lesão da medula espinal.

Uma porcentagem significativa dos indivíduos com TRM morre na cena do evento por obstrução da via aérea. Entretanto, os que sobrevivem necessitam de controle emergencial rápido e cuidado de longo prazo. Além da lesão na medula espinal, ocorrem fraturas e luxações da coluna vertebral. Esses pacientes podem não ter lesão medular, mas têm o mesmo potencial. Portanto, o controle inclui não apenas a ressuscitação e a identificação de outras lesões, mas também a proteção da medula espinal e da coluna vertebral.

AVALIAÇÃO

Devido à complexidade do TRM, a avaliação inclui a anatomia da coluna vertebral. O entendimento completo dos níveis de funcionamento auxilia o diagnóstico e o tratamento rápidos. Todos os pacientes lesionados são considerados portadores de lesão na coluna até prova em contrário. A probabilidade de uma segunda lesão contígua da coluna é alta. Apenas 5% das lesões cefálicas estão associadas com as lesões da coluna. No entanto, 25% das lesões de coluna estão associadas, no mínimo, com TCEs leves (ATLS, 2004).

História

Como em todo trauma, a história do evento é muito significativa. Lembrar de incluir também a história médica e cirúrgica anterior do paciente. As lesões com risco de vida são controladas em primeiro lugar. A presença de lesão na coluna pode tornar difícil o diagnóstico de outras lesões em razão da falta de sensibilidade à dor e do choque neurogênico. As causas mais comuns de lesão na coluna incluem:
- Aceleração negativa rápida (desaceleração) na CVM.
- Carga axial acompanhando a queda de altura.
- Lesão penetrante e/ou lesão explosiva.
- Hiperextensão durante o impacto do queixo.
- Hiperflexão ocorrendo em locais de apoio como CV-CVI ou TXII-LI com o uso inadequado do cinto de segurança.

Além das questões habituais sobre a história pregressa, deve-se incluir:
- Qualquer sensibilidade anormal após o evento.
  – Onde.
  – Descrição do tipo de sensibilidade – formigamento, agulhadas/alfinetadas, dor, dormência, ardência.
- Qualquer atividade motora anormal após o evento.
  – Fraqueza.
  – Perda de função, incapacidade de movimentar-se contra a gravidade.

Avaliação do Trauma

Toda avaliação de trauma deve começar pela via aérea, respiração, circulação, e depois ser realizada avaliação neurológica. Durante o rápido exame inicial, manter a proteção da coluna com o uso do colar cervical e das manobras de mobilização. Ao avaliar, agir sobre qualquer situação de risco de morte e proceder como foi exposto no Capítulo 2. O conhecimento de anatomia da coluna é essencial para a documentação correta da lesão quando o sistema neurológico for avaliado. Incluir a palpação da coluna quanto a sensibilidade ou deformidade como indício de lesão à coluna.

A coluna é formada por 7 vértebras cervicais, 12 torácicas, 5 lombares e 5 sacras que são fundidas (Fig. 5.1). Raízes nervosas são associadas a cada nível vertebral. Destas, 8 raízes cervicais estão rela-

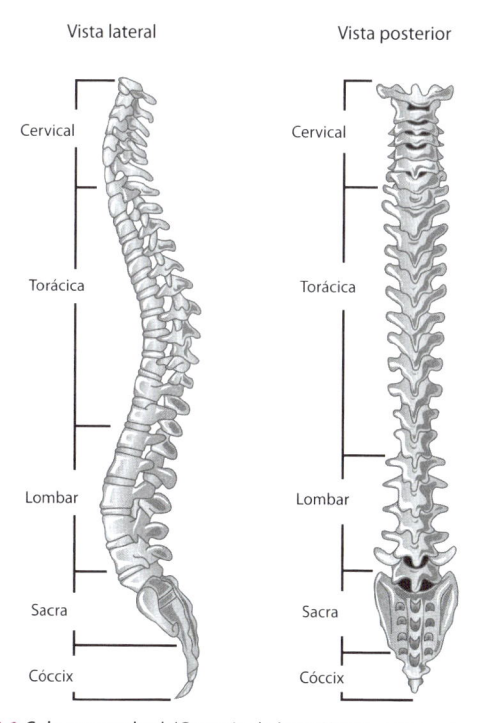

Figura 5.1 Coluna vertebral. (Cortesia de http://www.spineuniverse.com.)

cionadas às 7 vértebras. Cada vértebra da coluna de CIII para baixo é idêntica exceto pela variação no tamanho (Fig. 5.2). As lâminas formam um anel em torno da medula óssea com os processos transversos e espinhosos. Os pedículos completam o anel com a fixação ao corpo vertebral. As fraturas nessas áreas têm o potencial de atingir a medula que protegem. As facetas são as impressões digitais articuladas e os processos que alinham as vértebras umas sobre as outras. Os corpos vertebrais proporcionam a estrutura com discos entre eles para absorção do choque. As lesões aos corpos vertebrais são geralmente fraturas compressivas ou que ocorrem durante a subluxação. As raízes nervosas (31 pares) saem entre as vértebras, e o suprimento vascular corre ao longo da coluna através dos foramens. O plexo braquial consiste em raízes cervicais de 5 a 8, mais a raiz torácica 1. O plexo inerva a extremidade superior complexa.

A coluna cervical superior tem uma anatomia exclusiva que permite ao corpo virar a cabeça. As articulações na extremidade superior iniciam com o anel simples de CI e os côndilos occipitais para proteger a medula óssea (extensão da medula oblonga) ao sair do crânio. O anel da CI permite, assim, a amplitude de movimento do pescoço e da cabeça (Fig. 5.3). A CII articula-se com a CI por meio do processo odontoide, uma estrutura óssea vertical a partir

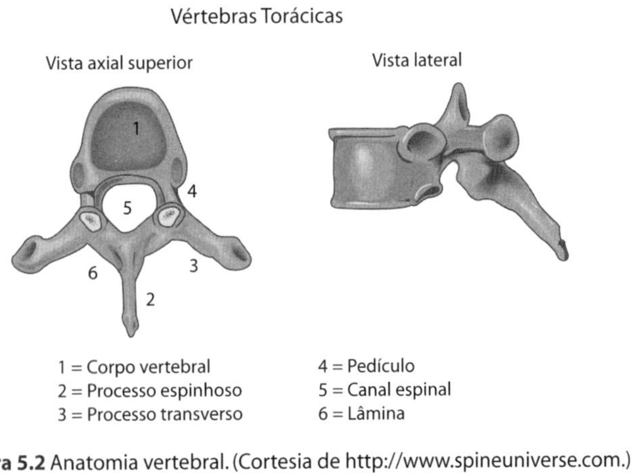

Vértebras Torácicas

Vista axial superior Vista lateral

1 = Corpo vertebral   4 = Pedículo
2 = Processo espinhoso   5 = Canal espinal
3 = Processo transverso 6 = Lâmina

Figura 5.2 Anatomia vertebral. (Cortesia de http://www.spineuniverse.com.)

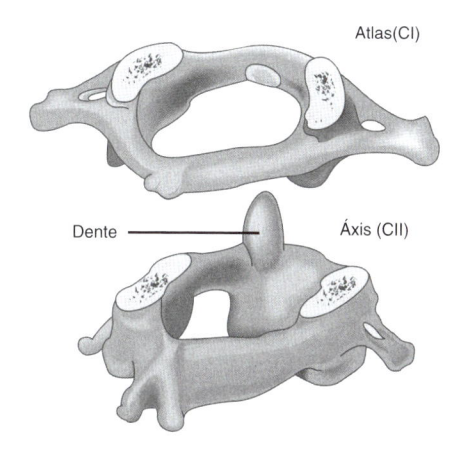

Figura 5.3 Anatomia das vértebras C1-C2. (Cortesia de http://www.spineuniverse.com.)

da CII, que permite a rotação de CI. Os idosos são particularmente suscetíveis a fraturas nesse local.

Avaliação muscular

Como descrito no Capítulo 4, a avaliação da força muscular é realizada por meio de uma escala de cinco pontos, com 0 = sem movimentos e 5 = força muscular normal. Ver o Capítulo 4 para descrição mais detalhada. Ao avaliar o paciente com suspeita de TRM, observar se existe diferença entre os membros direito e esquerdo, superiores e inferiores. Se houver perda de função motora, observar em que nível a perda inicia. As funções motoras associadas com os diferentes níveis da medula espinal são descritas na Tabela 5.1. Qualquer lesão de medula pode resultar em perda de todas as funções abaixo do nível da lesão.

A avaliação motora é realizada observando-se a anatomia do controle motor que inclui os neurônios superiores e inferiores e os tratos espinais que se estendem pela medula:
- Trato corticoespinal lateral (trato piramidal):
  – Cornos posterolaterais da medula.
  – Tratos motores da extremidade inferior são periféricos e os da extremidade superior são centrais.

Tabela 5.1 Avaliação motora no TRM

Nível	Controle motor
Cervical	
CIII a CIV	Plexo cervical Função do diafragma (nervo frênico) Parada respiratória em lesões acima de CIV Ombros encolhidos
CV	Deltoide, bíceps Flexão dos cotovelos
CVI	Extensão dos punhos
CVII	Tríceps Extensão dos cotovelos
CVIII	Mãos Flexão dos dedos (garra)
Torácica	
TI	Com CVIII – mãos Extensão dos dedos
TII a TXII	Intercostais, internos e externos (TII a TVIII) Capacidade para permanecer em pé, tosse, suspiro, respiração profunda Respiração
TVIII a TXII	Musculatura abdominal
Lombar	
LI a LII	Flexão dos quadris
LIII começa a cauda equina	Extensão dos joelhos
LIV	Dorsiflexão dos tornozelos
LV	Extensão do hálux (#1)
Sacro	
SI	Flexão plantar dos tornozelos
SII a SV	Controle intestinal e da bexiga Função sexual

- Controle motor ipsilateral.
- Avaliar as contrações voluntárias.
• Trato espinotalâmico:
- Cornos anterolaterais da medula.
- Dor contralateral e sensibilidade à temperatura.
- Avaliar a sensação de alfinetada e a de toque leve.
• Medula espinal posterior:
- Propriocepção e vibração ipsilateral.
- Avaliar senso de posição dos dedos dos pés e das mãos.
• Neurônios motores superiores:
- Permanecem completamente no sistema nervoso central.
- Apresenta-se como paralisia, hipertonicidade e hiper-reflexia.
• Neurônios motores inferiores:
- Inicia no sistema nervoso central e vai até um grupo muscular.
- Trajeto final comum.
- Resulta em perda do tônus muscular (flacidez), hiporreflexia ou arreflexia, fasciculações.

Os reflexos espinais também são avaliados. Eles podem permanecer intactos apesar da perda do controle motor, pois o arco reflexo com a medula permanece intacto ao grupo muscular. Além da avaliação dos reflexos, verificar o tônus retal, a sensibilidade perianal e a grande flexão do hálux para identificar se o sacro foi poupado, preferencialmente após a resolução do choque medular. Os reflexos são graduados de 0 a 3+ (2+ = normal). A avaliação do reflexo inclui:

• Abdominal:
- Golpear o abdome superior resulta em movimento do umbigo em direção ao estímulo.
• Bulbocavernoso:
- Tracionar o cateter de Foley resulta em contração do esfíncter anal.
• Anal superficial:
- Golpear a área perianal resulta em contração do esfíncter anal.
• Cremaster:
- Homens.
- Golpear a parte interna da coxa resulta na elevação do escroto.
• Priapismo:
- Homens.

– Tracionar o cateter de Foley resulta em ereção.
– A ereção pode estar presente no momento da admissão no hospital para tratamento da TRM devido à perda da conexão com os neurônios motores superiores.
- Babinski:
  – Aplicando-se um estímulo tátil firme na planta do pé, os dedos dos pés devem encolher.
  – Os dedos dos pés viram para cima até os 2 anos de idade ou na presença de lesão neural motora superior.
- Reflexos tendíneos profundos:
  – Usar um martelo para o teste dos reflexos.
    - Aquiles (S1, S2)
    - Quadríceps (L3, L4)
    - Tríceps (C7, C8)
    - Braquiorradial (C5. C6)
    - Bíceps (C5)

Avaliação sensorial

A avaliação sensorial é um dos melhores meios de descrever o nível da lesão. Os dermátomos (Fig. 5.4) devem ser descritos com exatidão. Um dos erros mais frequentes é a descrição da perda de sensibilidade no tórax anterior superior como uma lesão do nível T1-T2, apesar de o paciente não poder movimentar seus braços. As raízes cervicais formam um efeito de "xale no pescoço" no tórax anterior. A perda de sensibilidade no tórax anterior superior identifica uma lesão C4-C5, não T1. O diagrama do dermátomo auxilia a compreensão da distribuição das raízes nervosas, especialmente as distribuições cervical e lombossacral. As raízes lombossacrais formam a cauda equina ou o plexo de raízes que deixa a medula espinal (que conclui em LI-LII). O cone consiste nos segmentos sacros na extremidade imediata da medula espinal (LI).

Escala de deficiência ASIA

A American Spinal Injury Association (ASIA) desenvolveu uma escala de graduação do TRM que permite a descrição consistente desse tipo de lesão. A investigação inclui a avaliação motora e sensorial para determinar o nível da lesão.

Cuidados no Trauma 185

- Completa (A) – ausência da função motora ou sensorial nos segmentos das raízes sacrais S4-S5.
- Incompleta (B) – a função sensorial é preservada, mas não a função motora abaixo do nível da lesão, e inclui o segmento das raízes sacrais S4-S5.

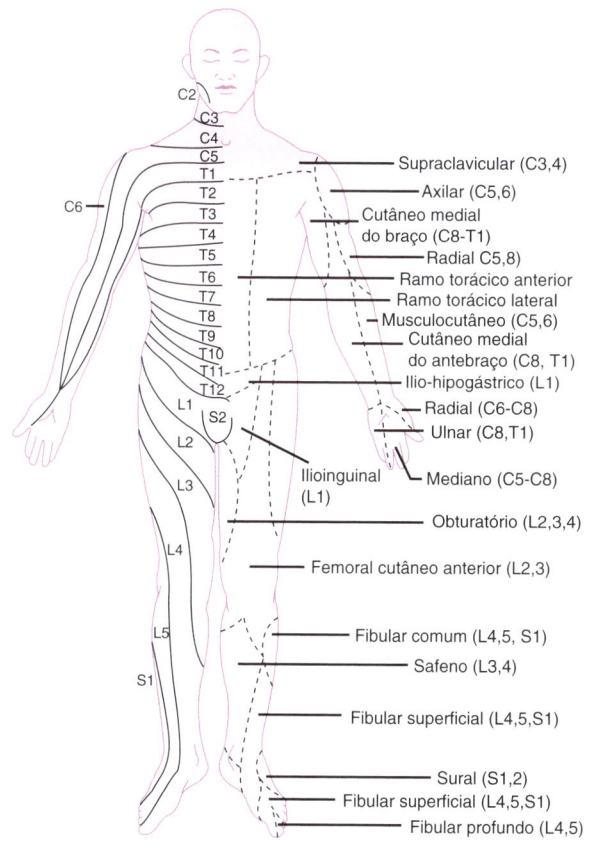

Dermátomos – vista anterior

Figura 5.4 Dermátomos. (Com permissão de Auerbach, PS. *Field Guide to Wilderness Medicine*. St. Louis: CV Mosby; 2003.)

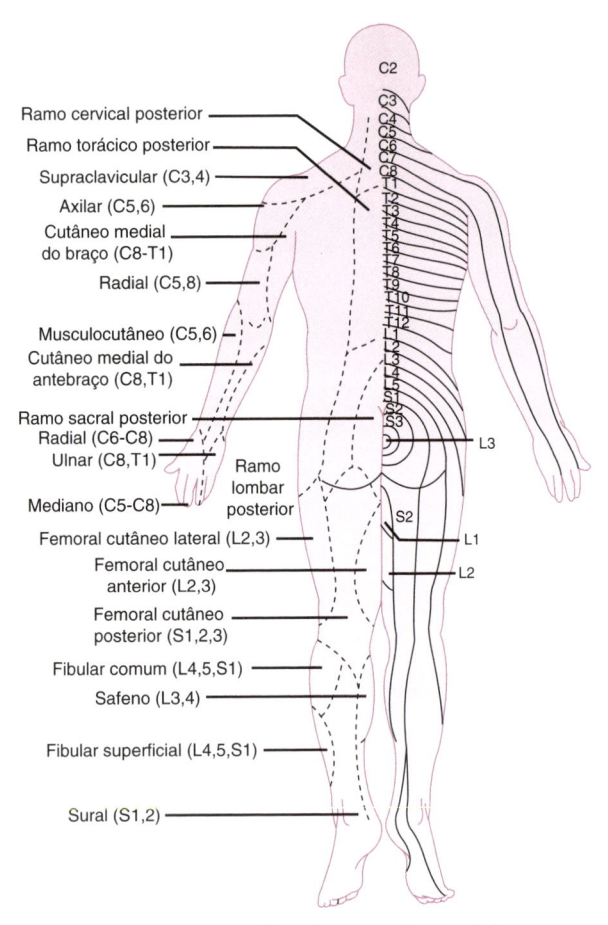

Ramo cervical posterior
Ramo torácico posterior
Supraclavicular (C3,4)
Axilar (C5,6)
Cutâneo medial do braço (C8-T1)
Radial (C5,8)
Musculocutâneo (C5,6)
Cutâneo medial do antebraço (C8,T1)
Ramo sacral posterior
Radial (C6-C8)
Ulnar (C8,T1)
Mediano (C5-C8)
Ramo lombar posterior
Femoral cutâneo lateral (L2,3)
Femoral cutâneo anterior (L2,3)
Femoral cutâneo posterior (S1,2,3)
Fibular comum (L4,5,S1)
Safeno (L3,4)
Fibular superficial (L4,5,S1)
Sural (S1,2)

Dermátomos – vista posterior

Figura 5.4 (Continuação)

- Incompleta (C) – a função motora é preservada abaixo do nível da lesão, com mais da metade dos grupos musculares correspondentes com força graduada menor que 3.
- Incompleta (D) – a função motora é preservada abaixo do nível da lesão, com pelo menos 50% dos grupos musculares correspondentes com força graduada maior ou igual a 3.

- Normal (E) – todas as funções motoras e sensoriais são normais.
- As síndromes medulares, específicas, como as descritas a seguir, são adicionadas a esses descritores quando necessário.

Lesão medular

O TRM é descrito como completo ou incompleto. O trauma pode ser ou não acompanhado de fratura, luxação ou fratura-luxação. As lesões completas são causadas pela transecção da medula ou isquemia e morte de uma seção medular. A isquemia leva a necrose, que resulta, então, na lesão completa. As lesões completas são irreversíveis e geralmente imediatas. As que ocorrem acima de TI resultam em tetraplegia e apresentam os sinais e sintomas listados a seguir.

Sinais e Sintomas de Lesão Medular Completa

Flacidez

Perda de sensibilidade a temperatura, dor, pressão, vibração, propriocepção

Perda de reflexos

Rotação externa bilateral dos quadris

Perda das funções autônomas: hipotensão, bradicardia, peciloltermia

Perda da função intestinal e urinária

Íleo distendido

Priapismo

Taquipneia, respirações superficiais, se a lesão for cervical ou torácica alta

As lesões abaixo de TI resultam em paraplegia. A preservação do sacro sugere uma lesão incompleta na qual as raízes sacrais estão intactas. Ela é demonstrada por:
- Sensibilidade perineal.
- Tônus retal.
- Reflexo bulbocavernoso.

Tabela 5.2 Síndromes medulares incompletas

Síndrome	Sinais e sintomas
Medula anterior	Perda do controle motor bilateral, sensação de dor e temperatura abaixo da lesão Propriocepção e vibração presentes Se houver infarto da artéria espinal anterior, o prognóstico é ruim Associada a hiperflexão Recuperação a partir dos membros inferiores para a bexiga e depois para os membros superiores e por fim às mãos
Medula posterior	Perda da propriocepção Controle motor, dor, temperatura preservados Funcional, mas com riscos de segurança Síndrome medular rara
Medula central	Deficiência bilateral do controle motor do membro superior mais do que do inferior Hiperextensão da artéria espinal anterior Associada à lesão de hiperextensão
Brown-Sequard	Perda do controle ipsilateral e da propriocepção, vibração Perda da sensação de dor e de temperatura contralaterais Associada a trauma penetrante (hemissecção da medula)
Cauda equina	Lesão às raízes nervosas lombossacrais (não há lesão medular) Bexiga arreflexiva, anestesia em sela Perda motora e sensorial variável do membro inferior dependendo da raiz lesionada Arreflexia do membro afetado Dor radicular no membro afetado
Cone medular	Lesão no segmento espinal S4-S5 ao saírem da medula (na LI) Intestino e bexiga arreflexivos, esfincter anal flácido Algum grau de arreflexia dos membros inferiores Perda motora e sensorial variável dos membros inferiores Pode haver fratura de LI

As síndromes medulares incompletas são identificadas na Tabela 5.2. Uma lesão incompleta tem o potencial de resolução ou pelo menos de melhora com o tempo, exceto as lesões de Brown-Sequard. Estas resultam da hemissecção da medula, em geral por trauma penetrante, destruindo uma porção da própria medula. O sistema nervoso central é incapaz de reparar-se. Os nervos periféricos normalmente se regeneram e curam com o tempo.

Avaliação diagnóstica

A lesão facial e cefálica sugere mecanismos de trauma de hiperextensão, que pode também resultar em lesão da coluna cervical (Hsu et al., 2007). É importante observar que, se o paciente for transferido para um centro de trauma de nível mais elevado, não se deve desperdiçar tempo na identificação da lesão na coluna. Manter a imobilização e proteger a coluna antes e durante o transporte. Mesmo que a coluna tenha sido "liberada", as equipes de transporte imobilizarão novamente o paciente para sua segurança durante a transferência. Proteger a coluna e providenciar o transporte rápido para o centro de trauma.

As radiografias simples são em geral os primeiros exames diagnósticos a serem feitos para avaliar a lesão da coluna. As fraturas e as luxações podem existir sem lesão da medula e ficam evidentes nas radiografias ou na tomografia computadorizada (TC). Três imagens radiográficas costumam ser obtidas: a anteroposterior (AP) (inclui CII até os processos espinhosos de CVII); a lateral (inclui da base do occipital a TI); a imagem transoral do odontoide (visão completa do dente do áxis e das massas laterais de CI). Se a junção CVII-TI não puder ser visualizada, a posição de nadador pode auxiliar.

A TC do pescoço é usada com mais frequência para identificar a lesão da coluna, pois o paciente de trauma em geral é submetido também a tomografias de outros sistemas orgânicos. É usada uma TC axial com cortes de 3 mm. A TC helicoidal da coluna identifica 99% das lesões, especialmente se adicionada a uma radiografia anteroposterior e lateral. A identificação do edema pré-vertebral é uma indicação de que pode haver a presença de lesão da coluna cervical (Hsu et al., 2007).

Além das fraturas de coluna que podem resultar em TRM, a lesão à artéria vertebral anterior também pode causá-la em razão de isquemia à medula. Essa artéria alimenta os dois terços anteriores da medula onde é controlada a função motora. A lesão às artérias vertebrais pode provocar tanto isquemia quanto embolia cerebral. A identificação e o tratamento precoces podem prevenir a dissecção progressiva, a trombose e a embolização. Há incidência de 24 a 46% de lesão da artéria vertebral nas fraturas de vértebras (Weller et al., 1999). A lesão ocorre quando a artéria penetra nos forames transversos. As fraturas que envolvem os forames devem ser examinadas de forma mais detalhada para identificação da lesão à artéria vertebral.

A ressonância magnética é um exame diagnóstico especial para presença de hematoma vertebral epidural, lesão no disco, contusão da medula e/ou lesão ligamentosa. Também pode ser usada com a TC nos pacientes incapazes de cooperar no exame, para a liberação cervical e a remoção do colar cervical.

As anormalidades nas radiografias que são variantes normais incluem:
- Pseudossubluxação de CII sobre CIII em aproximadamente 40% das crianças antes da adolescência.
- Fusão posterior de CI, que ocorre aos 4 anos.
- Fusão anterior de CI, que ocorre entre 7 e 10 anos.
- Crianças também têm facetas planas até os 7 a 10 anos.
- Epífise de CII que imita uma fratura odontoide nas crianças com até 6 anos.

Tipos de fraturas e luxações

A hiperflexão pode resultar em luxação e facetas salientes nas quais as vértebras superiores não as assentam mais nas "impressões" das vértebras logo abaixo.
- No *jump-locked,* significam que o salto ocorreu e o posicionamento das facetas impede a redução. Essas lesões são, no entanto, sérias e instáveis.
- Os ligamentos posteriores são frequentemente rompidos e pode haver compressão do corpo vertebral além de outras fraturas.
- Quando as facetas se deslocam (subluxação), ocorre com frequência a penetração ou a lesão à medula óssea, pois o canal é estreitado pela luxação das vértebras.

A hiperextensão resulta em dano central à medula por compressão.
- Hemorragia intradural e edema são os resultados.
- Rompe-se o ligamento anterior.

As lesões de flexão-rotação podem resultar em rompimento bilateral da faceta quando as vértebras são deslocadas mais de 50% da largura do corpo vertebral.
- Pode resultar em luxação unilateral.

- Se o ligamento posterior for rompido, a lesão é considerada instável.
- CV-CVI é o local mais comum para essa lesão.

A luxação atlantoccipital (AO) é uma avulsão de CI dos côndilos occipitais.

- Geralmente resulta em morte imediata pela perda da via aérea.
- Inclui a destruição do tronco cerebral.
- Isso ocorre com mais frequência nas crianças devido aos ligamentos subdesenvolvidos.
  – Pode também ser um sinal da síndrome do bebê sacudido.
- Os nervos cranianos IX, X, XI, XII saem da junção AO e também podem ser lesionados, provocando paralisia ou fraqueza grave.
- A classificação é descrita como:
  – Tipo I: luxação anterior do crânio a partir do atlas.
  – Tipo II: distração longitudinal sem luxação anterior ou posterior.
  – Tipo III: luxação posterior do crânio a partir do atlas.

As fraturas de CI são causadas pela carga axial e podem resultar em uma explosão do anel, a fratura de Jefferson.

- A lesão é instável, mas raramente resulta em morte.
- A radiografia simples do odontoide de boca aberta proporciona o melhor diagnóstico.
- Se ocorrer uma subluxação de rotação, provoca o torcicolo.
- A lesão mais comumente despercebida é a da coluna cervical superior, CI-CII (Powe, 2006).

A luxação atlantoaxial (AA) (CI e CII) é similar à AO, resultando em alongamento e rompimento da medula e morte imediata pela perda da via aérea (Fig. 5.5).

A distração mecânica dos elementos posteriores de CII é chamada de fratura do enforcado. CII pode apresentar fraturas como qualquer outra vértebra, mas inclui a fratura do odontoide. O paciente que sobrevive raramente apresenta lesão da medula.

- A fratura do odontoide em geral é causada por hiperextensão.
- As fraturas do odontoide são classificadas como:
  – Tipo I: fratura acima da base do odontoide.
  – Tipo II: fratura através da base do odontoide.
  – Tipo III: fratura estende-se ao corpo vertebral.

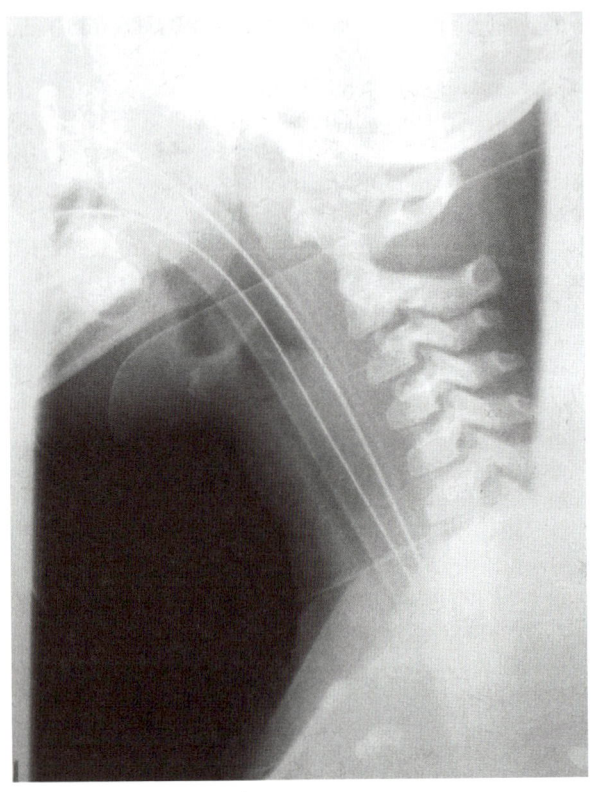

Figura 5.5 Luxação atlantoaxial.

As fraturas de CII são mais bem identificadas com as radiografias simples laterais e as com visualização do odontoide.

As lesões de CIII a CVII com fraturas da faceta unilateral têm uma incidência de 80% de TRM.
- Se as fraturas de faceta bilateral ocorrerem, existe uma chance de 84% de lesão completa da medula (ATLS, 2004).
- CV-CVI é o ponto de maior flexão no pescoço.
- A lesão mais comumente despercebida da coluna cervical inferior é CVII-TI (Powe, 2006).

As fraturas de TI a TX ocorrem com menor frequência devido à estabilidade proporcionada pelas costelas.

- As fraturas de explosão do corpo vertebral ocorrem com a carga axial. O grau de compressão determina o potencial para maior compressão com o tempo.
- As fraturas-luxações resultam em TRM devido à natureza estreita do canal.
- As fraturas de Chance são fraturas transversas do corpo vertebral.
  - Associadas frequentemente a lesão abdominal ou retroperitoneal.
  - Causadas por CVM em que apenas o cinto de segurança do colo estava colocado, sobretudo se usado muito alto no abdome ou por crianças pequenas demais para esse tipo de cinto.

As fraturas de TXI a LI são causadas por hiperflexão ou carga axial. As lesões do cone e da cauda equina afetam o intestino e a bexiga além dos membros inferiores. Também são decorrentes de hiperflexão ou carga axial.

DOCUMENTAÇÃO

O registro da função motora e sensorial deve ser feito na avaliação inicial do trauma. O horário do início da perda da função é necessário para a determinação do tratamento, assim como os eventos hipóxicos ou hipovolêmicos que possam ter ocorrido desde a lesão. Conforme acontece na lesão cefálica, pode ocorrer uma lesão medular secundária causada por qualquer evento hipóxico ou hipotensivo. O estado neurológico deve ser reavaliado com frequência quanto a mudanças ou à evolução dos sintomas neurológicos. O TRM é avaliado ao longo da permanência do paciente para monitorar o progresso da cura e determinar se a lesão é incompleta antes de ser considerada completa. É possível que o TRM pareça completo na chegada e se modifique com o passar do tempo.

Documentar qualquer eritema ou áreas de pressão na admissão. Essas áreas necessitarão ser monitoradas continuamente para prevenir úlcera por pressão. A avaliação contínua da pele é necessária para identificar qualquer nova área de pressão.

A temperatura também deve ser documentada e monitorada, porque o paciente com TRM acima de TVI é pecilotérmico. Ele tem o potencial de perder calor suficiente para assumir a temperatura do ambiente circundante. Esses pacientes não apresentam tremores para se proteger.

TRATAMENTO

Na cena, a proteção da coluna é essencial. Qualquer mecanismo que requeira uma transferência significativa de energia exige imobilização da coluna, junto com a avaliação da via aérea, da respiração e da circulação ainda na cena. A lesão penetrante à medula também exige imobilização. Na dúvida, imobilizar na cena com prancha de imobilização de coluna, colar cervical, imobilizador da cabeça e cintas. Se o paciente estiver sob o efeito de álcool ou drogas, tiver alteração ou perda da consciência, lesão por distração, déficit neurológico e/ou dor na coluna, a imobilização na cena é uma exigência (ATLS, 2008). Se for transferido do hospital local para um centro de trauma, manter a imobilização durante a transferência. Ao imobilizar uma criança, colocar uma toalha enrolada ou um travesseiro pequeno sob as omoplatas para alinhar o corpo com o occipital grande (Fig. 5.6).

Ressuscitação

A ressuscitação dos pacientes com TRM e fraturas na coluna é a mesma de todos os pacientes de trauma, com alguns itens específicos à coluna que incluem:

Via aérea/respiração

Os pacientes que apresentam apneia na cena podem despertar repentinamente quando intubados. Eles com frequência apresen-

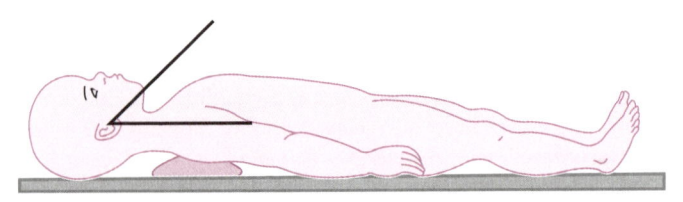

Figura 5.6 Imobilização da coluna na criança. (Ilustração de Maggie Reynard.)

tam luxação AO ou AA e necessitam de uma via aérea, pois a lesão é acima de CIV. Eles podem sobreviver, porém, assim como os tetraplégicos dependentes do ventilador pulmonar mecânico. Apesar disso, o acesso aéreo, como sempre, é a prioridade.
- Providenciar a via aérea definitiva exige proteção da coluna cervical, manutenção da estabilização manual durante a intubação e NÃO tracionar excessivamente o pescoço.
- A pressão cricóidea pode auxiliar a intubação.
- Avaliar a respiração superficial, o uso dos músculos acessórios, a respiração paradoxal e a respiração abdominal como indicadores de que o paciente está lutando para manter a respiração.
  - A capacidade vital menor que 800 mL necessita de ventilação mecânica.
  - As lesões acima de TX reduzem o reflexo da tosse.
  - A manobra da tosse manualmente assistida auxilia com um tossir mais eficaz, colocando-se a palma da mão no abdome e empurrando-o para dentro enquanto o paciente expira.
    - Não realizar logo após as refeições.
    - A tosse manualmente assistida pode afetar a posição do filtro da veia cava.
  - Realizar fisioterapia torácica para mobilizar as secreções e prevenir a atelectasia.
  - A broncoscopia pode auxiliar na dificuldade persistente para abrir as vias aéreas.
  - A ventilação prolongada exige uma traqueostomia para assegurar a via aérea.
- Iniciar a terapia cinética precocemente para favorecer a mobilização da secreção pulmonar enquanto o paciente permanece imobilizado.
  - Usar nos pacientes que exigem a movimentação em bloco.
  - Pode ser usada em caso de uso de dispositivos de tração cervical, se necessário.
  - Garantir um bom ajuste, mas sem pressão.
  - Manter a rotação constante.
- O nervo vago está acima de CI, o que resulta em fluxo sem oposição e ininterrupto, provocando resposta vasovagal a tosse, sucção ou mudança de posição.

Circulação

A circulação no paciente com TRM é afetada tanto pelos problemas neurológicos quanto pelas lesões associadas. Se todos os potenciais locais de hemorragia forem descartados, tratar o choque neurogênico e medular.

O choque neurogênico deve ser controlado como mencionado aqui (ATLS, 2004):

- Administrar líquidos de forma semelhante à realizada na ressuscitação do trauma, até 2 L de cristaloide aquecido.
- Garantir que não haja foco de hemorragia constante que exija controle.
- A administração contínua de líquido pode resultar em edema pulmonar.
- Administrar vasopressores na ausência de resposta à ressuscitação volêmica.
  - Dopamina
  - Fenilefrina
  - Noradrenalina

Sinais e Sintomas de Choque Neurogênico

Ocorre com TRM acima de TVI

Perda da ação simpática abaixo da lesão – vasodilatação, aumento da capacitância venosa, diminuição do retorno venoso, do débito cardíaco e da perfusão

Hipotensão

Bradicardia

Pele quente e seca

Dura de duas semanas a dois anos; média de três meses

O choque medular é a resposta do sistema neurológico ao trauma.

Manter a normotermia para o paciente, sobretudo o tetraplégico, pois ele apresenta pecilotermia.

- Administrar os líquidos aquecidos.

> ### Sinais e Sintomas do Choque Medular
>
> Flacidez seguida de hipertonicidade/espasticidade após a resolução da lesão medular
>
> Arreflexia
>
> Perda de sensibilidade
>
> Bexiga neurogênica
>
> Retorno da função é anunciado por tônus da bexiga, reflexos sacros e hiper-reflexia
>
> Os reflexos voltam geralmente em 4 a 6 semanas

- Monitorar continuamente a temperatura central.
- Aquecer o quarto.
- Aplicar cobertas quentes ou usar um aquecedor de ambiente.

Estabilização

A estabilização começa na cena e continua até o tratamento definitivo. A prancha rígida para as costas e o colar cervical são colocados antes da chegada. O tratamento inclui:

- Remover a prancha rígida, logo que possível, após a chegada à instituição para cuidados definitivos a fim de prevenir úlcera por pressão.
  - Remover a prancha com movimento em bloco do paciente para avaliar as costas.
  - Mobilizar com cuidado até que seja liberado.
  - A mobilização em bloco exige o mínimo de 4 a 6 pessoas: uma para controlar a cabeça e a mobilização em si, duas com os braços atravessados no corpo do paciente, uma para virar as pernas; movimentar o paciente em direção à equipe.
- Usar a prancha de imobilização de coluna apenas para o transporte.
- Após a remoção, mobilizar com cuidado a cada duas horas até que a lesão seja descartada ou a estabilização definitiva seja realizada (ATLS, 2004).

- Os colares Philadelphia e de desencarceramento são aceitáveis para a colocação inicial.
- O colar cervical de uso prolongado é necessário para proporcionar estabilização e prevenir ruptura.
  - Usar os colares Aspen ou Miami-J para essa finalidade.
  - Seguir as diretrizes para a medida e a aplicação ou consultar o ortopedista.
  - Fornecer um conjunto de forros para que possam ser trocados e limpos diariamente.
- As fraturas odontoides de CII fundem-se em geral após três meses da lesão; é exigida a estabilização durante esse tempo.

O controle específico de várias lesões inclui:
- Lesão cervical por esforço excessivo – lesão à musculatura e aos ligamentos, resultando apenas em dor e rigidez via de regra 12 a 24 horas após a lesão.
  - Aplicar um colar cervical macio para lembrar ao paciente de ser cuidadoso com o pescoço.
  - Os sintomas duram cerca de 2 a 4 semanas.
- Fratura-luxação exigindo redução:
  - O paciente pode ser mantido com pinça Gardner-Wells ou halo com tração para reduzir, sobretudo se a redução mecânica for ineficaz.
    - As luxações do tipo II AO nunca devem ser colocadas em tração (McElwee e Wargo, 2006).
  - Uma vez realizada a redução, o paciente pode ser submetido a cirurgia e/ou colocação de halo.
  - Com frequência, mesmo com a fusão cirúrgica, o halo é colocado para manter a estabilização.
  - O tratamento com halo inclui a limpeza nos locais de inserção dos pinos, diariamente, com soro fisiológico; aplicar iodo-povidona (PVPI) a cada oito horas.
  - Prender os parafusos do halo no próprio colete em caso de parada cardíaca, quando a porção anterior do colete talvez tenha de ser removida; alguns dispositivos de halo possuem coletes removíveis.
  - Os dispositivos do halo também são feitos de titânio e são compatíveis com a imagem da ressonância magnética.

- Proporcionar um forro adicional e usar uma camiseta sob o forro para higiene.
  - Não aplicar talco, loção ou maisena sob o colete, pois eles "aderem" e se tornam irritantes à pele.
  - Monitorar a lesão da pele.
  - Limpar a pele diariamente.
- Instruir os pacientes para que permaneçam sempre com o halo (em geral por três meses); a autora teve pacientes que removeram o dispositivo ou foram nadar com ele.
- Lesão torácica cervical alta:
  - Usar um aparelho SOMI (imobilização esterno occipitomandibular) ou Minerva, cuja função essencial é fixar o dispositivo do colar cervical ao imobilizador torácico.
  - Ajustado pelo ortopedista.
  - Utilizado também quando o halo não puder ser colocado, como na gestação, na obesidade ou nas fraturas estáveis.
- Fraturas toracolombares:
  - Usar um dispositivo ortopédico toracolombar (TLSO ou aparelho Jewett), ajustado pelo ortopedista, para fraturas estáveis ou após a fusão cirúrgica.
  - Movimentar em bloco até a colocação do dispositivo de órtese toracolombar.
  - Pode ser usado um corpete para conforto nas fraturas do processo transverso; estas não exigem cirurgia, e podem indicar lesão pélvica e abdominal associada.
  - Cinquenta por cento das fraturas de processo transverso são vistas na TC, mas não nas radiografias (Homnick et al., 2007).
- Fixação cirúrgica:
  - Pode ser anterior ou posterior ou ambas, em qualquer altura da coluna.
  - Determinada pelo cirurgião, pela instabilidade da fratura e pela lesão ligamentosa associada.
  - Proporciona descompressão precoce do hematoma epidural ou dos discos herniados para melhorar o resultado (EAST, 2000).
  - A fusão permite estabilidade, mobilização precoce, alta precoce para a reabilitação e prevenção de complicações; a fixa-

ção precoce permite que a cirurgia seja feita antes que iniciem as complicações infecciosas.
- Realizada geralmente de 1 a 4 dias após a lesão.
- Se houver melhora neurológica, a cirurgia pode ser transferida para 4 a 7 dias.
- A cirurgia também pode incluir o enxerto do osso da crista ilíaca (ou vertebral) ou osso de cadáver para aumentar a estabilidade e a calcificação após a cirurgia; laminectomia para descompressão; redução da luxação.
- Reduz o tempo de hospitalização.
• Metilprednisolona (terapia com esteroide):
   - Existe controvérsia considerável relativa ao uso de esteroides para reduzir o edema, agir como antioxidante e prevenir isquemia e morte celular.
      ▪ Os estudos iniciais mostram um possível benefício de retorno de 1 a 2 níveis de funcionamento com a administração de esteroides em altas doses (Bracken et al., 1990, 1998).
      ▪ Atualmente, o American College of Surgeons modificou suas instruções no Advanced Trauma Life Support (ATLS) Course, afirmando que não existe evidência suficiente para a administração rotineira de esteroides em altas doses no TRM agudo (Kortbeek et al., 2008).
      ▪ É decisão do médico administrar os esteroides em altas doses.
      ▪ Ver o quadro a seguir para as diretrizes quanto a dosagem.
   - Considerações especiais devem ser observadas para o uso nos pacientes com as seguintes características, pois estes não foram incluídos nos estudos originais.
      ▪ Gestantes
      ▪ Diabetes grave
      ▪ Menores de 13 anos
      ▪ Portadores do vírus da imunodeficiência humana (HIV) ou de infecção fulminante, tuberculose (TB)
      ▪ Trauma penetrante
- Se usados, devem ser obedecidos os critérios NASCIS II-III (Bracken et al., 1990, 1998).

Critérios da NASCIS II-III para Administração de Metilprednisolona

Iniciar APENAS até oito horas do surgimento inicial dos déficits neurológicos.

Administrar em bolus de 30 mg/kg durante 15 minutos.

Preparar o gotejamento prolongado e iniciá-lo no final da primeira hora.

Administrar gota a gota, lentamente, 5,4 mg/kg/h.

Se iniciar em três horas do surgimento, usar esse gotejamento durante 23 horas.

Se iniciar em 3 a 8 horas do surgimento, usar esse gotejamento por um total de 48 horas a partir da dose inicial em bolus.

Não substituir por outros esteroides.

Não adicionar outros esteroides, como a dexametasona.

Liberação da Coluna Cervical

Existem vários critérios para a liberação da coluna cervical. O objetivo é a remoção do colar, logo que possível, mas de maneira segura para evitar uma lesão oculta.

- Paciente alerta, desperto e orientado (EAST, 2000; Hoffman et al., 2000):
  – Ausência de drogas ou álcool.
  – Ausência de lesões resultantes de distração das vértebras (lesões dolorosas).
  – Ausência de dor na linha média posterior do pescoço.
  – Baixa probabilidade de lesão com base nos sintomas e nos mecanismos de lesão.
  – Ausência de déficit neurológico focal.
  – Sem necessidade de radiografia para liberar.
  – A liberação deve ser realizada por cirurgião de trauma, ortopedista especialista em coluna, neurocirurgião ou médico de urgência/emergência.

- Paciente desperto, alerta e orientado com dor no pescoço (EAST, 2000; ATLS, 2004):
  - Realizar um conjunto de três imagens radiográficas da coluna cervical – AP, lateral e boca aberta para visualizar o odontoide.
  - Realizar uma TC axial cervical com cortes de 3 mm.
  - Se a junção CVII-TI não for visível nas radiografias, adicionar a posição do nadador e/ou reconstruções sagitais da TC.
  - Se as radiografias forem normais, remover o colar e realizar radiografias de flexão-extensão.
    - As radiografias são feitas com movimentos voluntários de flexão e extensão, os quais devem atingir 30° ou mais sem ocasionar dor no pescoço.
    - Essas radiografias verificam uma possível instabilidade oculta.
    - Realizadas de preferência até quatro horas da lesão.
    - Se o espasmo muscular paraespinal limitar a radiografia, manter o colar cervical por 2 a 3 semanas e repetir, observando-se mais de 30° de flexão-extensão.
- Déficit neurológico – relacionado com a coluna (EAST, 2000):
  - Realizar um conjunto de três imagens radiográficas da coluna cervical – AP, lateral e boca aberta para visualização do odontoide.
  - Realizar uma ressonância magnética, sobretudo se as radiografias forem normais.
  - Preferencialmente até duas horas da chegada.
- Nível de consciência alterado com possibilidade de se prolongar por mais de dois dias:
  - Realizar um conjunto de três imagens radiográficas da coluna cervical – AP, lateral e boca aberta para visualizar o odontoide.
  - Realizar uma TC axial cervical com cortes de 3 mm e reconstruções sagitais.
  - Realizar fluoroscopia de flexão-extensão com imagens estáticas nos extremos da flexão e da extensão.
    - O exame é realizado por cirurgião de trauma, neurocirurgião ou cirurgião ortopédico da coluna.
    - Preferencialmente em 48 horas da lesão para permitir a remoção do colar cervical e a maior mobilidade.

SITUAÇÕES ESPECIAIS

Lesão Medular sem Anormalidade Radiográfica

O TRM sem anormalidade radiográfica ocorre em menos de 10% das lesões e quase sempre em crianças geralmente até 8 anos de idade. Nas crianças com menos de 8 anos, o TRM ocorre por hiperflexão, e naquelas com mais de 8 anos devido a hiperextensão (Koestner e Hoak, 2001). As crianças têm maior elasticidade nos ligamentos da coluna, máxima flexibilidade, e suas facetas planas permitem o deslocamento e o autorrealinhamento após a lesão. Os locais típicos de lesão incluem:

- CII-CIII nos bebês.
- CIII-CIV nas crianças em idade escolar.
- CV-CVI nos adolescentes.

Na coluna lombar, o TRM sem anormalidade radiográfica é causado pelo uso inapropriado do cinto de segurança na criança abaixo da idade ou abaixo do peso, que posiciona o cinto sobre o abdome e não sobre a pelve. A lesão resultante de distração causa a isquemia da medula.

Na adolescência, o futebol americano é muitas vezes a causa de "golpes", que envolvem a perda transitória da função, normalmente na coluna cervical. Os golpes podem ser causados por lesão mecânica ou pelo canal estreito congênito que predispõe a medula a lesão. Assim como o TRM sem anormalidade radiográfica, os golpes podem recorrer ou piorar com impacto subsequente.

Motivos de Atraso no Diagnóstico dos TRMs sem Anormalidade Radiográfica

Parestesias, dormência e paralisia subjetiva transitórias passam despercebidas

Sintomas iniciais são seguidos por um período latente, depois por paralisia progressiva quatro dias após a lesão inicial

Impacto recorrente devido a imobilização inadequada ou nova lesão, com chance de 50% de recorrência ou agravamento da lesão original

Disreflexia Autônoma

A disreflexia autônoma (DA) ocorre nos pacientes com TRM em que a lesão esteja na TVI ou acima dela. Não ocorre até que os reflexos vertebrais tenham retornado. A DA é o resultado de um estímulo nocivo que causa uma descarga simpática, abaixo do nível da lesão, que não é controlada pelas descargas parassimpáticas. Acontece vasoconstrição abaixo da lesão. Os barorreceptores nos seios carotídeos e na aorta respondem com descarga parassimpática, que pode afetar apenas o corpo acima da lesão, causando vasodilatação.

Tratamento

O reconhecimento imediato da síndrome da DA e as ações para a remoção do estímulo nocivo exigem ação emergencial. A síndrome pode ocorrer no período inicial da hospitalização, na reabilitação ou em casa. Portanto, é importante que os profissionais de todas as áreas do hospital reconheçam a DA.

O controle dessa condição exige a identificação e a remoção do estímulo. Os bloqueadores ganglionares podem ser usados para

Sinais e Sintomas de DA

Cefaleia latejante grave

Hipertensão grave

Congestão nasal

Visão turva

Bradicardia

Ansiedade, sofrimento, náusea

Pescoço e cabeça ruborizados, com membros inferiores pálidos

Dilatação da pupila

Diaforese acima da lesão

Pele arrepiada, calafrios sem febre

Manchas

auxiliar no controle da hipertensão. Se a síndrome não for controlada ou prevenida, infarto do miocárdio, hemorragia subaracnoide ou acidente vascular cerebral podem ocorrer. A prevenção é a chave. Ver a seção de reabilitação, sobre a discussão das medidas preventivas utilizadas no dia a dia. Além disso, ressalta-se que mesmo nos pequenos procedimentos cirúrgicos a anestesia local é necessária para impedir os estímulos nocivos da incisão, da sutura, etc.

Estímulos Nocivos

Distensão da bexiga

Constipação, impactação intestinal

Unhas dos dedos e dos pés encravadas

Úlcera por pressão

Espasmos uterinos, pressão sobre a glande peniana

Cálculos renais, cistite ou infecção do trato urinário

Abdome agudo

Roupas apertadas, lençóis enrugados

CUIDADOS PÓS-RESSUSCITAÇÃO E REABILITAÇÃO

A reabilitação e a prevenção de complicações começam na admissão. Qualquer complicação tem um impacto sério tanto no resultado quanto no estado funcional do indivíduo com TRM. Os pacientes com lesão estrutural da coluna somente devem ser mobilizados quando estiverem estabilizados para prevenir complicações maiores. O TRM causa comprometimento da vida como um todo. A alta precoce para a reabilitação afasta o paciente das fontes de infecção e de maiores complicações e inicia todas as medidas para a vida futura. Essas medidas incluem:

- Fisioterapia:
  - Imobilização dos membros pelo fisioterapeuta e terapeuta ocupacional para manter a posição funcional.
  - Monitorar as talas quanto a quebra ou má fixação.

- Prevenir a queda do pé com as talas.
- Proporcionar amplitude de movimentos e atividades da vida diária (AVDs).
- Projetar dispositivos adaptados para as AVDs.
- Providenciar óculos de prisma para ver as pessoas e assistir à televisão na posição supinada, em especial durante a tração.
- Hipotensão ortostática:
  - Ocorre nas lesões acima de TVI
  - Os sinais e sintomas incluem:
    - Tontura
    - Desorientação
    - Visão turva
    - Perda de consciência
  - Aumentar gradualmente a altura da cabeceira da cama para permitir a mudança do fluxo sanguíneo para os membros inferiores.
  - Colocar uma bandagem abdominal e meias elásticas nos membros inferiores.
  - O uso de bandagens elásticas sobre as meias ou de botas de compressão pneumática também auxilia na prevenção.
  - Manter a hidratação.
- Terapia da fala:
  - Adaptar os dispositivos de comunicação para uso dos pacientes, sobretudo aqueles dependentes do ventilador pulmonar mecânico.
  - Avaliar a deglutição.
- Nutrição:
  - Iniciar a alimentação enteral precocemente para prevenir o íleo paralítico e proporcionar cicatrização da ferida.
- Programa intestinal e da bexiga:
  - Controle da bexiga
    - Retirar o cateter de Foley, logo que possível, para prevenir infecção recorrente.
    - Algumas práticas mantêm o Foley, especialmente para possibilitar avaliação minuciosa do estado hídrico e prevenir desidratação e retenção urinária.
    - Homens – usar um dispositivo externo.

- Se flácida, a bexiga enche de forma excessiva, mas nunca esvazia por completo.
- Iniciar a cateterização intermitente a cada quatro horas, uma vez que o Foley tenha sido removido.
- Com o retorno da atividade reflexa, aumentar a cateterização intermitente para cada 6 a 8 horas.
- Usar as manobras desencadeadoras – estimulação do períneo, Valsalva, Credé (palma da mão na bexiga) para iniciar a micção e prevenir a micção involuntária pela bexiga cheia.
- A retenção urinária resulta em cálculo renal e infecção.
- Manter os líquidos em 2 a 2,5 L/dia.
- Realizar a urodinâmica anual, antiespasmódicos.
  - Programas de esvaziamento intestinal são essenciais, pois é provável a ocorrência de íleo paralítico.
- Oferecer a quantidade de líquidos adequada.
- Fornecer laxantes e emolientes diariamente.
- A estimulação digital da área anal pode estimular a evacuação se os reflexos retornarem.
- Espasticidade:
  - O uso de relaxantes musculares pode auxiliar na diminuição da espasticidade.
    - Baclofen intratecal pode ser útil para a espasticidade crônica intratável.
      - Administrado por meio de uma bomba de infusão colocada cirurgicamente.
      - Infusão contínua.
  - Resulta em dor e contraturas.
  - Usar amplitude de movimento, posicionamento e tala.
- Psicossocial:
  - Antidepressivos podem ser úteis.
  - Proporcionar apoio psicológico e emocional a partir da admissão.
  - Fornecer aconselhamento relativo aos efeitos da lesão na vida como um todo e ao impacto em casa, na família e no trabalho.
  - Fornecer aconselhamento vocacional. A Tabela 5.3 descreve os resultados funcionais para os diferentes níveis de lesão.
  - Aconselhar sobre sexualidade é essencial para os pacientes sexualmente ativos.

- Observar que a gestação pode precipitar a DA nas pacientes com lesões acima de TVI.
• Prevenção de complicações:
  – TRM é fator de risco para:
    - Trombose venosa profunda e embolia pulmonar – usar os métodos habituais de prevenção (ver Cap. 13); filtro permanente na veia cava inferior pode ser o método mais eficaz.
    - Pneumonia – usar a manobra da tosse manualmente assistida; encorajar espirometria de incentivo e mobilização o quanto for possível para o paciente; prevenir aspiração durante a alimentação.
    - Úlcera por pressão – troca frequente de posição; uso de almofadas especiais; massagem, manter a pele seca.
      ○ A úlcera por pressão durante a hospitalização pode resultar em atraso na fixação, maiores imobilidade e tempo de permanência.
    - Contraturas – tala por toda a vida; monitorar possível perda de amplitude de movimento.
• A morte é comumente causada por pneumonia, sepse ou embolia pulmonar.

Pontos Críticos na Preservação da Vida

- A perda de sensibilidade no tórax anterior superior identifica uma lesão em CIV-CV, e não em TI.
- Se o paciente for transferido do hospital local para um centro de trauma, manter a imobilização durante a transferência.

Tabela 5.3 Capacidade funcional após o TRM

Lesão	Nível	Resultados funcionais
Tetraplegia	CI a CIV	Dependência total nas AVDs Dependência do ventilador
	CV	Assistência nas atividades
	CVI	Mobilidade com cadeira de rodas manual é possível com apoios manuais modificados AVDs possíveis com equipamentos ortopédicos
	CVII a TI	Transporte em cadeira de rodas Independência completa nas AVDs Autocateterização difícil no nível CVII Esvaziamento intestinal usando supositório ou estimulação retal
Paraplegia	TII a TVI	Independência completa possível Autocateterização Esvaziamento intestinal usando supositório ou estimulação retal
	TVII a TXII	Independência completa inclui dirigir (carro adaptado), vestir-se e sair da cadeira de rodas Esvaziamento intestinal usando supositório ou estimulação retal
	LI a LIII	Independência completa Esvaziamento intestinal usando supositório ou estimulação retal Esvaziamento da bexiga pela estimulação do reflexo sacro Caminha com aparelhos longos nas pernas e muletas em distâncias curtas
	LIV a SI	Todos os anteriores, com andar independente usando duas bengalas ou muletas Cadeira de rodas é desnecessária Esvaziamento intestinal usando esforço ou remoção manual
	SII a SIV	Idem ao anterior Esvaziamento intestinal usando esforço ou remoção manual Esvaziamento da bexiga usando esforço ou Credé Andar normal

REFERÊNCIAS

American College of Surgeons. *Advanced Trauma Life Support* (ATLS). 7th ed. Chicago, IL: American College of Surgeons; 2004.

American College of Surgeons. *Advanced Trauma Life Support* (ATLS). 8th ed. Chicago, IL: American College of Surgeons; 2008.

American Spinal Injury Association and International Medical Society of Paraplegia (ASIA/IMSOP). *International Standards for Neurological and Functional Classification of Spinal Cord Injury*. Atlanta, GA: American Spine Injury Association; 1996.

Avarello JT, Cantor RM. Pediatric major trauma: an approach to evaluation and management. *Emerg Med Clin North Am.* 2007; 25(3):803-836.

Bracken MB, Shepard MJ, Collins WF, et al. A randomized, controlled trial of methylprednisolone or naloxone in the treatment of spinal cord injury (Results of the National Spinal Cord Injury Study). *N Engl J Med.* 1990;322:1405-1411.

Bracken MB, Shepard MJ, Holford TR, et al. Methylprednisolone or tielazad mesylate administration after acute spinal cord injury: 1-year follow up (Results of the third national Acute Spinal Cord Injury Randomized Controlled Trial). *J Neurosurg.* 1998;89:699-706.

Eastern Association for the Surgery of Trauma (EAST). Guideline for Determination of Cervical Spine Stability in Trauma Patients. 2000. Available at www.east.org

Hoffman JR, Mower WR, Wolfson AB, et al. Validity of a set of clinical criteria to rule out injury to the cervical spine in patients with blunt trauma. *N Engl J Med.* 2000;343(2):94-99.

Homnick A, Iavery R, Nicastro O, et al. Isolated thoracic-lumbar transverse process fractures: call physical therapy no spine. *J Trauma.* 2007; 63(6):1292-1295.

Hsu KC, Tsai SH, Chang LW, et al. Prevertebral soft tissue swelling as a clue for spinal cord injury: case illustration. *J Trauma.* 2007;63(6):1424.

Koestner AJ, Hoak SJ. Spinal cord injury without radiographic abnormality (SCIWORA) in children. *J Trauma Nurse.* 2001;8(4): 101-108.

Kortbeek JB, Al Turki SA, Ali J. Advanced trauma life support: the evidence for change. *J Trauma.* 2008;64(6):1638-1650.

McElwee K, Wargo CA. Traumatic atlanto-occipital dislocation: a pediatric case report. *J Trauma Nurse.* 2006;13(4):186-189.

National Spinal Cord Injury Statistical Center (NSCISC). Available at: http://www.spinalcord.uab.edu/show.asp?durki=19679. Accessed August 26, 2008.

Powe CB. Cervical spine clearance in the blunt trauma patient: overview of current management strategies. *J Trauma Nurse.* 2006;13(2):80-83.

Spineuniverse. Available at: http://ww.spineuniverse.com. Accessed August 28, 2008.

Weller SJ, Rossitch E, Malek AM. Detection of vertebral artery injury after cervical spine trauma using MRA. *J Trauma.* 1999; 46(4):660-666.

Capítulo 6
LESÃO NA FACE E NO PESCOÇO

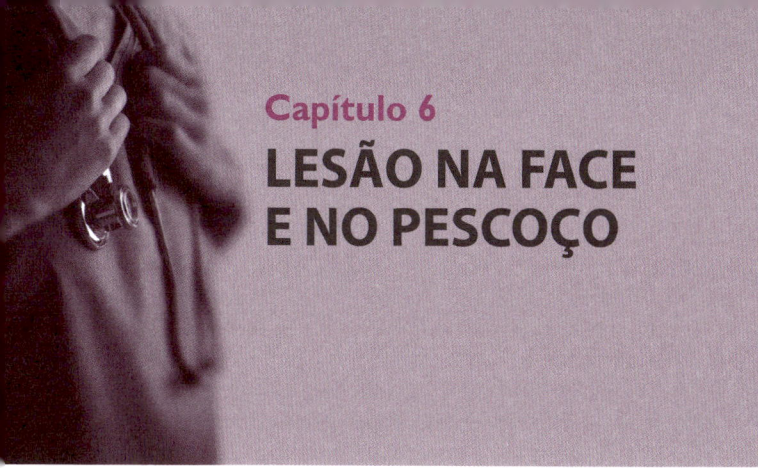

INTRODUÇÃO

A face desempenha diferentes funções em nossas vidas, algumas delas percebemos e outras não. Obviamente, é por meio dela que nos reconhecemos. A face abriga os cinco sentidos; além disso, é a primeira linha de defesa do cérebro. Ela é projetada para desabar sobre si mesma e desviar a carga de energia cinética antes que o impacto atinja o cérebro. Da mesma forma que a coluna de direção de um carro colapsa, a face faz o mesmo para proteger o cérebro do golpe direto. Existem múltiplos órgãos na face que podem sofrer lesões, tanto pelo mecanismo de trauma contuso quanto pelo penetrante.

AVALIAÇÃO

A avaliação do trauma facial inicia, como toda avaliação no trauma, pela via aérea, a respiração, a circulação e a parte neurológica. As avaliações da face e do cérebro estão interligadas, e a interpretação errônea dos dados (p. ex., dilatação da pupila) pode resultar na não detecção de uma lesão cerebral ou na presunção de que existe uma lesão quando o que existe é uma prótese ocular (olho de vidro). A lesão facial pode resultar muito rapidamente em obstrução da via aérea; por isso, sua avaliação é sempre prioridade. Ela pode ainda ser extensa, resultando em danos que impossibilitam o reconhecimento da pessoa. Os problemas de reconstrução e da autoimagem de longo prazo são tratados durante a hospitalização e após a alta.

História

A compreensão dos mecanismos envolvidos nas lesões da face é essencial para antecipar situações relacionadas às vias aéreas e outros problemas potenciais. A história deve incluir:
- Mecanismo de trauma.
  - Impacto à face, como agressão, colisão de veículo a motor (CVM), deformidade no volante, golpe no parabrisa.
  - Uso de dispositivos de segurança, como contenções, capacete, *airbags*.
  - A lesão penetrante pode ser autoinfligida, não intencional ou tentativa de suicídio.
- Avaliação na cena e no transporte.
  - Problemas nas vias aéreas, dificuldade ou anormalidade respiratórias.
  - Sangramento pelo nariz, pela boca.
  - Sangue, secreção intraoral ou faríngea.
  - Alteração neurológica.
- História clínica pregressa.
  - Medicamentos.
  - Última refeição.

Avaliação do Trauma

A avaliação obedece ao padrão do trauma: via aérea, respiração, circulação e resposta neurológica. Deve-se focar a princípio o que é essencial para a sobrevivência do paciente. Como em todo tipo de trauma, deve-se agir imediatamente se houver qualquer problema com a via aérea, a respiração e a circulação. A avaliação inicial deve se concentrar na estabilização e na ressuscitação, como descrito no Capítulo 2. Os sinais e sintomas específicos relacionados às lesões são listados a seguir. A avaliação inicial com enfoque na face e no pescoço inclui:
- Via aérea/respiração.
  - Observar a presença de lesão no nariz, na boca, na cavidade oral, na faringe e no pescoço.
    - Contusões, marca do cinto de segurança no pescoço.
    - Lacerações.
    - Deformidade.

    - Obstrução.
    - Sangramento.
  - Ouvir e observar as respirações e controlar a via aérea.
    - Ronco e gargarejo.
    - Retrações.
    - Obstrução nasal, oral e faríngea.
    - Verificar a posição da língua.
  - Não colocar dispositivos ou qualquer tubo através do nariz se houver suspeita de lesão facial; os tubos podem seguir falso trajeto e atingir o encéfalo se houver a presença de fratura na placa cribriforme.
- Circulação.
  - Observar e controlar o sangramento.
  - Verificar os pulsos no pescoço quanto à igualdade.
  - Auscultar as carótidas.
  - Observar qualquer sangramento oral ou faríngeo que possa ser de origem nasal ou maxilar.
    - É exigido o rápido controle do sangramento nasofaríngeo.
    - Avaliar e controlar a coagulopatia.
- Déficit neurológico.
  - Avaliar o estado neurológico.
  - Manter a via aérea desobstruída.
    - Prevenir a hipoxia.
  - Manter a normovolemia.
    - Prevenir hipertensão.
  - Avaliar os pares de nervos cranianos (ver Cap. 4).
- Avaliação facial.
  - Observar deformidade.
    - Objetos penetrantes devem ser estabilizados para prevenir a movimentação.
    - Verificar a sensibilidade e o movimento simétrico.
  - Palpar os ossos da face quanto a:
    - Crepitação.
    - Deformidade.
    - Movimento das estruturas ósseas.
  - Maxilar.
    - Segurar os dentes superiores e tracionar de forma delicada.
    - Ter cuidado, pois o paciente pode morder.

- Observar o movimento da crista alveolar, antro e/ou através das órbitas.
– Mandíbula.
  - Verificar a mordida/oclusão.
  - Crepitação.
  - Verificar a falta de dentes, dentes frouxos ou fraturados.
  - Palpar a articulação temporomandibular quanto a alinhamento, sensibilidade.
  - Avaliar a cavidade oral quanto a lacerações, sangramento, edema, lesão na língua.
– Olhos.
  - Verificar as pupilas (ver seção sobre movimentos extraoculares – pupilas, Cap. 4).
  - A acuidade visual pode ser avaliada pedindo-se ao paciente para que conte os dedos do examinador a 1 m de distância.
  - Movimentos extraoculares (ver Cap. 4).
  - Enucleação ou deformidade do globo.
  - Exame oftalmológico, verificar presença de lente e lesão na retina (exame fundoscópico), vítreo, vasos, nervo óptico e a pressão intraocular.
– Orelhas.
  - Lesão auricular externa, verificar amputação/quase amputação.
  - Sangue ou líquido do canal auditivo externo; verificar saída de líquido cerebrospinal (ver seção sobre inspeção, Cap. 4).
  - Contusão retroauricular.
  - Verificar as membranas timpânicas quanto a ruptura ou hemotímpano.
  - Verificar a audição bilateralmente.

DOCUMENTAÇÃO

A documentação da lesão facial deve definir qualquer deformidade visível, lesões na pele e lesões nos órgãos faciais, como olhos, língua, dentes e orelhas. A lesão penetrante deve ser descrita, especialmente o ferimento por arma de fogo (FAF). O exame neurológico deve ser incluído, assim como o de sensibilidade e movimentação da face.

TRATAMENTO

Algumas lesões da face devem ser imediatamente tratadas; elas afetam a via aérea, a respiração e a circulação. As lesões que ameaçam os órgãos, como a enucleação ou a ruptura do globo, também devem ser tratadas de forma precoce. As lacerações na língua podem sangrar muito e exigirão controle rápido do sangramento e manutenção da via aérea.

As lesões faciais penetrantes exigem cuidado imediato da via aérea; elas causam edema, hemorragia, hematoma e contêm outros resíduos que podem obstruir a via aérea.

Terço Superior da Face

O terço superior da face inclui o zigoma, a órbita e os ossos nasais, o crânio/seios frontais e os globos. Sua lesão pode resultar em disjunção craniofacial total, pois essa região é a conexão da face com o crânio. Múltiplos nervos e vasos cranianos também estão presentes nessa parte da face. Todos os vasos na face estão sob pressão devido à proximidade da aorta e das carótidas.

Lesão na orelha/tratamento

A orelha é facilmente lesionada com golpe na cabeça visto que, em sua maior parte, é externa ao crânio. As lesões na orelha e no canal auditivo externo (CAE) são visíveis. O sangue no CAE deve ser avaliado quanto a presença do líquido cerebrospinal por meio do teste do halo no papel-filtro ou do teste de glicose positivo. Se o resultado for negativo, é provável que o sangue seja uma laceração externa ou proveniente da membrana timpânica rompida. Além disso, o sangue da face pode correr em direção ao CAE em razão de gravidade na posição supina. Avaliar a origem do sangramento. Internamente, uma fratura de base de crânio também pode afetar os ossículos, causando perturbação e redução da audição. Outras causas de diminuição da audição incluem hemotímpano, rompimento da membrana timpânica e lesão ao nervo craniano.

O hemotímpano e o rompimento das membranas timpânicas curam-se de forma espontânea. Antibióticos podem ser administrados para prevenir infecção, se houver o envolvimento de fratura de base de crânio. A perturbação ossicular é tratada de modo conservador. As avaliações auditivas serão necessárias para monitorar a função ao longo do tempo.

As amputações e quase-amputações da orelha são tratadas como qualquer amputação e exigem cirurgia urgente para o reimplante. No caso de esmagamento grave, será necessária cirurgia reconstrutora para refazer a estrutura. Após a reparação, é fixado um suporte à orelha para estabilização e proteção. As amputações são discutidas no Capítulo 9.

Fraturas da órbita/tratamento

Existem múltiplos ossos na órbita, incluindo o esfenoide, o etmoide e a lâmina papirácea. Por isso, as fraturas da órbita também incluem o crânio basilar. Esses ossos são frágeis e finos, facilmente fraturados durante um golpe direto pelo aumento da pressão. As órbitas são os ossos que conectam a face ao crânio, assim como as cavidades que contêm os globos e os nervos cranianos que controlam os olhos. Uma fratura das órbitas, dos ossos nasais e do complexo zigoma-maxilar torna-se uma fratura de maxilar LeFort III, conhecida como disjunção craniofacial (Fig. 6.1).

O tratamento cirúrgico das fraturas de órbita pode ser adiado, exceto se o globo estiver lesionado e necessitar de reparação ou o encarceramento for evidente. A fratura da órbita "em explosão" en-

Sinais e Sintomas de Fraturas da Órbita

Equimose periorbital com edema, incapacidade de abrir os olhos
Assimetria dos olhos/das órbitas
Movimentos extraoculares podem ser afetados se houver encarceramento muscular
Perda de visão
Crepitação, ar subcutâneo
Parestesia infraorbital
Hemorragia subconjuntival
Proptose, verificar os globos
Encarceramento do nervo craniano

volve o assoalho orbital sem a fratura da borda orbital (Lelli et al., 2007). Se houver a presença de exoftalmia, a reparação cirúrgica imediata geralmente é realizada. O tratamento inclui:
- Avaliar a lesão neurológica além da lesão facial.
- Tomografia computadorizada para determinar o grau da fratura, o impacto e a exoftalmia.
- Bolsas de gelo para diminuir o edema e para controlar a dor.
- Elevar a cabeceira da cama para diminuir o edema.
- Não assoar o nariz (fratura do crânio basilar pode estar envolvida e aumentar a pressão intraocular).
- O tratamento cirúrgico pode envolver especialidades como otorrinolaringologia, bucomaxilofacial, oftalmologia.
  - Pode ser adiado se não houver encarceramento ou sinais de envolvimento do nervo craniano.
  - A cirurgia deve ser em duas semanas se houver diplopia sintomática ou encarceramento do tecido mole (Burnstine, 2003).
  - As fraturas de parede média e lateral, a fratura supraorbital e a fratura nasoetmoide respondem melhor à reparação em duas semanas para evitar dificuldades devido ao processo de cicatrização (Burnstine, 2003).
- Antibióticos podem ser necessários se houver a presença de fratura de base de crânio com fístula liquórica.

Lesões no olho/tratamento

As lesões no olho podem incluir a lesão no globo interno assim como na superfície externa e nos dutos das pálpebras/lacrimais. Os sinais e sintomas de lesões no olho estão listados a seguir. A ruptura do globo e a enucleação exigem tratamento emergencial.

O tratamento das lesões no olho inclui:
- O olho sem possibilidade de recuperação deve ser enucleado.
  - Se o olho permanecer, uma resposta antigênica causa cegueira no olho não lesionado.
- Enucleação traumática.
  - Cobrir a lesão com gaze esterilizada embebida em soro fisiológico.
  - A cirurgia para reposição ou remoção é determinada pelo grau de destruição do globo. Se removido, pode ser colocada uma

Sinais e Sintomas de Lesões no Olho

Ruptura do globo
Diminuição ou perda da visão, objeto penetrante presente
Dor
Extrusão do aquoso, humor vítreo, prolapso
Pupila com formato de gota de lágrima
Exame – câmara anterior rasa, diminuição da pressão intraocular

Hifema
Visão turva, diminuição da acuidade visual
Dor
Visão tinta de sangue
Pressão intraocular aumentada

Deslocamento da lente
Diplopia unilateral

Descolamento da retina
Perda unilateral da visão, turva, velada
Luzes faiscantes e/ou pontos flutuantes, chuva de pontos pretos
Surgimento indolor, gradual ou repentino

Abrasão córnea
Sensibilidade a luz, lacrimejar
Vermelhidão, dor aguda
Piscar excessivo

---

placa na órbita para manter o formato até a colocação da prótese de olho.
- Ruptura do globo (lesão na esclerótica).
  - Se houver a presença de um objeto penetrante, fixá-lo para prevenir movimentação e maior lesão.
  - Não abrir as pálpebras até o exame oftalmológico.
  - As pupilas anormais podem indicar lesão ao globo ou lesão neurológica.
  - Realizar tomografia computadorizada para avaliar o dano.

- Colocar tapa-olho nos dois olhos para diminuir o movimento consensual.
- Controlar a dor.
- Antibióticos IV; antieméticos, conforme necessário.
- Elevar a cabeceira da cama e promover o repouso.
- Reparação cirúrgica.
• Hifema.
  - Sangue acumulado no interior da câmara anterior; lesão e sangramento da íris que podem estar associados com lesão intraocular grave.
  - Graduado pela quantidade de sangue que se acumula na câmara anterior.
  - Sangramento secundário pode ocorrer até 3 a 5 dias após a lesão inicial (Hoyt e Selfridge-Thomas, 2007; ATLS, 2004).
  - Cobrir o olho para proteção.
  - Elevar a cabeceira da cama e promover o repouso.
  - Não administrar anti-inflamatórios não esteroides, aspirina, anticoagulantes devido ao maior potencial de hemorragia.
  - Administrar agentes cicloplégicos; esteroides para diminuir a pressão intraocular.
  - O glaucoma pode se desenvolver a longo prazo após o hifema em cerca de 7% dos pacientes (ATLS, 2004).
• Descolamento da retina.
  - Ameaça à visão; exige identificação rápida para prevenir a cegueira pela perda do suprimento de sangue.
  - Cobrir os dois olhos para prevenir o movimento consensual.
  - Promover o repouso.
  - Reparação cirúrgica.
  - Observar que, nos maus-tratos à criança, as hemorragias de retina resultam de sacudidas violentas ou de lesão não penetrante grave; o exame fundoscópico identifica as hemorragias.
• Hematoma retrobulbar.
  - Causado pela hemorragia da artéria infraorbital.
  - Pode ser o resultado da síndrome aguda do compartimento orbital.
  - A neuropatia óptica isquêmica ocorre e resulta em cegueira. aumento da pressão intraocular.
  - Elevar a cabeceira da cama.

– Evitar qualquer pressão sobre o olho.
– Tomografia computadorizada pode auxiliar no diagnóstico.
– O tratamento inclui:
  ▪ Cantotomia lateral para descomprimir a órbita; pode ser feita no departamento de emergência.
  ▪ Se a acuidade visual não retornar ou a pressão intraocular permanecer aumentada, é necessária a descompressão cirúrgica da órbita, com drenagem do hematoma.
- Abrasões córneas.
  – Podem ser causadas por qualquer corpo estranho, especialmente por lentes de contato; garantir o exame com atenção à presença de lentes e removê-las para prevenir abrasões iatrogênicas.
  – A captação do corante fluoresceína na córnea mostrará o defeito.
  – Aplicar anestésicos tópicos e cicloplégicos para diminuir a dor.
  – Aplicar antibióticos tópicos para prevenir infecção.
  – Promover o repouso dos olhos, usar óculos escuros para diminuir a sensibilidade à luz.
- Corpo estranho extraocular.
  – Estabilizar o corpo estranho para prevenir o movimento.
  – Os objetos metálicos, se deixados no olho, podem resultar em ferrugem na córnea.
  – Os objetos grandes exigem a remoção cirúrgica e a reparação do globo, se houver rompimento do globo.
  – Os objetos pequenos ou microscópicos podem ser removidos com um chumaço de algodão úmido, em geral pelo oftalmologista.
  – Se houver a presença de ferrugem, é exigida cirurgia para sua remoção.
  – Aplicar anestésico tópico para o desconforto; antibiótico tópico se também houver uma abrasão na córnea.
  – Avaliar e remover as lentes de contato.
  – Controlar a dor.
  – Tétano.
- Lacerações nas pálpebras.

- Avaliar o envolvimento do duto lacrimal, que exigirá reparação oftalmológica.
- O reparo da laceração pode ocorrer no setor de emergência.
- Para lacerações exigindo avaliação oftalmológica, cobrir com gaze embebida em soro fisiológico para manter a ferida úmida.
- Ptose estará presente se houver lesão do nervo craniano ou lesão do músculo levantador.
- Se o canto estiver envolvido, será necessário um oftalmologista para avaliar a lesão e determinar a reparação adequada.

Fratura do zigoma/tratamento

O zigoma (bochecha) é a eminência malar e parte do que torna a face distinta. Na fratura LeFort III, ele é parte do complexo da fratura. O próprio zigoma pode não necessitar de reparação; devido aos aspectos de autoconceito relacionados com a face, no entanto, a reparação previne a deformidade permanente e a assimetria. Uma fratura tripla envolve o zigoma lateral, a órbita e o maxilar.

O tratamento da fratura do zigoma depende da deformidade e do efeito sobre os nervos faciais. O tratamento inclui:
- Controle da dor, aplicar bolsas de gelo para diminuir o edema.
- Elevar a cabeceira da cama para diminuir o edema.
- Necessidade de antibióticos se os seios da face estiverem envolvidos.
- Reparação cirúrgica com redução aberta e fixação interna ou redução com fixação externa.

Sinais e Sintomas de Fratura do Zigoma

Deformidade da "bochecha", achatamento
Equimose facial
Dor
Parestesias da bochecha, do nariz, do lábio superior
Enfisema subcutâneo resultante do envolvimento dos seios da face
Pode afetar o movimento do maxilar inferior

Fratura do seio frontal/tratamento

O osso frontal formador da testa é parte oca do crânio. No interior desse osso, o seio é grande e, se fraturado, pode resultar em pneumocefalia, assim como em infecção. Exceto havendo deformidade da testa ou fratura palpável, o diagnóstico costuma ser feito por tomografia computadorizada. O reparo depende da deformidade e da comunicação com o crânio. Pode incluir obliteração do seio preenchendo-se o espaço com tecido macio/adiposo e lacrando-se o defeito posterior com Teflon ou outra placa.

As fraturas que envolvem as paredes anterior e posterior também podem estar associadas com laceração dural e lesão cerebral. Se o crânio estiver envolvido e não apenas sua tábua anterior, os antibióticos normalmente são administrados para prevenir infecção. O paciente não deve espirrar ou assoar o nariz para impedir o aumento de pressão nos seios faciais. O monitoramento da pneumocefalia com tomografia computadorizada deve ocorrer até a reparação. O aumento repentino do pneumoencéfalo comporta-se como qualquer hematoma extracerebral e pode resultar em pressão intracraniana aumentada o suficiente para alterar o nível de consciência ou provocar herniação.

Fratura nasal/epistaxe/tratamento

Como a maioria dos ossos faciais, o nariz também contém inúmeros ossos finos, pequenos, que se comunicam com a base do crânio por meio da placa cribriforme. As fraturas nasais são a fratura facial isolada mais comum (Alvi et al., 2003). Além disso, o nariz é dividido pelo septo e tem um suprimento de sangue muito rico sob pressão da aorta que pode provocar hemorragia grave. A epistaxe pode estar associada com a presença de fratura ou simplesmente com laceração. O aumento da pressão na cabeça também pode causar epistaxe nos pacientes com hipertensão ou na presença de medicamentos antiplaquetários.

O tratamento da fratura nasal começa com a proteção da via aérea e evitando-se qualquer tubo através do nariz. A hemorragia deve ser controlada, pois pode ocorrer uma significativa perda de sangue.
- Aplicar gelo na face e na parte posterior do pescoço para diminuir o sangramento e o edema.

Sinais e Sintomas de Fratura Nasal

Equimose, edema periorbital
Deformidade
Dor
Epistaxe
Hematoma septal
Perda da via aérea, incapacidade de respirar pelo nariz

- Aplicar pressão direta para interromper a hemorragia comprimindo as narinas.
- A pressão direta não afetará a hemorragia posterior.
  - Os tampões nasais podem ser inseridos e empurrados com delicadeza para a frente, de modo a tamponar o sangramento.
    - Na presença de fratura da placa cribriforme, o tamponamento pode penetrar no crânio.
  - Um cateter Foley 14 g também pode ser usado para tamponar a epistaxe (Harrahill, 2005).
    - Inflar parcialmente o balão após a inserção, depois empurrar para a frente até posicioná-lo.
  - Nitrato de prata pode ser usado para cauterização direta do sangramento; a cauterização endoscópica também pode ser utilizada.
  - O otorrinolaringologista também pode optar por suturar o sangramento diretamente.
  - Gaze/tampões embebidos com lidocaína podem ser inseridos no nariz para a vasoconstrição dos vasos.
  - Sal de polímero/potássio não alérgico, hidrofílico é um pó aplicado direto no local do sangramento, especialmente útil para a epistaxe nos pacientes usando anticoagulantes.
  - O tamponamento deve ser removido em 24 a 48 horas para reavaliação do sangramento e prevenção de infecção.
- Drenar o hematoma septal para abrir as passagens nasais e prevenir necrose séptica.
- Administrar:

- Antibióticos, em razão da proximidade dos seios faciais e da base do crânio.
- Anti-histamínicos para diminuir o edema nasal.
- Anestésico tópico.
• Controlar a dor, porém evitar aspirina, anti-inflamatórios não esteroides e antiplaquetários até que o sangramento seja controlado.
• As fraturas nasais são reduzidas com mais frequência, sendo colocada uma imobilização externa; pode ser necessária redução aberta com fixação interna.

Face Média

A face média é formada pelo maxilar, a crista alveolar superior e os dentes. O maxilar também é formado por vários ossos pequenos incluindo o pterigoide, que faz parte da articulação da face com a mandíbula/maxilar inferior. Os mecanismos protetores da estrutura da face pertencem à face média. É aqui que os ossos começam a colapsar até o impacto envolver os ossos nasais, orbitais e zigomáticos do terço superior da face.

Fraturas do maxilar/tratamento

O maxilar forma o restante da face e abriga os seios faciais que drenam de e para o nariz até a nasofaringe. Os níveis de ar-líquido são observados frequentemente na tomografia computadorizada do maxilar e são em geral causados pela inflamação crônica dos seios da face ou, no caso de trauma, podem representar presença de sangue. As fraturas LeFort podem envolver apenas um lado da face ou podem ser de dois tipos diferentes em cada lado da face (Fig. 6.1).

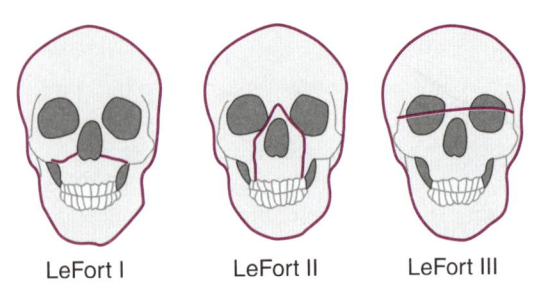

LeFort I   LeFort II   LeFort III

Figura 6.1 Padrões de fraturas LeFort. (Ilustração por Maggie Reynard.)

Sinais e Sintomas de Fratura do Maxilar

Comprometimento da via aérea (Fig. 6.2)
Parestesias principalmente nos II e III pares de nervos cranianos
Deformidade, assimetria
Dor
Equimose facial, edema, epistaxe
Mudanças visuais
Má oclusão, edema/contusão dos lábios (LeFort I-II)
Vazamento do líquido cerebrospinal (LeFort II-III)
Zigoma achatado, parestesia da bochecha, diplopia (LeFort III)

O padrão das fraturas do maxilar é descrito como:
- LeFort I: fratura transversa através do maxilar inferior (maxilar superior); pode envolver a crista alveolar junto com fraturas dos dentes e do pterigoide, podendo incluir o palato rígido.
- LeFort II: fratura piramidal para cima a partir do maxilar e através dos ossos nasais, do pterigoide, das órbitas mediais.

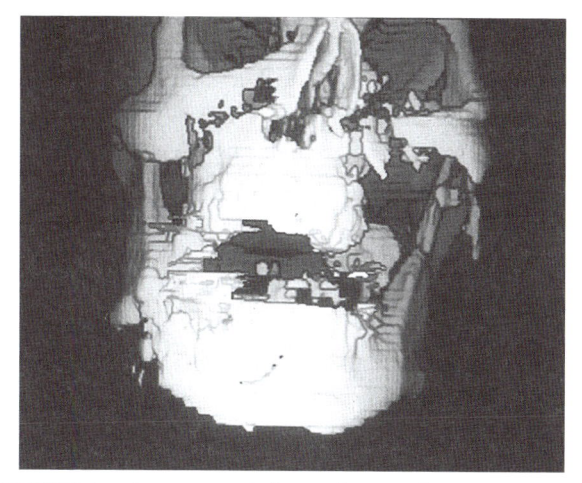

Figura 6.2 Ferimento com arma de fogo na face com fratura grave.

- LeFort III: disjunção craniofacial atravessa as órbitas, o zigoma, o maxilar, o pterigoide, os ossos nasais.

O tratamento das fraturas do maxilar e LeFort começa com o controle da via aérea e da hemorragia.
- Manutenção da via aérea, intubação oral em rápida sequência.
- Aplicar gelo para diminuir o edema.
- Elevar a cabeceira da cama se outras lesões permitirem.
- Controle da dor.
- Tomografia computadorizada para identificar o grau de envolvimento da fratura.
- A reparação cirúrgica pode ser adiada dependendo da gravidade e do envolvimento dos seios faciais.
- Redução aberta com fixação interna é geralmente exigida para estabilizar e manter a integridade da face.
- As fraturas LeFort I são estabilizadas muitas vezes pela fixação maxilomandibular (FMM), discutida a seguir.

Terço Inferior da Face

A parte inferior da face inclui a mandíbula e a articulação temporomandibular (ATM), assim como as estruturas orais, dos dentes, a língua, a faringe e as glândulas parótidas/salivares. A parte inferior da face envolve a mastigação e a deglutição, a liberação das secreções, a via aérea e sua relação com a traqueia/laringe e o início do trato gastrintestinal envolvendo a boca, a faringe e o esôfago.

Fratura da mandíbula/tratamento

A mandíbula (Fig. 6.3) proporciona a força da mastigação, e a língua, anexa, é o músculo mais forte do corpo, proporcionando o paladar, além da deglutição. A crista alveolar da mandíbula fixa os dentes. A glândula e o duto da parótida são a origem da saliva, que lubrifica e inicia a digestão; a ATM é a fixação da mandíbula ao crânio; e a mandíbula forma um anel parcial e devido a sua estrutura é frequentemente fraturada em mais de um lugar. Se for identificada uma fratura, o paciente deve ser avaliado quanto a uma segunda fratura.

Sinais e Sintomas de Fratura da Mandíbula

Equimose, edema
Assimetria, má oclusão, deformidade palpável
Parestesias do lábio inferior
Incapacidade de abrir a boca (trismo)
Luxação da ATM, ruptura da membrana timpânica, espasmo, incapacidade de fechar a boca ou pouca amplitude de movimento
Dor
Laceração intraoral pode indicar fratura exposta
Salivação, dificuldade para controlar as secreções
Dificuldade com a fala, deglutição

O tratamento da fratura de mandíbula começa com a via aérea e pode dispensar a intubação, forçando uma via aérea cirúrgica emergencial, caso a boca não possa ser aberta o suficiente para visualização das cordas vocais.
- Manter a via aérea – intubação ou cricotirotomia cirúrgica.
- Aplicar bolsa de gelo para diminuir o edema.
- Ao avaliar a fratura da mandíbula, verificar a má oclusão:

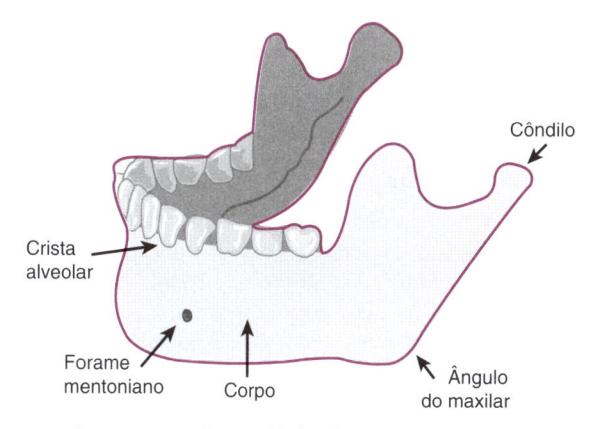

Figura 6.3 Componentes da mandíbula. (Ilustração de Maggie Reynard.)

- Pode-se colocar um abaixador de língua entre os dentes e forçá-lo; a quebra do abaixador, sendo que a presença de dor indica em 100% dos casos o diagnóstico de fratura da mandíbula e cerca de 50% de fraturas dos seios maxilares ou LeFort (Haydel et al., 2005).
- Elevar a cabeceira da cama.
- Proporcionar sucção para liberar as secreções, especialmente quando uma via aérea definitiva não estiver presente.
- Controlar a dor.
- A reparação cirúrgica inclui redução aberta com fixação interna/redução fechada, redução fechada com fixação interna e com frequência a fixação maxilomandibular; a fixação externa pode ser necessária para fraturas cominuídas e extensas.
  - Fios nos dentes exigem que os cortadores de fios sejam mantidos sempre com o cliente.
  - A reparação inclui o realinhamento da mandíbula para abordar a oclusão normal tanto quanto possível.
  - No caso de vômito ou perda da via aérea, os fios devem ser imediatamente cortados.
  - É necessária a consulta nutricional para o fornecimento de planos de refeições com alimentos em forma de purê e líquidos.
  - A higiene oral é necessária para prevenir infecção e proteger os dentes de cáries e incisões de infecção; enxaguar com água oxigenada/antissépticos orais, escovar os dentes.
- Redução fechada da ATM.
- Exige uma dieta branda para diminuir o estresse da articulação.
- A redução pode ser incluída na reparação da mandíbula e na fixação maxilomandibular.

Lesão oral/tratamento

As lesões à cavidade oral podem não exigir tratamento se forem menores. No entanto, as lacerações podem indicar fraturas expostas ou lesão na parótida. A lesão nessa glândula exige reparação cirúrgica. As lacerações orais podem ser suturadas se não houver fratura envolvida e exigem, então, debridamento e reparação da fratura.

- Os dentes podem ser fraturados, afrouxados ou arrancados do alvéolo.

- As fraturas podem envolver apenas o esmalte ou atravessar o dente até a raiz e a polpa.
  - Apenas a dentina: sensível, dolorosa; cobrir a área exposta com gaze e hidróxido de cálcio ou óxido de zinco; consultar o dentista em 24 horas.
  - Polpa: consulta imediata ao dentista devido ao potencial para infecção; cobrir com gaze e manter úmida.
- Dentes soltos.
  - Geralmente curam em duas semanas se houver mobilidade mínima (Hoyt e Selfridge-Thomas, 2007).
  - Dieta branda.
  - Se forem os dentes de leite, não os permanentes, recomenda-se permitir que caiam, pois os permanentes virão a seu tempo.
- Perda/remoção de dentes.
  - Se o dente for encontrado na cena, trazê-lo com o paciente.
  - Se o dente não for encontrado, pode ter sido aspirado; verificar a presença de corpo estranho no tórax com radiografia dos pulmões ou do esôfago.
  - Tocar apenas a coroa do dente.
  - Transportar e preservar em leite após lavá-lo, removendo os resíduos com soro fisiológico.
  - Se o dente puder ser limpo imediatamente com soro fisiológico, colocar de volta no alvéolo até a reparação (em 30 minutos a 6 horas no máximo) (Hoyt e Selfridge-Thomas, 2007).
  - Atraso na reparação, manter o dente no leite ou na solução de Hanks.
  - Após a reparação/reposição, evitar os extremos de temperatura dos alimentos; ingerir alimentos macios e tentar evitar mastigar com o dente lesionado.
- Laceração/contusão da língua.
  - A língua é fixada à mandíbula anterior; assim, qualquer fratura nesse local pode resultar em lesão na língua e deslocamento posterior na via aérea.
  - A língua pode ser mordida durante a ocorrência da lesão e resultar em contusão e edema ou laceração.
  - A laceração em geral necessita de reparação e pode sangrar de forma abundante.

- As suturas profundas podem ser realizadas para fechar a laceração (Ceallaigh et al., 2006).
- Contusão pode resultar apenas em edema, porém qualquer edema da língua pode obstruir a via aérea.
- O controle da via aérea é a prioridade e, se possível, uma via aérea oral deve ser colocada mesmo que seja determinado que o tubo endotraqueal não é necessário; a via aérea oral manterá a língua na posição adequada enquanto a via aérea é continuamente avaliada.

Lesão no Pescoço

O pescoço inclui inúmeras estruturas que passam através dele em direção ao seu destino final e algumas poucas estruturas que residem unicamente no pescoço em si. As estruturas transitórias incluem a laringe e a traqueia, o esôfago, os nervos cranianos, as artérias carótidas e as veias jugulares. A tireoide, a paratireoide e o hioide localizam-se no pescoço e têm potencial de lesão quando ocorre um golpe direto ou uma lesão penetrante nesse local. A coluna cervical fica na parte posterior do pescoço e é discutida no Capítulo 5. Os mecanismos de trauma comuns incluem o golpe direto (agressão, "gravata", direção) ou a lesão penetrante (FAF, punhalada).

Sinais e Sintomas Gerais de Lesão no Pescoço

Taquipneia, obstrução da via aérea, dispneia
Contusão, abrasão, enfisema subcutâneo
Hemoptise, hematêmese
Hematoma pulsante ou expandido do pescoço
Ruído na carótida
Hemorragia por ferimento externo
Disfagia, rouquidão
Sintomas de AVC: afasia, hemiparesia/hemiplegia
Déficits dos nervos cranianos

Lesão da tireoide/tratamento

A tireoide é um órgão vascular com propriedades endócrinas e está localizada na parte anterior do pescoço. Raramente é lesionada; pode ser atingida, no entanto, por lesões penetrantes no pescoço ou por uma lesão iatrogênica durante a cricotirotomia ou a traqueostomia. A tireoide exige reparação cirúrgica imediata ou ressecção se lacerada (Heizmann et al., 2006). Os níveis hormonais devem ser monitorados, então, para assegurar o funcionamento adequado.

Fratura do hioide/tratamento

O hioide é o único osso no pescoço além da coluna cervical. Ele está localizado na parte anterior do pescoço e, nos homens, é conhecido como o pomo de Adão, osso proeminente no ponto da cartilagem da tireoide. Sua fratura pode ocorrer com o impacto no volante, por exemplo, mas é causada mais comumente pelo estrangulamento e é, de fato, um indício de potencial homicídio quando nenhum mecanismo for conhecido. Não há necessidade de tratamento para fratura do hioide.

Lesão da laringe/tratamento

A lesão na laringe pode ocorrer por um golpe direto, uma punhalada ou uma laceração no pescoço. O volante do automóvel é muitas vezes a causa do trauma, mas esta também pode ser enforcamento, estrangulamento ou uma lesão penetrante. Nos esportes, essa lesão não é comum, porém pode ser fatal se não for identificada (Paluska e Lansford, 2008).

Sinais e Sintomas de Lesão na Laringe

Via aérea comprometida, estridor, taquipneia, sofrimento respiratório

Rouquidão, voz alterada, qualidade respiratória audível

Tosse, hemoptise

Contusão, edema

Enfisema subcutâneo

Nos homens: perda da proeminência da cartilagem da tireoide (pomo de Adão)

O tratamento deve ser imediato e a manutenção da via aérea é essencial.
- Manter a via aérea provavelmente exija cricotirotomia cirúrgica.
- O diagnóstico pode exigir laringoscopia direta, endoscopia com fibra ótica.
- Inserção de tubo nasogástrico/orogástrico para prevenir vômito.
- Controle da dor.
- Paralisia das cordas vocais.
  - Resultante de lesão nos nervos laríngeos recorrentes.
  - A proteção da via aérea durante a deglutição está comprometida.
- Reparação cirúrgica da anatomia e restauração da qualidade da voz; pode incluir injeção de Teflon ou de outra substância para aumentar o volume da corda vocal paralisada.

Lesão vascular e do pescoço/tratamento

As grandes artérias carótidas e as veias jugulares passam através do pescoço e do crânio. São vasos grandes, de alta pressão, nos quais a lesão pode resultar em exsanguinação rápida. O trauma não penetrante pode resultar em lesão na íntima e em formação de pseudoaneurisma. O mecanismo não penetrante mais comum é o cinto de segurança mal-colocado cruzando o pescoço. A lesão na íntima pode resultar em formação de coágulo e em AVC resultante de uma embolia. A identificação precoce da lesão ao vaso do pescoço é essencial para prevenir a ocorrência do AVC precoce.

A lesão vascular pode ser identificada por angiotomografia computadorizada ou pelo verdadeiro angiograma. A ausculta das carótidas é mais de 95% sensível ao diagnóstico de lesão vascular (Tisherman et al., 2008). A anticoagulação é normalmente o tratamento das lacerações da íntima; quando contraindicada, a reparação operatória ou o *stent* endovascular são benéficos na redução da velocidade do AVC. As lacerações da íntima podem ser envoltas ou pode ser colocada a espuma de gel para lacrar um pseudoaneurisma grande. O angiograma deve avaliar todos os outros vasos para assegurar a circulação colateral antes da correção do vaso com próteses ou outro tipo de tratamento.

No paciente com trauma penetrante no pescoço, devem ser realizadas a exploração cirúrgica e a reparação das lesões identificadas.

É possível que o trauma penetrante nunca ultrapasse o platisma e, portanto, não lesione qualquer estrutura subjacente. O pescoço é dividido em três zonas para auxiliar na identificação de uma possível lesão e determinar se a exploração é necessária. As lesões através do platisma em geral são exploradas, pois o risco de morbidade é baixo para a cirurgia em si e é alto se a lesão não for percebida (Tisherman et al., 2008).

- Zona I: área horizontal entre a clavícula e a cricoide.
  - Inclui as clavículas, o pulmão, a traqueia, o esôfago, as artérias e veias subclávias e o duto torácico.
  - A exploração cirúrgica é difícil.
- Zona II: cricoide até o ângulo da mandíbula.
  - Inclui as veias jugulares, as artérias carótidas, a laringe, a traqueia, o esôfago e as artérias e veias subclávias.
  - O trauma penetrante pode ser tratado com exploração seletiva usando-se a angiotomografia computadorizada para descartar a lesão (Tisherman, 2008; Insull et al., 2007; Inaba et al., 2006; Brywczinski et al., 2008).
  - Angiotomografia computadorizada deve ser usada para traumas penetrantes próximos às estruturas vasculares.
- Zona III: acima do ângulo da mandíbula até a base do crânio.
  - Inclui as veias jugulares, as artérias vertebrais e as artérias carótidas internas.
  - A exploração cirúrgica é difícil.

Lesão do esôfago/tratamento

As lesões ao esôfago são discutidas no Capítulo 7. Com a finalidade de avaliação do pescoço, as lesões esofágicas são identificadas pela esofagoscopia com contraste e/ou exploração do pescoço (Tisherman et al., 2008). O enfisema subcutâneo e o ar livre nas radiografias ou na tomografia computadorizada da coluna cervical podem indicar lesões esofágicas ou da traqueia. A lesão exige tratamento cirúrgico com controle nutricional pós-operatório até que o esôfago esteja curado. A mortalidade é aumentada por qualquer atraso de diagnóstico da lesão esofágica maior que 24 horas (Tisherman et al., 2008).

CUIDADO PÓS-RESSUSCITAÇÃO E REABILITAÇÃO

Como ocorre em qualquer lesão, as da face e do pescoço apresentam potencial para infecção. Devido ao envolvimento dos seios faciais e da cavidade orofaríngea, as lesões e as incisões são contaminadas pelo ambiente natural. Os sinais e sintomas comuns de infecção incluem os apresentados a seguir.

Sinais e Sintomas de Infecção da Face e do Pescoço

Febre, aumento dos leucócitos
Secreção purulenta das incisões ou dos locais lesionados
Halitose
Sinais neurológicos de infecção/meningite: nível alterado de consciência, cefaleia, fotofobia, rigidez do pescoço

A prevenção da infecção inclui:
- Cuidado rigoroso do ferimento.
- Higiene oral.
- Irrigação cirúrgica e debridamento das fraturas expostas e remoção dos corpos estranhos.
- Evitar os tubos nasais para prevenir sinusite.
- Remover o tamponamento nasal logo que a hemorragia for controlada para prevenir o crescimento bacteriano no material de tamponar.
- Descongestionantes/anti-histamínicos para manter abertas as passagens nasais.
- Evitar assoar o nariz/espirrar para prevenir infecção intracraniana com a fratura de base do crânio.

O tratamento das infecções faciais é o mesmo de qualquer infecção, incluindo a administração de antibióticos e a identificação da origem. Os antibióticos devem ser determinados pela cultura. O local da lesão pode incluir irrigação e debridamento, com ou sem a remoção do material usado para fixar a fratura óssea. Se houver suspeita de infecção neurológica, é feita punção lombar para identificá-la e avaliar a pressão na abertura.

Impacto Psicossocial

O impacto psicossocial do trauma facial é inegável. É pela nossa face que somos reconhecidos e apresentados. É por meio dos nossos olhos que vemos o mundo, sentimos o odor dos alimentos pelo nariz; provamos os alimentos com a boca e ouvimos o mundo com nossas orelhas. Todos os sentidos estão envolvidos na face e podem ser mudados para sempre depois de uma lesão. A simples cicatriz após a laceração pode afetar a autoconfiança, sem falar na lesão devastadora da face. Além disso, um FAF autoinfligido, ou pior, um tiro de arma de fogo na face podem resultar em anos de cirurgia reconstrutora, juntamente com as circunstâncias psicológicas preexistentes.

O tratamento inclui o reconhecimento precoce da lesão para:
- Proporcionar oportunidade ao paciente de expressar seus sentimentos em relação a sua aparência.
- O paciente aceitar sua aparência.
- Oferecer aconselhamento e serviços religiosos para que o paciente expresse seu pesar e sua perda.
- Proporcionar consultas psiquiátricas ou psicológicas, quando necessário, e ao paciente que tentou suicídio.
- Preparar o paciente para ir para casa.
- Proporcionar consulta estética com cirurgia plástica para a reparação; cosméticos para a cobertura da cicatriz.

As lesões faciais podem ser simples, com reparação de sutura e fixação cirúrgica adiada. No entanto, elas também podem ser fraturas expostas devastadoras ou lesões por esmagamento em que ocorre a perda da via aérea e hemorragia. Essas lesões exigem cuidados imediatos da via aérea, da respiração e da circulação, além de reparação extensiva. Nenhuma lesão facial ou do pescoço deve ser ignorada ou considerada menor até prova em contrário.

> **Pontos Críticos na Preservação da Vida**
>
> - Não colocar dispositivos na via aérea ou qualquer tubo através do nariz se houver suspeita de lesão facial; os tubos podem seguir falso trajeto e atingir o encéfalo, se houver a presença de fratura da placa cribriforme
> - Se um objeto penetrante estiver presente (no olho), firmá-lo para impedir a movimentação e maior lesão.

REFERÊNCIAS

Alvi A, Doherty T, Lewen G. Facial fractures and concomitant injuries in trauma patients. *Laryngoscope*. 2003;113(1):102-106.

American College of Surgeons. *Advanced Trauma Life Support* (ATLS). 7th ed. Chicago, IL: American College of Surgeons; 2004.

Brywczynski J, Barrett T, Lyon J, et al. Management of penetrating neck injury in the emergency department: a structured literature review. *Emerg Med J.* 2008;25(11):711-715.

Burnstine M. Clinical recommendations for repair of orbital facial fractures. *Curr Opin Ophthalmol.* 2003;14(5):236-240.

Ceallaigh P, Ekanaykaee K, Beirne C, et al. Diagnosis and management of common maxillofacial injuries in the emergency department part I: advanced trauma life support. *Emerg Med J.* 2006;23(10):796-797.

Harrahill M. Epistaxis following an assault: practical consideration in stopping the bleeding. *J Emerg Nurs.* 2005;31(6):597-599.

Haydel MJ, Meyers R, Mills L. Use of the tongue-blade test to identify patients with mandible and maxillary sinus fractures: *Ann Emerg Med.* 2005;46(3):S66.

Heizmann O, Schmid R, Oertli D. Blunt injury to the thyroid gland: proposed classification and treatment algorithm. *J Trauma.* 2006;61(4):1012-1015.

Hoyt, KS and Selfridge-Thomas, J. Emergency nursing core curriculum, 6th ed. St Louis: Saunders Elsevier; 2007.

Inaba K, Numera F, McKenney M, et al. Prospective evaluation of screening multislice helical computed tomographic angiography in the initial evaluation of penetrating neck injuries. *J Trauma.* 2006;61(1):144-149.

Insull P, Adams D, Segar A, et al. Civil, I. Is exploration mandatory in penetrating zone II neck injuries? *ANZ J Surg.* 2007; 77(4):261-264.

Lelli GJ, Milite JM, Maher E. Orbital floor fractures: evaluation, indications, approach, and pearls from an ophthalmologist's perspective. *Facial Plast Surg.* 2007;23(3):190-199.

Paluska SA, Lansford CD. Laryngeal trauma in sport. *Curr Sports Med Rep.* 2008;7(1):16-21.

Tisherman SA, Bokhari F, Collier B, et al. Clinical practice guidelines: penetrating zone II neck trauma. *J Trauma.* 2008;64(5): 1392-1405.

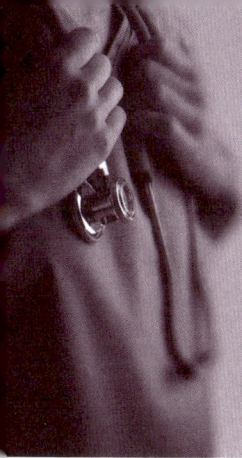

Capítulo 7
TRAUMA TORÁCICO

INTRODUÇÃO

O trauma torácico envolve a via aérea, a respiração e a circulação, as quais, na ressuscitação inicial do paciente, são avaliadas e tratadas à medida que são reconhecidos os problemas. Dessa forma, a maioria dos traumas torácicos é identificada imediatamente. Cerca de 20% das mortes traumáticas estão relacionadas com esse tipo de lesão (McQuillan et al., 2009). Em geral, essas lesões ocorrem por trauma não penetrante, sobretudo nas colisões de veículos a motor (CVM) (Ziglar et al., 2004).

O formato do tórax protege os principais vasos e órgãos. Quando são identificadas lesões, um alto índice de suspeição deve estar presente para identificar lesões concomitantes comuns. Uma pequena porcentagem exige cirurgia; a maior parte é tratada por procedimentos simples e imediatos e pelo rápido raciocínio crítico.

AVALIAÇÃO

As vias aéreas são essenciais e não é possível respirar sem uma delas. O Capítulo 2, sobre ressuscitação, revisa as ações imediatas necessárias para a avaliação dos problemas relativos às vias aéreas. Os aspectos respiratórios e da circulação cardíaca são discutidos aqui.

História

A história do paciente proporciona indícios sobre as lesões associadas, os problemas anteriores e os problemas primários. As fraturas no tórax são indicações importantes de problemas subjacentes. As fraturas das omoplatas estão associadas com fraturas das costelas, da clavícula, com lesão pulmonar ou pneumotórax e com lesão da coluna com uma frequência de 80 a 95% (Baldwin, 2008). As fraturas de costela estão mais associadas com o pneumotórax do que as de omoplata. A primeira e a segunda costelas estão bem protegidas. A lesão destas está frequentemente associada com lesões da aorta, do plexo braquial, da cabeça e da medula espinal (TNCC, 2007). As fraturas do esterno têm 13% de correspondência com as de coluna. Se deslocado, ele se associa às lesões pulmonar e cardíaca (von Garrel et al., 2004). O pressuposto de que o trauma torácico tenha ocorrido deve estar evidente com qualquer mecanismo que insinue impacto ao esterno ou à omoplata.

A coleta da história inclui:
- Mecanismo de trauma; observe em especial a presença de deformidade ao impacto com o volante, impacto lateral e à profundidade da intrusão no veículo; uso do cinto de segurança (uso adequado?), a ativação do *airbag* sobretudo se não for usada contenção de ombro; quedas de altura.
- A história pregressa afeta a capacidade do paciente de tolerar o trauma torácico e deve incluir atenção específica para:
  - Infecção respiratória superior ou inferior recente.
  - Asma ou doença pulmonar obstrutiva crônica.
  - Infecções crônicas dos seios faciais.
  - História de tabagismo.
  - História de álcool e drogas.
  - História de comprometimento cardíaco.
- Atendimento pré-hospitalar e avaliação inicial.
  - Administração de oxigênio, adjuntos da via aérea, necessidade de sucção, toracocentese, intubação.
  - Avaliação dos sons respiratórios e qualquer mudança no trajeto.
  - Fala, nível de consciência.

Avaliação do Trauma

A avaliação do trauma torácico é essencial para a ressuscitação inicial e para o tratamento do paciente. A avaliação inicia com o exame da respiração. Todas as alterações da normalidade exigem tratamento imediato. Os sintomas de hipoxia iminente incluem o nível de consciência alterado, a taquipneia e a alteração no padrão respiratório. A avaliação da via aérea e da respiração é discutida no Capítulo 2. A investigação breve inclui:
- Observar:
  - Cor, cianose ou palidez.
    - A cianose é um sinal tardio de perda da via aérea e da respiração.
  - Posição confortável para o paciente: vertical, recusa-se a deitar.
  - Esforço para respirar: uso dos músculos acessórios, batimento da asa do nariz, dificuldade para respirar.
  - Dispneia.
  - Frequência, ritmo, profundidade, esforço respiratório.
  - Movimentos simétricos do tórax *versus* movimentos paradoxais.
    - O movimento paradoxal é evidente apenas no paciente que respira de maneira espontânea.
  - Dor no peito: localizada ou generalizada.
  - Distensão da veia do pescoço (pode não ser visível na presença de hipovolemia).
  - Lesões penetrantes: local, tamanho, ruídos de aspiração/borbulhamento.
    - Incluir observação das costas e do pescoço.
    - Os traumas do tórax inferior podem incluir a lesão abdominal.
    - O trauma na parte superior do tórax pode incluir os grandes vasos e as estruturas do pescoço.
- Ouvir.
  - Respirações com gorgolejo ou estridor.
  - Vocalização normal, rouca, nenhuma.
  - Auscultar os pulmões.
    - Ruídos vesiculares presentes bilateralmente.
    - Ruídos adventícios: roncos, crepitação.

- Ausência de ruídos respiratórios.
  - Na intubação – verificar a colocação do tubo (esofágico ou no brônquio forte?).
  - Sem intubação – exige tratamento (ver seção sobre pneumotórax e hemotórax).
- Auscultar os sons cardíacos.
  - Frequência, ritmo, sopro.
  - Ponto de impulso máximo deve residir no quarto ao quinto espaço intercostal, na linha hemiclavicular.
    - O posicionamento alterado pode indicar pneumotórax por tensão com desvio do coração.
- Pressão arterial (PA).
  - Ausculta manual da PA, inicialmente, depois da avaliação da via aérea, da respiração e da circulação.
  - Continuar a monitorar a PA a cada cinco minutos ao longo da ressuscitação.
- Palpar.
  - Crepitação (enfisema subcutâneo).
  - Movimento torácico.
    - Simétrico.
    - Paradoxal (um segmento das costelas movimentando-se em oposição ao tórax).
  - Posição da traqueia.
  - Pulsos periféricos e central: presença, frequência, qualidade.
- Percussão.
  - Som abafado representa líquido no interior do tórax.
  - Som hiper-ressonante representa ar no interior da cavidade torácica, fora do pulmão.
- Diagnóstico.
  - Oximetria de pulso.
    - Deve-se avaliar e prevenir a hipoxia.
    - Alterada pela hipotermia e hipovolemia em que as extremidades distais estão frias.
  - Radiografia de tórax.
    - Portátil, posição supina.
    - Imagem anteroposterior (AP).
    - Colocar marcadores nos locais de lesão penetrante.

- Se a coluna torácica estiver livre de lesão e liberada, a radiografia em posição ortostática diminui a incidência de resultado falso-positivo para alargamento de mediastino; melhor visualização da lesão vascular e do volume do hemotórax.
– Tomografia computadorizada (TC) do tórax.
  - Helicoidal *multislice*; se for realizada uma TC abdominal, fazê-lo ao mesmo tempo para diminuir a carga de contraste.
  - Valor meditivo negativo elevado para lesão aórtica.
  - Sensibilidade para pneumotórax.
  - Maior probabilidade de identificação precoce de contusões pulmonares do que com a radiografia.
  - Angiotomografia helicoidal é o padrão-ouro para a avaliação vascular, principalmente a dissecção da aorta.
– Angiografia.
  - Pode ser utilizada para a avaliação comprobatória da lesão aórtica e dos vasos do ramo ou quando não estiver disponível a TC helicoidal *multislice*.
  - Invasiva.
– Gasometria arterial (ABG): normais (Tab. 7.1); acidose *versus* alcalose (Tab. 7.2).
  - Monitorar a acidose respiratória que indica hipoperfusão.

Tabela 7.1 Resultados da gasometria arterial

Parâmetro ABG	Anormal	Normal
pH	7,35 a 7,45	Acidose < 7,35 Alcalose > 7,45
PCO_2	35 a 45 mmHg	Baixo – hiperventilação Alto – hipoventilação
PO_2	80 a 100 mmHg	Baixo – hipoxia
Bicarbonato (HCO_3)	22 a 26 mEq/L	Baixo ou alto – compensação por problemas respiratórios; problemas metabólicos
Excesso/déficit de base	-2 a +2	Baixo – choque descompensado
Saturação de oxigênio	96 a 100%	Baixa – hipoxia; saturações podem parecer normais quando saturadas com CO e não com O_2

Tabela 7.2 Acidose *versus* alcalose

Anormalidade	pH	PCO_2	Bicarbonato
Acidose respiratória	↓	↑	↑
Acidose metabólica	↓	↓	↓
Alcalose respiratória	↑	↓	↓
Alcalose metabólica	↑	↑	↑

- Aumento do PCO_2 indica ventilação inadequada.
- Ventilação: alteração da perfusão indica contusão pulmonar e/ou colapso alveolar.
– Eletrocardiograma (ECG).
- ECG com 12 derivações para análise das alterações que indicam contusão do miocárdio é útil, mas não deve interromper a avaliação primária.
- Observar as alterações do ritmo e as mudanças do segmento S-T.

DOCUMENTAÇÃO

A documentação do trauma torácico é simples e inclui a avaliação completa do tórax e de qualquer atividade em torno do tratamento das alterações. É essencial a avaliação constante dos sinais vitais, incluindo o ritmo cardíaco e a oximetria de pulso. As mudanças com o tempo podem indicar lesão sutil ou descompensação. As lesões penetrantes devem ser diagramadas com todos os ferimentos identificados. Não há necessidade de distinguir os ferimentos de "entrada" e de "saída".

TRATAMENTO

Conforme mencionado, essas lesões são tratadas em geral à medida que são identificadas. A identificação rápida é essencial, pois a maioria delas tem risco de vida e exige resolução imediata. Todos os pacientes de trauma necessitam de:
- Oxigênio na chegada mesmo se alerta, orientado e aparentemente sem lesões.

- Higiene pulmonar que inclui a espirometria de incentivo para prevenir a atelectasia e a pneumonia.
- Mobilização precoce para a lesão pulmonar e prevenir a pneumonia.
- Controle da dor, sem sedação excessiva, para permitir a higiene pulmonar e a mobilização.

Pneumotórax e Hemotórax

O pneumotórax e o hemotórax podem ocorrer de forma independente ou simultânea. Eles ocorrem quando o ar e o sangue vazam no espaço entre a pleura parietal e visceral e são causados normalmente pela laceração do pulmão ou por lesão na coluna torácica. O hemotórax é com frequência o resultado de laceração pulmonar, intercostal ou da artéria mamária interna. A maioria dos hemotórax é autolimitada. Enquanto o sangue e/ou o ar acumulam-se, a pressão é aplicada ao pulmão, restringindo o espaço para a ventilação pulmonar e, por fim, levando ao colapso do pulmão.

O trauma torácico penetrante resulta em um ferimento torácico "aberto". O não penetrante, com penetração de corpo estranho, ou a lesão grande que penetra na cavidade torácica também pode resultar em uma lesão aberta do tórax. No caso de um pneumotórax ou hemotórax aberto, o ar entra (é sugado) no espaço pleural em razão do gradiente da pressão intratorácica e da pressão atmosférica, ocorrendo equilíbrio entre elas. Uma abertura na parede torácica com dois terços do tamanho da traqueia é grande o suficiente para provocar uma lesão aspirativa no tórax.

As duas situações podem provocar rapidamente o pneumotórax hipertensivo. Nele, os órgãos internos do tórax são forçados para o lado sem lesão, resultando não apenas em colapso do pulmão, como também em disfunção cardíaca (desvio do mediastino com compressão cardíaca). O retorno venoso é comprometido, causando hipotensão, diminuição do débito cardíaco e colapso vascular. O pneumotórax hipertensivo é uma situação que ameaça a vida e deve ser identificada com rapidez. Deve ser reconhecido por meio da avaliação clínica; no entanto, algumas vezes pode não ser visto até a radiografia de tórax. A Figura 7.1 demonstra um pneumotórax hipertensivo. A causa mais comum é a ventilação pulmonar por pressão positiva na presença de lesão visceral ou mesmo de um pequeno pneumotórax.

O pneumotórax fica mais evidente com a TC helicoidal. Muitas vezes os pneumotórax são pequenos e podem não ser evidentes na radiografia. Em alguns casos, o médico pode optar por monitorá-los sem a colocação imediata de um tubo de drenagem (Kortbeek et al., 2008). Eles também podem ser assintomáticos devido a seu tamanho. O pneumotórax visto na TC, no paciente que vai para a sala de cirurgia ou é submetido a ventilação de pressão positiva, exige observação para prevenir que se transforme em pneumotórax hipertensivo.

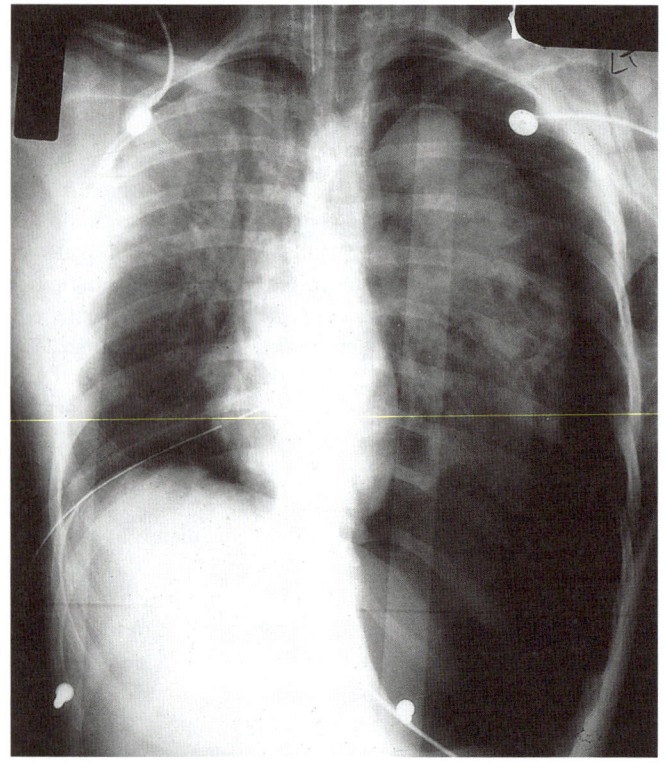

Figura 7.1 Pneumotórax hipertensivo.

Sinais e Sintomas de Pneumotórax e Hemotórax

Pneumotórax – pneumotórax aberto
Hipoxia
Respirações difíceis, dispneia, taquipneia
Murmúrios vesiculares ausentes ou diminuídos no lado da lesão
Expansão assimétrica do tórax
Hiper-ressonante à percussão
Inquietação, taquicardia, dor, desconforto
Pneumotórax aberto – lesão aspirativa do tórax é evidente
Enfisema subcutâneo (crepitação)
Cianose (sinal tardio)

Hemotórax
Hipoxia, cianose
Respirações difíceis, dispneia, taquipneia
Murmúrios vesiculares diminuídos ou ausentes no lado da lesão
Expansão assimétrica do tórax
Som abafado à percussão
Pode exigir 200 a 300 mL de sangue antes de ser evidente na radiografia

Sinais e Sintomas de Pneumotórax Hipertensivo

Rápida deterioração dos sinais vitais (hipotensão, taquicardia, taquipneia)
Hipoxia, dor no peito
Pressão aumentada da via aérea, dificuldade em ventilar
Respirações difíceis, sentimento de morte iminente, falta de ar
Desorientação, confusão
Murmúrios vesiculares diminuídos no lado da lesão
Veias jugulares distendidas (ausentes, se houver hipovolemia)
Desvio da traqueia afastando-se do lado da lesão

Tratamento

O tratamento do pneumotórax e do hemotórax é realizado durante a avaliação inicial. Ambos podem ser identificados tardiamente. Deve haver atenção rigorosa sobre esse potencial durante a avaliação inicial do paciente. Além disso, o pneumotórax pode converter-se em um pneumotórax hipertensivo, sobretudo com ventilação pulmonar por pressão positiva e a altitude. O transporte aéreo do paciente pode resultar nessa complicação, mesmo com o tubo torácico colocado. O prestador de cuidado não deve se tornar complacente por ter sido inserido o tubo torácico. Mesmo com a confirmação radiográfica da colocação, o tubo pode estar deslocado ou obstruído. A prontidão é fundamental.

- Lesão aberta aspirativa do tórax.
  - Estabilizar qualquer objeto penetrante; não remover.
  - Cobrir imediatamente com um curativo de três pontas.
  - O curativo age como uma válvula unidirecional para permitir que o ar saia durante a expiração mas não entre a inspiração.
  - O paciente necessita da colocação imediata do tubo torácico.
  - A lesão na parede torácica em geral é fechada.
  - Lesão penetrante anterior e média ao mamilo ou posterior e média à escápula pode envolver o mediastino e exige avaliação quanto a lesão em grandes vasos ou traqueobrônquica, além do tratamento do pneumotórax e do hemotórax.
  - Trauma penetrante no tórax inferior pode envolver o abdome e o diafragma.
- Toracocentese com agulha.
  - Cateter sobre agulha de calibre grosso 14 a 16 g é colocado na linha hemiclavicular, sobre a terceira costela no segundo espaço intercostal; o cateter é mantido.
  - Pode ser usado no ambiente pré-hospitalar para aliviar o pneumotórax hipertensivo.
  - Após a toracocentese com agulha, há necessidade de colocar um dreno torácico, pois o cateter agora pode agir como uma lesão aberta no tórax.
  - Após a liberação do pneumotórax hipertensivo.
    - Os sinais vitais devem retornar ao normal se outras causas para a anormalidade também tiverem sido corrigidas.

- A saída do ar sob pressão quando da introdução da agulha confirma o diagnóstico de pneumotórax hipertensivo.
• Drenagem torácica.
  - Para aliviar tanto o pneumotórax quanto o hemotórax, um tubo torácico é colocado no quarto ou quinto espaço intercostal, imediatamente anterior à linha medioaxilar do lado da lesão.
    - Se o paciente estiver sob ventilação mecânica, não aplicar ventilação por pressão positiva até que o tubo seja colocado, para prevenir o pneumotórax hipertensivo.
  - O tubo torácico deve ser de tamanho 32 a 40 Fr para permitir que o ar e o sangue drenem livremente.
  - Conectar o tubo ao frasco de drenagem com selo d'água para prevenir a entrada de ar na cavidade pleural.
    - Os tubos devem ser bem fixados para evitar desconexão.
    - Em geral, o conjunto é então fixado à aspiração contínua sob pressão negativa de 20 cm de H_2O para manter o pulmão inflado.
    - A aspiração pode ser removida para o transporte, mas deve ser reconectada ao chegar à TC ou ao destino final.
    - Antibióticos profiláticos não parecem diminuir o risco de empiema ou pneumonia (Maxwell et al., 2004; Luchette et al., 2000).
  - Avaliação após a inserção.
    - A radiografia do tórax é necessária após a colocação do dreno para verificar a posição.
    - Reavaliar os sons respiratórios à insuflação e expansibilidade do tórax.
    - Verificar novamente os sinais vitais.
    - Verificar oscilação do nível do selo d'água, tipo de drenagem, vazamento de ar.
    - Monitorar o volume da drenagem – drenagem inicial de 1.500 mL na inserção ou 200 mL/h, por 2 a 4 horas, provavelmente exigirá cirurgia para identificar a causa (ATLS, 2004).
    - Hemotórax pode exigir também a reposição de sangue.
  - Verificar o local da inserção para garantir que todos os orifícios estejam no interior do tórax, e não expostos.

– Limpar o local e colocar diariamente curativo oclusivo.
– No hemotórax volumoso, um dispositivo de autotransfusão pode ser fixado ao conjunto do tubo torácico. A autotransfusão é discutida no Capítulo 2.
– Os tubos torácicos permanecem até que o pulmão se mantenha insuflado quando colocado sob selo d'água.
  ▪ Avaliar com radiografia mantendo o selo d'água.
  ▪ NUNCA pinçar o tubo torácico, pois pode provocar o pneumotórax hipertensivo.
– Remover o tubo de drenagem torácica.
  ▪ Proporcionar um curativo oclusivo na remoção com gaze vaselinada no centro sobre o próprio local.
  ▪ Avaliar com radiografia após a remoção.
  ▪ Se permanecer um pequeno pneumotórax, um ensaio de administração de oxigênio a 100% pode auxiliar sua reabsorção pelo gradiente de nitrogênio aumentado.
  ▪ Se houver um pneumotórax volumoso após a remoção, provavelmente deverá ser reinserido o tubo torácico.
• Tratamento conservador.
– Para o pneumotórax controlado por observação, é essencial o monitoramento rigoroso dos sons pulmonares e dos sinais vitais.
– Qualquer sinal de comprometimento respiratório exige:
  ▪ Avaliação imediata dos sinais vitais e dos sons pulmonares.
  ▪ Radiografia de tórax para identificar se o pneumotórax aumentou de tamanho.

Contusão Pulmonar

Como qualquer outro órgão ou parte do corpo, o pulmão pode sofrer contusão após um impacto. A contusão pode variar de leve a grave, envolvendo um pulmão ou os dois, um ou mais lobos pulmonares. Como qualquer outra contusão no corpo, estas também formam o edema em torno da área de contusão no interior do tecido intersticial e dos alvéolos. A lesão associada mais frequentemente com a contusão pulmonar é o tórax instável. A transferência de energia que resulta em um segmento instável das costelas é significativa e lesiona, portanto, tanto as costelas quanto o pulmão subjacente. A explosão também resulta em contusão do pulmão. O surgimento da insuficiência respiratória com a contusão pulmonar pode ser insidioso.

Sinais e Sintomas de Contusão Pulmonar

Dispneia

Tosse ineficaz, hemoptise

Hipoxia, PO_2 < 65 mmHg, saturações < 90% no ar ambiente

Contusão no tórax

Dor

Aumento da resistência vascular pulmonar, diminuição da complacência

Imagem de condensação na radiografia torácica em 24 a 48 horas após a lesão

Tratamento

As contusões pulmonares exigem seu reconhecimento e, depois, a identificação de seu impacto. Algumas são de intensidade leve e não exigem qualquer tratamento, além da higiene pulmonar. Algumas contusões pulmonares leves se resolverão em 48 a 72 horas (McQuillan et al., 2009). Verificar-se a perfusão adequada do tecido. A contusão pulmonar grave pode resultar em insuficiência respiratória e em síndrome da angústia respiratória aguda (SARA).
- Higiene pulmonar.
  – Espirometria de incentivo.
  – Fisioterapia torácica.
  – Posicionamento e deambulação precoce.
  – Evitar insuficiência respiratória e intubação, se possível (Simon et al., 2006).
  – Terapia cinética com rotação contínua, especialmente se o posicionamento for difícil devido a outras lesões.
  – Se for possível, o posicionamento em posição pronada é eficaz no recrutamento do pulmão.
- Oxigenação e ventilação.

- Oxigênio suplementar.
- Utilizar ventilação com pressão positiva contínua da via aérea como alternativa à intubação, se tolerada pelo paciente.
- Intubação com ventilação mecânica, em caso de impossibilidade de manter a via aérea, haver hipoxia iminente (como anteriormente), nível alterado de consciência e/ou imobilização devido a outras lesões.
- Usar pressão expiratória final positiva (PEEP) e programar desmame precoce.
- A ventilação pulmonar independente pode ser útil se houver contusão pulmonar unilateral grave quando a ventilação convencional não reverter o desvio (Simon et al., 2006).
- Na contusão pulmonar grave, a ventilação de alta frequência é protetora do pulmão proporcionando um volume corrente baixo (Funk et al., 2008). Usar quando:
  - Pressão média da via aérea > 30 cm H_2O.
  - FiO_2 > 60%.
- Outros modos de ventilação mecânica que são úteis no tratamento da contusão do pulmão incluem a ventilação por pressão com relação inversa da inspiração: expiração.
- Evitar os bloqueadores neuromusculares, se possível, durante a ventilação, devido à fraqueza muscular de longo prazo que ocorre com a suspensão da medicação. O paciente necessitará de força para manter a higiene pulmonar após a extubação.
- Proporcionar a ressuscitação inicial necessária, mas evitar administração desnecessária de volume.
  - Cateter pulmonar-arterial (Swan-Ganz) pode ser útil na determinação do estado hemodinâmico.
  - Evitar o edema pulmonar e manter a euvolemia.
  - Os diuréticos podem ser úteis na presença de aumento da pressão capilar pulmonar, com estabilidade hemodinâmica ou insuficiência cardíaca congestiva.
  - Não administrar esteroides; os benefícios não são comprovados.
- Analgesia.
  - Controlar a dor associada ao tórax instável.
  - Evitar sedação excessiva.
    - Evitar intubação, se possível.
    - Extubação precoce.

Lesão Traqueobrônquica

Embora rara, a lesão traqueal ou brônquica é uma ameaça grave à sobrevivência do paciente. Muitas dessas lesões causam parada no local do evento. A traqueia e os brônquios são lesionados quando ocorre um aumento repentino na pressão intratorácica contra a glote fechada. Além disso, o trauma penetrante pode resultar em perfuração das principais vias aéreas. A maioria dessas lesões exigirá tratamento cirúrgico, e os pacientes devem ser transferidos rapidamente para um centro de trauma. As lesões tendem a ocorrer a 2,5 cm da carina e algumas vezes envolvem também os brônquios (ATLS, 2004). São com frequência lesões ocultas e de alta mortalidade. As lesões pequenas ou aquelas em que a fáscia mantém a integridade da traqueia podem se apresentar tardiamente, após até 3 a 4 dias (Hoyt e Selfridge-Thomas, 2007). Seu surgimento tardio costuma ser devido a ocorrência repentina de pneumotórax e de enfisema subcutâneo. A atelectasia persistente pode ser um indício para a avaliação dessa lesão.

Sinais e Sintomas de Lesão Traqueobrônquica

Sofrimento respiratório grave, combativo, inquieto

Obstrução da via aérea superior

Enfisema subcutâneo

Pneumotórax hipertensivo com vazamento persistente de ar

Pneumotórax, pneumomediastino, ar retroesofágico, ar peribronquial

Fraturas de costelas

Rouquidão, disfagia

Estridor

Hemorragia na via aérea, hemoptise

Dor

Pode estar alerta e conversando na cena e ter uma parada respiratória repentina ao assumir a posição supina

Tratamento

O tratamento da lesão traqueobrônquica envolve a avaliação habitual da via aérea e da respiração. Uma vez que a via aérea é a prioridade na avaliação inicial, o tratamento dessa lesão já está sendo realizado.

- Providenciar uma via aérea.
  – Pode ser necessária uma via aérea cirúrgica se o paciente não puder ser intubado.
  – A intubação pode ser bem-sucedida, mas débil se a lesão na traqueia for circunferencial.
    ▪ Especialmente com o movimento do paciente.
  – Se houver transecção total da traqueia, a via aérea cirúrgica não será bem-sucedida, pois os dois componentes da traqueia não estarão "conectados" pelo tubo de traqueostomia curto.
    ▪ Exige intervenção cirúrgica.
  – Paciente necessitará de uma via aérea mecânica e ventilação até a redução do edema.
  – Pode exigir ventilação pulmonar independente, se grave.
- Inserção do tubo de drenagem torácica.
  – Um tubo torácico deve ser inserido para tratar o pneumotórax.
  – Pode exigir mais do que um tubo torácico para tratar o vazamento de ar maciço.
  – Monitorar vazamento de ar, aumento no ar subcutâneo, pressões na via aérea.
- Avaliação.
  – A broncoscopia é o meio definitivo de avaliação, exceto se o paciente foi direto para a cirurgia.
  – A reparação cirúrgica é necessária em lacerações maiores que 33% da circunferência.
  – A longo prazo, esses pacientes têm sensibilidade diminuída a tosse e a desobstrução da via aérea.
- A ruptura do brônquio pode resultar em embolia gasosa.
  – Sinais e sintomas.
    ▪ Colapso cardiovascular repentino ou parada sem evidência de hemorragia.
    ▪ Sinais neurológicos focais não relacionados com TCE.
  – Tratamento.

- Posição de Trendelenburg imediata para impedir que o ar saia do ápice do coração.
- Toracotomia com pinçamento pulmonar no hilo e cardiocentese para remover o ar.
- Rápida descompressão na câmara de oxigênio hiperbárico para 168 fsw sob oxigênio a 100% para minimizar o tamanho do êmbolo e promover a reabsorção na circulação.
- Para o oxigênio hiperbárico, o paciente necessita estar estável pois exigirá um longo período de descompressão.

Fraturas das Costelas e do Esterno

As fraturas das costelas são lesões torácicas comuns e são indicativas de lesões associadas. As fraturas altas de costela (#1 a 2) estão relacionadas com lesão de grandes vasos; as fraturas de costela na região média do tórax (#3 a 9) envolvem os pulmões; e as de costelas inferiores (#9 a 12) podem indicar uma lesão abdominal. O pneumotórax e o hemotórax frequentemente estão associados com costelas fraturadas que lesionam o pulmão. Tanto a fratura de costela quanto a de esterno exigem uma grande transferência de energia para fratura, por isso, a ocorrência de lesões associadas devem ser suspeitadas e o paciente avaliado.

Nas crianças, as fraturas de costela são indicativas de aplicação de força significativa, pois suas costelas são elásticas e não propensas a lesão. Nos idosos, ocorre exatamente o contrário, pois suas costelas são frágeis e propensas a fratura. Além disso, eles têm menos probabilidade de tolerar a dor e a expansão diminuída do tórax que acompanham essas fraturas. A idade é um fator de risco para mortalidade na presença de fraturas de costelas e/ou de lesão multissistêmica (Brasel et al., 2006). Quase 30% dos indivíduos com mais de 65 anos com fratura de costela exigirão ventilação mecânica e terão cinco vezes mais chance de morrer, em comparação com os indivíduos mais jovens com a mesma fratura (Bergeron et al., 2003).

O tórax instável é uma série de fraturas de costelas (> 2) consecutivas, com mais de uma fratura por costela. Isso resulta em um segmento das costelas flutuando livremente que não se movimenta mais com o restante da parede torácica. Esse "movimento paradoxal" diminui a ventilação eficaz. Existe também uma alta associação de contusão pulmonar com o segmento instável.

As fraturas de esterno podem estar relacionadas com lesão em grande vaso ou da via aérea, sobretudo em caso de luxação esternoclavicular.

Sinais e Sintomas de Fraturas de Costelas, Tórax Instável e Fratura de Esterno

Fraturas de costelas
Dor inspiratória, sensibilidade à palpação, dor com o movimento
Hipoventilação com o tórax imobilizado, atelectasia
Visível na radiografia ou TC
Pode haver a presença de contusão no tórax

Tórax instável
Movimento paradoxal da parede torácica visível (com respiração espontânea) ou palpável sobre o segmento instável
Hipoxemia causada pela respiração ineficaz e contusão pulmonar associada
Aumento do esforço para respirar, insuficiência respiratória
Dor, crepitação
Volume corrente baixo, colapso alveolar
Visível na radiografia ou TC torácica com contusão pulmonar (pode ter apresentação tardia)

Fratura de esterno
Dor
Movimento do esterno com a respiração
Deformidade palpável
Rouquidão, estridor, mudanças na qualidade da voz indicativas de lesão na via aérea

Tratamento

O tratamento das fraturas de costela concentra-se sobretudo no alívio da dor para que o paciente possa manter uma ventilação efetiva. As fraturas de costela propriamente ditas raras vezes exigem ventilação mecânica. O segmento instável pode exigir ventilação para o tratamento da contusão pulmonar mais do que para o tórax instável.

Essas fraturas costumam estar consolidando em três semanas, com a cura evidente em seis semanas. A dor associada às fraturas, infelizmente, pode durar semanas ou meses após a lesão inicial. A dor aumenta com o número de costelas fraturadas. O tratamento inclui:

- Fixação interna.
  - As fraturas de esterno em geral não exigem fixação cirúrgica, embora, se a melhora for demorada ou o movimento grave estiver associado com a respiração, os cirurgiões possam optar por fixar internamente o esterno.
  - As fraturas de costela, incluindo os segmentos instáveis, também podem receber fixação interna se não mostrarem evidência de melhora ou estiverem afetando seriamente a respiração. O uso experimental de sistemas de placas biorreabsorvíveis ocasiona redução precoce das costelas, com a esperança de melhora mais rápida e necessidade de menos tempo de ventilação mecânica (Vu et al., 2008).
- Luxação esternoclavicular pode ser reduzida pela extensão do ombro (ATLS, 2004).
- Ventilação.
  - Manter a ventilação e proporcionar intubação se o paciente não puder controlar a respiração eficaz ou estiver em risco de insuficiência respiratória.
    - Manter PO_2 > 80 mmHg.
    - Ventilação por pressão positiva.
    - Tentar o CPAP para evitar intubação, se possível.
  - A espirometria de incentivo e a higiene pulmonar são essenciais.
  - Deambulação precoce ou terapia cinética se o paciente não se movimentar, para prevenir a atelectasia e a pneumonia.
  - A ventilação ineficaz resulta em acúmulo de secreções.
  - Os pacientes com segmentos instáveis são sensíveis à sobrecarga de líquidos causada pela contusão pulmonar associada.
- Controle da dor.
  - Proporcionar analgesia sem sedação excessiva ou depressão respiratória.
  - O controle da dor da lesão torácica é discutido na próxima seção deste capítulo.

– Reduzir a dor para expandir o pulmão.
– A longo prazo, os pacientes com segmentos instáveis podem ter dor residual persistente (Ziglar et al., 2004).
• NÃO imobilizar o segmento instável com esparadrapo, bandagens ou sacos de areia.
– Resulta em restrição da ventilação pulmonar e sequelas a longo prazo.
– Pode resultar em pneumotórax.

Contusão-ruptura Cardíaca

Assim como o pulmão, o coração também está sujeito a lesão por um golpe direto ao tórax ou por uma lesão penetrante. A lesão cardíaca mais comum é a contusão. Semelhante à contusão pulmonar, o impacto ao tórax pode resultar em contusão cardíaca. As contusões miocárdicas variam de profundidade, desde as petéquias subepicárdicas até as contusões completas transmurais. A maioria das lesões miocárdicas é causada por CVM, principalmente nos indivíduos com mais de 65 anos. As quedas de alturas significativas também estão associadas com a lesão cardíaca. A maior parte das contusões cardíacas não é diagnosticada ou não tem sintomas ou efeitos residuais. Em alguns casos, resulta em sérias anormalidades de condução, anormalidades do movimento da parede ou morte por ruptura ou infarto do miocárdio. O ECG tem 96% de sensibilidade para prever lesão miocárdica. A ecocardiografia transesofágica pode ser usada para avaliar o miocárdio. As lesões cardíacas mais significativas mostram sintomas nas primeiras 24 horas após ocorrerem, sobretudo no ECG anormal (Salim et al., 2001).

A ruptura é causada pela compressão ou pelo impacto direto, com o aumento do retorno venoso e a distensão do próprio coração. As forças deslizantes também podem provocar ruptura. As quedas de mais de 5 m têm uma incidência de mais de 50% de lesão cardíaca, causando lacerações especialmente na junção da veia cava inferior com o átrio direito. Quanto mais alta a queda, mais extensas e irregulares se tornam as lacerações (Turk et al., 2004). As fraturas do esterno ocorrem, nessas quedas, em 76% de todos os pacientes com lesão cardíaca. O local mais comum é o ventrículo direito, que é anterior no tórax e possui um miocárdio mais fino. A ruptura cardíaca tem até 85% de mortalidade (Van Horn, 2007). Os prováveis sobreviventes de ruptura apresentarão tamponamento e sinais vitais alterados. Uma ruptura do átrio provoca um tamponamento lento (ATLS, 2004).

Sinais e Sintomas de Lesão do Miocárdio

Dor no peito

Anormalidades no ECG: mudanças nas ondas ST-T (mais prevalentes), extrassístoles ventriculares, fibrilação atrial, bloqueios de ramo (principalmente do direito), taquicardia supraventricular

ICC com sopro holossistólico pode indicar ruptura do septo interventricular

Tratamento

Se houver a suspeita de lesão cardíaca não penetrante:
- ECG de 12 derivações deve ser obtido após as avaliações primária e secundária para identificar qualquer alteração no ritmo cardíaco.
  - Modificações na onda ST-T.
  - Evidência de isquemia.
  - Bloqueio do ramo.
- Monitorar por 24 a 48 horas se o ECG for positivo, sobretudo para tratar as alterações do ritmo.
- Pacientes hemodinamicamente instáveis podem ser submetidos a um ecocardiograma para determinar o grau de anormalidade do movimento da parede.
- Os estudos de medicina nuclear não são úteis no diagnóstico da lesão cardíaca não penetrante (Pasquale et al., 1998).
- A fratura do esterno sem evidência de ECG alterado não exige monitoramento cardíaco por si só (Pasquale et al., 1998)
- Tratar a arritmia cardíaca.
  - As anormalidades de condução são suscetíveis a arritmias repentinas.

- Monitorar o tamponamento pericárdico.
- A medida da troponina I e da CPK-MB não demonstrou utilidade na identificação da lesão cardíaca.
  - Não é recomendado que os níveis de enzimas e troponina sejam mensurados.
  - A presença de um ECG normal e troponina cardíaca I negativa pode confirmar que não existe lesão cardíaca e, portanto, não é exigido o monitoramento (Salim et al., 2001).

Tamponamento Pericárdico

O tamponamento pericárdico pode resultar de um trauma não penetrante ou penetrante do coração, embora o último seja o mais frequente. O saco pericárdico contém normalmente apenas 20 a 30 mL de líquido no espaço entre o coração e o próprio pericárdio. O sangramento no saco provoca sua expansão até o limite e a compressão do coração, prejudicando a contratilidade. A diminuição do enchimento diastólico resulta na redução do volume e do débito cardíacos.

Sinais e Sintomas de Tamponamento Pericárdico

Pulso paradoxal: queda na PA sistólica > 10 mmHg durante a inspiração

Tríade de Beck (10 a 40% de ocorrência):
- Tons cardíacos abafados
- Distensão venosa jugular (pode não ser evidente com hipovolemia)
- Diminuição da pressão do pulso: normal = 40 mmHg; tamponamento < 30 mmHg

Sensação de morte iminente, ansiedade

Recusa-se a deitar em posição supina, dispneia

Sinal de Kussmaul – aumento da pressão venosa com a inspiração espontânea

Atividade elétrica sem pulso na ausência de pneumotórax hipertensivo ou hipovolemia

Tratamento

O tratamento do tamponamento pericárdico exige um alto índice de suspeição e a identificação rápida. A resolução completa inclui o tratamento cirúrgico definitivo.

- O ecocardiograma tem índice de 5 a 10% de falso-negativo para o diagnóstico.
  - O FAST é usado cada vez mais durante a ressuscitação no trauma para identificar a lesão abdominal e cardíaca e proporciona um diagnóstico confiável de tamponamento cardíaco (McQuillan et al., 2009).
  - A pericardiocentese proporciona alívio da congestão.
    - É preferível realizar uma toracotomia e uma janela pericárdica definitiva e o tratamento da própria lesão cardíaca (Kortbeek et al., 2008).
    - Se a pericardiocentese for necessária, deve ser realizada com:
      - Elevação da cabeceira a 45°.
      - Agulha longa de 14 a 16 g com *stopcock* ou seringa.
      - A entrada é cerca de 1 a 2 cm subxifoide em um ângulo de 30° com a pele visando a escápula esquerda.
      - Aspirar ao entrar no pericárdio; sangue incoagulável deve retornar.
      - Deixar o cateter, pois o pericárdio ocluirá o local se removido e o tamponamento poderá recorrer.
      - A pericardiocentese é um procedimento apenas temporário; o tratamento definitivo com janela pericárdica e reparo cardíaco será necessário.

Lesão na Aorta Torácica

Uma das lesões torácicas mais rapidamente devastadoras é a laceração da aorta torácica. Até 80% dos pacientes morrem na cena, e a estatística não se modificou em mais de 20 anos. Os 20% restantes que chegam ao hospital pioram ou permanecem estáveis. A lesão aórtica é causada, por exemplo, pela CVM, com impacto lateral ao motorista, motorista ejetado sem cinto de segurança, ferimentos penetrantes no mediastino e quedas de mais de 3 m.

O diagnóstico e o tratamento dessa lesão devem ser rápidos. Os que sobrevivem sofrem uma laceração incompleta da aorta, com adventícia intacta (pseudoaneurisma) ou uma hemorragia mediastinal contida. Qualquer ruptura livre do tórax esquerdo, na cena ou no hospital, é fatal, exceto havendo a transferência imediata para o centro cirúrgico. Mesmo com a transferência rápida, a sobrevivência é improvável.

A maioria das lesões aórticas ocorre no ligamento arterial onde a aorta está rigidamente ligada ao tórax desde o nascimento. Outros locais comuns são a bifurcação da artéria inominada da aorta, a entrada da aorta através do diafragma e o anel valvular aórtico superior.

Sinais e Sintomas de Lesão da Aorta Torácica

Dor no tórax, no meio das costas e nas escápulas
Rouquidão, estridor, dispneia, disfagia
Contusão torácica
Hipertensão nos membros superiores e hipotensão nos inferiores
Paraplegia
Choque hipovolêmico
Sopro sistólico paraescapular
Anormalidades radiográficas: mediastino alargado, obliteração do cajado aórtico, presença de derrame extrapleural apical, desvio do tubo traqueal ou gástrico para a direita (mais sensível), brônquio fonte esquerdo deprimido, fraturas na primeira ou segunda costela

Tratamento

A identificação rápida e o tratamento da aorta são primordiais para a sobrevivência desses pacientes. O diagnóstico inicia com a radiografia de rotina.
- A radiografia em posição ortostática (preferencialmente) pode proporcionar a primeira evidência radiográfica de lesão aórtica como a citada nos sinais e sintomas (Nagy et al., 2000).
  – A colocação de um tubo nasogástrico ou orogástrico antes da radiografia aumenta a visibilidade do desvio do esôfago.

- A Figura 7.2 mostra o mediastino alargado com pseudoaneurisma aórtico positivo; a Figura 7.3 mostra a traqueia e o esôfago desviados com pseudoaneurisma aórtico positivo. A Figura 7.4 mostra o pseudoaneurisma da aorta torácica no ligamento arterioso em uma criança com paraplegia e ausência de lesão na medula espinal.
- A TC helicoidal *multislice* do tórax é acurada no diagnóstico da lesão aórtica
  - Os cirurgiões podem solicitar uma aortografia após a TC para definir melhor a lesão.
- O controle da PA (Nagy et al. 2000) e da frequência cardíaca antes da cirurgia é fundamental.
  - Os betabloqueadores e os bloqueadores do canal de cálcio podem ser usados para manter a PA sistólica em 80 a 100 mmHg até a correção.

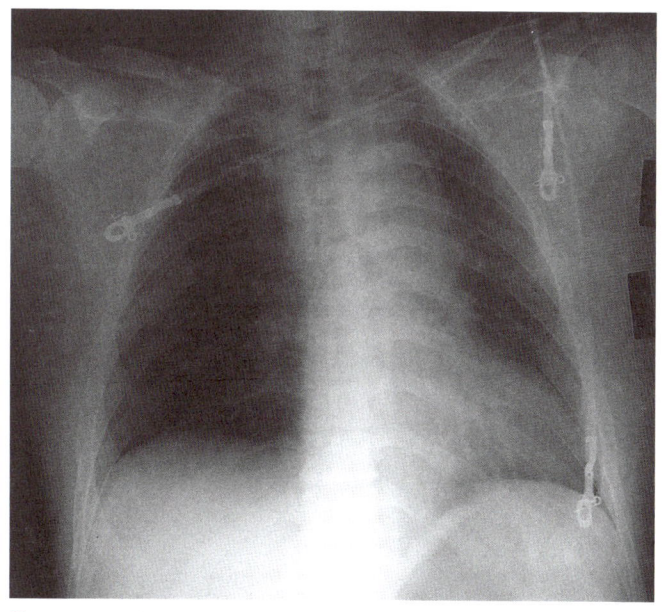

Figura 7.2 Mediastino alargado em paciente com pseudoaneurisma aórtico.

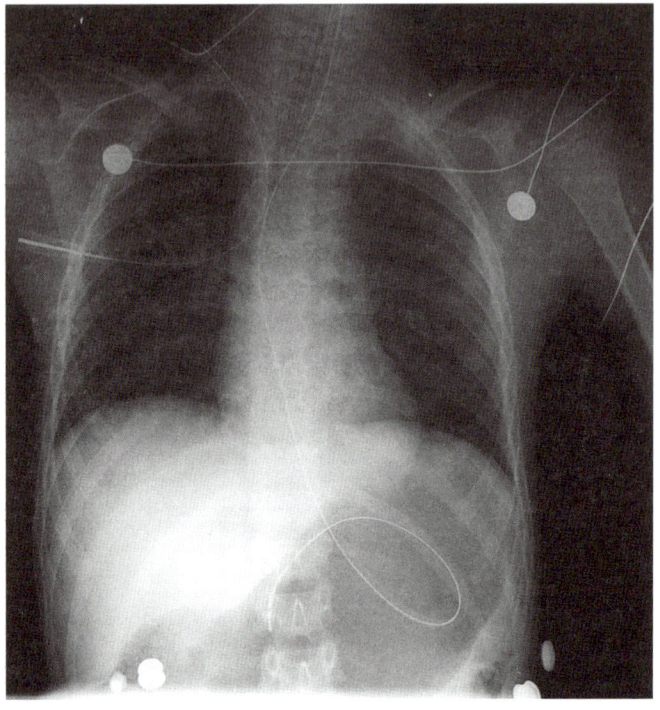

Figura 7.3 Traqueia e esôfago desviados com pseudoaneurisma aórtico.

- Os vasodilatadores, como os nitratos e o nitroprussato, também podem ser usados.
- Isso se torna um desafio na presença de TCE em que a PA sistólica mínima de 90 mmHg é exigida para prevenir a lesão encefálica secundária. Esses pacientes podem se beneficiar do reparo endovascular precoce, se for aceitável para o neurocirurgião que trata o TCE.
- A frequência cardíaca é mantida entre 60 e 80 bpm (McQuillan et al., 2009).
- Tratamento tardio.
  - Pode ser necessário para a craniotomia ou a laparotomia emergencial.

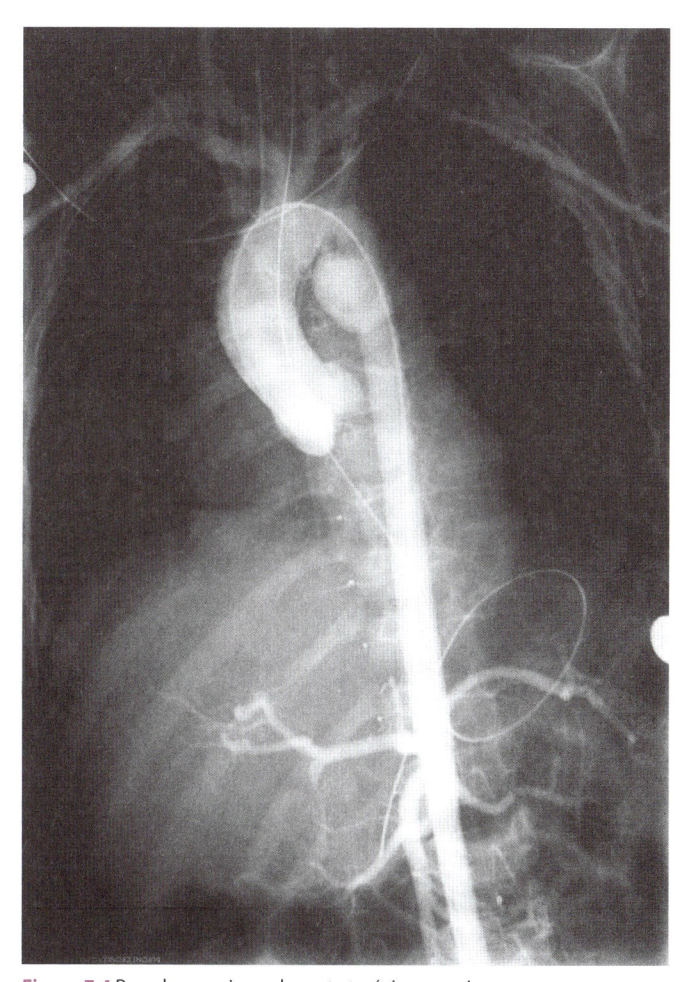

Figura 7.4 Pseudoaneurisma da aorta torácica em criança.

- Os candidatos a cirurgia com risco de insucesso são os pacientes com história pregressa de comorbidade e idade avançada.
- De 1997 a 2007 houve um aumento no tempo para reparo, de 16,5 para 54,6 horas, com aumento concomitante no uso de *stents*, e menor incidência de paraplegia e de mortalidade

(de 22 para 13%) (Demetriades et al., 2008); o mesmo estudo não mostrou diferença nas ocorrências de complicações como pneumonia e insuficiência renal.
- Correção direta.
  - A correção pode ser adiada se não houver evidência de ruptura iminente (Pacini et al., 2005).
    - Tratar outras lesões que ameacem a vida em primeiro lugar.
    - As lesões instáveis são as que mantêm PA descontrolada, hemotórax maior que 1.000 mL, lesões circunferenciais, extravasamento na TC ou na angiografia, aumento do pseudoaneurisma.
  - Ressecção com colocação de enxerto interposicionado ou a correção com sutura direta.
    - O *bypass* cardiopulmonar exige heparinização completa, o que pode resultar em hemorragia no abdome ou no cérebro.
    - O *bypass* cardíaco esquerdo com bomba centrífuga pode ser feito sem heparinização e é protetor da coluna.
    - O pinçamento direto da aorta está associado a complicações neurológicas; essas complicações se correlacionam diretamente com o tempo de isquemia de mais de 30 a 35 minutos (Nagy et al., 2000; Johnson, 2007; Hunt et al., 1996).
  - O *bypass* ou desvio de perfusão distal é protetor da coluna.
  - A lesão proximal e as que se estendem no arco transverso ou que atravessam as raízes subclávias/inominadas exigem parada circulatória e hipotermia para correção.
- Correção endovascular.
  - Elimina o risco de ruptura pela colocação do *stent* distanciando o pseudoaneurisma.
    - Lesões distais à artéria subclávia, proximais ao arco da aorta, com 5 mm ou mais e a ausência de trombo.
    - O acesso vascular periférico deve ser obtido.
    - Exclusão completa do pseudoaneurisma.
  - Permite tempo para a estabilização de outras lesões com risco à vida enquanto se trata a aorta.
  - Pode ser realizada de forma precoce ou tardia.
  - Permite aumento da PA sistólica para tratar adequadamente o TCE.

- O procedimento pode levar tempo considerável, dependendo da habilidade do radiologista intervencionista e da lesão específica.
- A colocação tardia permite a cicatrização do pseudoaneurisma e o tratamento da coagulopatia, mas envolve o risco de ruptura.
- As complicações associadas à colocação do *stent* incluem vazamento endovascular, lesão do vaso de acesso, oclusão da carótida, AVC, paraplegia, infecção e colapso parcial do *stent* (Demetriades et al., 2008).
- Longo prazo.
  - Exige betabloqueadores durante toda a vida.
  - Monitorar a migração ou o extravazamento.
  - A migração pode resultar em obstrução da artéria subclávia.
  - Controle rigoroso da PA.
- As complicações do controle da lesão na aorta torácica incluem:
  - Embolia pulmonar.
  - Paraplegia pela lesão causando isquemia da artéria vertebral ou após o reparo *cross-clamp*.
  - Paralisia das cordas vocais.
  - Insuficiência renal.
  - Ruptura do pseudoaneurisma ou extravazamento do enxerto ou do *stent*.
  - Isquemia cerebral.
  - Intestino isquêmico ou infarto.
  - Complicações do cuidado intensivo incluem a pneumonia e a SARA.

Lesão do Diafragma

O aumento da pressão intratorácica e intra-abdominal empurra o único órgão compartilhado por ambas, o diafragma. Embora elástico, existe um limite para o grau de pressão que ele pode tolerar sem romper. As CVMs são frequentemente a causa de sua lesão, sobretudo as colisões com impacto frontal ou próximo à lateral, em alta velocidade (Reiff et al., 2002). As lesões penetrantes que envolvem tanto o tórax quanto o abdome incluem a lesão do diafragma.

O trauma contuso causa, na maioria das vezes, uma laceração extensa, a lesão penetrante é em geral pequena.

O local mais comum da ruptura é o diafragma esquerdo, pois o direito está relativamente protegido pelo fígado. O diafragma esquerdo também apresenta herniação com mais frequência, pois o estômago oco e viscoso e o intestino delgado deslizam para cima, pela ruptura, para o interior do tórax. Uma lesão do diafragma oculta pode resultar em estrangulamento dos órgãos herniados ou a laceração pode aumentar com qualquer incremento da pressão intra-abdominal. Além disso, a presença de órgãos abdominais na cavidade torácica também pode comprimir os pulmões, diminuir o retorno venoso e causar ventilação pulmonar ineficaz.

Sinais e Sintomas de Lesão ao Diafragma

Dispneia, ortopneia, diminuição dos sons respiratórios
Dor abdominal, aguda, epigástrica
Sinal de Kehr – dor referida no ombro (também reflete a lesão esplênica)
Sons intestinais no tórax à ausculta
Drenagem do tubo torácico inclui conteúdo do intestino
Coração pode deslocar-se para a direita
Radiografia torácica: o tubo gástrico no tórax, diafragma elevado no lado lesionado, dilatação gástrica, hemopneumotórax loculado, desvio do mediastino

Tratamento

O diagnóstico da lesão no diafragma, muitas vezes, é feito após a radiografia do tórax ou a colocação do tubo torácico. O cirurgião também pode identificar a lesão durante a laparotomia exploratória. Mesmo assim, talvez a laceração não seja percebida se for sutil. O tratamento é simples. As rupturas do diafragma são corrigidas cirurgicamente. O paciente com frequência tem outras lesões sérias no abdome ou nos membros. A preparação para a laparotomia iminente deve ser antecipada.

Lesão Transmediastinal e Esofágica

O trauma penetrante que atravessa o mediastino pode provocar lesões nos grandes vasos, na traqueia, nos brônquios e no esôfago. A mortalidade é cerca de 40% (ATLS, 2004). Deve-se antecipar o tamponamento cardíaco, a hemorragia e o pneumotórax hipertensivo. Na radiografia de tórax, o ar no mediastino insinua lesão traqueal, brônquica e/ou esofágica. Se estável hemodinamicamente, a TC helicoidal é útil para identificar as estruturas envolvidas. A esofagoscopia e a broncoscopia também identificam a lesão e costumam ser realizadas na sala de cirurgia para proporcionar oportunidade de tratamento imediato. No caso de paciente instável, preparar os tubos torácicos bilaterais e/ou a toracotomia bilateral. Nos portadores de lesão esofágica, a correção deve ser realizada rapidamente para diminuir a saída de líquidos gastrintestinais para o tórax, o que resulta em mediastinite e empiema. A mortalidade aumenta se a lesão não for percebida ou se houver atraso no diagnóstico (McQuillan et al., 2009).

O trauma penetrante envolvendo os vasos ou perto deles pode resultar em embolia de corpo estranho. Se o projétil não provocou uma lesão séria, em geral a toracotomia não é realizada para sua simples remoção. No entanto, é essencial atentar que um projétil próximo a um vaso pode penetrá-lo. Além disso, os projéteis periféricos também podem embolizar. O corpo estranho no interior do vaso resulta em fluxo de sangue turbulento e trombose. A presença de um corpo estranho no esôfago também pode provocar uma fístula esôfago-aórtica e o movimento do projétil na circulação.

SITUAÇÕES ESPECIAIS

Parada no Trauma

Existe o momento em que deve ser tomada a decisão de realizar ou não uma toracotomia. No caso do trauma contuso, a morte é a morte. Não existe evidência de que a toracotomia no paciente

em ressuscitação cardiopulmonar (RCP) da cena ao hospital tenha qualquer benefício para o paciente de trauma em parada. O ATLS (2008; Kortbeek et al.; 2008) fornece diretrizes para o uso da toracotomia. As recomendações incluem:
- Lesão penetrante com RCP no local do acidente.
  - Avaliar os sinais de vida, incluindo a atividade elétrica cardíaca.
  - Na ausência de sinais de vida ou atividade, a ressuscitação deve cessar.
  - Se houver a presença de atividade elétrica sem pulso, a toracotomia pode ser benéfica.
- Trauma não penetrante com RCP no local do acidente.
  - Mesmo com atividade elétrica sem pulso, a toracotomia não é válida.

Se o médico que ressuscita determinar que a toracotomia pode auxiliar o paciente, preparar-se para:
- Toracotomia anterior esquerda, abrindo a bandeja de toracotomia e assegurando que a via aérea adequada e as vias IV estejam colocadas.
- Os procedimentos que podem ocorrer durante a toracotomia incluem:
  - Iniciar massagem cardíaca aberta e desfibrilação.
  - Abertura do pericárdio para aliviar o tamponamento pericárdico.
  - Controle da hemorragia pelo *cross clamping* da aorta.
    - Registrar o horário do *cross clamp*.
  - Proporcionar controle direto da hemorragia no local da lesão, se evidente.
  - Reparação rápida do coração na laceração cardíaca.
    - Sutura com tampões de Teflon ou grampos devem estar disponíveis para a cardiorrafia.

Fístula Traqueoarterial e Traqueoesofágica

A fístula é uma complicação rara que pode ocorrer tanto nas lesões torácicas quanto nas abdominais; podem ocorrer com o trauma não penetrante e com o penetrante. As fístulas traqueoarteriais podem envolver as artérias: inominada, carótida direita ou tireoide inferior. Embora a própria lesão possa causar a fístula, o trauma pela colocação do tubo é a causa mais frequente. A pressão da traqueostomia ou do tubo endotraqueal sobre a retrofaringe e a traqueia pode levar a erosão e formação da fístula. A causa habitual é um *cuff* excessivamente inflado. A avaliação cuidadosa da pressão do *cuff* (20 a 25 mmHg) é essencial. O sintoma crítico é a hemorragia nas vias aéreas. O controle pode ser temporariamente obtido inflando-se o *cuff* do tubo até o máximo. Um dedo comprimindo a artéria contra o esterno também pode impedir a perda de sangue enquanto encaminha para cirurgia. A hemorragia exsanguinadora pode ser rapidamente fatal.

As fístulas traqueoesofágicas ocorrem quando a pressão do *cuff* causa necrose entre a traqueia e o esôfago posterior. O tubo gástrico também pode provocar a formação de fístula. Monitorar a necessidade dos tubos. O tubo gástrico pode ser substituído pela gastrostomia percutânea para aliviar a irritação do esôfago. Novamente, a pressão do *cuff* dos tubos traqueais deve ser monitorada de forma cuidadosa. Observar os sintomas de tosse com a deglutição, sucção de líquidos gástricos ou de conteúdo pulmonar e distensão do estômago. Essas fístulas são diagnosticadas com a esofagoscopia e/ou a broncoscopia. O tratamento imediato inclui o reposicionamento do tubo traqueal mais distal na via aérea, antecipar a colocação da gastrostomia percutânea ou da jejunostomia e a correção cirúrgica.

Hemotórax/Pneumotórax com Empiema Retido

A maioria dos hemotórax é aliviada com a colocação do dreno torácico. Qualquer sangue remanescente tende a ser reabsorvido pelo organismo. No entanto, ocasionalmente, o hemotórax se torna loculado, não pode ser removido pelo dreno torácico e restringe a respiração. Além disso, o sangue retido oportuniza a infecção, resultando em empiema. A videotoracoscopia precoce, em 72 horas da apresentação, remove qualquer hemotórax residual e previne a loculação e o empiema. Se o hemotórax não for reabsorvido, os cirurgiões podem optar pela realização da videotoracoscopia com decorticação para remover a loculação. A toracotomia pode ser necessária se o conteúdo não puder ser removido pela toracoscopia. No caso de derrame pleural recorrente, além da drenagem, pode ser realizada uma pleurodese. A pleurodese envolve a instilação de bleomicina, tetraciclina ou, mais comumente, de talco à superfície do pulmão. A substância irritante estimula a pleura visceral e parietal do pulmão a aderir, diminuindo o espaço disponível para o acúmulo do AVC.

Se houver a presença de infecção, o empiema exige tratamento antibiótico adequado (após a cultura) e drenagem simples do tubo torácico. Se o empiema não for suscetível a essa drenagem, a próxima opção de tratamento é a decorticação.

Nota: A SARA e o controle do ventilador são abordados no Capítulo 13.

CUIDADOS PÓS-RESSUSCITAÇÃO E REABILITAÇÃO

O resultado ideal para as lesões torácicas é a evolução rápida para a ventilação independente e o retorno à atividade. No caso do paciente em ventilação mecânica, é encorajada a sedação mínima a fim de que ele evolua para o desmame e a extubação. Nesse ínterim, mobilizá-lo e realizar a higiene pulmonar são essenciais para prevenir atelectasia e pneumonia. A coordenação do tratamento pulmonar complementa as outras lesões sofridas. Se sedação e a ventilação mecânica de longo prazo forem necessárias para tratar as outras lesões, é papel da enfermagem e da terapia adjunta manter a higiene pulmonar, realizando a mudança de decúbito do paciente a cada duas horas, proporcionando fisioterapia torácica, aspirando a árvore brônquica sem a instilação de soro fisiológico e realizando a higiene oral. O controle da dor das fraturas de costelas é discutido a seguir.

Uma vez que o paciente seja extubado, a higiene pulmonar, incluindo a tosse, a respiração profunda e a espirometria de incentivo, de hora em hora, mantêm as vias aéreas abertas. O incentivo à deambulação e à atividade com a terapia também mantém as vias aéreas abertas. A recuperação da força e da resistência prévias é necessária para manter a saúde pulmonar e retornar ao funcionamento ideal após a alta.

Controle da Dor

Uma das intervenções-chave após o trauma torácico, sobretudo as fraturas de costelas, é o controle da dor. Especificamente, o paciente idoso com mais de três fraturas de costela exige tal controle para possibilitar a ventilação efetiva. Conforme já observado, sob o tórax instável não são aceitáveis esparadrapos, bandagens elásticas ou sacos de areia como meio de imobilização para diminuir a dor. Esses métodos são ineficazes e resultam em má ventilação pulmonar e complicações associadas, como pneumonia, pneumotórax e insuficiência respiratória.

Existem inúmeros métodos de controle da dor. Eles incluem:
- Analgesia epidural:
  - Método preferido para o tratamento do trauma torácico contuso grave (EAST, 2005).
  - Preferida para pacientes com mais de 65 anos com mais de três fraturas de costelas e/ou comorbidades como diabetes e doença pulmonar obstrutiva crônica.
  - As fraturas de costelas bilaterais também são mais bem controladas com a analgesia epidural.
  - A combinação mais eficaz é a bupivacaína local com um narcótico, como o fentanil.
    - Usa medicação de dose baixa.
    - Menos efeitos colaterais.
  - Não exige monitoramento intensivo quando colocada.
    - Alguns protocolos hospitalares podem exigir monitoramento cardíaco e oximetria de pulso.
  - Melhora a percepção de dor.
  - Melhora a função pulmonar/ventilação.
    - Eficaz durante o desmame.
  - Menos depressão respiratória, sedação.
  - Evita a constipação/o íleo associados com os narcóticos.
  - Contraindicada na lesão da coluna (Karmakar e Ho, 2003).
- Infusão paravertebral e extrapleural.
  - Pode melhorar a função pulmonar.
- Bloqueios intrapleural e intercostal.
  - Pode ser útil no trauma mínimo.
  - Analgesia regional.

- Os bloqueios regionais são invasivos, mas mais eficazes do que os narcóticos sistêmicos.
- Os bloqueios intercostais devem ser realizados acima e abaixo das fraturas.
- Narcóticos IV.
  - Benéficos no controle inicial e nos pacientes de baixo risco com estabilidade hemodinâmica.
  - Monitoração hemodinâmica.
  - Converter para medicação oral, se necessário.
    - Se menos de três costelas estiverem envolvidas, a medicação oral para dor deve ser suficiente (Karmakar e Ho, 2003).
- O uso de terapia complementar e não narcótica também é essencial para o cuidado do paciente.
  - Estimulação elétrica nervosa transcutânea (TENS) é muito eficaz.
  - Os medicamentos anti-inflamatórios não esteroides também reduzem a inflamação.
  - A visualização de imagens, a meditação, a acupuntura, o *reiki*, a massagem e outras formas de medicina complementar podem ser adjuntos eficazes no controle da dor.
    - A eficácia de cada método da medicina alternativa depende da capacidade do paciente de participar, sua disposição, individualidade, percepção da dor e tolerância à dor.
    - Nem todos ou nenhum desses métodos será necessariamente eficaz para cada paciente.
  - Posicionamento e atividade também auxiliam no controle da dor e na prevenção de complicações da imobilidade.
- Ao controlar a dor:
  - Monitorar e manter a via aérea e a ventilação.
    - Evitar a sedação ou o bloqueio neuromuscular sem analgesia.
    - Pacientes com TCE também apresentam dor; a analgesia não deve ser suspensa.
  - Avaliar a função pulmonar, ABG.
    - Proporcionar espirometria de incentivo e exercícios de tosse e respiração profunda, além do controle da dor.

- Usar uma escala de dor numérica ou visual adequada à comunicação e ao entendimento do paciente para avaliar sua experiência com a dor e com os analgésicos.
- Avaliar os sinais vitais e o comportamento quanto a sinais de dor.
  - Taquicardia, taquipneia.
  - Inquietação.
  - Ansiedade.
  - Verbalizações ou falta de verbalização; os indivíduos de diferentes culturas expressam sua experiência de dor de modo distinto; não presumir que o paciente em silêncio esteja confortável.
  - Avaliar o sono e o repouso.
  - Monitorar a nutrição, pois os opioides podem causar náusea e constipação com frequência.

As lesões torácicas, embora tratadas conservadoramente na maioria das vezes, apresentam desafios sérios no tratamento do paciente de trauma e, sobretudo, do politraumatizado. A identificação rápida das lesões é essencial para a sobrevivência. É exigido que sejam tratadas de modo oportuno. Durante a permanência do paciente, a via aérea, a respiração e a circulação são monitoradas e tratadas para que seja atingido e mantido o estado de estabilidade hemodinâmica.

Pontos Críticos na Preservação da Vida

- O pneumotórax hipertensivo é uma situação de risco à vida que deve ser identificada clinicamente com rapidez.
- NÃO IMOBILIZAR o segmento instável com esparadrapo, bandagens ou sacos de areia.
- A medida da troponina cardíaca I e da CPK-MB não demonstrou utilidade na identificação da lesão cardíaca.
- A pericardiocentese é apenas um procedimento temporário.

REFERÊNCIAS

American College of Surgeons. *Advanced Trauma Life Support* (ATLS). 7th ed. Chicago, IL: American College of Surgeons; 2004.

American College of Surgeons. *Advanced Trauma Life Support* (ATLS). 8th ed. Chicago, IL: American College of Surgeons; 2008.

Baldwin K, Ohman-Strickland P, et al. Scapula fractures: a marker for concomitant injury? A retrospective review of data in the national trauma database. *J Trauma.* 2008;65(2):430-435.

Bergeron E, Lavoie A, Clas D, et al. Elderly trauma patients with rib fractures are at greater risk of death and pneumonia. *J Trauma.* 2003;54(3):478-485.

Brasel KJ, Guse CE, Layde P, et al. Rib fractures: relationship with pneumonia and mortality. *Crit Care Med.* 2006;34(6):1642-1646.

Demetriades D, Velmahos GC, Scalea TM, et al. Diagnosis and treatment of blunt thoracic aortic injuries: changing perspectives. *J Trauma.* 2008;64(6):1415-1419.

Eastern Association for Surgery of Trauma (EAST) Guidelines Committee. Pain management in blunt thoracic trauma. *J Trauma.* 2005;59(5):1256-1267.

Emergency Nurses Association. *Trauma Nursing Core Curriculum* (TNCC). 6th ed. Des Plaines, IL: Emergency Nurses Association; 2007.

Funk D, Lujan E, Moretti E, et al. A brief report: the use of high frequency oscillatory ventilation for severe pulmonary contusion. 2008. *J Trauma.* 2008;65(2):390-395.

Hoyt KS, Selfridge-Thomas J. *Emergency Nursing Core Curriculum.* 6th ed. St Louis, MO: Saunders Elsevier; 2007.

Hunt J, Baker C, Lentz C, et al. Thoracic aorta injuries: management and outcome of 144 patients. *J Trauma.* 1996;40(4):547-556.

Johnson SB. Operative approaches for traumatic thoracic aortic injury: immediate versus delayed therapy. *J Trauma.* 2007;62(6): S24-S25.

Karmakar MK, Ho AM. Acute pain management of patients with multiple fractures ribs. *J Trauma* 2003;54(3):615-625.

Kortbeek JB, Al Turki SA, Ali J, et al. Advanced trauma life support: the evidence for change. *J Trauma.* 2008;64(6):1638-1650.

Luchette FA, Barie PS, Oswanski MF, et al. Practice management guidelines for prophylactic antibiotic use in tube thoracostomy for traumatic hemopneumothorax: EAST PMG work group. *J Trauma.* 2000;48(4):758-759.

Maxwell RA, Campbell DJ, Fabian TC, et al. Use of presumptive antibiotics following tube thoracostomy for traumatic hemopneumothorax in the prevention of empyema and pneumonia: a multi-center trial. *J Trauma.* 2004;57(4):742-749.

McQuillan KA, Flynn Makic MB, Whalen E. *Trauma Nursing From Resuscitation Through Rehabilitation.* 4th ed. St Louis, MO: Saunders Elsevier; 2009.

Nagy K, Fabian T, Rodman G, et al. Guidelines for the diagnosis and management of blunt aortic injury. *J Trauma.* 2000;48(6): 1128-1144.

Pacini D, Angeli E, Fattori R, et al. Traumatic rupture of the thoracic aorta: ten years of delayed management. *J Thorac Cardiovasc Surg.* 2005;129(4):880-884.

Pasquale MD, Nagy K, Clarke J. Practice management guidelines for screening for blunt cardiac injury. *J Trauma.* 1998;44(6):941-956.

Reiff D, McGwin G, Metzger J, et al. Identifying injuries and MVC characteristics that together are suggestive of diaphragmatic rupture. *J Trauma.* 2002;53(6):1139-1145.

Salim A, Velmahos GC, Jindal A, et al. Clinically significant blunt cardiac trauma: role of serum troponin levels combined with electrocardiographic findings. *J Trauma.* 2001;50(2):237-243.

Simon B, Ebert J, Bokhari F, et al. Management of pulmonary contusion and flail chest. Practice management guidelines. 2006. Available at: http://www.east.org. Accessed December 9, 2008.

Turk EE, Tsokos M. Blunt cardiac trauma caused by fatal falls from height: an autopsy-based assessment of the injury pattern. *J Trauma.* 2004;57(2):301-304.

Van Horn JM. A case study of right ventricular rupture in an elderly victim of MVC: incorporating end of life care into trauma nursing. *J Trauma Nurs.* 2007;14(3):136-143.

von Garrel T, Ince A, Junge A, et al. The sterna fracture: radiographic analysis of 200 fractures with special reference to concomitant injuries. *J Trauma.* 2004;57(4):837-844.

Vu KC, Skourtis ME, Gong X, et al. Reduction of rib fractures with a bioresorbable plating system:preliminary observations. *J Trauma.* 2008;64(5):1264-1269.

Ziglar M, Bennett V, Nayduch D, et al. *The Electronic Library of Trauma Lectures.* Chicago, IL: Society of Trauma Nurses; 2004.

Capítulo 8
TRAUMA ABDOMINAL

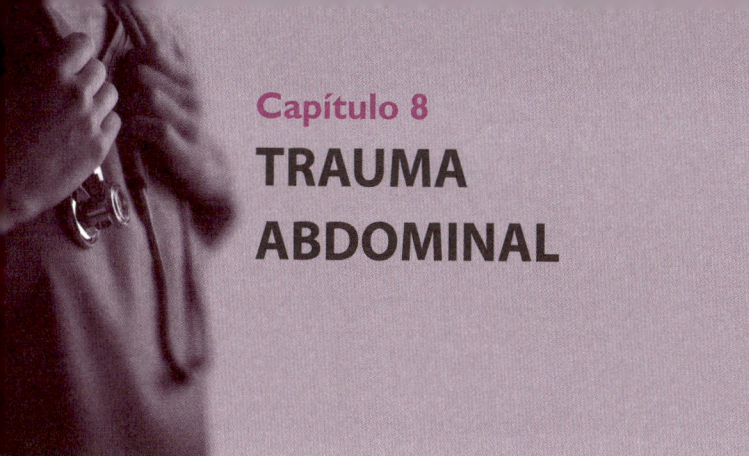

INTRODUÇÃO

Embora parte do abdome seja protegida pela pelve e pelas costelas, ele é vulnerável a traumas penetrante e contuso. Os dispositivos destinados a proteger o corpo nas colisões de veículos a motor (CVM), como os cintos de segurança e os *air bags*, podem prejudicar o abdome quando usados de maneira inadequada. O cinto subabdominal usado acima da pelve pode resultar em avulsão mesentérica, ruptura do intestino ou lesão vascular. A fratura da coluna lombar ou a lesão na medula associadas com esse tipo de cinto ocorrem quando usado sem a contenção dos ombros. Isso é especialmente importante no caso das crianças que necessitam de um assento de elevação (*booster*), e que, em vez disso, são contidas pelo cinto subabdominal. Na gestante, essas lesões também podem incluir o útero e o feto.

O abdome, complexo tanto em seu funcionamento quanto em sua estrutura, constitui-se de vísceras ocas e sólidas. As vísceras ocas, quando rompidas ou perfuradas, provocam vazamento de bactérias, matéria fecal e alimentar, enzimas e ácido estomacal. Além disso, o abdome, consistindo em peritônio e retroperitônio, é a maior cavidade em que pode ocorrer perda sanguínea. O próprio retroperitônio pode conter até 4 L de sangue. Por isso, a lesão nessa região deve ser identificada rapidamente e devem ser tomadas decisões em relação ao controle visando a prevenção da hemorragia descontrolada e da morte. Este capítulo discute apenas o trauma em órgãos internos do abdome. O tratamento de lesões da pelve e vasculares associadas a ele é discutido no Capítulo 9.

AVALIAÇÃO

A avaliação do abdome é dificultada na presença de TRM e TCL e pelas características físicas. Mesmo os exames diagnósticos podem ou não mostrar as lesões. A suspeita com base no mecanismo de trauma e o monitoramento cuidadoso auxiliarão na identificação da lesão.

A cavidade peritoneal superior contém as costelas, o diafragma, o fígado, o baço, o estômago e o colo transverso; na inferior estão o intestino delgado, o sigmoide, o colo ascendente e o descendente; e na pélvica, a bexiga, o reto e os órgãos reprodutores femininos. O retroperitônio contém o duodeno, os rins, o pâncreas, os ureteres, a aorta e a veia cava inferior. As lesões penetrantes mais frequentes nesses órgãos ocorrem no fígado, seguido do intestino delgado e do diafragma, enquanto o trauma fechado envolve com mais frequência o baço e o fígado.

A avaliação inicia com a história e envolve a investigação do mecanismo de trauma para auxiliar a determinação da lesão potencial.

História

Como em todo trauma, a história inicia com o mecanismo de trauma. O conhecimento da transferência de energia para o corpo aumenta o alerta para lesões específicas. As questões típicas da lesão abdominal incluem:
- Mecanismo de trauma contuso.
  - CVM: velocidade, intrusão no compartimento do passageiro, ativação do *air bag*.
  - Uso do cinto de segurança? Posicionamento adequado? O cinto nos ombros estava colocado no lugar apropriado ou estava por trás dos ombros?
  - Impacto com o volante; deformidade do volante.
  - Posição da criança no veículo: assento dianteiro, assento de elevação/cadeirinha, *air bags*.
- Mecanismo de trauma: penetrante (ferimento por arma branca [FAB] ou ferimento com arma de fogo [FAF]).
  - Proximidade da arma na lesão penetrante.
  - Tipo de arma: faca/objeto afiado, tipo/tamanho do revólver.

- Impacto ao abdome – barra de direção, agressão, queda contra um objeto; o objeto penetrante ainda está presente no ferimento?
- Alergias, sobretudo a iodo (contraste), frutos do mar, morangos, medicamentos, alimentos.
- Medicamentos – estar alerta para problemas com contraste, uso de metformina.
  - O contraste tem o potencial de induzir a insuficiência renal aguda.
  - A insuficiência renal aguda na presença de metformina pode resultar em níveis perigosamente altos do medicamento e em acidose lática.
- Última refeição.
- Última menstruação.
- Vômito, hematêmese.
- História pregressa, em especial cirurgia abdominal prévia.

Avaliação do Trauma

A avaliação do trauma é a mesma para todos os pacientes e começa com a via aérea, a respiração e a circulação. Essas áreas devem ser avaliadas e os agravos tratados à medida que forem identificados. O exame do abdome é parte da avaliação secundária; as intervenções que ocorrem durante tal investigação são realizadas apenas depois que os problemas primários estão controlados e toda a avaliação secundária está completa. A reavaliação contínua é essencial.

- Observar.
  - Inspecionar o tamanho e o formato do abdome; observar a presença de distensão.
  - Identificar qualquer contusão ou abrasão na pelve (sinal do cinto de segurança): lesão intestinal, lesão na coluna lombar.
  - Contusões em torno do umbigo (sinal de Cullen): lesão retroperitoneal.
  - Contusões no flanco (sinal de Grey Turner): lesão renal, lesão retroperitoneal.

- Queixas de dor no ombro esquerdo enquanto deitado (sinal de Kehr): dor reflexa da lesão no baço, relacionada ao sangue abaixo do diafragma irritando o nervo frênico.
- Observar qualquer orifício por FAF, FAB ou objeto penetrante.
  - Identificar a posição e o local com um marcador para qualquer radiografia do abdome.
  - Fotografar, se possível (seguir os padrões hospitalares para a permissão).
  - Contar os orifícios de FAF – o número par PODE indicar uma lesão de um lado a outro.
  - Para lesões penetrantes acima do umbigo, a radiografia do abdome e do tórax pode auxiliar a identificar a presença de qualquer corpo estranho (ATLS, 2004).
- O diafragma relaxado atinge o quarto espaço intercostal na expiração completa. Por isso, qualquer lesão penetrante abaixo desse espaço deve ser considerada toracoabdominal até prova em contrário.
- Observar a evisceração que também pode ocorrer no flanco ou em região posterior.
  - Cobrir imediatamente o intestino exposto com gaze embebida em soro fisiológico para mantê-lo úmido até a cirurgia.
- Estabilizar qualquer objeto penetrante para prevenir maior dano ou hemorragia.
- Colocar uma sonda orogástrica (nasogástrica, se não houver lesão facial ou cefálica) para descomprimir o estômago e prevenir aspiração.
  - Se o paciente começar a vomitar com ou sem a sonda gástrica, lateralizá-lo para a direita.
  - Se o paciente ainda estiver com a prancha de imobilização, inclinar a prancha para a direita.
- Observar o sangramento ou lesões abertas no períneo.
  - Se houver a presença de lesão aberta, a fratura pélvica exposta deve ser considerada.
  - Observar o sangramento no meato urinário – indica lesão uretral; NÃO colocar o cateter de Foley.

- O sangue no meato urinário exige avaliação mais detalhada, com a uretrografia retrógrada e provavelmente com a colocação de cateter suprapúbico.
- Observar o escroto e o pênis quanto a lesão externa.
- Identificar a contusão perineal, sobretudo com o padrão de borboleta.
- Observar presença de sangue no reto.
 - Identificar as queixas de dor do paciente, verificar a localização, o tipo e a irradiação, difusa ou localizada.
- Auscultar.
 - Ouvir os ruídos hidroaéreos pode ser difícil durante a ressuscitação do trauma.
 - A ausência de ruídos hidroaéreos pode ser causada pelo íleo devido a lesão multissistêmica ou a lesão abdominal (sinal inespecífico).
 - A ausculta de ruídos hidroaéreos no tórax é um sinal de lesão diafragmática com herniação.
 - Auscultar a aorta abdominal e as artérias renais.
 - Auscultar o estômago após a colocação da sonda gástrica.
  - Uma vez confirmada a posição, mantê-la aberta.
 - Auscultar a área epigástrica após a colocação do tubo endotraqueal para assegurar que a colocação não esteja no esôfago.
- Percutir.
 - Também é difícil de ouvir os sons à percussão na sala de trauma.
 - O som abafado indica um órgão sólido subjacente ou hemoperitônio.
 - O timpanismo sobre o estômago indica dilatação gástrica; colocar uma sonda gástrica para descomprimir, se não tiver sido colocada; verificar a posição da sonda.
 - Outras áreas timpânicas à percussão podem indicar ar no interior do abdome devido a ruptura de uma víscera oca.
 - A ventilação bolsa-máscara-válvula agressiva pode provocar distensão gástrica devido a entrada de ar no estômago.
 - Não realizar palpação do abdome antes da ausculta e inspeção; uma vez que o abdome seja tocado, se houver dor, a avaliação mais profunda pode ser prejudicada.

- Nas crianças, não palpar o abdome até o final da avaliação, pois qualquer dor provocada impedirá a continuidade do exame.
- Palpar.
  - A palpação do abdome tem a intenção de avaliar a atitude de defesa, a rigidez ou a sensibilidade à descompressão brusca.
  - A palpação leve pode indicar áreas de tensão/rigidez resultante de lesão.
  - A defesa involuntária indica irritação peritoneal.
  - Descompressão brusca: compressão profunda do abdome com rápida liberação, resulta em dor e indica peritonite.
  - O exame digital retal também é realizado para identificar:
    - Sangramento de lesão retal ou sigmoide.
    - Posição da próstata – deslocada, elevada é indicativa de lesão uretral.
  - Após o exame retal, o cateter de Foley pode ser colocado se a próstata estiver normal.
  - Todos os pulsos devem ser palpados quanto a frequência e qualidade.
    - Os pulsos diminuídos nos membros inferiores podem indicar lesão nesses membros ou nas estruturas vasculares abdominais.

Os diagnósticos são necessários no caso de trauma contuso e na lesão penetrante questionável. Se o paciente estiver hipotenso, transportá-lo para a realização da tomografia computadorizada (TC) é inaceitável. Esse paciente necessita ser encaminhado ao centro cirúrgico para exploração. No setor de TC, a equipe não terá condições de avaliá-lo, assim como de ressuscitá-lo. No caso de sinais peritoneais, uma TC helicoidal rápida do abdome pode ser obtida, se o paciente estiver estável, para orientar a laparotomia.

A maioria dos FAFs também não necessita de TC, mas da exploração, pois o trajeto do projétil raramente é em linha reta. Diversos órgãos podem ser lesionados sem hipotensão com os FAFs; no entanto, o vazamento intestinal também é uma ameaça à vida. Os estudos diagnósticos seguintes são usados para avaliar o abdome.

- Avaliação FAST tornou-se um recurso útil no início da ressuscitação do paciente de trauma para identificar tanto a hemorragia intra-abdominal quanto o líquido pericárdico.
  - Não invasiva, portátil, rápida, a detecção ultrassonográfica seriada do líquido intra-abdominal alcança de 86 a 97% de exatidão (ATLS, 2008).
    - Capaz de identificar até mesmo 100 mL de líquido.
    - 200 a 500 mL de líquido abdominal é um exame positivo.
  - Deve ser realizada pelo cirurgião de trauma ou médico da emergência na sala de trauma.
  - Avalia quatro regiões do abdome (Fig. 8.1).
    - Pericárdica.
    - Esplenorrenal.
    - Hepatorrenal (bolsa de Morrison).
    - Pélvica.

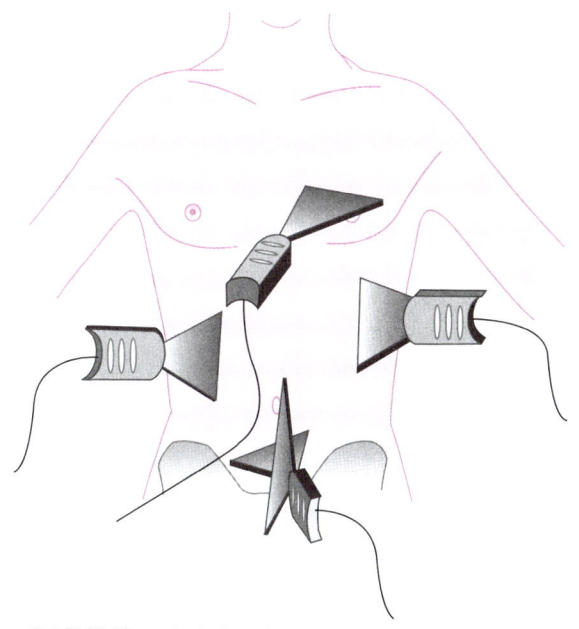

Figura 8.1 FAST. (Cortesia de SonoSite.)

– Um estudo negativo com instabilidade hemodinâmica, dor abdominal grave persistente, sinal do cinto de segurança, hematúria ou lesões associadas exige maior avaliação; um estudo positivo em conjunto com a instabilidade hemodinâmica exige tratamento cirúrgico.
– Pode ser repetido.
– TC para acompanhamento.
– Limitações incluem:
  - Características físicas (obesidade).
  - Lesões sem hemoperitônio (30 a 40% das lesões abdominais) (Myers, 2007).
  - Lesão retroperitoneal.
  - Diafragma, intestino.
– Também pode ser útil para identificar hemotórax.
• A lavagem peritoneal diagnóstica (LPD) tem sensibilidade de 98% para a lesão abdominal e identifica sangue, material fecal e conteúdo intestinal por meio da instilação de líquido no abdome e remoção e análise subsequentes.
  – Rápida, portátil, útil quando o paciente estiver instável hemodinamicamente ou não houver TC disponível.
    - Não avalia o retroperitônio ou o diafragma.
    - Embora incomum com o advento da FAST, a LPD ainda deve ser disponível como modalidade de segurança para a avaliação abdominal.
    - Também é um instrumento rápido, útil para a unidade de tratamento intensivo (UTI) ou na avaliação do abdome do paciente internado.
  – Se o paciente apresentar sinais óbvios de lesão abdominal e estiver instável, não é necessário qualquer exame. É necessário transportá-lo rapidamente para o centro cirúrgico.
  – As limitações incluem:
    - Obesidade mórbida.
    - Laparotomia prévia.
    - Cirrose avançada.
    - Coagulopatia.
  – Preparação para o procedimento.
    - Aquecer o soro fisiológico ou a solução de Ringer lactato, bolsa de 1 L com equipo para infusão IV (macrogotas).

- Cateter de Foley e sonda gástrica devem ser colocados antes da LPD para descomprimir a bexiga e o estômago.
- O cateter de diálise peritoneal é inserido (periumbilical) com uma seringa de 20 mL acoplada.
  - A retirada de 10 mL de sangue inconfundível é evidência suficiente de hemoperitônio.
  - Se não houver aspirado, instilar 900 a 950 mL de Ringer lactato aquecido (o soro fisiológico é aceitável, mas causa cólicas mais tarde).
  - Deixar 50 a 100 mL na bolsa para manter o efeito-sifão durante a drenagem.
  - Colocar a bolsa abaixo do nível do abdome para permitir que o líquido retorne.
  - Retornar tanto líquido quanto possível; 40 mL, no entanto, são suficientes para enviar uma amostra ao laboratório.
- Os resultados positivos da LPD incluem:
  - Aspirado de sangue abundante.
  - > 100.000 hemácias/mm^3.
  - > 500 leucócitos/mm^3.
  - Presença de bile, amilase, bactérias ou conteúdo fecal.
  - Resultados positivos da LPD no trauma penetrante é definido com limiar mais baixo, >10.000 hemácias/mm^3.
- A LPD positiva indica a necessidade de cirurgia.
• A TC de abdome só é usada se o paciente estiver estável hemodinamicamente, com um exame inconclusivo. Qualquer paciente instável necessita de ressuscitação e de procedimentos operatórios. A FAST ou a LPD podem ser usadas para examinar o abdome, não a TC.
- O exame inconclusivo inclui:
  - TCE e TRM.
  - Exame abdominal inconsistente.
  - Lesão por distração.
  - Lesões múltiplas.
  - Exame prejudicado pela presença de álcool e drogas.
- A TC helicoidal *multislice* é um instrumento diagnóstico que pode ser repetido e auxilia a determinação do tratamento conservador da lesão do fígado e do baço.

- Cerca de 81% da lesão intestinal ou mesentérica são reconhecidos (Ekeh et al., 2008), por isso algumas lesões podem passar despercebidas. O exame seriado é necessário.
- Mensurar a gravidade do trauma do órgão sólido.
- Identificar a presença de ar que indica lesão em víscera oca.
  – Contraste.
  - Avaliar em primeiro lugar a alergia.
  - Hematúria é um sinal indicativo de necessidade de contraste IV.
  - Oral – pode ser usado para auxiliar na identificação de lesão em víscera oca; no entanto, pode induzir vômito.
  - IV – usado tanto para lesão vascular quanto para perfusão renal.
  - TC de crânio deve ser feita antes de qualquer administração de contraste.
  - Se uma TC torácica for necessária, realizar com a TC abdominal para diminuir a carga de contraste.
  - Após o contraste IV, garantir que o paciente esteja bem hidratado para auxiliar a excreção do contraste.
  – A presença de lesão torácica ou de hematúria determina uma TC abdominal para avaliação, caso o paciente esteja estável.
  – Verificar o retroperitônio e o diafragma que não são avaliados pela FAST ou pela LPD.
  – As limitações incluem:
  - Lesões ocultas – diafragma, intestino delgado.
  - Características físicas – as TCs têm uma limitação quanto ao peso do paciente que a mesa pode tolerar.
  - A movimentação do paciente degrada as imagens.
- A TC-cistograma é usada para a avaliação de suspeita de lesão à bexiga.
  – Se houver suspeita de lesão à bexiga, a TC-cistograma é mais exata do que a simples TC abdominal com o cateter de Foley pinçado.
  – Se for feita uma TC abdominal e houver suspeita de lesão à bexiga, incluir a TC-cistograma em lugar de uma cistografia.
  – A TC-cistograma é realizada com a administração de 300 mL de contraste hidrossolúvel.

- Interromper a instilação se o fluxo parar espontaneamente, o paciente urinar ou apresentar desconforto.
- A uretrografia retrógada é necessária quando houver suspeita de lesão uretral. Pode ser combinada com uma cistografia para avaliar a bexiga.
  - Identifica a extensão da lesão uretral.
  - Auxilia o urologista na colocação do cateter de Foley com o tubo suprapúbico pela determinação da posição e do grau da lesão uretral.
  - Realizar exame rápido que pode ser feito durante a avaliação secundária.
- A angiografia é útil para identificar a lesão vascular significativa que pode ser controlada pela embolização no centro de radiologia intervencional.
  - Útil para o tratamento conservador da lesão do baço e do fígado, em que qualquer extravasamento ativo pode ser controlado por meio da embolização.
  - Usado em pacientes instáveis hemodinamicamente para controlar a lesão vascular suscetível a embolização.

DOCUMENTAÇÃO

A documentação da lesão abdominal inclui a avaliação inicial quanto a forma, tensão, dor (local e intensidade, irradiação) e distensão do abdome. Os locais de lesões penetrantes devem ser indicados no diagrama do corpo. Uma porção das radiografias pode ser usada para marcar (com um marcador permanente) o trajeto e o tamanho dos ferimentos, o que pode, mais tarde, ser útil na identificação da arma. Isso é importante tanto para os FABs quanto para os FAFs. De acordo com a política hospitalar, também podem ser tiradas fotografias dos ferimentos. Usar um dispositivo de medição para descrever o tamanho do ferimento. Não limpar a área antes de fotografar. As áreas de pólvora e de queimadura do disparo são importantes para a coleta de provas legais. Incluir na documentação todos os exames feitos para determinar a lesão abdominal, assim como a documentação contínua do estado hemodinâmico, especialmente durante qualquer estudo radiográfico, como a TC.

A documentação deve incluir também a avaliação anterior à inserção da sonda gástrica e do cateter de Foley. O tamanho e a colocação das sondas devem ser incluídos. A documentação deve incluir, então, as avaliações abdominais contínuas para a evidência de apresentação tardia da lesão, peritonite tardia.

TRATAMENTO – VÍSCERAS OCAS

As lesões nas vísceras ocas (estômago, intestino delgado e grosso) podem ser simples como uma contusão, mas envolvem com mais frequência a perfuração e o vazamento do conteúdo do órgão. Esse vazamento é a origem da contaminação do abdome e da sepse, se não controlado de forma adequada.

Estômago

A lesão ao estômago é relativamente rara e em geral causada por trauma penetrante, em especial por FABs. A lesão por trauma contuso costuma ser causada por um aumento repentino na pressão intra-abdominal; por exemplo, pelo impacto com o volante, com a barra de direção, por efeito explosivo ou pelo *air bag* contra o estômago. Esse órgão também pode sofrer lesão quando ocorre a laceração do diafragma, formando uma hérnia através dessa laceração. A irritação química do vazamento do ácido estomacal resulta em peritonite e em dor abdominal. A instabilidade é geralmente causada pelas lesões associadas. A lesão vascular à artéria gástrica pode ocorrer sobretudo com a lesão penetrante.

Sinais e Sintomas de Lesão no Estômago

Lesão penetrante sobre a área do estômago
Surgimento rápido de dor abdominal, epigástrica, inespecífica
Hipotensão
Hematêmese ou secreção sanguinolenta na sonda gástrica
Abdome sensível
Sinais de peritonite
Radiografia abdominal – ar livre na cavidade

Tratamento

O tratamento da lesão no estômago exige laparotomia com reparo direto ou ressecção, se necessário. O abdome exige a lavagem do vazamento do conteúdo gástrico. A sonda gástrica geralmente permanece por 3 a 4 dias até o retorno do peristaltismo. A profilaxia da úlcera gástrica deve ser realizada com bloqueadores H_2 e/ou sucralfato. As complicações potenciais incluem a fístula ou o abscesso abdominal provocados pelo vazamento gástrico. Se a perfuração não for bem ocluída, o vazamento pode continuar, resultando em peritonite e abscesso.

Duodeno e Intestino Delgado

A lesão ao intestino delgado é similar à do estômago. Sendo uma víscera oca, o aumento repentino da pressão no abdome pode resultar em ruptura. As lacerações ocorrem em pontos fixos do intestino. Os cintos de segurança usados de forma inadequada (na parte superior do abdome) podem provocar lesão ao intestino delgado. Uma fratura de Chance na coluna lombar, com ou sem lesão da medula óssea, pode estar associada com a lesão do cinto de segurança e com a hiperflexão do abdome.

O trauma penetrante, particularmente os FAFs, pode resultar na perfuração ou na lesão da serosa de um ou mais locais. O efeito explosivo do FAF ou de uma bomba pode ocasionar contusão em áreas além dos locais de perfuração ou lesões isoladas. O duodeno é protegido por seu posicionamento no retroperitônio; entretanto, o projétil não percorre uma trajetória direta e pode transpassar o abdome com facilidade, atingindo essa região. A lesão ao duodeno pode estar associada com lesão ao pâncreas, ao ducto biliar e com as lacerações da veia cava, incluindo o ducto pancreático. Essas lesões também devem ser consideradas ao ser avaliado o duodeno. A lesão ao jejuno ocorre com mais frequência próximo ao umbigo.

Ao examinar o intestino, durante a laparotomia, o cirurgião palpa e visualiza todo o intestino delgado. A ruptura ou a apresentação tardia do intestino pode ocorrer de 48 a 72 horas após a lesão, especialmente do duodeno. A lesão oculta também pode ocorrer, pois o intestino delgado é difícil de identificar na TC ou na FAST.

> **Sinais e Sintomas de Lesão no Intestino Delgado**
>
> Dor periumbilical transitória
> A dor aumenta com a evolução da peritonite
> Sinal do cinto de segurança – contusão/abrasão
> Náusea, vômito
> Ausência de ruídos hidroaéreos
> Aumento inconsistente na amilase e na lipase
> Sinais retroperitoniais – Cullen e Grey-Turner
> LPD – amilase ou bile, bactérias, fibras, conteúdo intestinal, leucócitos elevados

Tratamento

A lesão ao intestino delgado e ao duodeno exige tratamento cirúrgico. Ao realizar a laparotomia, o cirurgião avalia todo o intestino, pois as lesões podem ocorrer em mais de um local, sobretudo no trauma penetrante. As lesões como a laceração na serosa e a lesão penetrante menor que 50% da circunferência, com intestino viável, podem ser tratadas com reparo direto (Cayten et al., 1998). A ressecção do intestino delgado e do duodeno, com anastomose primária, ocorre nas lesões maiores, múltiplas perfurações próximas, lesão mesentérica grave ou sinais de intestino isquêmico. O local da perfuração em geral exige debridamento. A ressecção é seguida pela reanastomose primária. O hemoperitônio, sem lesão à víscera sólida, é normalmente causado pelo sangramento mesentérico. Como em qualquer lesão, a hemorragia deve ser tratada em primeiro lugar, seguida pela exploração do intestino. A lavagem abdominal, para remoção das bactérias e de outros vazamentos do intestino, é parte do procedimento de laparotomia.

Os antibióticos perioperatórios podem ser mantidos durante até 24 horas devido à contaminação bacteriana no interior do peritônio. O controle no pós-operatório inclui a observação quanto à formação de abscesso, obstrução do intestino delgado ou formação de fístula. Uma sonda gástrica para drenagem pode ser necessária até o retorno do peristaltismo. A nutrição deve ser abordada precocemente para auxiliar a cicatrização da ferida e manter a integridade do intestino.

Colo e Reto

A lesão ao intestino grosso apresenta os mesmos efeitos do rápido aumento da pressão intra-abdominal. O colo transverso é suscetível a lesão penetrante devido a sua localização proeminente. As lesões ao colo resultam em contaminação fecal significativa e sepse subsequente, sendo fatal se não for identificada. A lesão retal extraperitoneal ocorre com fratura pélvica, assim como com a lesão penetrante. Ela pode facilmente passar despercebida, por isso deve ser considerada.

Sinais e Sintomas de Lesão no Intestino Grosso

Irritação, dor peritoneal
Enfisema subcutâneo
Exame retal positivo para sangue oculto nas fezes com o teste guáiaco (possível lesão ao colo)
Exame retal positivo evidente (lesão retal)
Ausência de ruídos hidroaéreos
LPD – matéria fecal, bactérias, fibras

Tratamento

A lesão do colo exige cirurgia como toda lesão de víscera oca. A laparotomia exploratória investiga todo o intestino grosso, além do intestino delgado. Após o controle de qualquer sangramento, é realizado o reparo direto ou a ressecção do colo. A lavagem abdominal é realizada para remover a contaminação fecal. O fechamento tardio do abdome pode ser escolhido, pois a infecção incisional pode ocorrer em razão da contaminação fecal.

As lacerações da serosa em geral podem ser tratadas com reparo direto, desde que o intestino seja viável. A evidência de lesão significativa ou de intestino isquêmico pode exigir ressecção. A colostomia é comum para permitir que o intestino cicatrize e para desviar a matéria fecal do local da lesão, especialmente das lesões retais extraperitoneais. As escolhas pelo tratamento adequado durante a laparotomia dependem não apenas do local e da extensão da lesão, mas também da estabilidade do paciente, da presença de hipotermia e de coagulopatia e da duração do procedimento operatório, para a realização do reparo primário e da anastomose.

A lesão retal pode ser identificada com um enema de contraste hidrossolúvel na TC. No entanto, mesmo assim pode não ser percebida. O cirurgião talvez opte por realizar uma retossigmoidoscopia, por ocasião da laparotomia, para visualizar o reto. Mesmo a avaliação mais minuciosa pode não evidenciar uma lesão retal oculta, que pode se manifestar mais tarde como um abscesso ou sepse. Quando esse tipo de lesão ocorre, a drenagem pré-sacra é colocada durante a laparotomia, além da colostomia.

O cuidado pós-operatório inclui antibióticos para a contaminação fecal. O paciente é monitorado quanto a peritonite, abscesso e sepse. A colostomia é observada em relação a:
- Cor, umidade
- Retração
- Prolapso
- Necrose
- Estenose
- Evidência de retorno da função intestinal – observar a qualidade das fezes.

O enfermeiro especializado em ostomias deve ser consultado para a avaliação e o cuidado da colostomia. O paciente deverá ser ensinado sobre o cuidado pessoal da colostomia ao receber alta, quando sua retirada ocorrer após várias semanas ou até meses. Isso pode acontecer duas semanas após a lesão, se o enema com contraste (não bário) mostrar cicatrização do colo distal e o paciente não apresentar instabilidade ou sepse (Cayten et al., 1998). Os problemas da colostomia incluem o cuidado com a bolsa no que se refere a contenção, odor, estenose e gases.

Uma consulta psicossocial pode ser necessária para auxiliar o paciente a enfrentar a alteração da imagem corporal resultante da colostomia. Isso pode ser particularmente importante se a causa da lesão tiver sido uma violência intencional. Como em todo trauma, o paciente tem uma série de problemas com os quais deve lidar, e a presença de uma colostomia, ou mesmo de uma incisão de laparotomia, pode ser suficiente para merecer uma consulta para enfrentamento da condição.

A sonda gástrica pode ser usada para descomprimir o estômago enquanto é aguardado o retorno do peristaltismo. A nutrição deve ser considerada precocemente e proporcionada para promover a cicatrização. A nutrição oral ou enteral é a ideal. Observação: O colo é responsável pela síntese das vitaminas B e K, o que deve ser levado em consideração quando a nutrição estiver sendo proporcionada.

TRATAMENTO – VÍSCERAS SÓLIDAS

As lesões das vísceras sólidas resultam em sangramento importante e também disfunção dos órgãos envolvidos. A identificação precoce é essencial, assim como a graduação da profundidade e da extensão da lesão. A graduação auxilia o cirurgião na determinação da possibilidade de tratamento conservador, que exige monitoramento minucioso da hemorragia. No caso de lesões múltiplas, a hipotensão, a coagulopatia e a hipotermia podem descartar a opção desse tratamento, mesmo que a lesão por si só possa ser suscetível a isso.

Fígado e Vesícula

O fígado é o maior órgão sólido e o responsável pelos fatores de coagulação (fibrinogênio, protrombina), síntese proteica, conversão das reservas de glicogênio, bile e estocagem de sangue. Também desempenha um papel significativo na desintoxicação do sangue, na estocagem de ferro e de vitaminas lipossolúveis A, D, E e K e participa do metabolismo dos carboidratos, gorduras e proteínas. Até 30% do débito cardíaco é desviado para o fígado a qualquer momento, resultando em um grande depósito de sangue para hemorragia. A lesão pode ocorrer pelo impacto direto, desaceleração rápida ou eventos penetrantes. A vesícula também é suscetível aos efeitos explosivos das CVMs ou das bombas. É um órgão que contém líquido e responde como tal à onda de pressão.

> **Sinais e Sintomas de Lesão no Fígado e na Vesícula**
>
> Sensibilidade no quadrante superior direito, parte inferior direita do tórax
> Pode queixar-se de dor reflexa no ombro direito
> Dor à descompressão brusca, defesa voluntária, rigidez, irritação peritoneal
> Aumento da dor com a excursão do diafragma
> Distensão abdominal
> Equimose no tórax inferior direito; abdome superior
> Anormalidades no tempo de protrombina (TP) e no tempo de tromboplastina parcial (TTP)
> Hipotensão, hematócrito em queda

Uma breve descrição da classificação da lesão hepática é apresentada na Tabela 8.1. A FAST positiva para sangue sobre o fígado pode levar a uma TC do abdome, se o paciente estiver hemodinamicamente estável. A TC com contraste IV e oral auxiliará na classificação da lesão e na determinação da existência de lesão em outros órgãos. Se hemodinamicamente instável, o paciente é levado para laparotomia, com possibilidade de cirurgia para controle de danos.

Tratamento

A lesão hepática em geral é suscetível ao tratamento conservador. Sua escolha depende da estabilidade hemodinâmica, e o monitoramento inclui:
- Monitoramento frequente dos sinais vitais e do hematócrito.
  - Obter um lactato na admissão e repetir se elevado.

Tabela 8.1 Classificação de lesão hepática

Classificação	Descrição
I	Hematoma subcapsular, não expansivo; laceração subcapsular pequena sem sangramento ativo
II	Hematoma subcapsular pequeno, não expansivo < 50% da superfície; laceração capsular superficial (1 a 3 cm); ferimento penetrante sem sangramento
III	Hematoma > 50%, em expansão ou roto; laceração profunda > 3 cm, pode ter envolvimento do ducto, perda de sangue > 20%
IV	Fratura em explosão < 75% de rompimento envolvendo 1 a 3 segmentos de Couinaud
V	Lesão maciça do parênquima envolvendo a veia cava ou a veia hepática, > 3 segmentos de Couinaud
VI	Avulsão hepática completa

Adaptada da Association for the Advancement of Automotive Medicine. *Abbreviated Injury Scale (AIS) 2005*. Barrington, IL: AAAM; rev. 2008.

- O paciente deve estar alerta e cooperativo com os exames seriados.
- Repouso no leito com aumento gradual da atividade e da dieta.
- Controle da dor.
- Reavaliação do abdome quanto a sinais peritoneais ou mudanças.
- Frequência da repetição das TCs depende da evolução do paciente.
- Qualquer sinal de sangramento constante.
  - Considerar a embolização para controlar o sangramento.
  - Planejar a laparotomia para o controle da hemorragia.
- O tratamento conservador bem-sucedido resulta na alta do paciente sem cirurgia.
  - Usar um bracelete de "alerta" relacionado à presença de uma lesão de fígado.
  - Voltar à clínica em duas semanas para a primeira consulta de acompanhamento.
  - A cura ocorre geralmente após três meses da cirurgia.
  - Limitar atividade física/esportes durante esse período.
  - A atividade normal é retomada apenas depois da evidência de cura.

- Diretrizes que podem indicar impossibilidade do tratamento conservador incluem (Yanar et al., 2008):
  - Acidose lática aumentada ou descontrolada.
  - Exigência de transfusão nas primeiras seis horas da lesão.
  - Queda de 20% no hematócrito na primeira hora.

No paciente com lesões graves (graus IV a VI) ou múltiplas, é realizada laparotomia exploratória. O cirurgião é quem decide a conduta, mas ela depende da evidência de hemorragia constante ou da presença de coagulopatia. Nos pacientes com hemorragia grave, dano ou coagulopatia, é realizada cirurgia para controle de danos (ver a seguir). A compressão manual proporciona tamponamento ao fígado, seguida pela colocação de compressas na área. O reparo direto ou o fechamento com cola de tecido podem ser usados em alguns pacientes para interromper o sangramento. Esforços para manter o tecido hepático são realizados tanto quanto possível. Mesmo quando a hemorragia aparente estiver controlada, o sangramento constante pode continuar devido a distúrbios de coagulação. No caso de realização da cirurgia para controle de danos ou de laparotomia, é colocado um dreno para monitoração pós-operatória.

A lesão da veia cava retro-hepática é grave, resulta em hemorragia e é difícil de ser abordada e tratada. As veias hepáticas alimentam a veia cava nesse ponto. A maioria dessas lesões pode previamente provocar exsanguinação na cena, porém com o transporte rápido é possível chegar a um centro cirúrgico e a lesão ser, então, identificada. Existem opções cirúrgicas que incluem o *shunt* átrio-cava, a inserção de balão intra-hepático, o pinçamento vascular e a cirurgia para controle de danos. A identificação rápida da lesão e a estabilidade do paciente determinarão a sobrevivência. O controle e o tratamento dessas lesões são difíceis e apresentam alta mortalidade.

A vesícula é em geral tratada com a colecistectomia, que é realizada durante a laparotomia exploratória inicial, a não ser que o procedimento se torne apenas uma cirurgia para controle de danos. A colecistectomia pode ser feita, então, na primeira relaparotomia. Uma lesão simples no duto biliar pode ser corrigida; qualquer lesão complexa, entretanto, é tratada com a colecistectomia. Esses procedimentos são acompanhados pela drenagem e o monitoramento da fístula biliar no pós-operatório.

Nessa ocasião, o paciente deve ser monitorado quanto a desenvolvimento da síndrome de compartimento abdominal (SCA), hemorragia, fístula biliar e infecção. A SCA é discutida a seguir. O cuidado pós-operatório inclui:
- Monitoramento dos sinais de ressangramento.
- Monitoramento da infecção, especialmente enquanto as compressas são mantidas na cavidade.
- Monitoramento do vazamento biliar e ajuste dos curativos para contenção.
   - A drenagem biliar prejudicará a pele em torno do local do dreno ou da fístula devido à presença de enzimas.
   - A colocação de bolsa de ostomia protege a pele.
- Avaliar a coagulação quanto a anormalidades e antecipar a administração de:
   - Plasma fresco congelado, plaquetas, crioprecipitado, vitamina K.
- Administrar concentrado de hemácias para repor a perda de sangue.
- Monitorar a insuficiência hepática por meio da avaliação dos exames laboratoriais: alanina aminotransferase (ALT), aspartato aminotransferase (AST), tempo de protrombina (TP), tempo de trombroplastina parcial (TTP).

Baço

O baço é outro órgão que costuma ser lesionado, em especial por trauma contuso. Esse órgão atua na hematopoiese, destruição das hemácias e plaquetas e desempenha uma função imunológica primária na remoção das bactérias da corrente sanguínea. A hemorragia pode ocorrer imediata ou tardiamente à ruptura do baço. Com o uso da TC, a identificação é precoce, permitindo o monitoramento contínuo do órgão à medida que o tratamento é realizado. A presença de um pseudoaneurisma é a previsão de uma ruptura tardia (Ruffolo, 2002). O hematoma subcapsular pode aumentar de tamanho, sendo que a cápsula pode proporcionar o tamponamento. No entanto, mesmo sob pressão, a cápsula pode romper, provocando a hemorragia tardia. As lesões esplênicas são classificadas com base na TC ou pela visualização direta na cirurgia (Tab. 8.2).

Tabela 8.2 Classificação da lesão esplênica

Classificação	Descrição
I	Hematoma superficial, pequeno; laceração capsular simples, superficial
II	Hematoma subcapsular < 50% da superfície; laceração capsular simples < 3 cm
III	Hematoma subcapsular > 50%, expandido, rompido ou intraparenquimatoso > 5 cm de profundidade; laceração parenquimatosa > 3 cm de profundidade
IV	Fratura estrelada grave envolvendo os vasos hilares, desvascularização > 25%
V	Rompimento hilar, desvascularização total, avulsão

Adaptada de Association for the Advancement of Automobile Medicine. *Abbreviated Injury Scale (AIS) 2005*. Barrington, IL: AAAM; rev. 2008.

Sinais e Sintomas de Lesão no Baço

Sensibilidade/dor no quadrante superior esquerdo

Dor reflexa no ombro esquerdo (sinal de Kehr) especialmente em posição supina

Rigidez, distensão, defesa involuntária, sensibilidade a descompressão brusca

Hipotensão, queda no hematócrito

Percussão maciça sobre o quadrante superior esquerdo (sinal de Ballance)

Tratamento

A cirurgia não deve ser postergada na presença de hipotensão não responsiva a ressuscitação. O cirurgião tentará evitar a esplenectomia por meio do reparo cirúrgico do baço. A embolização também é eficaz na presença de pseudoaneurisma da artéria esplênica (Wei et al., 2008). Se não houver lesões nas vísceras ocas exigindo laparotomia e o paciente apresentar estabilidade hemodinâmica, é possível optar pelo tratamento conservador. O tratamento conservador da lesão esplênica é similar ao do fígado (visto anteriormente).

Apesar das melhores tentativas de proteger o baço, algumas vezes a esplenectomia é a única opção. O paciente instável hemodinamicamente, com uma lesão esplênica, necessita desse procedimento para obtenção de estabilidade. As lesões de graus IV e V com frequência exigem a esplenectomia para o controle rápido da hemorragia.

Observação: até 10% das lesões esplênicas contusas se agravarão após a alta. Cerca de 20% dessas lesões não estarão completamente curadas três meses após sua ocorrência (Savage et al., 2008). A observação cuidadosa é necessária para a ruptura tardia. As instruções de alta para a recuperação do baço com tratamento conservador são as mesmas fornecidas ao paciente com lesão do fígado; é o mesmo tipo de tratamento.

Devido ao papel do baço na imunidade, todos os pacientes de esplenectomia exigem a administração de três vacinas para a prevenção da sepse pós-esplenectomia. As vacinas são:
- Pneumocócica
- Meningocócica
- Hemófilo B.

A sepse pós-esplenectomia pode ocorrer em geral de 1 a 5 anos após esse procedimento, causando sepse e coagulação intravascular disseminada (CIVD). Essa síndrome tem mortalidade de até 50% (Ziglar et al., 2004). A vacinação alguns dias após a esplenectomia previne a síndrome e protege o paciente. Nos indivíduos com tratamento conservador esplênico, alguns cirurgiões optam pela vacinação para proteção adicional. Além disso, esses pacientes devem ser instruídos sobre a possível necessidade de antibióticos antes de tratamentos dentários ou de futuras cirurgias. Outras complicações incluem infecção, hemorragia, elevação extrema da contagem de plaquetas e pancreatite.

Uma complicação rara da esplenectomia é a pseudo-hipercalemia. A falsa elevação de potássio ocorre devido à liberação durante a destruição celular e a coagulação; geralmente está associada com trombocitose, leucocitose e hemólise (Johnson e Hughes, 2001). Nos portadores de hipercalemia após a esplenectomia, com função renal normal, essa síndrome deve ser considerada e é autolimitada.

Pâncreas

O pâncreas secreta enzimas para a digestão das proteínas, das gorduras e dos carboidratos e produz insulina e glucagon. Esse órgão está abrigado no retroperitônio, por isso está relativamente protegido e a lesão é difícil de ser diagnosticada ($\geq$ 24 a 72 horas) (McQuillan et al., 2009). A lesão é causada por golpe direto, muitas vezes com o guidão da bicicleta ou com o volante. A lesão pancreática pode incluir também o ducto que libera enzimas para o abdome, portanto, isso deve ser considerado.

Sinais e Sintomas de Lesão Pancreática

Dor abdominal difusa, irradiando para as costas
Irritação peritoneal, distensão
Diminuição ou ausência dos ruídos hidroaéreos
Amilase persistentemente aumentada (pode ser fracionada para identificar a origem específica)
Lipase aumentada (mais específica)
LPD – amilase

A TC pode não detectar a lesão durante até oito horas após a ocorrência. Se houver suspeita de lesão no pâncreas, o exame deve ser repetido. Uma colangiopancreatografia é mais específica para a lesão do ducto pancreático.

Tratamento

A lesão pancreática leve geralmente não provoca alteração hemodinâmica e cura por si mesma. O tratamento conservador de uma lesão isolada observada na TC pode dificultar a observação de uma lesão oculta no intestino delgado (Duchesne et al., 2008). As lesões no duto exigem intervenção cirúrgica (Duchesne et al., 2008). Esta pode incluir a drenagem pancreática, um simples procedimento até a pancreatectomia distal. Toda cirurgia pancreática exige drenagem para remover as enzimas liberadas na cavidade abdominal, pois resulta na autodigestão. A lesão pancreática mais séria, com hemorragia descontrolada maciça da cabeça do pâncreas e lesão ductal irreparável, exige o procedimento de Whipple (pancreatoduodenectomia). É um procedimento extenso no qual geralmente o paciente de trauma não é bem-sucedido. É uma decisão difícil para o cirurgião.

As complicações após a lesão pancreática incluem o abscesso (≤18%), a pancreatite e a formação de fístula (14%) (Asensio et al., 2001). A pancreatite aguda é discutida a seguir. A lesão pancreática pode curar melhor com o repouso do intestino. A alimentação por sonda, além do ligamento de Treitz no jejuno, alimenta o intestino sem o envolvimento do pâncreas.

VASCULATURA ABDOMINAL

A maioria das lesões vasculares é tratada simultaneamente ao órgão lesado ao qual estão associadas. A lesão vascular pélvica (artérias e veias ilíacas) é discutida na abordagem à lesão pélvica, no Capítulo 9. Os vasos abdominais incluem a aorta abdominal, a veia cava inferior, os vasos hepáticos, o eixo celíaco, o mesentério e os vasos renais, cujas lesões incluem a contusão, a laceração, a laceração da íntima e a trombose. Vários vasos de grosso calibre se abrigam no retroperitônio, onde, conforme já foi observado, um grande volume de hemorragia pode estar oculto. Em razão do grande volume acumulado, pode haver rápida ocorrência de hipotensão grave que talvez não seja controlável sem cirurgia. Alguns tratamentos das lesões vasculares podem exigir enxerto.

GENITURINÁRIO

Rins e Ureteres

Os rins são relativamente fixos em torno do pedículo. O trauma fechado resulta na torção dessa área, provocando lesões ao próprio rim e à artéria e/ou veia renal. O trauma penetrante atinge os rins de forma direta. A Tabela 8.3 descreve a classificação da lesão renal. No caso dos ureteres, a lesão penetrante é a causa mais frequente.

Sinais e Sintomas de Lesão Renal-ureter

Contusão no flanco (sinal de Grey Turner)
Sopro na artéria renal
Sensibilidade abdominal superior, no flanco e nas costelas inferiores
Sensibilidade no ângulo costovertebral
Hematúria macro ou microscópica
Hipotensão, hematócrito em queda

Tratamento

A lesão renal é em geral tratada de forma conservadora, ~95% (ATLS, 2004). Tal tratamento é similar ao da lesão do fígado e do baço e inclui adicionalmente:
- Monitoramento da diurese.
- Monitoramento do nitrogênio da ureia sanguínea (BUN) e da creatinina para a função renal.
- Monitoramento da análise da urina.

Uma pielografia endovenosa ou uma angiografia podem mostrar o extravasamento. A embolização pode ser usada para a lesão na artéria e na veia renais. A avaliação com TC é o método ideal

Tabela 8.3 Classificação da lesão renal

Classificação	Descrição
I	Hematoma superficial pequeno, não expansivo; laceração superficial
II	Hematoma subcapsular não expansivo; laceração pequena < 1 cm sem extravasamento urinário
III	Laceração > 1 cm, mas não no sistema de coleta, sem extravasamento urinário
IV	Laceração no parênquima incluindo o cálice; hemorragia contida da artéria e/ou veia renal
V	Avulsão do hilo renal; destruição total do rim

Adaptada da Association for the Advancement of Automotive Medicine. *Abbreviated Injury Scale (AIS) 2005*. Barrington, IL: AAAM; rev. 2008.

para determinar o grau da lesão renal. No paciente com hematoma perirrenal, a ressonância magnética pode discriminar entre este e o hematoma intrarrenal (Holevar et al., 2003). A ressonância magnética não envolve o uso do iodo e auxilia quando a TC for inconclusiva. As lesões penetrantes no rim podem se beneficiar tanto da TC quanto da angiografia para a embolização.

A lesão de grau V exige intervenção cirúrgica. Todos os esforços são feitos para preservar o rim, se possível. No entanto, se a nefrectomia for necessária, uma pielografia intravenosa identifica a presença dos dois rins. O rim traumatizado que mostra perfusão e exige transfusão mínima pode ser tratado de forma conservadora. Deve haver cuidado no monitoramento do hematócrito. A embolização pode ser necessária. As lesões de graus III e IV apresentam risco de hemorragia tardia e necessitam de monitoramento cuidadoso, repouso ao leito e retorno lento à atividade física até a cura.

A hematúria não está presente em todos os pacientes com lesão renal. Além disso, o grau de hematúria não se relaciona de modo algum com o grau da lesão. Entretanto, sua presença correlaciona-se com a probabilidade de outras lesões intra-abdominais (Holevar et al., 2003).

As glândulas adrenais estão intimamente associadas com os rins e também podem sofrer lesão. A hemorragia adrenal como um todo é tratada de forma conservadora e se resolverá de forma espontânea. O paciente pode ou não apresentar insuficiência adrenal.

A lesão no ureter pode não ser percebida na pielografia intravenosa ou na laparotomia devido a sua posição no retroperitônio. Uma TC helicoidal, com imagens intervaladas até 5 a 8 minutos após a injeção de contraste, pode aumentar a sensibilidade à lesão do ureter (Holevar et al., 2003). A transecção do ureter exige tratamento cirúrgico e ureterostomia para desviar o fluxo da urina. Podem ser colocados *stents* para corrigir a lesão ureteral.

As complicações da lesão renal incluem hipertensão, urinoma, infecção (abscesso), estreitamento ureteral e hidronefrose obstrutiva. As complicações são raras, mas podem ocorrer até quatro semanas após a lesão (McQuillan et al., 2009). A insuficiência renal aguda em geral não é causada pela lesão renal, mas pela lesão isquêmica decorrente de hipotensão, necrose tubular aguda ou reação inflamatória sistêmica ou sepse. As lesões renais de graus III e IV estão associadas com o urinoma causado pelo extravasamento de urina através da lesão. A drenagem percutânea do urinoma é essencial para prevenir maior lesão aos ductos coletores renais. Durante a cirurgia para lesões de graus IV e V, é realizada a drenagem. O extravasamento persistente de urina é um problema que pode resultar em sepse.

A hipertensão após a lesão renal é causada por excreção excessiva de renina, infarto e cicatriz renal. A incidência varia de < 1 a 33% dos pacientes e pode ocorrer até 10 anos após a lesão. Na maioria dos pacientes, a hipertensão se resolverá por si mesma ou com um regime medicamentoso com baixa dose.

Bexiga e Uretra

A bexiga e a uretra são órgãos pélvicos e são lesionadas por golpe direto ou secundariamente à fratura pélvica. A bexiga é mais suscetível quando está cheia, em especial na lesão causada pelo cinto de segurança. Nas crianças, esse órgão está na cavidade intra-abdominal e é suscetível a qualquer pancada e, mais uma vez, sobretudo quando cheia. A bexiga tem componentes tanto intra quanto extraperitoneais. A lesão intraperitoneal costuma envolver o corpo. Até 25% das lesões da bexiga e da uretra estão associadas com fraturas pélvicas e não são percebidas inicialmente (Ziran et al., 2005). O diagnóstico da lesão intraperitoneal da bexiga pode demorar até 19 horas, com uma demora de até seis dias para a lesão extraperitoneal. A suspeita de ocorrência de lesões urinárias deve sempre ser considerada.

A lesão uretral posterior está associada com mais frequência às fraturas pélvicas, embora as lesões da uretra anterior estejam associadas com atividades de montaria, FAF/FAB, ferimentos industriais e uso de instrumentos em lesões autoinfligidas. A uretra é lesionada mais comumente nos homens devido a seu comprimento e exposição. O risco de lesão nesse órgão é elevado tanto na fratura pélvica anterior quanto na posterior (Holevar et al., 2003).

Sinais e Sintomas de Lesão na Bexiga

Dor abdominal baixa
Dificuldade para urinar
Hematúria
Sensibilidade, defesa involuntária
Cistografia (TC/cistografia) – extravasamento positivo

Sinais e Sintomas de Lesão na Uretra

Sangue no meato urinário
Dificuldade para urinar, urgência para urinar
Dor suprapúbica, dor local
Contusão em forma de borboleta no períneo
Homens – próstata deslocada; hematoma/edema no escroto
Uretrografia retrógrada – extravasamento positivo

Tratamento

A ruptura da bexiga extraperitoneal é demonstrada pelo extravasamento do contraste em forma de chama na cistografia (Fig. 8.2). É tratada de forma conservadora. A cistografia deve ser repetida posteriormente para determinar o fechamento da lesão. Um cateter de Foley é o dispositivo adequado para remoção de urina e resulta em menos dias de cateterização se comparado com o uso da sonda suprapúbica (Holevar et al., 2004). A ruptura da bexiga intraperitoneal exige correção cirúrgica e drenagem da urina extravasada. O hematoma pélvico é deixado intacto.

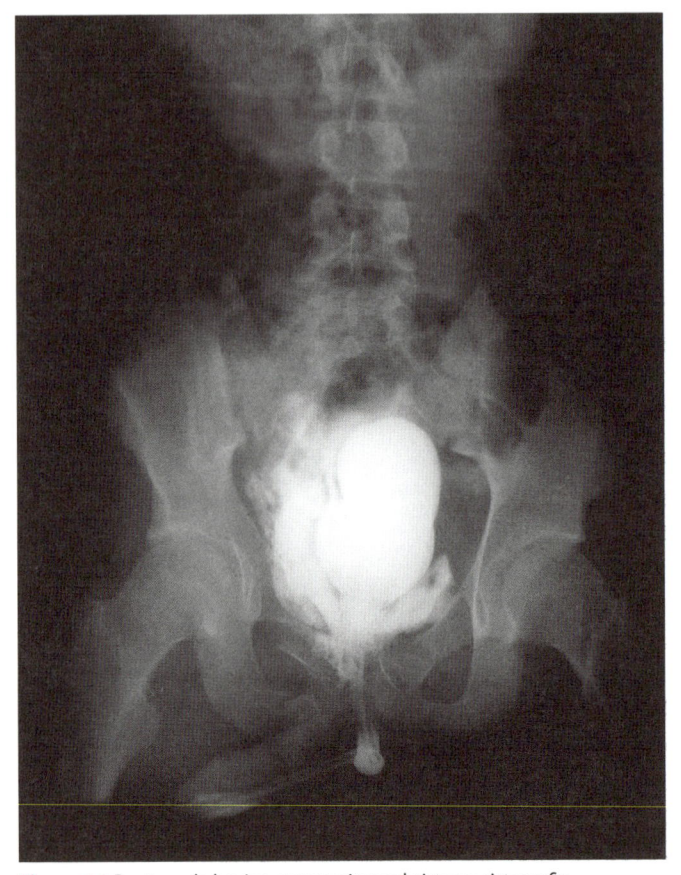

Figura 8.2 Ruptura da bexiga extraperitoneal vista na cistografia.

Se houver suspeita de lesão uretral, o cateter de Foley não é colocado para evitar converter uma lesão parcial em uma laceração completa. A lesão uretral anterior é tratada de forma conservadora com a colocação de um cateter e de uma sonda suprapúbica. As lesões uretrais posteriores podem ser tratadas com a reconstrução perineal retardada ou com o realinhamento endoscópico primário. O realinhamento primário é mais simples, proporciona tempo mais curto para micção espontânea e menor incidência de estenose, evitando, assim, futura uretroplastia cirúrgica (Hadjizacharia et al., 2008). As complicações da lesão uretral posterior nos homens incluem a impotência permanente e/ou a incontinência e a estenose uretral. O apoio psicossocial é necessário para alterações na autoimagem e no funcionamento sexual.

Os cuidados com cateteres e períneo previnem a infecção. A ingestão adequada de líquidos para manter a diurese também previne a infecção da bexiga. O paciente e a família necessitarão de instruções no cuidado do cateter. O antiespasmódico pode ajudar em caso de espasmo da bexiga.

Genitália Masculina

Os testículos, o escroto e o pênis, como entidade, são raramente lesionados, embora sejam suscetíveis a trauma penetrante. A rápida identificação da lesão testicular é essencial para o resgate do próprio testículo. A lesão do pênis, embora rara, também pode ocorrer por estrangulamento e provocar a amputação.

Sinais e Sintomas de Lesão na Genitália Masculina

Hematocele
Massa/edema escrotal aumentado, sensível
Exame de transiluminação negativo
Avulsão do escroto
Dor, edema, palidez, amputação do pênis
Pênis desvia-se, afastando-se do lado lesionado

Tratamento

A lesão testicular necessita de intervenção cirúrgica imediata para retirada de coágulos de sangue, exame da extensão da lesão e reparo. Ocasionalmente, é necessária orquiectomia se a lesão não puder ser corrigida. O atraso no tratamento pode provocar atrofia testicular ou infecção.

O trauma escrotal é suscetível a reparação ou a reconstrução. Se a avulsão do escroto não puder ser reparada, a implantação cirúrgica dos testículos na coxa permite sua preservação nessa situação. O escroto deve ser mantido elevado por meio de suspensório escrotal ou coxim para prevenir o edema decorrente do decúbito. O edema também pode ocorrer com fratura pélvica e sem lesão escrotal direta. O mesmo cuidado deve ser realizado.

A lesão no pênis tem uma alta associação com lesão intra-abdominal. Dessa forma, uma avaliação abdominal completa não deve ser ignorada na sua presença. A lesão peniana pode ser tratada de forma conservadora com elevação, gelo e medicação anti-inflamatória. A analgesia também é essencial. O hematoma pode exigir drenagem cirúrgica. Nos pacientes com amputação ou amputação parcial, a recolocação cirúrgica e o monitoramento quanto a perfusão são essenciais. As complicações incluem a deformidade permanente e/ou a ereção inadequada. O apoio psicossocial pode ser necessário para essas alterações na autoimagem e na atividade sexual.

SITUAÇÕES ESPECIAIS

Trauma Abdominal Penetrante

O trauma abdominal penetrante pode ocorrer por FAB, FAF ou objetos penetrantes. O tratamento da lesão por objeto transfixante é o mais simples. O objeto deve ser estabilizado até o paciente ser levado para cirurgia, quando é removido de forma cuidadosa, com atenção para as lesões e o sangramento. A intervenção cirúrgica prossegue, então, dependendo das lesões identificadas. As Figuras 8.3 e 8.4 mostram a lesão ocorrida quando a vítima caiu contra uma porta de vidro no chuveiro. O pedaço de vidro penetrou nas costas e podia ser sentido, tanto anterior (onde havia uma pequena perfuração), quanto posteriormente. Na laparotomia para remover o vidro, a lesão vascular foi evitada, e uma pequena laceração no jejuno foi a única lesão interna. O grau de lesão não pode ser previsto com os objetos penetrantes. A remoção na cirurgia é o procedimento seguro para identificar todas as possíveis lesões.

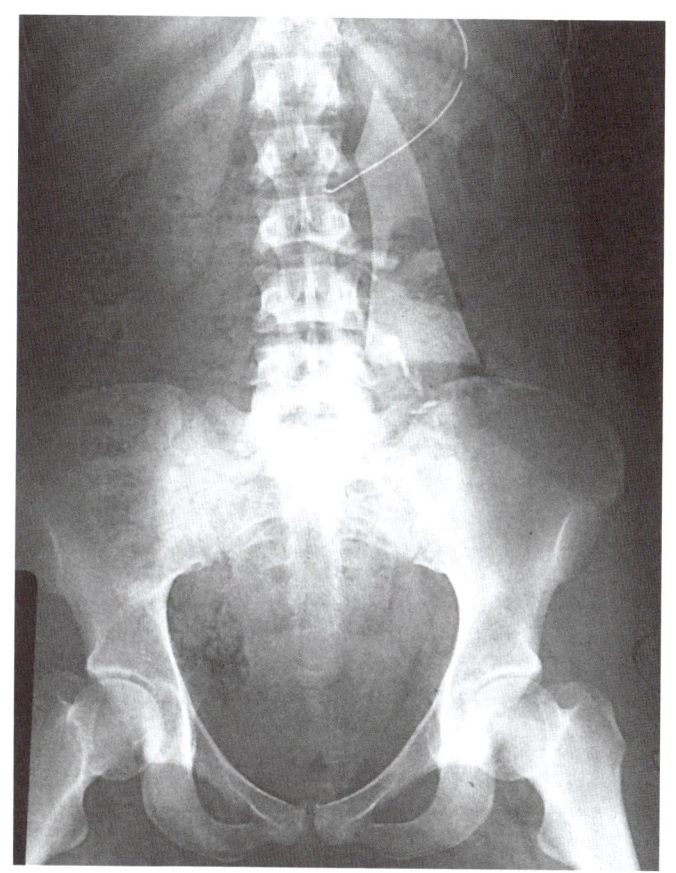

Figura 8.3 Lesão penetrante do abdome com vidro (visão AP).

Na avaliação da lesão penetrante por FAB e FAF, a instabilidade hemodinâmica e os sinais peritoneais são indicações para laparotomia. Na maioria dos pacientes, exceto os com ferimentos tangenciais, os FAFs têm indicação cirúrgica sobretudo porque a lesão intestinal é uma das mais comumente associadas e não é identificável com facilidade por TC, FAST e LPD. A evisceração e o corpo estranho retido são indicações relativas e podem resultar em até 50% das laparotomias não terapêuticas (Clarke et al., 2008).

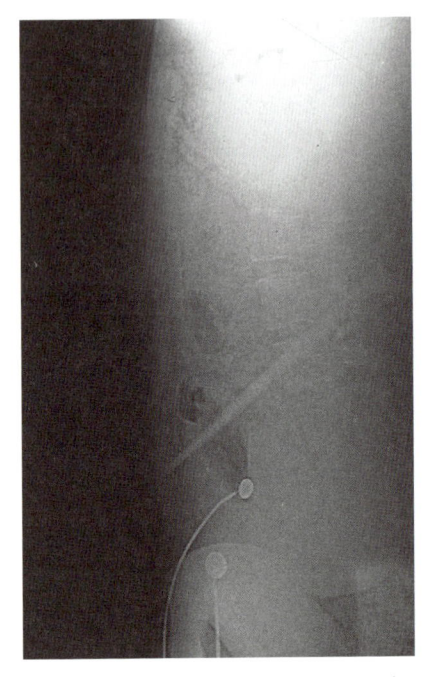

Figura 8.4 Lesão penetrante do abdome com vidro (visão lateral).

Outras indicações para esse procedimento, no trauma abdominal penetrante, incluem o exame inconclusivo ou não confiável quando há TCE, TRM, a presença de álcool/drogas e sedação. Se o tratamento conservador for escolhido, o exame seriado é essencial para identificar as mudanças e o surgimento de sinais peritoneais exigindo laparotomia. Os traumas penetrantes no quadrante superior direito envolvem o pulmão, o diafragma e o fígado. O cirurgião pode optar pelo tratamento conservador, com um mínimo de 24 horas de observação, se o paciente estiver estável hemodinamicamente com um exame confiável e sensibilidade mínima (Como et al., 2007).

Os FABs são de baixa velocidade e com frequência não penetram por completo no abdome. Eles são mais suscetíveis a observação, pois a probabilidade de lesão interna é baixa. Se o peritônio for violado, o cirurgião pode optar pela realização de uma laparoscopia para identificar a lesão. Se negativa, o ferimento é considerado fechado. Se positiva, o paciente ainda necessitará de uma laparotomia para exploração e reparação. Se a violação do peritônio for inconclusiva, tal procedimento pode identificar se ocorreu ou não a violação. No entanto, a laparoscopia aumenta o tempo de hospitalização, se comparada com o tratamento conservador (Leppaniemi e Haapiainen, 2003). Os ferimentos perfurantes no abdome anterior, no flanco e na região posterior podem ser explorados localmente para determinar se houve penetração da fáscia. Os ferimentos no flanco e nas costas devem ser avaliados também por meio de TC com contraste, tanto IV quanto com enema hidrossolúvel.

Além de identificar a lesão e realizar o reparo necessário, deve ser administrada uma única dose de antibiótico de amplo espectro, pré-operatório, cobrindo as bactérias anaeróbias e também as aeróbias. Se na cirurgia não for encontrada lesão nas vísceras ocas, os antibióticos não são mais necessários (Luchette et al., 2000); caso contrário, devem ser mantidos por 24 horas.

O tratamento conservador de qualquer lesão penetrante exige:
- Observação rigorosa com exames seriados dos sinais peritoneais.
- Monitoramento do hematócrito para evidências de sangramento.
- Monitoramento rigoroso dos sinais vitais para qualquer evidência de hemorragia.
- Cuidado no local do ferimento.

No caso da laparotomia para lesões penetrantes, se a incisão puder evitar o ferimento real, permitirá que ele permaneça para avaliação do legista (Lynch, 2006). Se for inevitável, as fotografias do ferimento, anteriores à cirurgia, auxiliarão a avaliação dessa evidência exigida pelo legista. Durante a laparotomia, também ocorre a busca pelo projétil. Se o corpo estranho for encontrado, será recolhido com os dedos enluvados ou com pinças com ponta de borracha para evitar marcar o projétil, que já contém as características da arma do qual foi disparado. Este é colocado em um recipiente para amostras, forrado com algodão, rotulado, lacrado e entregue à polícia. O formulário da cadeia de custódia deve ser preenchido para manter a integridade da recuperação.

Laparotomia e Cirurgia para Controle de Danos

A tomada de decisão sobre a laparotomia ou a laparoscopia é do cirurgião e é baseada na estabilidade do paciente, assim como no próprio tipo de lesão. As lesões no abdome que exigem laparotomia incluem:
- Trauma não penetrante com hipotensão, sinais peritoneais, LPD positiva e FAST.
- Qualquer trauma penetrante com hipotensão.
- FAF que penetra no peritônio.
- Evisceração.
- Lesão na víscera oca, lesão na bexiga intraperitoneal.
- Peritonite, evidência de ar livre na cavidade.
- Ruptura não penetrante do diafragma.

Quando o abdome é aberto para laparotomia, não é realizada apenas uma exploração, mas é feito o controle imediato do sangramento. São colocadas compressas nos quatro quadrantes para tamponar o sangramento e, então, é iniciada a exploração cuidadosa. É essencial que as lesões sejam identificadas e depois rapidamente tratadas. A finalidade da cirurgia para controle de danos é obter o "controle" da hemorragia e da contaminação, enquanto se previne ou evita hipotermia e coagulopatia. Isso pode significar deixar as compressas e atrasar alguns procedimentos; por exemplo, o colo é ressecado, mas a reanastomose e a colostomia são deixadas para a nova laparotomia.

O paciente retorna á unidade de terapia intensiva (UTI), onde é aquecido e a ressuscitação é continuada. Qualquer coagulopatia é controlada. Ele está criticamente enfermo durante a cirurgia inicial e na chegada à UTI. Muitas vezes, em razão da resposta do organismo à lesão e à inflamação, o abdome pode ser deixado aberto ou apenas com um fechamento temporário. Nesses pacientes, o intestino está em geral edemaciado e não pode ser recolocado na cavidade abdominal. O abdome aberto permite que o intestino edemaciado seja mantido sem a pressão da parede abdominal, que resulta em isquemia. O paciente voltará ao centro cirúrgico para lavagem, reexploração, outra etapa do procedimento ou novas compressas e retornará à UTI. Com o tempo, os procedimentos são encerrados, a hemorragia é controlada e o intestino é devolvido à cavidade abdominal, sem perda por necrose ou isquemia.

Durante o tempo na UTI, no período pós-operatório:
- Ressuscitar para normalizar o déficit de base ou retornar o lactato para < 2,5 mmol/L.
  - Continuar a monitorar a isquemia do intestino.
  - Embora o abdome esteja aberto, pode ocorrer SCA.
- Prevenir hipotermia.
- Administrar produtos coagulantes, se necessário.
- Monitorar a estabilidade hemodinâmica .
  - Monitorar a perda sanguínea contínua.
  - Manter a ventilação pulmonar mecânica, prevenir hipoxia, acidose.
- Controlar a dor e a sedação para o conforto e a ventilação.

Síndrome de Compartimento Abdominal

A síndrome de compartimento abdominal (SCA) é como a síndrome de compartimento em qualquer outra parte do corpo. À medida que cresce em um espaço não expansível, a pressão se reflete sobre os órgãos no interior da cavidade. A diminuição do fluxo venoso e arterial afeta, nesse caso, os órgãos abdominais e a vasculatura, assim como o diafragma. A SCA afeta a expansão pulmonar, pois o diafragma tenta empurrar contra a pressão abdominal durante a inspiração. A Tabela 8.4 descreve os sinais e os sintomas de SCA.

Os pacientes predispostos a SCA incluem aqueles com acidose, hipotermia, transfusão de mais de 10 unidades de concentrado de hemácias em um período de 24 horas, coagulopatia, sepse e ventilação mecânica com PEEP (An e West, 2008). As causas comuns são a cirurgia abdominal, a ressuscitação volêmica maciça e o hemoperitônio (An e West, 2008). A SCA é classificada pela causa, e também é reconhecido que os pacientes sem lesão abdominal e até mesmo os pacientes críticos não traumatizados podem apresentar SCA. A classificação inclui:
- SCA primária – causada por lesão, hemorragia, edema visceral.
- SCA secundária – devido a ressuscitação volêmica, edema, ascite.

Tabela 8.4 Síndrome de compartimento abdominal

Região	Sinais e sintomas
Abdome	Íleo ↑ circunferência abdominal Tensão, distensão grave ↑ pressão intra-abdominal Isquemia intestinal
Renal	↓ eliminação urinária ↓ taxa de filtração glomerular ↑ creatinina PIA > 30 mmHg – oligúria não responsiva aos diuréticos
Pulmonar	↑ pico da pressão inspiratória ↓ volume corrente com diminuição da excursão do diafragma ↓ complacência Hipercapnia Posição pronada na SARA e pneumonia
Cardíaca	↓ débito cardíaco Hipotensão devida a diminuição do retorno venoso ↑ Resistência vascular sistêmica ↑ PVC devido a aumento da pressão torácica
Fígado	↑ Teste de função hepática Coagulopatia

- SCA recorrente – após a SCA secundária, além de edema e isquemia.

As definições de SCA descrevem o que está ocorrendo com a pressão intra-abdominal (PIA). As pressões maiores que 12 mmHg resultam em disfunção orgânica, e as consistentemente maiores que 20 mmHg provocam a falência do órgão.

- PIA normal < 7 mmHg.
- Hipertensão abdominal > 12 mmHg.
- SCA > 20 mmHg.

A pressão da perfusão abdominal (PPA), assim como a da perfusão cerebral, é um indicador de oxigenação suficiente para os órgãos no interior da cavidade. A PPA é calculada da mesma maneira:

$$PPA = PAM - PA$$

Espera-se que a PPA seja maior que 60 mmHg para manter a perfusão adequada e preservar o órgão. A PPA não pode ser usada tão seguidamente quanto a PIA, no entanto, o conceito e o entendimento do efeito da pressão são bem descritos pela fórmula.

A medida da PIA é mais bem obtida por meio do cateter de Foley, sendo a bexiga um balão de pressão que reflete (medida indireta) a pressão. O paciente deve estar em posição supina. O cateter é conectado, então, a um manômetro ou sistema transdutor. O processo envolve a introdução de cerca de 50 mL de soro fisiológico pela sonda Foley após seu pinçamento. A pressão é lida após zerar-se o sistema com a linha medioaxilar. Em algumas instituições, a sínfise púbica também pode ser usada para zerar o sistema. Existem *kits* comerciais que se conectam diretamente ao sistema de monitor, podendo então ler a PIA com a válvula acoplada ao sistema. O sistema é fechado e mostra a onda de pressão diretamente ao monitor (a onda é plana). É importante lembrar que, usando-se um produto comercial ou não, qualquer hospital pode medir a PIA e identificar de forma precoce essa situação que coloca em risco a vida.

Tratamento

O tratamento da SCA é a descompressão cirúrgica do abdome. Assim como nas síndromes de compartimento do cérebro e dos músculos, deve-se liberar espaço para o edema. A cirurgia de descompressão fornece espaço no abdome, permitindo o fluxo de sangue arterial e a resolução da isquemia que pode ocorrer. A SCA é uma situação de risco à vida que deve ser identificada e tratada com rapidez. O monitoramento rigoroso do paciente em estado crítico deve incluir a avaliação do abdome. Uma vez alcançada a descompressão, pode ocorrer a síndrome da reperfusão, sobretudo se a SCA não foi reconhecida precocemente ou se seu progresso ocorreu. Administrar volume ao paciente para eliminar o lactato auxiliará na reperfusão.

Estando o abdome descomprimido, em geral é deixado aberto para que o edema regrida e para prevenir a recorrência da SCA. Isso é particularmente importante se acidose, hipotermia ou coagulopatia estiverem presentes. A reexploração da lesão ou do sangramento oculto ocorrerá nos próximos dias. Quando o edema regredir, o

passo seguinte será o fechamento abdominal. Existem inúmeros métodos para realizá-lo:
- Dispositivo de fechamento auxiliado por vácuo – pode ser fixado por ocasião da primeira cirurgia para fechar o espaço de maneira gradual.
  - O dispositivo é trocado aproximadamente a cada três dias ou por ocasião da reexploração e lavagem.
  - Pode exigir até três trocas para aproximação das bordas da incisão (Bee et al., 2008).
  - O fechamento primário tardio em geral é possível.
- Tela.
  - Deve ser verificada diariamente e ajustada para unir as bordas de forma lenta com o tempo.
  - O fechamento primário tardio costuma ser possível.
- Wittmann Patch (*Star Surgical*).
  - Consiste em duas folhas aderentes suturadas à fáscia oposta.
  - Sequencialmente opostas diminui a tensão.
  - Resulta em fechamento primário tardio.
- Enxerto parcial de pele.
  - Quando o fechamento primário tardio não puder ser realizado e a abertura permanecer.

O controle pós-operatório da SCA é semelhante ao da cirurgia para controle de danos. O paciente crítico exige:
- Prevenção da hipotermia porque o intestino aberto, exposto mesmo sob uma bolsa, vácuo ou tela esfriará rapidamente o corpo.
- Controle da coagulopatia.
- Prevenção da acidose.
- Manutenção da ventilação mecânica e da oxigenação.
- Ressuscitação continuada, em especial à luz da reperfusão.
- Monitoramento da pele para prevenir o rompimento.
- Manutenção do dispositivo de vácuo, se usado.
- Proporcionar nutrição para a recuperação.

As metas a curto prazo envolvem a ausência ou redução da disfunção orgânica, incluindo o intestino isquêmico, a diminuição do edema do intestino e tratamento das lesões sem infecção. A de longo prazo é o fechamento primário tardio do abdome, com mínimo ou sem defeito. A herniação da parede abdominal é uma possível complicação posterior.

Pancreatite Aguda

A pancreatite aguda não é uma complicação comum, mas pode ocorrer com lesão pancreática e duodenal, hipotensão e síndrome da disfunção de múltiplos órgãos. A pancreatite é um estado autodigestivo causado pela ativação prematura de enzimas que provocam edema, hemorragia, dano vascular e necrose da gordura. Um estado inflamatório leve pode ocorrer, resolvendo-se em alguns dias. O tipo necrotizante pode se apresentar como sepse, incluindo a instabilidade hemodinâmica.

Sinais e Sintomas de Pancreatite Aguda

Dor abdominal irradiando para as costas
Dor intensa na posição supina
Náusea, vômito
Febre, fraqueza
Distensão abdominal, peritonite
Dispneia, broncoconstrição
Taquicardia, vasodilatação
Inicialmente, aumento da amilase, diminuição em 24 horas
A lipase permanece elevada até 14 dias (mais específico)

Tratamento

A pancreatite intersticial leve pode ser tratada com repouso do intestino, hidratação e controle da dor. A nutrição é sempre uma preocupação na presença dessa condição e pode ser administrada via enteral, via jejunal após o ligamento de Treitz.

Para a pancreatite mais grave, o tratamento inclui as necessidades nutricionais, o repouso do intestino e a manutenção da estabilidade hemodinâmica.

- Monitorar a condição hemodinâmica.
  - Administrar líquidos.
  - A perda de líquido pode ser significativa com o paciente exigindo controle hemodinâmico.
- Monitorar o sistema respiratório.

- O paciente está em risco de derrame pleural, SARA, atelectasia, pneumonia.
- Fornecer suporte respiratório; pode exigir ventilação mecânica, se ocorrerem complicações pulmonares.
• Nutrição.
  - Jejum, repouso do intestino.
  - Sonda nasogástrica; tratar a náusea e o vômito.
  - Alimentar por sonda jejunal posicionada após o ligamento de Treitz.
  - Nutrição parenteral total (NPT), se não puder proporcionar alimentação enteral.
  - A hiperglicemia acompanha a pancreatite; é necessário o controle glicêmico rigoroso.
• Antibióticos.
  - Amplo espectro.
  - Capazes de penetrar no pâncreas.
• Controle da dor.
  - Opiáceos.

Colecistite sem Cálculos

Após as queimaduras e os traumas importantes, uma complicação incomum e inexplicada é a colecistite sem cálculos. Essa complicação também pode ocorrer nos pacientes em NPT por um longo período, geralmente mais de três meses. O ultrassom diagnosticará a estase biliar e a isquemia da vesícula. A necrose e a perfuração podem resultar dessa condição.

Sinais e Sintomas de Colecistite sem Cálculos

Dor/sensibilidade abdominal no quadrante superior direito
Febre
Náusea, vômito
Contagem elevada de leucócitos
Aspartato aminotransferase (AST) elevado

Tratamento

O tratamento da colecistite sem cálculos exige a colecistectomia. Se o paciente for um candidato cirúrgico de alto risco, pode ser colocado um *stent* na vesícula durante a colangiopancreatografia retrógrada endoscópica para controlar a situação. Os pacientes também se beneficiam de:
- Jejum com reposição hídrica IV.
- Antibiótico para cobertura biliar e entérica.
- Controle da instabilidade hemodinâmica.
- Identificação precoce e colecistectomia.

Lesão Renal Aguda e Insuficiência Renal

A lesão renal aguda é uma síndrome, não sendo simplesmente insuficiência renal ou necrose tubular aguda. A azotemia e a oligúria são respostas do organismo à diminuição do fluxo renal e à redução do volume. A lesão renal aguda resulta em alterações nos eletrólitos, no equilíbrio hídrico e no equilíbrio ácido-básico. A lesão aos túbulos prejudica a capacidade de concentração do rim, causando a insuficiência renal não oligúrica. A necrose tubular aguda ocorre quando a isquemia é seguida pela reperfusão, como nos distúrbios da coagulação, na inflamação sistêmica e na sepse. A própria sepse é a principal causa de insuficiência renal aguda (Kellum, 2008).

Os critérios atuais para a definição da lesão renal aguda são descritos como: risco, lesão, insuficiência, perda e estágio final (Kellum, 2008). Os critérios avaliam a creatinina, a taxa de filtração glomerular e o volume urinário para determinar o grau de dano aos rins.
- Os rins em risco têm creatinina elevada 1,5 vezes a normal, diminuição da taxa de filtração glomerular em ao menos 25% e volume urinário abaixo da normal (0,5 mL/kg/h) durante seis horas.
- Os rins com lesão têm a creatinina duas vezes a normal, diminuição da taxa de filtração glomerular em ao menos 50% e volume urinário abaixo do normal durante 12 horas.
- A insuficiência renal é definida pela creatinina três vezes a normal, diminuição da taxa de filtração glomerular em mais de 75% e volume urinário menor que 0,3 mL/kg/h durante 24 horas ou anúria por 12 horas.

- A perda renal é a insuficiência renal aguda persistente com perda completa da função renal por mais de quatro semanas, o que resultará em doença renal em estágio final.

A insuficiência renal têm três origens: pré-renal, renal ou pós-renal. Em razão de hipotensão significativa após a lesão, o paciente de trauma está em sério risco de insuficiência pré-renal. A prevenção dessa condição envolve prevenir as causas comuns. No trauma, estas costumam ser a própria lesão, a hipotensão, a rabdomiólise, os medicamentos nefrotóxicos, a infecção e a possível obstrução ureteral. A insuficiência pré-renal não envolve dano ao rim. A origem é completamente externa ao órgão.

Os sintomas que indicam insuficiência renal de causa pré-renal incluem:
- Aumento do BUN com menos aumento na creatinina.
- Sódio na urina < 10 mmol/L.
- Densidade específica da urina > 1,020.
- Pode haver ou não proteinúria.
- Possível presença de mioglobina.

O tratamento da insuficiência pré-renal deve assegurar a estabilidade hemodinâmica, o controle da coagulopatia e da hemorragia. Essa insuficiência será corrigida por meio do controle rigoroso do paciente traumatizado.

A insuficiência renal de causa renal é causada por dano ao rim, que inclui trauma, infecção, doença hipertensiva, resposta autoimune, nefrotoxinas e rabdomiólise. O tratamento da insuficiência renal de causa renal exige a identificação da causa e sua remoção. Identificar qualquer fonte de infecção e avaliar os antibióticos e outros medicamentos quanto a nefrotoxicidade. Monitorar a urina em relação à presença de mioglobina, sobretudo em pacientes com esmagamento muscular, lesões múltiplas ou que tenham passado por um período prolongado de imobilidade antes de chegar ao hospital.

A insuficiência renal de causa pós-renal está associada com a obstrução ureteral ou com problemas da bexiga e da uretra causando pressão nos rins. A avaliação para identificar a obstrução inclui:
- Elevação do BUN e da creatinina.
- Infecção urinária.

- Evidência radiográfica de obstrução.

O tratamento para insuficiência renal de causa pós-renal envolve a remoção da obstrução. Todos os tipos de tratamento da insuficiência renal aguda envolvem a maximização da perfusão e do equilíbrio eletrolítico, a provisão de nutrição adequada e a prevenção de suas causas, quando possível. Durante a progressão da disfunção até a cura, a oligúria é um dos primeiros sinais, junto com as alterações nos eletrólitos, na creatinina e na taxa de filtração glomerular. Outros sistemas também estão envolvidos, incluindo:
- Nível alterado de consciência.
- Hipertensão, taquicardia.
- Edema depressível.
- Edema pulmonar.
- Náusea.

A fase oligúrica passa para a fase diurética à medida que a função renal se recupera. Na fase oligúrica, os outros sistemas orgânicos também são afetados incluindo:
- Alteração prolongada do nível de consciência, possíveis convulsões, agitação.
- Hipotensão pela perda de volume, taquicardia, arritmias.
- Taquipneia.
- Náusea.

Além dos esforços para remover a causa e equilibrar a hemodinâmica, algumas vezes os rins necessitam de assistência durante o período de insuficiência renal aguda. Alguns estudos mostram que a sobrevivência melhora e a incidência de sepse e de falência múltipla de órgãos diminui se a terapia de substituição renal for iniciada quando o BUN atingir até 60 mg/dL (Palevsky, 2008). As indicações para terapia de reposição renal incluem:
- Aumento do volume vascular não responsivo aos diuréticos.
- Aumento do potássio não responsivo ao tratamento.
- Acidose metabólica refratária.
- Encefalopatia urêmica, pericardite, sangramento urêmico.
- Azotemia progressiva (Palevsky, 2008).

O tipo de diálise ou de terapia de substituição renal depende do estado do paciente e de suas condições. A diálise peritoneal é portátil e simples; no entanto, exige o peritônio intacto. Também é um processo lento e, portanto, menos eficaz na insuficiência renal aguda e grave no trauma.

A terapia de substituição renal contínua consiste na circulação extracorpórea para a diálise e deve ser controlada pelo enfermeiro intensivista 24 horas por dia. O sistema pode proporcionar melhor recuperação renal em comparação com a terapia de substituição renal intermitente (hemodiálise), pois evita as mudanças bruscas e acentuadas na volemia e não causa hipotensão durante o procedimento (Uchino, 2008). A terapia intermitente pode levar a períodos de isquemia renal que também prolongam o tempo de recuperação renal (Uchino, 2008). A terapia de substituição renal contínua fornece remoção lenta e contínua do soluto, reduzindo os problemas com a medicação e a administração de líquidos. Sua instalação pode exigir anticoagulação que talvez seja contraindicada nos pacientes de trauma. O monitoramento e a manutenção hemodinâmica contínua são essenciais para prevenir a remoção demasiadamente rápida de líquido provocando hipotensão.

A hemodiálise é a terapia intermitente diária ou em um esquema tolerado pelo paciente e dependente do equilíbrio hídrico e eletrolítico. É um meio eficaz e eficiente de reduzir os eletrólitos e os produtos residuais no organismo, assim como de remover o excesso de líquido. Pode, contudo, provocar hipotensão e períodos de elevação de eletrólitos e escórias entre os tratamentos. As transferências rápidas de líquido também podem causar convulsões, náusea, vômito e alteração do nível de consciência. A administração de medicamentos deve ser programada com cuidado em torno dos tratamentos para prevenir a eliminação imediata de uma medicação pelo rim, caso seja administrada muito próxima do tratamento.

Com qualquer opção de diálise, os níveis dos medicamentos eliminados pelos rins, sobretudo os antibióticos, exigem monitoramento para garantir que seja alcançado o nível terapêutico, porém não o tóxico. O equilíbrio hídrico é um processo contínuo entre os líquidos administrados, o dialisado e o volume reposto. Isso exige um cuidado rigoroso e individualizado (um para um) do paciente, com atenção exclusiva a todos os detalhes do cuidado. A nutrição é essencial para promover a cura e a recuperação renal. As fórmulas destinadas especificamente para o rim lesionado são essenciais nesse processo. À medida que a recuperação renal evolui, os exames laboratoriais se normalizam, assim como a eliminação. A recuperação total, no entanto, pode levar até um ano. Em alguns pacientes, a insuficiência renal aguda é a falência renal completa e se torna permanente. Estes exigirão hemodiálise durante toda vida.

CUIDADOS PÓS-RESSUSCITAÇÃO E REABILITAÇÃO

Nutrição

O trauma induz o estado hipermetabólico que existe até mesmo antes de o paciente chegar ao departamento de emergência. Esse estado é iniciado por:
- Liberação de cortisol.
  - Protege contra a redução na glicose sanguínea.
  - Mobiliza a liberação de aminoácidos do músculo e do fígado.
  - Aumenta as enzimas necessárias para a liberação de aminoácidos para a reparação dos tecidos.
  - Diminui os linfócitos T, aumentando o risco de infecção.
- Opioides endógenos (hipófise).
  - Encefalinas e endorfinas proporcionam analgesia e inibição da dor.
- Vasopressina (hipófise).
  - Aumenta a absorção de água nos túbulos renais distais para manter o volume de sangue.
  - Concentra a urina.
- Sistema renina-angiotensina (rim).
  - Angiotensina – libera aldosterona para aumentar a reabsorção de sódio com potássio e a excreção de íon hidrogênio.
  - Renina – causa vasoconstrição para manter a pressão arterial.
- Sistema nervoso simpático.
  - Libera adrenalina e noradrenalina causando:
    - Dilatação da pupila.
    - Taquicardia.
    - Dilatação brônquica.
    - Constrição da arteríola da mucosa.
    - Dilatação das glândulas sudoríparas.
    - Diminuição da motilidade gastrintestinal (GI).

O objetivo da terapia nutricional é manter as funções orgânica e celular, prevenir a desnutrição, proteger a massa de proteína e promover a cura. Para isso, as necessidades nutricionais devem ser satisfeitas e iniciadas de modo precoce. Múltiplos nutrientes são exigidos para a saúde e a cura. Em síntese, eles incluem:

- Proteína.
  - Mantém as enzimas; crescimento/cura do tecido; imunidade; gliconeogênese.
- Carboidratos.
  - Fonte de energia, especialmente para o cérebro e a medula espinal.
- Gorduras.
  - Exigidas para a absorção de vitaminas lipossolúveis; crescimento/reparação celular.
- Vitaminas.
  - Lipossolúveis (A, D, E, K).
    - Imunidade; absorção de cálcio para a mineralização óssea; síntese do fator de coagulação.
  - Hidrossolúvel (C).
    - Mantém a formação de colágeno; absorção de ferro; previne a oxidação de lipídeos e proteínas; formação de dopamina.
  - Hidrossolúvel (vitaminas B).
    - Metabolismo de proteínas e fármacos terapêuticos; gliconeogênese; imunidade mediada pela célula; síntese dos esteroides.
- Minerais (zinco, manganês, selênio, cobre, ferro).
  - Exigidos para o crescimento e o reparo celular, produção de ureia; transporte de oxigênio.
- Minerais (cálcio, fósforo, magnésio).
  - Mineralização óssea; contração muscular e condução nervosa; coagulação.
- Água.
  - Necessária para o fornecimento de nutrientes ao corpo e a remoção de escórias; exigida para manter a normotermia.
- Fibra.
  - Mantém a saúde do colo; mantém a integridade do intestino para prevenir a translocação bacteriana.

A partir da admissão do paciente, uma das mais importantes atividades é a avaliação das necessidades nutricionais e o início da terapia, logo que ele possa tolerar a alimentação. É óbvio que a nutrição por via oral é a ideal; contudo, o paciente de trauma grave em geral está intubado e/ou neurologicamente deprimido e, por isso, incapaz de se alimentar por via oral. A nutrição ideal é, então, pelo método enteral, visando a cura da ferida e a prevenção da sepse (Jacobs et al., 2004; Mazuski, 2008). A alimentação com NPT apresenta maior risco de sepse do que a alimentação enteral.

Para os pacientes com TCE, a alimentação enteral precoce também é recomendada apenas como a segunda opção (Jacobs et al., 2004). Se a alimentação enteral não puder ser iniciada aos sete dias da admissão dos pacientes de trauma com TCE ou com lesões multissistêmicas, a NPT deve ser utilizada até que a alimentação enteral seja tolerada. Quando mais de 50% da dieta enteral forem tolerados, a NPT deve ser suspensa (Jacobs et al., 2004).

É difícil medir o equilíbrio nutricional no paciente de trauma criticamente enfermo, pois ocorrem mudanças afetando os exames laboratoriais e causando anormalidades que talvez não sejam ocasionadas apenas pela nutrição.

- Os níveis de albumina têm um metabolismo prolongado (até 20 dias), deixando-os insensíveis às necessidades agudas.
- A pré-albumina pode ser afetada pela administração dos hemocomponentes, que também contêm pré-albumina, alterando falsamente o nível de pré-albumina.
- O nitrogênio ureico reflete a gravidade da lesão.
- A excreção de nitrogênio tem seu pico quando a perda de proteína orgânica tem seu pico (~5 a 10 dias após a lesão).
  – Incluir a diarreia, o vômito e a drenagem da fístula na estimativa da perda de nitrogênio.

As necessidades de energia são determinadas a partir do gasto de energia em repouso. A taxa do metabolismo basal é a energia calculada necessária para manter o estado de vigília, em repouso. É expressa em kcal/min, com um kcal equivalendo à quantidade de energia necessária para aumentar a temperatura da água em 1°C (em 1 ATA). Os fatores que afetam o gasto de energia devem ser levados em conta.

- Gasto aumentado de energia – lesão e cura, agitação, tremores, qualquer atividade física ou procedimento estressante, hiperexcitabilidade autônoma, hipertonia, febre.
- Gasto reduzido de energia – bloqueio neuromuscular, sedação, controle da dor, anestesia, repouso ao leito, hipotermia terapêutica (com prevenção dos tremoreso), lesão da medula espinal.

O paciente criticamente enfermo pode tolerar melhor uma leve redução alimentar do que a superalimentação, embora aquele que necessite ganhar peso, após a fase crítica requeira uma discreta superalimentação. A nutrição está disponível em múltiplas variedades, incluindo as opções de NPT que podem ser individualizadas de acordo com as necessidades do paciente. Qualquer que seja a nutrição escolhida, deve ser abrangente e incluir proteína, lipídeos, vitaminas e minerais, assim como necessidades hídricas. Se o paciente chegar com um problema preexistente de alcoolismo, a tiamina costuma ser adicionada à solução IV, pois existe normalmente uma deficiência de tiamina nessa situação. A equipe de apoio nutricional proporciona monitoramento cuidadoso por meio de:

- Eletrólitos.
- Glicose – o excesso pode provocar não apenas hiperglicemia, mas hipertrigliceridemia e hipercapnia.
- Níveis de pré-albumina.
- Cálculo cuidadoso das proteínas administradas.
  – A síndrome da realimentação ocorre quando quantidades normais ou acima das normais de proteína são fornecidas ao paciente após um período prolongado de jejum.
    - Alimentar esses pacientes com 40 a 60% das proteínas totais calculadas.
    - O pâncreas e o fígado não serão capazes de tolerar a taxa normal de administração de proteína após a falta prolongada de alimentação.
    - A evidência da síndrome de realimentação inclui azotemia, desidratação e acidose metabólica.
    - O excesso de proteína na alimentação por sonda também resulta no mesmo problema.

Métodos Alimentares

A alimentação enteral, que é a fonte ideal de nutrição para o paciente de trauma, pode ser iniciada por meio de sonda gástrica colocada no início durante a ressuscitação. Esta não é a sonda alimentar ideal, mas pode ser usada. Ressalta-se que uma sonda rígida, de calibre grande, como a sonda nasogástrica, pode deixar o esfíncter cardíaco ligeiramente aberto, predispondo o paciente a regurgitação, esofagite e aspiração. As regras alimentares ideais incluem:

- Inserção de uma sonda alimentar estreita, que pode permanecer no estômago ou ser colocada após o piloro no duodeno (sonda com pelo menos 105 cm de comprimento).
  - Uma radiografia abdominal é feita após a colocação para identificar a posição da sonda.
  - Tosse na introdução da sonda indica colocação inadequada; a sonda deve ser imediatamente reposicionada.
  - Marcar o posicionamento da sonda no nariz (ou na boca, se oral), fixar e monitorar o movimento. O deslizamento para fora do intestino em 2,5 cm ou mais exige reexame radiográfico para verificação da posição.
  - As sondas devem ser limpas, a pele deve ser observada quanto a pressão, e fixadas diariamente para prevenir o rompimento.
  - A verificação da posição do tubo com a injeção de ar deve ser feita de forma rotineira, assim como depois de movimentar o paciente (p. ex., para o centro cirúrgico), mudança de turno, adição de novos alimentos.
  - Lavar a sonda com água a cada seis horas e em cada troca de alimentação, na administração de medicamentos e se os alimentos estiverem presos nela.
    - A obstrução da sonda pode ser evitada pela simples lavagem de rotina com água e a administração cuidadosa da medicação.
    - A lavagem com água quente pode desobstruir a sonda.
    - Escolher suspensão, líquido, elixir em lugar de xaropes para administração de medicação visando prevenir a obstrução.
      - Macerar o medicamento, garantir que seja finamente macerado e dissolvido em cerca de 30 mL de água quente.

- Não macerar ou administrar medicamentos de liberação lenta ou entérica pela sonda (ou sonda gástrica).
- Estar atento para qualquer reação ao medicamento-nutriente e evitar a administração da dieta com medicamento (p. ex., fenitoína).
- Interromper a alimentação 30 minutos antes de administrar medicamentos e duas horas após a administração (verificar com o farmacêutico a interrupção específica para cada medicamento).
- Considerar essas interrupções na alimentação por sonda ao calcular a ingesta enteral total.
— Se interromper a alimentação por sonda, lavá-la em seguida para desobstruí-la.
- Quando o período nutricional exceder cerca de 3 a 4 semanas (pacientes com TCE grave), uma sonda de gastrostomia é colocada no estômago. Se o paciente não tolerar a alimentação gástrica ou apresentar pancreatite, uma sonda alimentar pode ser inserida no jejuno (além do ligamento de Treitz) por meio da gastrostomia percutânea.
  — Os pacientes com alimentação pós-pilórica ou jejunal podem ainda exigir uma sonda gástrica para aspiração intermitente visando a descompressão do estômago.
  — Os locais de gastrostomia também necessitam de limpeza diária, observação da pele quanto a lesão ou vazamento, e manutenção de curativo local com gaze seca.
- Se houver potencial para problemas alimentares identificado na laparotomia, uma sonda alimentar de jejunostomia pode ser colocada imediatamente, antecipando a necessidade de alimentação direta ao jejuno.
- O risco de aspiração pode ser reduzido.
  — Elevar a cabeceira da cama (se permitido) para 45 ou >30° (se permitido).
  — Monitorar o volume residual gástrico.
    - Verificar o volume residual gástrico a cada 2 a 4 horas, mesmo que o paciente aparente tolerar a alimentação.
    - O volume residual gástrico maior que 500 mL exige a interrupção da alimentação.

- Reavaliar a tolerância e a velocidade da administração da dieta.
- Avaliar o íleo.
- A ausência de ruídos hidroaéreos ou diarreia não são razões para suspender a alimentação por sonda (McQuillan et al., 2009).
  - Monitorar a posição da sonda.
  - Os agentes pró-cinéticos (p. ex., metoclopromida) diminuem o refluxo gástrico.
  - Equilibrar os narcóticos e o controle da dor.
- Os narcóticos diminuem a atividade intestinal, causando constipação e íleo.
- A alimentação por sonda inicia lentamente para determinar a tolerância à fórmula, assim como ao volume.
  - Iniciar em cerca de 25% da meta da infusão (~20 a 40 mL/h).
  - Aumentar lentamente, durante as próximas 4 a 8 horas, na velocidade de 20 a 25 mL/h até atingir a meta total.
  - Deve ser usada formulação completa.
- Manter o controle glicêmico (Cap. 13).
- Monitorar os eletrólitos e a função renal.

A nutrição parenteral é necessária quando o paciente não tolerar a alimentação por sonda e a alimentação já tiver sido adiada por até sete dias. No entanto, deve ser capaz de tolerar a infusão de líquido exigida para alcançar o aporte nutricional e ter um acesso adequado.

- A nutrição parenteral pode ser administrada por via intravenosa periférica por um curto período de tempo, até uma semana.
  - Extravasamento, flebite e trombose podem complicar a administração da nutrição parenteral.
  - É menos provável que cause hiperglicemia e outras anormalidades metabólicas como a NPT.
  - Trocar os locais da punção periférica a cada 72 a 96 horas.
  - Verificar a bolsa com as instruções corretas antes da administração.
  - Guardar no refrigerador até cerca de duas horas antes da administração; permitir que atinja a temperatura-ambiente.
- A NPT é necessária para o paciente de trauma gravemente enfermo, com necessidades nutricionais a longo prazo, que não esteja tolerando a alimentação enteral.

- Maior incidência de sepse e bacteremia.
  - Selecionar uma via para NPT e mantê-la para esse uso exclusivo (McQuillan et al., 2009).
- Exige uma via intravenosa central devido à hiperosmolaridade da NPT.
- Verificar a bolsa com as instruções corretas antes da administração; a fórmula típica inclui:
  - Aminoácidos, vitaminas e minerais, glicose, eletrólitos, oligoelementos.
  - Os lipídeos são administrados separadamente, para suplementar e completar a dieta.
  - A insulina e os bloqueadores H2 também podem ser incluídos na formulação da NPT.
- Guardar no refrigerador até cerca de duas horas antes da administração; permitir que atinja a temperatura-ambiente.
- Verificar quanto ao aparecimento de partículas, turvação ou qualquer vazamento na bolsa – não administrar.
- Trocar o equipo a cada 24 horas.
- Os equipos de lipídeos devem ser trocados a cada 12 horas.
  - A infusão de lipídeos é feita lentamente, em geral durante 12 horas.
  - Os sinais de infusão rápida incluem taquipneia, sibilo, palpitações, cianose, cefaleia.
- Considerar os lipídeos na medicação (p. ex., propofol).

O objetivo final é realizar a transição do paciente para a ingesta oral. Alguns pacientes, como os com TCE grave, podem deixar o centro de trauma para uma instituição de reabilitação com a alimentação gástrica ainda instalada. Outros, à medida que acordam, fazem a transição para a extubação e passam para o cuidado intermediário, estarão prontos para tentar a ingesta oral. Os fatores a serem lembrados incluem:

- O fonoaudiólogo avalia não apenas a fala e as habilidades de comunicação, mas também a deglutição.
  - Realizar a avaliação antes de tentar a alimentação oral.
  - A consistência dos alimentos afeta a capacidade de deglutição.
  - Iniciar a alimentação com o tipo e a consistência de alimentos recomendados pelo terapeuta.

- À medida que o paciente melhorar, evoluir para a dieta regular como recomendado pela fala.
- Interromper a alimentação enteral ao iniciar a alimentação oral.
  - Iniciar alimentação apenas à noite, se o paciente não tiver fome durante o dia, para encorajar o apetite.
- Uma vez que seja iniciada a ingesta oral:
  - Considerar a porcentagem e os tipos de alimentos ingeridos.
  - Proporcionar refeições mais frequentes, menores, se três refeições grandes não forem bem toleradas.
  - Associar suplementos para acrescentar calorias e nutrientes.
    - As necessidades do paciente podem exceder a quantidade real de alimento exigido.
    - As refeições pequenas, frequentes, com suplementos, podem satisfazer a capacidade de alimentação do paciente e suas necessidades.
    - Pode ser preciso continuar a alimentação enteral suplementar à noite para complementar as exigências nutricionais.

Para o paciente com lesão abdominal, existe uma situação séria de risco à vida por ocasião da chegada. A tomada de decisão rápida deve ocorrer para controlar a via aérea, a respiração e a circulação e, então, determinar o melhor curso de ação para o tratamento da lesão abdominal. Na melhor das hipóteses, o tratamento conservador é bem-sucedido, sem íleo e com o equilíbrio nutricional atingido. No caso mais difícil, o cirurgião deve recorrer a cirurgia para controle de danos, reintervenções múltiplas no abdome aberto e fechamento final. As complicações potenciais, como hemorragia, pancreatite, intestino isquêmico e sepse, são tão perigosas quanto a lesão inicial com risco à vida.

Pontos Críticos na Preservação da Vida

- Para qualquer paciente hipotenso, o transporte ao setor de TC é inaceitável.
- Observar o sangramento do meato urinário – indica lesão uretral; NÃO colocar o cateter de Foley.
- A TC de crânio deve ser feita antes de qualquer administração de contraste.

REFERÊNCIAS

American College of Surgeons. *Advanced Trauma Life Support* (ATLS). 7th ed. Chicago, IL: American College of Surgeons; 2004.

American College of Surgeons. *Advanced Trauma Life Support* (ATLS). 8th ed. Chicago, IL: American College of Surgeons; 2008.

An G, West M. Abdominal compartment syndrome: a concise clinical review. *Crit Care Med.* 2008;36(4):1304-1310.

Asensio JA, Gambaro E, Forno W, et al. Duodenal and pancreatic injuries-complex and lethal injuries. *J Trauma Nurs.* 2001;8(2):47-49.

Association for the Advancement of Automotive Medicine. *Abbreviated Injury Scale (AIS) 2005.* Barrington, IL: AAAM; rev. 2008.

Bee TK, Croce MA, Magnotti LJ, et al. Temporary abdominal closure techniques: a prospective randomized trial comparing polyglactin 910 mesh and vacuum-assisted closure. *J Trauma.* 2008;65(2):337-344.

Cayten CG, Fabian TC, Garcia VF, et al. Practice management guidelines for penetrating intraperitoneal colon injuries. *J Trauma.* 1998;44(6):941-956.

Clarke S, Stearns A, Payne C, et al. The impact of published recommendations on the management of penetrating abdominal injury. *Br J Surg.* 2008;95(4):515-521.

Como JJ, Bokhari F, Chiu WC, et al. Practice management guidelines for nonoperative management of penetrating abdominal trauma. 2007. Available at: http://www.EAST.org. Accessed September 18, 2008.

Duchesne JC, Schmieg R, Islam S, et al. Selective nonoperative management of low-grade blunt pancreatic injury: are we there yet? *J Trauma.* 2008;65(1):49-53.

Ekeh AP, Saxe J, Waiusimbi M, et al. Diagnosis of blunt intestinal and mesenteric injury in the era of multidetector CT technology: are results better? *J Trauma.* 2008;65(2):354-359.

Hadjizacharia P, Inaba K, Teixeira PGR, et al. Evaluation of immediate endoscopic realignment as a treatment modality for traumatic urethral injuries. *J Trauma.* 2008;64(6):1443-1450.

Holevar M, DiGiacomo C, Ebert J, et al. Practice management guidelines for the evaluation of genitourinary trauma. 2003. Available at: http://www.EAST.org. Accessed September 18, 2008.

Holevar M, Ebert J, Luchette F, et al. Practice management guidelines for the management of genitourinary trauma. 2004. Available at: http://www.EAST.org. Accessed September 18, 2008.

Jacobs DG, Jacobs DO, Kudsk KA, et al. Practice management guidelines for nutritional support of the trauma patient. *J Trauma*. 2004;57(3):660-679.

Johnson CM, Hughes KM. Pseudohyperkalemia secondary to post splenectomy thrombocytosis. *Ann Surg*. 2001;67(2):168-170.

Kellum JA. Acute kidney injury. *Crit Care Med*. 2008;36(4):S141-S145.

Leppaniemi A, Haapiainen R. Diagnostic laparoscopy in abdominal stab wounds: a prospective randomized study. *J Trauma*. 2003;55(4):636-645.

Luchette FA, Borzotta AP, Croce MA, et al. Practice management guidelines for prophylactic antibiotic use in penetrating abdominal trauma. *J Trauma*. 2000;48(3):508-518.

Lynch V. *Forensic Nursing*. St Louis, MO: Elsevier Mosby; 2006.

Mazuski JE. Feeding the injured intestine: enteral nutrition in the critically ill patient. *Curr Opin Crit Care*. 2008;14(4):432-437.

McQuillan KA, Flynn Makic MB, Whalen E. *Trauma Nursing from Resuscitation Through Rehabilitation*. 4th ed. St Louis, MO: Saunders Elsevier; 2009.

Myers J. Focused assessment with sonography for trauma (FAST): the truth about ultrasound in blunt trauma. *J Trauma*. 2007;62(6):S28.

Palevsky PM. Indications and timing of renal replacement therapy in acute kidney injury. *Crit Care Med*. 2008;36(4):S224-S227.

Ruffolo DL. Delayed splenic rupture: understanding the threat. *J Trauma*. 2002;9(2):34-40.

Savage S, Zarzaur B, Magnotti L, et al. The evolution of blunt splenic injury: resolution and progression. *J Trauma*. 2008;64(4):1085-1092.

Uchino S. Choice of therapy and renal recovery. *Crit Care Med*. 2008;36(4):S238-S242.

Wei B, Hemmila MR, Arabi S, et al. Angioembolization reduces operative intervention for blunt splenic injury. *J Trauma*. 2008; 64(6):1472-1477.

Yanar H, Ertekin C, Taviloglu K, et al. Nonoperative treatment of multiple intra-abdominal solid organ injury after blunt abdominal trauma. *J Trauma*. 2008;64(4):943-948.

Ziglar M, Bennett V, Nayduch D, et al. *The Electronic Library of Trauma Lectures.* Chicago, IL: Society of Trauma Nurses; 2004.

Ziran BH, Chamberlin E, Shuler FD, et al. Delays and difficulties in the diagnosis of lower urologic injuries in the context of pelvic fractures. *J Trauma.* 2005;58(3):533-537.

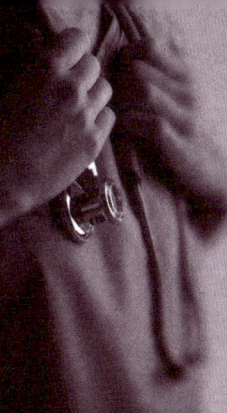

Capítulo 9
TRAUMA MUSCULOESQUELÉTICO

INTRODUÇÃO

Como existem ossos em todas as partes do corpo, as fraturas e outras lesões musculoesqueléticas são muito frequentes. As lesões variam de simples entorses e distensões dos ligamentos e tendões até fraturas expostas graves e hemorragias. Próximo a cada osso existe um nervo, uma artéria e uma veia, controlando o movimento, a nutrição e a oxigenação. Este capítulo discute o tratamento e as várias lesões musculoesqueléticas importantes, porém menos comuns, e algumas complicações relacionadas.

AVALIAÇÃO

A avaliação das lesões musculoesqueléticas começa como toda avaliação de trauma. A atenção ao mecanismo de trauma possibilita identificar as lesões potenciais, assim como as observações feitas no atendimento pré-hospitalar que provavelmente identificam algumas deformidades e iniciam o atendimento na cena. A avaliação primária do trauma começa com a via aérea, a respiração e a circulação, deixando a maioria das lesões musculoesqueléticas para a avaliação secundária. Uma objeção a esse padrão é a identificação da perda de pulso na extremidade. Como na avaliação primária, os problemas são atendidos ao mesmo tempo em que se faz a identificação, o membro sem pulso também é tratado. Isso pode exigir a redução de uma fratura ou o deslocamento da articulação ou pode indicar uma lesão vascular necessitando de definição e conduta cirúrgica. A prancha rígida para imobilização da coluna fornece, inicialmente, alguma estabilidade às fraturas dos membros. Durante a avaliação primária, ela pode ser suficiente para estabilizar as lesões nas quais não foram colocadas talas na cena. Essa é apenas uma medida temporária, pois a prancha tem suas próprias complicações, como lesões de pele.

História

A história do paciente inclui todas as informações relacionadas a alergias, medicamentos, problemas clínicos e cirúrgicos anteriores ao trauma, última menstruação e última refeição. Se o paciente estiver estável, os cirurgiões podem optar por levá-lo imediatamente para o centro cirúrgico a fim de fixar a fratura. O horário da última refeição é importante para a intubação anestésica e o controle intraoperatório do paciente.

Outros dados relevantes para a lesão musculoesquelética incluem:
- Mecanismo de trauma: fechado.
  - Velocidade do veículo.
  - Uso do cinto de segurança.
  - Intrusão e dano no compartimento do passageiro e posição do paciente em relação ao dano.
  - Altura da queda com ou sem algum impacto no trajeto até o solo.
  - Se a queda for da própria altura, especialmente no caso de um idoso, observar se houve impacto com um objeto e pancada na cabeça, em que posição atingiu o solo, se podia se mover depois da queda e, caso contrário, por quanto tempo desde a queda.
  - Esportes: evento resultando em lesão, esporte praticado, lesões associadas.
  - Agressão e ser atingido por objeto.
- Mecanismo de trauma: penetrante.
  - Tipo de arma.
  - Distância da arma.
  - Qualquer efeito explosivo.
- Queixas de:
  - Dor: tipo, intensidade, é aliviada pelo posicionamento?

- Sensibilidade ao toque.
- Incapacidade de movimento ou de sustentação de peso.
- Atividade de defesa do membro, claudicação.
- Edema.
- Perda de função.
* História.
  - Uso de anticoagulantes.
  - Distúrbios ósseos (p.ex., osteoporose, discrepância no comprimento das pernas, osteogênese imperfeita).
  - Alterações da marcha (p.ex., déficit residual de AVC, doença de Charcot-Marie-Tooth).
  - Trauma musculoesquelético.
  - Distúrbios da paratireoide (perda da densidade óssea).
  - Fraturas/luxações prévias.
  - Colocação de prótese. Substituição total da articulação.
* Estado de mobilidade prévio.
  - Independente.
  - Com dispositivo auxiliar.
  - Com assistência parcial.
  - Totalmente dependente.

Avaliação do Trauma

Como em toda avaliação, começar pela inspeção. Observar qualquer lesão na pele – abrasões, contusões, desenluvamento, avulsões e lacerações. No paciente com lacerações, observar qualquer deformidade subjacente ou a presença de osso ou contaminantes (folhas, terra) no próprio ferimento. Identificar visualmente:

* Cor, edema, dor/sensibilidade, lesões na pele.
* Simetria.
* Fraturas expostas – osso visível ou perda óssea, contaminantes, sangramento.
* Atitude – o membro, quando em repouso, é mantido em qualquer posição que não seja a posição anatômica normal.
  - Abdução: rotação anormal externamente ao corpo, de modo específico o membro inferior; pode indicar luxação anterior do quadril.

- Adução: rotação anormal em direção à linha média (internamente), sobretudo o membro inferior; pode indicar luxação posterior do quadril.
• Discrepâncias no comprimento do membro.
  - Encurtamento: fratura e/ou luxação.
  - Alongamento: no membro superior pode indicar luxação do ombro; pode não ser evidente até que o paciente esteja em pé e a gravidade afete o membro.
  - O espasmo muscular pode provocar o encurtamento do membro lesado, observado ao alinhá-los.
• Deformidade.
  - Angulação.
  - Edema.
  - Valgo – angulação externa da extremidade distal de um osso ou uma articulação.
  - Varo – angulação interna da extremidade distal de um osso ou uma articulação.
• Ao identificar as falanges:
  - Contar a partir do polegar como o #1 e o mínimo como o #5.
  - Isso uniformiza a linguagem entre a equipe de saúde, substituindo a denominação dos dedos (p. ex., indicador, médio).

A inspeção é realizada simultaneamente à palpação. Ao ser avaliado cada membro, os ossos devem ser palpados quanto a integridade, perda da continuidade e angulação. No exame, a inspeção e a palpação são comparadas em relação à simetria entre os membros.

• Palpar os ossos quanto a integridade.
• Durante a palpação observar:
  - Sensibilidade.
  - Atitude de defesa.
  - Temperatura.
  - Crepitação (atrito de múltiplos fragmentos de ossos).
  - NÃO manipular os ossos com crepitação nem realizar múltiplos exames, que podem resultar na fragmentação das extremidades do osso. Proteger o osso dos movimentos com uma tala de imobilização após o exame inicial.
  - A manipulação deve ser feita com cuidado nas situações de ameaça ao membro (perda de pulso), colocação de talas e para a redução de fratura/luxação.

- Pulsos.
  - A palpação dos pulsos ocorre na avaliação primária, como discutido no Capítulo 2.
  - O enchimento capilar também deve ser avaliado em todos os membros e deve ser menor que dois segundos.
  - A ação imediata é realizada para qualquer membro sem pulso ou com o pulso débil por meio de redução e colocação da tala.
  - Qualquer avaliação posterior da lesão vascular deve ser planejada antes.
  - Verificar os pulsos continuamente para:
    - Identificar mudanças na qualidade do pulso.
    - Reavaliar o membro após a imobilização para garantir que os pulsos estejam presentes e mantidos.
    - Qualquer perda de pulso após a colocação da tala ou do dispositivo de tração exige remoção e reposicionamento destes e, depois, nova verificação.
- Avaliação neurológica – ao palpar, verificar a força muscular e a sensibilidade.
  - Ao avaliar a lesão na coluna, realizar o exame motor e sensorial em todos os membros (Caps. 4 e 5).
  - O membro com deformidade ou possível lesão deve ser verificado quanto a:
    - Sensibilidade a "alfinetadas".
    - Propriocepção.
    - Sensibilidade ao toque leve.
    - Observar qualquer parestesia descrita pelo paciente, como dormência, formigamento, "agulhadas", ardência.
  - Esse exame é feito antes e depois da colocação de tala, dispositivo de tração ou procedimento de redução, para garantir que não seja perdido o exame motor nem o sensorial.
  - Se houver mudança no exame após a colocação do dispositivo, removê-lo, reposicioná-lo e reavaliar.
    - Alterações na sensibilidade, motora ou nos pulsos, após a manipulação, são um sinal de lesão nervosa ou vascular.
    - Nervo femoral – extensão do joelho, sensibilidade na face anterior do joelho (fraturas dos ramos púbicos).
  - As funções específicas dos nervos e as origens da lesão incluem:

- Nervo radial – extensão do polegar e dos dedos, sensibilidade na face dorsal da mão #1 (fratura de úmero, luxação anterior do ombro).
- Nervo ulnar – #2 abdução, sensibilidade até #5 (fratura/luxação do cotovelo).
- Nervo mediano – contração tenar e flexão distal interfalanges #2, sensibilidade #2 (luxação do punho, fratura do úmero).
- Nervo axilar – nervo motor deltoide, sensibilidade na face lateral do ombro (luxação anterior do ombro, fratura do úmero).
- Nervo miocutâneo – flexão do cotovelo, sensibilidade na face lateral do antebraço (luxação anterior do ombro).
- Nervo isquiático – abdução do quadril (fratura de acetábulo).
- Nervo fibular – eversão e dorsiflexão do tornozelo, sensibilidade do pé (fratura proximal da fíbula, luxação do joelho).
- Nervo tibial posterior – flexão dos artelhos, sensibilidade na planta dos pés (luxação do joelho).
- Nervos glúteos – abdução/extensão do quadril (fratura do acetábulo).
• Amplitude de movimento.
  – O exame é realizado com mais frequência pelo médico e predominantemente pelo cirurgião ortopédico, no centro cirúrgico e sob anestesia.
  – São testadas a flexão, a extensão e a rotação.
  – Se o paciente puder participar do exame de forma ativa, o exame passivo não precisa ser testado.
  – As principais articulações são avaliadas, exceto se houver uma deformidade óbvia, e, depois, é tentada a redução da articulação, com sedação, no setor de emergência.
  – Isso pode não ser realizado em todas as articulações no setor de emergência, com base na estabilidade do paciente na ocasião. Durante a ressuscitação, todas as articulações são protegidas dos movimentos anormais ou sem apoio que poderiam piorar a lesão se presente.
• Força muscular.
  – Avaliação da força muscular deve revelar força bilateral simétrica.
  – Ver descrição no Capítulo 4, TCE.

Durante a avaliação secundária, as articulações e os ossos que exigem imobilização devem ser examinados na identificação da lesão. As fraturas com deslocamento e as luxações são reduzidas no setor de emergência, para promover o alinhamento adequado à imobilização, reduzir a dor e aliviar a pressão sobre os vasos no interior da articulação (prevenindo a necrose avascular principalmente no quadril). As radiografias em geral são realizadas a seguir para definir a fratura e/ou a luxação. Algumas fraturas específicas, por exemplo, as da pelve, exigem imagens especiais, como as do estreito superior e inferior e *Judet*. Em alguns pacientes, a tomografia computadorizada (TC) é usada para avaliar as fraturas complexas que exigem reconstrução tridimensional ou melhor visualização para determinar sobretudo a conduta cirúrgica. Além disso, alguns entorses, distensões e luxações, sobretudo do joelho e do ombro, são mais bem visualizadas na ressonância magnética. A angiotomografia computadorizada será necessária para identificar as lesões vasculares. Em alguns pacientes, a embolização durante a angiografia pode ser realizada para controlar o sangramento do vaso, em especial na pelve.

As fraturas podem não ser percebidas em até 6% dos pacientes com traumas múltiplos (Ward e Nunley, 1991). A finalidade da avaliação terciária, que deve incluir o acompanhamento ambulatorial do paciente, é identificar as lesões dos traumas musculoesqueléticos não percebidas previamente (Cap. 2). As lesões ósseas com frequência são ocultas devido a:
- Lesão musculoesquelética no mesmo membro.
- Instabilidade hemodinâmica.
- Nível de consciência alterado.
- Talas que obscureçam a deformidade.
- Radiografias iniciais insatisfatórias.
- Falha em reconhecer sinais e sintomas sutis.

DOCUMENTAÇÃO

A documentação adequada dos traumas musculoesqueléticos inclui:
- O diagrama de todas as lesões da pele e qualquer associação com as fraturas.
- A localização da luxação (anterior, posterior, inferior, etc.).

- Documentação da avaliação dos pulsos, motora e sensorial.
  - Avaliados frequentemente nos membros lesionados.
- Durante e após a redução:
  - Documentação da sedação de acordo com o protocolo hospitalar.
  - Sucesso da redução.
  - Avaliação dos pulsos, sensorial e motora.
  - Reavaliação da dor; alívio.
  - Parestesias.
- Documentar as radiografias realizadas antes e depois da redução.
- Reavaliar com frequência para documentar que não existe mudança ou alteração do quadro.
  - Se ocorrer mudança, documentar o horário e as intervenções imediatas realizadas.

TRATAMENTO
Lacerações na Articulação

Considera-se que uma laceração próxima à articulação que se estenda até essa estrutura deva fazer parte da avaliação, em geral realizada pelo ortopedista. Quando uma laceração ocorre na articulação, existe um potencial para lesão nos ligamentos ou no menisco. A ferida é avaliada no ato cirúrgico por meio da artroscopia, e qualquer lesão é reparada nesse momento, incluindo a irrigação da articulação para prevenir infecção e remover corpos estranhos. Um dreno normalmente é colocado por um curto período, e, dependendo da contaminação, o ferimento a princípio pode não ser fechado.

No paciente com um projétil na articulação, este deve ser removido devido à presença de chumbo. Quando em contato com o líquido sinovial, na articulação, o projétil libera esse metal no organismo, provocando envenenamento. O projétil é removido por artroscopia, quando possível.

Entorses e Distensões

Os entorses envolvem os ligamentos e, portanto, as articulações. O alongamento e a laceração ocorrem em vários graus. Dor, edema e calor podem estar presentes em torno da articulação. O diagnóstico é feito pelo exame de amplitude de movimento. As radiografias podem ser realizadas para descartar fratura ou luxação associada com a lesão ligamentosa. Alguns ligamentos exigem correção cirúrgica, como os do joelho. A cirurgia em geral é realizada por artroscopia. O tornozelo exige a manutenção da flexibilidade. A deambulação com uma tala inflável proporciona a cura ideal, sem perda da função. Os entorses graves podem exigir um período sem apoio da extremidade com o uso de muletas. Os entorses do punho são tratados com uma órtese na posição funcional. Todos os entorses exigem exercícios no acompanhamento para manutenção da mobilidade. Remoção de roupas, elevação e aplicação periódica de gelo são úteis para diminuição do edema, além de aumentarem o conforto. O controle da dor também é importante.

As distensões envolvem o uso ou o esforço excessivo do músculo e do tendão. Uma laceração interna do músculo pode ocorrer, mas não é frequente. No abdome, o reto abdominal pode se romper, provocando a herniação dos órgãos abdominais. Por exemplo, a coluna inferior é vulnerável ao levantamento de peso inadequado. A distensão muscular é tratada com repouso muscular, relaxantes musculares e fisioterapia progressiva. A reabilitação inclui as técnicas adequadas de levantamento. No paciente com ruptura do reto abdominal, a laparotomia provavelmente descartará a lesão nos órgãos internos e corrigirá o defeito muscular.

Extremidade superior

Os entorses da extremidade superior costumam envolver o punho na queda com a mão estendida. Outras lesões incluem as lacerações do manguito rotador e lesão labral glenoidal no ombro por quedas, lacerações durante o movimento de levantamento/rotação e comumente após a luxação/redução espontânea.

Sinais e Sintomas de Entorses no Ombro

Manguito rotador
Dor, sensibilidade para alcançar a cabeça, atrás das costas, levantar, empurrar com o braço lesionado
Dor ao dormir sobre o lado da lesão
Fraqueza no ombro
Perda de amplitude de movimento do ombro
Tendência a proteger o braço lesionado
Dor contínua se a lesão for grave

Lábio glenoidal
Dor, sensibilidade para alcançar a cabeça
"Travamento, rangido, estalo" com o movimento do ombro
O ombro "parece" instável
Perda de amplitude de movimento
Perda de força

Extremidade inferior

Os entorses da extremidade inferior envolvem com mais frequência as articulações do joelho e do tornozelo. O tornozelo é lesionado pela inversão ou eversão na queda sobre ele (p. ex., ao pisar fora do meio-fio). Os entorses de joelho são mais complexos, envolvendo os ligamentos cruzado anterior, médio colateral e lateral colateral. O menisco médio é o segmento de cartilagem no interior da articulação do joelho.

Sinais e Sintomas de Entorses no Joelho

Laceração do ligamento cruzado anterior
Articulação do joelho instável, "escorrega" da posição
Edema, dor
"Estalo" no momento da lesão
Sensação de que o joelho irá "falhar"

Laceração do ligamento médio colateral
Dor e sensibilidade no interior do joelho
Rigidez
Edema
Articulação do joelho instável, podendo "travar"

Laceração do ligamento lateral colateral
Instável quando em extensão completa
Paralisia do nervo fibular pode estar presente com luxação
Aumento da rotação do varo com flexão

Laceração do menisco médio
Dor e sensibilidade
Edema que pode ocorrer até 36 horas após a lesão
Incapacidade de estender a perna
Sensação de travamento

Luxações

As luxações envolvem as articulações. As estruturas complexas dos ossos e os ligamentos formam a articulação, permitindo vários graus de mobilidade dependendo da articulação envolvida. Quando esta se desloca, pode ser uma luxação completa ou parcial (subluxação). A articulação também pode se reduzir de forma espontânea. Em outros pacientes, a luxação é óbvia e necessitará de redução fechada com urgência. Os nervos e os vasos que passam através da articulação podem ser lesionados durante a luxação, provocando um rompimento de temporário a completo. A lesão na articulação do quadril pode resultar em necrose avascular da cabeça do fêmur, se o quadril não for reduzido com urgência. As verificações dos pulsos e o exame sensorial e motor são essenciais para determinar o envolvimento das estruturas vasculares ou neurais. Imobilizar a articulação como encontrada até a chegada ao hospital, onde a redução será realizada. Esta pode, então, ser feita com sedação em muitos pacientes. Devido ao espasmo muscular, no entanto, algumas reduções exigem manipulação cirúrgica e podem também exigir fixação interna para obtenção de estabilidade. O fato de o ortopedista ficar em pé sobre a maca ao reduzir o quadril, a fim de atingir o ângulo correto e obter a força para a redução, não deve causar surpresa. Tanto a tração cutânea quanto a esquelética podem ser exigidas para manter a redução, especialmente com o espasmo muscular, visto que esse procedimento pode aliviar o espasmo e a dor.

Extremidade superior

As luxações da extremidade superior podem incluir as articulações esternoclavicular e acromioclavicular, o ombro, o cotovelo, o punho e as falanges. A luxação da articulação esternoclavicular é rara, mas pode estar associada a golpe lateral à parte superior do braço, a esmagamento do tórax e fraturas do esterno. A articulação acromioclavicular é vulnerável a golpes laterais, quedas, lesões esportivas e CVM, pois o ombro é a articulação mais proeminente sendo atingido em primeiro lugar. As luxações anteriores do ombro são mais comuns (Lin, 2006). Outras luxações articulares da parte inferior do braço ocorrem frequentemente nas quedas e podem também ocorrer em combinação com fraturas (Tab. 9.1).

As luxações do membro superior são suscetíveis a redução fechada e imobilização ou uma tipoia para o ombro. Algumas podem exigir reparo cirúrgico. A lesão vascular ou no nervo deve ser avaliada e tratada.

Sinais e Sintomas de Luxação da Articulação Acromioclavicular

Clavícula deslocada em separação de grau II e III
Dor, sensibilidade
Diminuição da amplitude de movimento do ombro
Pode ser uma deformidade visível, ombro caído, clavícula chata

Tabela 9.1 Tipos de fraturas

Nome	Ossos – articulação	Descrição da fratura/luxação
Bankart	Ombro	Laceração do lábio glenoidal anterior
Barton	Rádio	Fratura do terço distal do rádio com traço intra-articular com luxação do carpo
Bennet	Articulação carpo-metacarpal #1	Fratura-luxação da base intra-articular do polegar
Bimaleolar	Tíbia/fíbula	Fratura dos maléolos lateral e médio
Ambos os ossos do antebraço	Rádio/ulna	Fratura do rádio e da ulna
Boxeador	Metacarpo #5	Cabeça do metacarpo sem ligamentos e em hiperextensão
Chauffeur	Rádio	Fratura do processo estiloide do rádio
Colles	Rádio	Fratura distal do rádio com angulação dorsal (deformidade do garfo de prata)
Essex Lopresti	Rádio	Fratura da cabeça do rádio com luxação da articulação radioulnar distal
Galeazzi	Rádio/ulna	Fratura da diáfise distal do rádio com luxação da articulação radioulnar
Hill-Sachs	Úmero	Fratura por compressão da cabeça do úmero após luxação anterior
Jones	Metatarso #5	Fratura da base do metatarso #5 cerca de 1,5 cm distal da tuberosidade
Lisfranc	Metatarso	Os cinco metatarsos podem ser luxados (homolateral) e estão muitas vezes asociados com fratura cuboide; 1 a 2 metatarsos luxados (isolados); luxação sagital e coronal (divergente) pode estar associada com fratura navicular

(Continua)

Tabela 9.1 Tipos de fraturas (Continuação)

Nome	Ossos – articulação	Descrição da fratura/luxação
Maisonneuve	Tíbia/fíbula	Fratura distal da tíbia/fíbula da rotação externa do terço proximal da fíbula
Mallet	Falanges	Fratura da falange distal com dedo em martelo
Malgaigne	Pelve	Fratura dos dois ramos púbicos e do sacro e/ou articulação sacroilíaca verticalmente orientada com luxação superior; ruptura do assoalho pélvico com ruptura de ligamentos; unilateral ou bilateral
Monteggia	Rádio/ulna	Fratura da diáfise proximal da ulna com luxação da cabeça do rádio
Nightstick	Ulna	Fratura isolada da diáfise da ulna
Livro aberto	Pelve	Diástase da sínfise púbica com ruptura da articulação sacroilíaca de compressão anteroposterior
Pilão	Tíbia	Fratura da metáfise distal da tíbia com maléolo medial, margem anterior da tíbia, envolvimento da tíbia posterior transversa
Planalto	Tíbia	Ver Pilão
Rolando	Metacarpo	Fratura em três partes da base do metacarpo, intra-articular
Smith	Rádio	Fratura distal do rádio com angulação volar (para baixo)
Tillaux	Tíbia	Fratura da epífise tibial Salter Harris III ocorrendo antes que toda a placa epifisária seja fechada
Trimaleolar	Tíbia/fíbula	Fratura dos maléolos lateral, medial e posterior
Subperiostal	Rádio/ulna Tíbia/fíbula	Fratura subperiostal (fívela) nas crianças; compressão cortical distal, mas com a cortical oposta intacta; periósteo e cortical óssea estão intactos no lado oposto da fratura

Extremidade inferior

As luxações da extremidade inferior incluem quadril, joelho, tornozelo, metatarsos e falanges. As luxações de quadril ocorrem nas CVMs, quando o joelho é empurrado contra o painel forçando o fêmur para fora da articulação. Podem estar associadas tanto com a fratura do fêmur quanto com a do acetábulo. Devido às estruturas vasculares, a redução imediata é essencial. As luxações de joelho apresentam a mesma gravidade da lesão vascular. Não resultam em necrose avascular como o quadril, mas em lesão direta à artéria poplítea e ao nervo fibular.

Em razão da importância do apoio das extremidades inferiores, o paciente deverá permanecer sem sustentar peso durante várias semanas após a luxação, caso ela não seja estabilizada com a cirurgia. Mesmo com a fixação interna, o apoio é feito gradualmente para permitir a recuperação da articulação. Em algumas situações, a substituição total da articulação é a melhor opção para o reparo. No paciente com luxação posterior do quadril, uma vez reduzida, evitar:
- Flexão
- Adução
- Rotação interna

Para manter a abdução, um travesseiro é usado a fim de prevenir a ocorrência de luxação. Se a articulação do quadril não mantiver a redução, um pino de tração pode ser colocado para mantê-la no alinhamento até o tratamento cirúrgico definitivo. As luxações de joelho exigem redução imediata, seguida de angiografia para avaliação da artéria poplítea.

Os pulsos ausentes ou diminuídos com a luxação de joelho exigem avaliação imediata do ortopedista e do cirurgião vascular. Existe uma forte associação da perda de membro com qualquer atraso no tratamento. A arteriografia pode ser realizada no centro cirúrgico para evitar o atraso. Um exame sob anestesia pode ser efetuado para avaliar os ligamentos e/ou reparar a lesão vascular ao mesmo tempo.

Sinais e Sintomas de Luxação da Extremidade Inferior

Quadril
Dor
Espasmo muscular
Parestesias (lesão neurovascular)

Quadril: anterior
Luxação superior – extensão do quadril, rotação externa, cabeça femoral palpável; artéria, veia ou nervo femorais podem estar envolvidos
Luxação inferior – abdução do quadril com rotação externa e flexão

Quadril: posterior
Encurtado, com rotação interna e aduzido
Pode estar associado com fratura do acetábulo e/ou da cabeça femural

Joelho
Pulsos ausentes ou fracos (lesão na artéria poplítea)
Paralisia do nervo fibular
Ruptura dos ligamentos

Pelve

A pelve com frequência sofre fraturas; contudo, além da fratura, ou independentemente dela, a articulação sacroilíaca ou a sínfise púbica podem ser luxadas. Se ambas estiverem envolvidas, o anel pélvico se torna instável. Essas luxações são denominadas diástases (alargamento) das articulações (Fig. 9.1). A fratura de "livro aberto" demonstra tanto a diástase da sínfise quanto a da articulação sacroilíaca.

A fratura pélvica do tipo livro aberto não é uma fratura exposta, mas a expansão da pelve, como se um livro tivesse sido "aberto" no púbis e suspenso nas articulações sacroilíacas da pelve posterior. A perda de sangue abundante pode ocorrer com esse padrão de

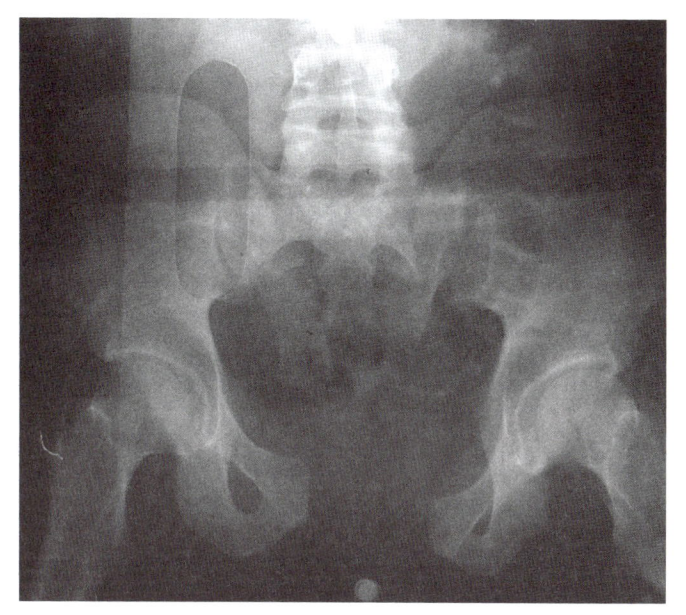

Figura 9.1 Fratura pélvica do livro aberto.

fratura. É necessária a reposição de volume agressiva, incluindo hemocomponentes.

Sinais e Sintomas de Luxação Pélvica

Lesão no nervo isquiático
Dor, sensibilidade
Instabilidade à pressão delicada no púbis
Pode apresentar instabilidade hemodinâmica
Discrepâncias no comprimento das pernas (mecanismo de deslizamento vertical)
Incapacidade de sustentar o peso

Um dos tratamentos mais imediatos para luxação pélvica é o fechamento do anel. Uma vez que as estruturas vasculares associadas à pelve podem resultar em hemorragia e exsanguinação, o fechamento do anel pode tamponar o sangramento como medida temporária, assim como estabilizar as articulações e as fraturas, diminuindo a dor e a lesão contínua aos vasos e nervos. A rápida estabilização inclui:

- Colocar um lençol sob a pelve, enrolá-lo para a frente e amarrar firmemente ou usar prendedores para fechá-lo; verificar os pulsos.
- Bandagem pélvica – vários tipos de bandagens estabilizadoras da pelve estão disponíveis, usando métodos do tipo corpete de amarração que fecham a pelve com rapidez.
- O grampo C ou o fixador externo podem também ser colocados pelo cirurgião com revisão posterior.
- Avaliação frequente da estabilidade hemodinâmica.
- Administração de cristaloide e hemocomponentes.
- Radiologia intervencionista para controlar a lesão vascular.

A estabilização imediata da fratura ou da articulação na cirurgia podem não ser necessárias, o essencial é o fechamento do anel e o controle da lesão vascular no período de ressuscitação.

Fraturas

As fraturas envolvem os ossos e podem ser de vários tipos, alguns dos quais são instáveis. Além disso, uma linha de fratura pode atravessar o osso intra-articular, envolvendo desse modo a articulação.

As fraturas complexas foram descritas por vários médicos, ao longo do tempo, e ainda podem ser denominadas ou descritas da mesma forma. A Tabela 9.1 descreve os tipos de fraturas e o padrão de lesão envolvido. A Tabela 9.2 define os diferentes tipos de fraturas que ocorrem.

As fraturas, exceto as luxações, podem não ser óbvias ao observar o membro. O paciente pode se queixar de dor ou pode ser notada a crepitação à palpação. São realizadas radiografias para identificar o tipo de fratura e o grau de deslocamento ou fragmentação. Uma TC pode ser necessária para definir melhor as fraturas complexas antes de sua fixação. A fratura pode não ser notada até que o paciente esteja bem o suficiente para usar o membro e, então, se queixar de dor ou de perda de amplitude de movimento. Isso é particularmente verdadeiro nos pacientes críticos que, por exemplo, podem se queixar de dor no pé ao tentar andar, o que sugere uma radiografia para identificação de uma fratura até então desconhecida.

Tabela 9.2 Tipos de fraturas e padrão de lesão envolvido

Tipo	Descrição
Linear/transversa	Fratura simples através do osso
Fio de cabelo/fissura	Fratura simples sem desvio, apenas através da camada externa do osso
Oblíqua	Fratura na diagonal através do osso, instável
Espiral	Fratura em torção paralela ao eixo do osso, instável
Cominutiva	Múltiplos fragmentos ósseos no local da fratura, instável
Fragmento em borboleta	Fratura cominutiva cujo fragmento tem formato similar a borboleta
Cunha	Fratura em "cunha" do osso que se separa do osso principal
Com desvio	As duas extremidades da fratura óssea não estão mais alinhadas anatomicamente uma com a outra
Sobreposta	As duas extremidades da fratura óssea não estão mais alinhadas anatomicamente uma com a outra, e elas encurtaram as extremidades para ficarem uma ao lado da outra
Complexa/exposta	Exposição óssea ou lesão penetrante com fratura óssea; conexão direta do osso com o ambiente externo
Impactada	Compressão das extremidades ósseas da fratura

> ### Sinais e Sintomas de Fraturas
>
> Edema, sensibilidade
> Atitude de defesa, recusa ou incapacidade de movimento ou de sustentação de peso
> Equimose
> Deformidade – visível, palpável
> Crepitação
> Pelve: crepitação ou instabilidade com pressão delicada aplicada à sínfise púbica
> Fratura exposta – ferimento em contato direto com a fratura; osso pode estar exposto
> Contaminação na ferida exposta (p. ex., terra, folhas, corpos estranhos)
> Parestesia (lesão no nervo)
> Diminuição ou ausência de pulsos (lesão vascular)

Se a fratura for identificada, uma tala deve ser colocada para manter o alinhamento, diminuir o movimento e a dor até o tratamento definitivo. A redução das fraturas com desvio é feita durante a avaliação secundária sob sedação adequada, se necessário. A tala é colocada, então, para manter o alinhamento. As talas e o gesso devem imobilizar uma articulação acima e uma abaixo do local da fratura. Ver as recomendações de imobilização para fraturas específicas na próxima seção. As talas com tração são usadas nas extremidades inferiores para auxiliar a redução e o alinhamento da fratura.

O exame dos pulsos, sensibilidade e motor deve ser realizado antes e depois da colocação da tala e repetidos com frequência. Qualquer alteração exige reavaliação imediata e afrouxamento ou substituição do dispositivo de imobilização. O tratamento definitivo, por meio da fixação interna ou externa, é usado em algumas fraturas, enquanto outras são suscetíveis a redução fechada e tratamento conservador, como observado seguir.

Extremidade superior

As fraturas da extremidade superior envolvem clavícula, escápula, úmero, rádio e ulna, ossos do punho (carpos), metacarpos e falanges.

Tratamento

O tratamento das fraturas da extremidade superior inclui:
- Identificação das fraturas por meio de avaliação e radiografias.
- Tala ou no mínimo imobilização temporária do paciente até que a avaliação e a fixação sejam realizadas.
- Fratura de clavícula.
  – Componentes: extremidade esternal (proximal), extremidade acromial (distal) e diáfise (70 a 80%).
  – Tratamento conservador: colocação de tipoia.
  – Tratamento cirúrgico: redução fechada com fixação interna ou redução aberta com fixação interna.
  – Se a mesodiáfise estiver desalinhada, existe uma alta incidência de consolidação viciosa e pseudoartrose (Canadian Orthopaedic Trauma Society, 2007); melhora com a fixação cirúrgica.
  – Os problemas pós-operatórios incluem irritação local, proeminência do local da fratura ou falha mecânica.
  – Maior satisfação com a aparência após o tratamento operatório (Canadian Orthopaedic Trauma Society, 2007).
- Fratura da escápula.
  – Componentes: corpo, glenoide, coracoide, acrômio.
  – Tratamento conservador, tipoia para o conforto.
  – Avaliar o envolvimento da articulação e dos ligamentos associados.
  – Avaliar a função do nervo axilar.
- Fratura de úmero.
  – Componentes: cabeça do úmero (proximal), colo cirúrgico e anatômico, tuberosidade maior, diáfise, supracondilar, côndilos (distais).
  – Maior parte (80%) do úmero proximal sem desvio ou minimamente desviado (Lin, 2006).
  – Avaliar a função dos nervos radial e axilar; pulso radial.
  – Lesão de Hill-Sachs: avaliar a lesão do manguito rotador.

- Úmero proximal minimamente desviado pode ser tratado com tala/aparelho gessado.
- Úmero proximal desviado: tratamento cirúrgico.
- Diáfise: redução fechada com tratamento conservador da fratura.
- Fraturas do úmero supracondilar são frequentes em crianças que caem enquanto brincam, em geral tratadas com fixação cirúrgica.
• Fratura de rádio e de ulna.
  - Componentes: cabeça e colo do rádio (proximal), capítulo (proximal), diáfise, processo estiloide; olécrano (proximal), diáfise, processo coronoide da ulna, coronoide (proximal), processo estiloide.
  - Pode ser causada pela ativação do *air bag* (antebraço e rádio/ulna distal).
  - Avaliar as funções radial, ulnar e do nervo mediano, amplitude de movimento dos dedos.
  - Pode fraturar individualmente ou em conjunto (os dois ossos do antebraço).
  - Ulna sem desvio: gesso.
  - Diáfise da ulna com desvio: tratamento cirúrgico.
  - Diáfise do rádio: tratamento cirúrgico.
  - Fraturas complexas – fratura-luxação de Galeazzi e Monteggia necessitam de tratamento cirúrgico.
  - Rádio distal (Colles, Smith, Barton) com desvio mínimo: tala antebraquiomanual ou aparelho gessado antebraquiopalmar (luva gessada).
  - Desvio distal do rádio/da ulna: tratamento cirúrgico; pode exigir fixador externo.
• Fraturas do carpo e metacarpo.
  - Componentes: ossos do punho: escafoide (navicular), semilunar, piramidal, pisiforme, trapézio, trapezoide, capitato, hamato; metacarpos.
  - Os metacarpos formam o corpo da mão.
  - O escafoide é o carpo mais comumente lesionado (Lin, 2006).
  - Avaliar a sensibilidade da tabaqueira (tabaqueira: dorso da mão, depressão visível da junção do punho e da base do primeiro metacarpo); dor com dorsiflexão; desvio radial.

- Redução fechada e tala para a fratura sem desvio.
- Escafoide: gesso de braço longo com bandagem em espiga.
- Com desvio: tratamento cirúrgico.
• Falanges.
- Pode ser causada pela ativação do *air bag*.
- Tratamento conservador mais frequente com uso de tala.
- Complexa, pode exigir fixação interna/fios de Kischner para a estabilidade.

Extremidade inferior

As fraturas da extremidade inferior envolvem fêmur, patela, tíbia/fíbula, ossos do tornozelo (tarsos), metatarsos e falanges.

Tratamento

O tratamento das fraturas da extremidade inferior inclui:
• Identificação das fraturas por meio de radiografias.
• Imobilização por meio de tala e utilização de prancha longa para o transporte.
• A prancha rígida deve ser removida logo que possível para evitar lesão à pele.
• Fratura de fêmur (inclui a fratura do "quadril").
- Componentes: cabeça (quadril), colo (quadril), trocanter maior/menor (quadril), diáfise, côndilos.
- As fraturas de "quadril" ocorrem mais frequentemente nos idosos, sendo causadas por uma simples queda da própria altura; apresentam mortalidade de 20% em um ano e até 50% não retornam à vida independente (Lin, 2006).
- Fatores de risco para fraturas de quadril – cafeína, álcool, osteoporose, idade superior a 50 anos (aumenta a cada década), mulheres brancas, fumantes, peso baixo, medicamentos psicotrópicos.
- Pode ser colocada a tração de Bucks (cutânea) para conforto até a cirurgia.
- Fêmur proximal luxado: melhor tratado com prótese (substituição do quadril) no idoso ou no paciente com baixa demanda de atividades devido ao risco aumentado de osteonecrose e dificuldade na consolidação óssea.

- No paciente mais jovem, a redução aberta com fixação interna de urgência diminuirá o risco de necrose avascular.
– Complicações potenciais para o fêmur proximal: ossificação heterotrófica, lesão do nervo fibular, infecção, afrouxamento da prótese, discrepâncias no comprimento das pernas.
– Atendimento inicial na cena e durante a ressuscitação.
- Tração em linha (dispositivo Hare ou Sager) proporciona redução da fratura junto com alívio da dor e do espasmo muscular.
- Não deve ser usada em fraturas distais do fêmur e em qualquer fratura abaixo da diáfise femoral.
- Pulsos devem ser verificados antes e depois da colocação do dispositivo de tração.
- Medida temporária até o tratamento definitivo cirúrgico ou colocação de um pino de Steinman para a tração esquelética.
- Pode-se manter por curto período de tempo a tração esquelética em paciente crítico até estar estável o suficiente para o tratamento cirúrgico.
– Diáfise: exige tratamento cirúrgico com redução fechada com fixação interna, redução aberta com fixação interna ou fixação externa.
- Em 24 horas, haste intramedular ou fixação externa com posterior substituição para haste intramedular quando o paciente estiver instável/crítico (Pape et al., 2007).
- Os pacientes estáveis podem ter o tempo no ventilador mecânico reduzido se a haste intramedular for utilizada.
- As hastes intramedulares fresadas ou não fresadas apresentam diferença na incidência de síndrome da angústia respiratória aguda (SARA) (Canadian Orthopaedic Trauma Society, 2006).
- Nas crianças pequenas, o aparelho gessado pelvipodálico pode ser colocado para fraturas de diáfise femoral.
– As fraturas de fêmur supracondilar, dos côndilos lateral e medial e/ou do platô da tíbia envolvem a articulação do joelho e são suscetíveis ao tratamento conservador se não luxadas; as luxações exigem fixação cirúrgica.
- Os ligamentos do joelho também podem estar envolvidos.
- A articulação do joelho é fundamental para a reabilitação.

- Utilizar imobilizador Bledsoe de joelho durante a reabilitação (pode ser usado para fraturas da tíbia proximal).
- Fratura da patela.
  - Único osso.
  - Pode exigir redução aberta com fixação interna.
  - Pode estar associada com lesão no ligamento.
- Fratura de tíbia e fíbula.
  - Componentes: cabeça (proximal), côndilos/platô tibial (proximal), diáfise.
  - Lesão comum em colisões de motocicleta, atropelamento de pedestre.
  - Tíbia proximal como as fraturas distais de fêmur.
  - A diáfise da tíbia geralmente exige tratamento cirúrgico e, como na diáfise femoral, a redução aberta ou fechada com fixação interna ou fixação externa especialmente para a estabilização de fratura complexa.
  - A fratura de planalto ou pilão da tíbia ocorre na diáfise distal acima do maléolo.
  - As fraturas proximais ou da diáfise da fíbula podem não exigir tratamento cirúrgico.
  - A Figura 9.2 mostra uma fratura cominutiva complexa da diáfise da fíbula e da tíbia.
  - Monitorar quanto a síndrome de compartimento.
- Fratura do maléolo (fratura do "tornozelo").
  - Componentes: maléolos mediano (tíbia), posterior (tíbia) e lateral (fíbula).
  - As fraturas bimaleolar e a trimaleolar são instáveis e em geral requerem tratamento cirúrgico se deslocadas.
  - As fraturas de tornozelo estáveis podem ser tratadas com aparelho gessado que permita deambulação.
  - A articulação do tornozelo é essencial na reabilitação dessa lesão.
- Fratura do tarso e do metatarso.
  - Componentes: calcâneo, talo, escafoide (navicular), cuboide, cuneiforme, metatarso.
  - O calcâneo é vulnerável a quedas de altura atingindo o solo com os pés.

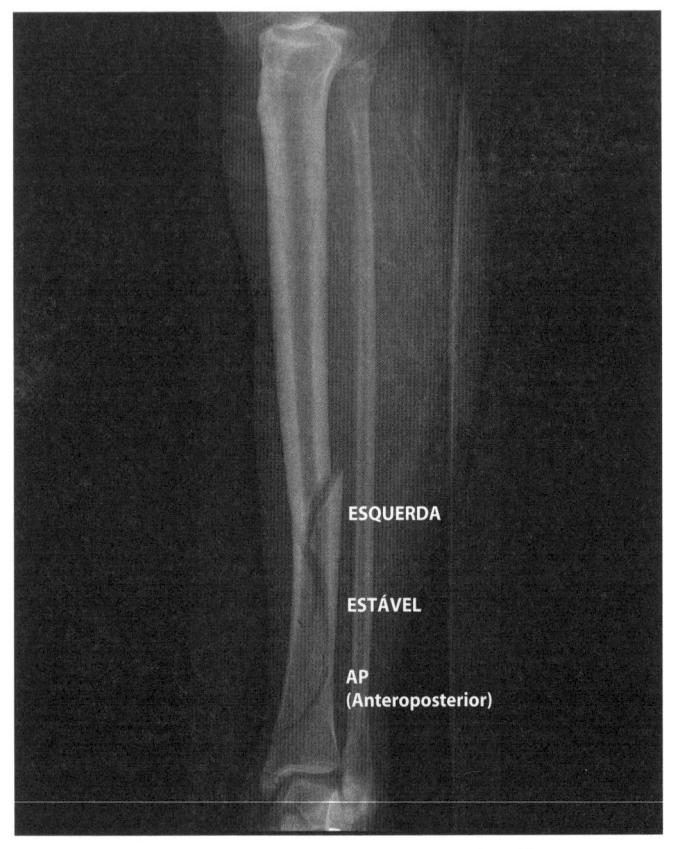

Figura 9.2 Fratura cominutiva complexa da diáfise da tíbia-fíbula.

– O calcâneo com fratura geralmente exige aparelho gessado que não permita carga (impede a deambulação) e pode provocar artrite de longo prazo com o melhor resultado.
– O talo tem um suprimento de sangue tênue resultando em consolidação viciosa e em necrose avascular.
– As fraturas do pé podem ser tratadas com gesso ou bota até redução fechada ou aberta com fixação interna, com base na estabilidade e na complexidade da fratura.

- As lesões Lisfranc são fraturas-luxações do pé envolvendo as articulações tarsometatarsais; a fratura pode não estar sempre presente.
  - Costumam ser causadas por pé preso no freio/acelerador, preso no estribo (causa original), lesões de futebol americano.
  - Pode se reduzir a posição próxima à normal.
  - Pode não ser percebida inicialmente e identificada quando o paciente passa a deambular.
  - Os achados iniciais muitas vezes são sutis e podem exigir imagens radiográficas em pé ou com estresse para sua identificação; um alto índice de suspeição é essencial devido ao mecanismo.
  - Monitorar quanto a síndrome de compartimento.
  - Tratada com redução aberta com fixação interna e gesso.
  - Frequentemente associada com artrite e rigidez do pé.
- Fraturas de falanges.
  - Se luxadas, reduzir e imobilizar prendendo ao dedo seguinte.
    - Monitorar em relação ao aperto à medida que o edema evolui.
    - Se o paciente não estiver deambulando devido a outras lesões, a fratura do dedo deve ser tratada sem intervenção específica.
  - Também se consolida com possibilidade de apoio, conforme tolerada.
  - Uma bota ou sapato reforçado podem ser necessários para o apoio.
  - As fraturas complexas de dedo do pé podem ser cirurgicamente tratadas de modo similar às dos dedos das mãos com os fios de Kirschner.

Pelve

As fraturas pélvicas envolvem três ossos com múltiplos componentes que formam a pelve: o sacro/cóccix e os dois ossos inominados compostos pelas cristas ilíacas, o ísquio, os ramos púbicos (inferior e superior) e o acetábulo. O sacro e o cóccix fazem parte da coluna vertebral distal, embora sejam parte integrante da pelve. Os ligamentos nas articulações sacroilíacas proporcionam estabilidade para a região. A pelve sustenta o peso do corpo, contém os principais vasos do sistema ilíaco e está envolvida na distribuição dos nervos para os membros inferiores.

As fraturas da pelve podem provocar hemorragia rapidamente devido aos grandes vasos que atravessam e circundam seus ossos. A cavidade pélvica e a cavidade retroperitoneal podem conter grandes volumes de sangue, proporcionando um local para armazenamento de sangue sem evidência externa, como o hematoma. O sangramento com fraturas pélvicas deve ser presumido até prova em contrário.

Tratamento
- Identificar as fraturas; radiografias (incluir imagens de Judet, estreito superior e inferior quando possível); TC espiral, de corte fino com reconstrução tridimensional (contraste IV).
  – Durante a avaliação da pelve, NÃO comprimir as cristas ilíacas OU balançar a pelve, pois isso pode desalinhar as fraturas e/ou aumentar a hemorragia.
  – A pelve é um anel; se uma fratura for identificada, deve-se suspeitar da presença de uma segunda fratura.
- Se houver suspeita de fratura pélvica, reduzir o deslocamento do anel pélvico como nas luxações já citadas para diminuir o volume da cavidade pélvica.
  – Enrolar um lençol em torno da pelve.
  – Aplicar um *clamp* ou fixador externo.
    - Se houver instabilidade posterior, um dispositivo de fixação anterior pode estabilizar a frente da pelve, mas abrir os ligamentos instáveis no componente posterior.
    - A fixação externa pode ser realizada antes da laparotomia.
  – Se não houver outra opção, os dispositivos pneumáticos antichoque, ou vestimenta pneumática antichoque (dependendo da denominação usada localmente), podem ser aplicados nessa, e apenas nessa, situação.
    - Mesmo que o dispositivo pneumático seja aplicado somente para a manutenção do anel pélvico, a técnica apropriada para a insuflação e o esvaziamento deve ser observada.
    - Inflar as pernas e, então, a pelve; monitorar os pulsos.
    - Desinsuflar gradualmente, iniciando com a pelve e progredindo para as pernas.

- Prever hipotensão com a remoção e estar preparado para a reposição volêmica.
- A colocação torna-se muito difícil e impossibilita a abordagem à artéria femoral para a angiografia.
- Síndrome de compartimento e isquemia podem ocorrer se o uso for prolongado.
- Essa técnica é usada apenas quando não houver outra opção.
• Angiografia.
  – Considerar a angiografia para o sangramento pélvico (DiGiacomo et al., 2001) quando houver:
    - Hipotensão refratária apesar da ressuscitação.
    - Extravasamento arterial na TC (contraste IV) (Fig. 9.3).
    - Outras fontes já descartadas de hemorragia contínua.
    - Sangramento pélvico que não pode ser controlado durante a laparotomia.

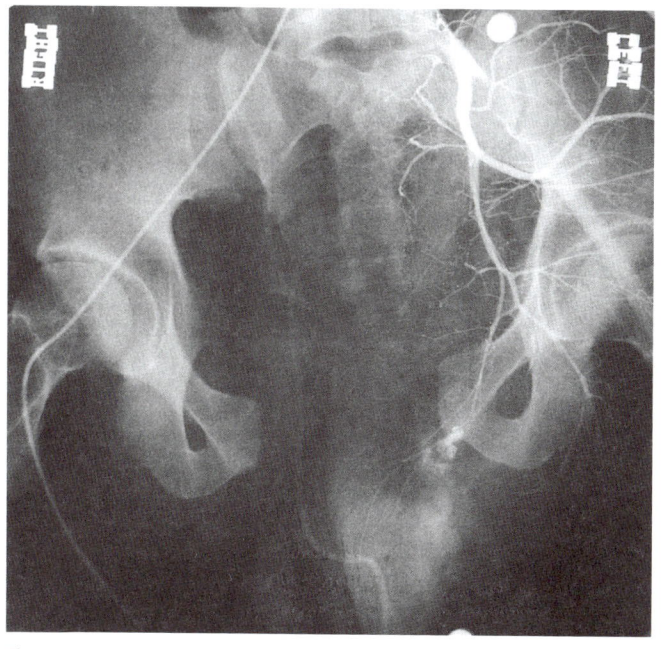

Figura 9.3 Fratura pélvica tipo livro aberto com extravasamento arterial.

– Se possível, embolização antes da cirurgia diminui a mortalidade (Lopez, 2007).
– O padrão da fratura não ajuda a determinar o envolvimento vascular (Sarin et al., 2005).
– A embolização é realizada com gel de espuma ou *stent*.
- Fratura de acetábulo
  – Pode incluir a coluna anterior, a coluna posterior, as duas colunas, a hemitransversa e o tipo T.
  – Tanto a fratura de acetábulo hemitransversa quanto a da coluna exigem mais transfusões (Magnussen et al., 2007).
  – Pode estar associada com luxação do quadril, especialmente nas CVMs, nas quais o fêmur é empurrado para trás em direção ao acetábulo com o impacto no painel.
  – A redução da luxação deve ser conduzida de maneira oportuna; a demora na conduta tem maus resultados e está associada com necrose avascular da cabeça do fêmur.
  – Nem todas as fraturas de acetábulo exigem redução aberta com fixação interna, pois algumas não envolvem o princípio de apoio dos membros.
  – As fraturas de parede posterior, sobretudo intra-articulares, mostram bons resultados com redução aberta com fixação interna (Moed, 2007).
- Fratura de ílio e de ísquio.
  – As fraturas pélvicas são classificadas por compressão e direção do padrão de fratura; as seguintes têm envolvimento dos ligamentos principais e instabilidade:
    - Compressão anteroposterior de grau II e III (p. ex., esmagamento).
    - Compressão lateral grau III (p. ex., CVM com mecanismo do osso T).
    - Forças compressivas combinadas.
    - Deslocamento vertical (p. ex., queda de uma altura atingindo o solo com os pés ou um pé).
  – As fraturas por compressão anteroposterior e de deslizamento vertical exigem maior volume de transfusão (Magnussen et al., 2007).

- Nem todas as fraturas pélvicas exigem correção cirúrgica, exceto quando há envolvimento dos ligamentos instáveis ou luxação, cominuição.
- Fraturas dos ramos púbicos.
  - Lesões de montaria, quedas ao nível do solo ou de baixo nível nos idosos.
  - As fraturas dos ramos púbicos sem qualquer outra fratura costumam ser tratadas conservadoramente.
  - As fraturas pélvicas do tipo "livro aberto" envolvem a expansão da sínfise púbica com ou sem a diástase sacroilíaca.
  - Suspeita de lesão uretral/da bexiga.

Lesão Vascular

A lesão vascular pode ocorrer com qualquer fratura ou luxação de membro. A avaliação cuidadosa da presença e da qualidade do pulso e de qualquer mudança nos pulsos é uma parte integrante da identificação dessas lesões. A cor e o enchimento capilar também são indícios de problemas com a circulação.

- Se houver suspeita de lesão vascular, uma angiotomografia computadorizada e/ou uma arteriografia são realizadas para confirmar a lesão.
- Se possível, durante a angiografia, é realizada a embolização com gel de espuma ou *stents* para interromper o extravasamento.
  - As Figuras 9.1 e 9.3 apresentam uma fratura pélvica tipo livro aberto e a angiografia da artéria ilíaca revelando o extravasamento. Essa lesão foi embolizada com *stents*, interrompendo a hemorragia e estabilizando o paciente.
- No caso de transecção parcial ou circunferencial, a artéria ou a veia necessitam de reparo cirúrgico. O paciente deve ser transferido rapidamente para um centro de trauma e de lá para o centro cirúrgico. O tratamento no centro cirúrgico inclui:
  - Reparo direto com sutura.
  - Enxerto de veia safena reversa.
  - Enxerto de interposição.
- O controle pós-operatório inclui monitoramento frequente do membro distal quanto ao reparo em relação a:
  - Pulsos.

- Enchimento capilar.
- Cor.
- Temperatura.
• A reabilitação começa com a proteção do reparo/enxerto e início da fisioterapia.
  - A atividade terapêutica e a condição para sustentação de carga são coordenadas entre os cirurgiões vasculares e ortopédicos.
  - O tratamento específico da congestão venosa associada ao reimplante é discutido sob amputações, a seguir.
• As complicações potenciais incluem:
  - Oclusão do enxerto.
  - Amputação.
  - Hemorragia.
  - Síndrome de compartimento.

Tratamento da Lesão Musculoesquelética

O tratamento de fraturas, luxações e entorses depende de vários fatores, incluindo:
• Lesões associadas.
• Estabilidade hemodinâmica.
• Lesão vascular.
• Desvio associado.
• Comorbidades e estado funcional anteriores à lesão.

As lesões prioritárias estão associadas com o sangramento, como a intra-abdominal e a vascular. A ordem da cirurgia é determinada pelos cirurgiões e pode incluir uma combinação de cirurgia, radiologia intervencionista e medidas ortopédicas temporárias para estabilizar a fratura ou a articulação. O objetivo é a estabilização visando permitir a mobilização precoce. Isso é temporizado, no entanto, pela estabilidade hemodinâmica do paciente. Se tentada antes do tempo, a adição do procedimento ortopédico pode superar a capacidade de enfrentamento do corpo. Assim, se estiverem instáveis, as lesões ortopédicas podem sofrer reparos em etapas. Não existe evidência sobre a exigência de antibióticos nas fraturas fechadas. Nos pacientes ortopédicos cirúrgicos, os antibióticos são administrados uma hora antes da incisão e interrompidos 24 horas após a cirurgia.

- Gesso e tala.
  - Avaliar a pele antes da colocação da tala ou do gesso; a pele deverá estar limpa, seca, sem ferimentos abertos.
  - Investigar os pulsos antes e depois.
  - Monitorar frequentemente quanto a edema, parestesias, cor, temperatura, pulsos.
    - O apoio indica que um gesso apertado necessita ser bivalvulado (dividido).
    - A abertura deve aliviar os sintomas.
  - O apoio, após a tala e o gesso, é determinado pelo cirurgião.
  - A troca do gesso para a tala ocorre à medida que a fratura consolida.
  - Talas.
    - Os tipos de talas incluem as a vácuo, pré-moldadas forradas com objeto rígido, maleáveis.
    - As talas a vácuo permitem que a ferida/o membro sejam visualizados, no entanto, podem exercer pressão excessiva; cuidado especial ao mudar de altitude (aumento da pressão ao ascender, perda de ar na tala ao descender).
    - As talas pneumáticas (p. ex., Aircast) são particularmente úteis para entorses de tornozelo.
    - As pré-moldadas são talas aceitáveis no início; devem ser forradas e reajustadas ao formato do molde adequado do membro.
    - Na cena do evento, qualquer objeto longo, sólido, pode ser improvisado, desde que seja forrado. A autora usou, por exemplo, um pé-de-pato, fixo com cintos e pesos, ao resgatar um mergulhador ferido em alto mar.
    - Travesseiros são talas muito boas para o tornozelo.
    - A fixação do corpo também é uma manobra eficaz para as extremidades inferiores, utilizando-se coxim entre as pernas e amarrando-as juntas.
    - Remover e limpar diariamente a pele.
    - Verificar os pontos de pressão.
    - Colocar gaze ou bandagem elástica a partir da extremidade distal, em direção ao coração, para manter a tala no lugar.
    - Manter a tala limpa.
    - Permite fácil acesso aos ferimentos ou incisões.

- Gesso.
  - Manter a pele seca.
  - Colocar forro sob o material do gesso.
  - Verificar as bordas quanto aos pontos de pressão.
  - Elevar o membro ao nível do coração (não acima) e evitar a pressão sobre o gesso enquanto ele seca (para prevenir a deformidade).
  - O gesso pelvipodálico também necessita ser monitorado em torno do abdome quanto ao ajuste, especialmente após a alimentação.
    - Pode ocorrer íleo.
    - Se o paciente estiver limitado ao leito, evitar complicações da imobilidade e da síndrome da artéria mesentérica superior (ver seção de situações especiais).
- Tração.
  - Embora usada com pouca frequência, a tração desempenha um papel pré-cirúrgico em alguns casos.
    - Os dispositivos de tração Hare ou Sager são úteis para o transporte quando há fraturas de fêmur.
    - Alivia o espasmo muscular e diminui a dor.
    - Proporciona estabilidade durante o transporte e a ressuscitação inicial.
  - A tração de Bucks (tração cutânea) pode ser aplicada ao paciente de fratura do quadril, antes da cirurgia, para proporcionar conforto.
  - A tração esquelética com um pino de Steinman pode ocasionalmente ser necessária se a cirurgia femoral for adiada em razão de instabilidade hemodinâmica.
    - O paciente é submetido a fixação definitiva logo que possível.
    - Limpar os locais do pino com uma mistura de 50% de água oxigenada e soro fisiológico, duas vezes por dia.
  - As complicações potenciais são graves devido à imobilidade associada com a tração.
    - Pneumonia, atelectasia.
    - Lesão da pele nos locais de pressão, associada aos locais dos pinos.
    - Tromboembolia venosa.

- Íleo.
- Redução fechada com fixação interna e redução aberta com fixação interna.
  - A redução fechada pode ser necessária, seguida de imobilização com tala ou gesso.
    - Pode ser realizada na sala de emergência sob sedação.
    - Também pode ser utilizada para restaurar os pulsos e deve ser o tratamento de primeira linha quando os pulsos estiverem ausentes.
    - Permite controlar e monitorar o gesso/a tala.
  - Redução fechada com fixação interna é realizada quando há necessidade de suporte para o osso.
    - Inclui hastes intramedulares.
    - O cuidado com a incisão cirúrgica é o padronizado.
  - Redução aberta é necessária quando o cirurgião precisa visualizar o local da fratura ou não é capaz de reduzir a fratura fechada.
    - Também permite a exploração dos vasos e nervos.
    - Fraturas complexas podem ser tratadas com a fixação de placa e parafuso.
  - A oportunidade da fixação depende da capacidade do paciente de tolerar o procedimento.
    - A cirurgia inicial longa, de mais de seis horas, aumenta o risco de SARA e de falência múltipla de órgãos (Pape, 2005).
    - A fixação deve ser feita precocemente.
    - No TCE, repetir a TC antes da fixação cirúrgica.
    - A presença de qualquer infecção impede a colocação de órtese/prótese.
    - Além disso, órtese/prótese não podem ser colocadas em uma parte do corpo infectada ou contaminada.
  - A decisão de continuar com a fixação cirúrgica é modificada por (Pape et al. 2005; Scalea, 2008):
    - Instabilidade hemodinâmica – choque, necessidade de transfusão, PA < 90 mmHg; baixa eliminação urinária.
    - Lactato > 2,5 mmol/L, déficit de base anormal.
    - D-dímero anormal (coagulação intravascular disseminada [CIVD]) precoce, coagulopatia.

- TCE com pressão intracraniana aumentada (↑PIC), Escala de Coma de Glasgow (ECGl) < 9.
- Contagem de plaquetas < 90.000/mm^3.
- Hipotermia – temperatura < 36°C e particularmente se < 32°C.
- Contusão pulmonar bilateral na radiografia de tórax.
- Trauma multissistêmico com lesão abdominal/pélvica.
- Níveis de glicose pré-operatórios normalizados.
- Tempo estimado de cirurgia superior a oito horas.
- Equipes cirúrgicas simultâneas maximizam a tolerância do paciente a múltiplas cirurgias, assim como reduzem o tempo cirúrgico inicial.
  - Existe evidência de um aumento na SARA nos pacientes com TCE que recebem fixação precoce (nas primeiras 24 horas) (Scalea, 2008).
- Paciente instável que não é responsivo à ressuscitação necessita de condutas provisórias precoces. A fixação externa, com fixação interna posterior no período de sete dias é ideal (Scalea, 2008).
  - Isso é denominado controle do dano ortopédico.
- A reabilitação depende da gravidade global do trauma, assim como da lesão óssea.
  - A mobilização precoce é essencial, mas também depende da gravidade das lesões associadas.
  - Existe evidência de que a presença de alguma órtese/prótese pode resultar na síndrome da dor crônica e sua remoção mais tardia.
- Fixação externa.
  - Estrutura externa ao corpo, com pinos inseridos no osso, destinada a estabilizar a fratura e/ou a articulação.
    - O fixador proporciona estabilidade, especialmente para fraturas comunitivas graves e fratura e/ou luxação complexas.
    - Aplicação rápida.
    - Permite acesso aos ferimentos e às outras lesões, como dos vasos.
  - É substituída posteriormente pela fixação externa ou pode permanecer como tratamento definitivo.

– Uma versão exclusiva da fixação externa, antes usada para discrepâncias de comprimento das pernas, é o dispositivo de Ilizarov – um fixador circular externo que proporciona estabilidade, sobretudo nas fraturas gravemente instáveis (Fig. 9.4).

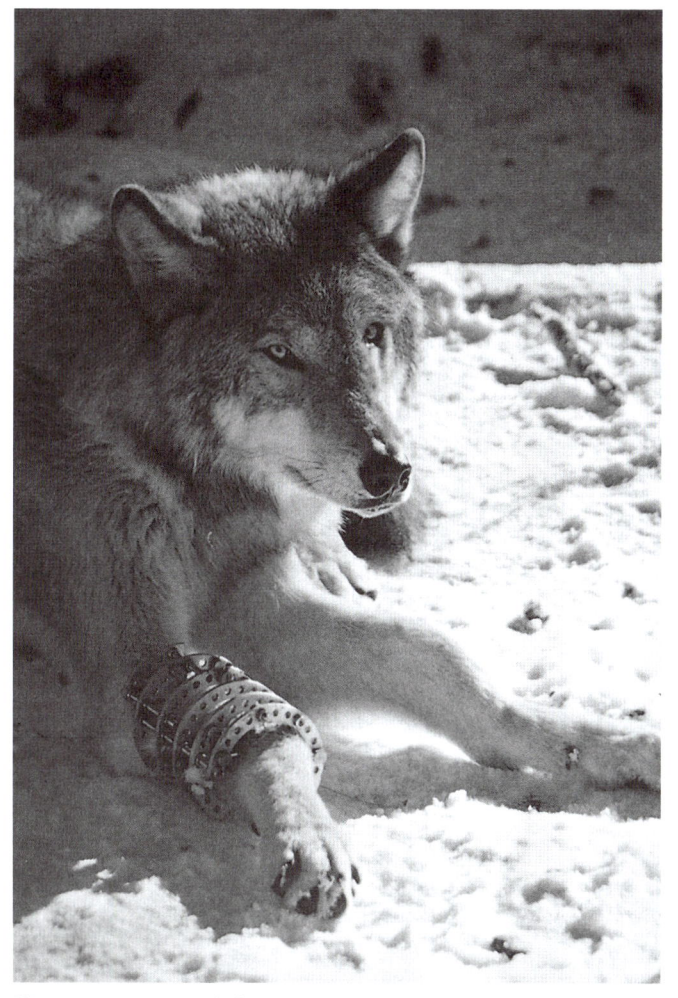

Figura 9.4 Dispositivo de fixação externa Ilizarov (www.wolfsanctuary.net).

– Cuidado dos pinos: 50% água oxigenada e soro fisiológico, duas vezes ao dia.*
– Examinar a imobilização diariamente quanto a estabilidade.
– Monitorar os locais dos pinos quanto a sinais de infecção – hiperemia, calor, secreção e odor.
• Proteína morfogênica recombinante do osso humano (fator de crescimento ósseo).
– Proteína usada para reparo ósseo em substituição ao enxerto ósseo autógeno.
– O tempo de recuperação é similar ao do osso autógeno (Jones, 2005).
– Elimina a dor e a perda de sangue do local doador do enxerto ósseo (p. ex., crista ilíaca).
– Diminui o tempo cirúrgico, eliminando o procedimento de retirada.
– A dor crônica no local da doação é uma complicação de longo prazo do enxerto de osso autógeno.
– Não alérgico.
• Bolhas de fratura.
– Vesículas ou bolhas que ocorrem nas áreas edemaciadas sobre as fraturas.
– Mais comuns na tíbia, no tornozelo e no cotovelo.
– Fraturas submetidas a fixação cirúrgica em 24 horas da lesão parecem ter a menor incidência de bolhas (Varela et al. 1993).
– Geralmente se desenvolvem 24 a 48 horas após a fratura.
– O líquido da bolha é um transudato estéril; deixar as bolhas intactas, agindo como um curativo biológico esterilizado para o tecido subjacente.
– Adiar a cirurgia para evitar complicações, como a infecção da ferida.

Tratamento da Fratura Exposta

As fraturas expostas envolvem a comunicação do osso com o ambiente externo, o que pode ocorrer quando ele ultrapassa o músculo, a camada subcutânea e as camadas de pele, resultando em uma ferida aberta. O FAF ou objeto penetrante podem também

---
* N. de R.T.: Prática não padronizada no Brasil.

resultar em fratura exposta, pois o corpo estranho atravessa a pele e provoca a fratura. Tanto as fraturas expostas quanto as lesões penetrantes causando fraturas expostas podem provocar lesão vascular e nervosa (Fig. 9.5).

O ferimento pode ser simples ou com destruição extensiva do tecido (membro mutilado ou lacerado) e pode ou não incluir contaminação (p. ex., terra, roupas). A fratura exposta envolve o tratamento da fratura, do ferimento aberto e a retirada dos corpos estranhos. A lesão vascular e nervosa necessita de atenção. A fratura pélvica exposta exige avaliação da vagina e do reto; a que atinge a vagina ou o reto é mais contaminada. A ferida está sempre em

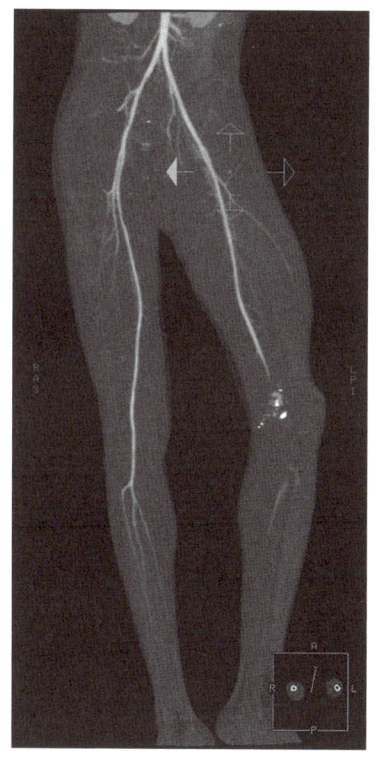

Figura 9.5 Ferimento com arma de fogo com extravasamento da artéria poplítea.

ambiente contaminado, dificultando sua recuperação e limpeza. Uma colostomia é provavelmente uma das medidas temporárias para tratar o ferimento do reto. O ferimento da vagina exige o monitoramento quanto a infecção.

Para proporcionar descritores consistentes para fraturas expostas, Gustilo e colaboradores (1976, 1984) definiram uma classificação que inclui:
- Grau I – ferimento aberto menor que 1 cm; ferimento limpo.
  – Tempo médio para a recuperação: 20 a 28 semanas.
- Grau II – ferimento aberto maior que 1 cm, sem dano, avulsão, retalho; cominuição moderada.
  – Tempo médio para a recuperação: 28 semanas.
- Grau III – ferimento aberto com dano extenso ao tecido mole, fratura segmentar exposta, amputação, perda óssea.
  – Grau IIIa: cobertura adequada independentemente do tamanho da ferida.
  – Grau IIIb: perda extensiva de tecido, exposição do periósteo, exposição óssea, contaminação maciça.
  – Grau IIIc: fratura exposta com lesão vascular associada, exigindo intervenção para a recuperação do membro.
  – Tempo médio para a recuperação: 30 a 35 semanas.
  – Pode ser necessário considerar a amputação para o grau IIIc.

Devido à contaminação, além da presença do ferimento aberto, a fratura tem potencial para infecção e necrose, tanto do tecido quanto do osso. O tratamento envolve todos os componentes dessa lesão complexa.
- Ferida aberta.
  – Colocar um curativo esterilizado sobre a ferida aberta para prevenir maior contaminação.
  – O torniquete pode ser usado se a hemorragia não puder ser controlada de maneira alguma para recuperar o membro ou manter a vida (Kortbeek et al., 2008).
    - Deve impedir a circulação arterial.
    - Risco de perda do membro.
    - O tempo deve ser rigorosamente monitorado.
    - Pode ocorrer paralisia transitória do nervo.
    - O aumento do tempo do torniquete aumenta a possibilidade de fasciotomia (Kragh et al., 2008).

- As lesões venosas isoladas com hemorragia ativa após trauma penetrante devem ser exploradas, e o sangramento controlado; observar se o paciente está estável e monitorar o tempo para não prejudicar o tratamento (Arrillega et al., 2002).
  - A fasciotomia pode ser necessária quando estiverem presentes tanto lesões arteriais quanto venosas.
- O fechamento precoce diminui a probabilidade de infecção hospitalar e é seguro quando o debridamento é indicado (Okike e Bhattacharyya, 2006).
- A irrigação cirúrgica e o debridamento devem ser providenciados no início do tratamento (preferivelmente em seis horas) e podem ser feitos no leito, se o paciente estiver instável.
  - Diminui a carga bacteriana.
  - Remove os corpos estranhos.
  - Lavagens de alta pressão causam dano macroscópico ao osso; deve ser usada a lavagem de baixa pressão.
  - O volume de líquido sugerido para a irrigação aumenta com o grau da fratura exposta, como 3 L para a de grau I, 6 L para a de grau II e 9 L para a de grau III.
  - A solução fisiológica com um antisséptico é mais eficaz (Okike e Bhattacharyya, 2006).
    - O sabão causa menor dano aos osteoblastos.
    - Pode haver problemas de cicatrização do tecido se a bacitracina for adicionada.
- A segunda irrigação e o debridamento em geral ocorrem em 24 a 48 horas.
- Cuidar da ferida diariamente até o fechamento.
- Cuidados adicionais dependem do tempo e do tipo de fechamento realizado pelo atraso no reparo primário da sutura, no enxerto de pele ou na cobertura de retalho.
- Observar a ferida quanto a sinais de infecção, hiperemia, edema, calor, mau cheiro, secreção purulenta.
- Administrar a antitetânica.
- O curativo a vácuo possibilita a cicatrização da ferida, por meio do aumento do fluxo de sangue local, favorecendo a granulação.
  - Curativo esterilizado.
  - Mudança a cada 72 horas.

- A fratura é estabilizada tal como já explicado, exceto quando há uma ferida.
  - A fixação externa permite o acesso ideal ao ferimento, diferente de um gesso.
  - Considerar a colocação precoce de haste intramedular.
  - Pode ser necessário a amputação do membro lesado gravemente, sobretudo na presença de instabilidade hemodinâmica.
  - O uso de enxerto ósseo ou de fator de crescimento ósseo humano pode auxiliar a recuperação, resultando em menor tempo para consolidação.
    - Reduz a falência da órtese/prótese.
    - Diminuição da incidência de intervenção secundária.
- Antibióticos.
  - No pré-operatório, a primeira dose deve ser administrada logo que possível e abranger organismos gram-positivos (Luchette et al., 2000)
    - Nas fraturas expostas de grau III, deve-se também abranger os organismos gram-negativos.
    - Se a lesão ocorreu em área rural ou tem contaminação fecal (anaeróbia), a penicilina em alta dose é necessária.
  - As fraturas expostas de graus I e II exigem antibióticos durante 24 horas após o fechamento.
  - As fraturas expostas de grau III exigem antibióticos durante 72 horas após a lesão ou até 24 horas após a cirurgia (cefalosporina e aminoglicosídeo).
  - Os organismos responsáveis pela infecção na maioria dos pacientes são hospitalares, não os presentes no momento do trauma (Okike e Bhattacharyya, 2006).
  - O maior risco de infecção ocorre com:
    - Idade maior que 80 anos.
    - Fumante.
    - Diabetes, neoplasia, doença pulmonar, imunodeficiência.
  - As fluoroquinolonas afetam os osteoblastos.
  - Cápsulas de antibióticos locais (aminoglicosídeo) colocadas na lesão diminuem a velocidade da infecção (Okike e Bhattacharyya, 2006)*.

---

* N. de R.T.: Prática não padronizada no Brasil.

SITUAÇÕES ESPECIAIS

Fraturas em Crianças

As fraturas em crianças são algumas vezes difíceis de diagnosticar, pois as placas de crescimento epifisiário podem parecer fraturas. A comparação de radiografias de um membro lesionado e de um não lesionado pode ser usada para determinar se o que é visível é a placa de crescimento aberta ou uma fratura. Os ossos imaturos das crianças podem tolerar a deformação sem fraturar. Devido à diferença da estrutura óssea, no entanto, elas apresentam fraturas específicas que geralmente não estão presentes nos adultos. As fraturas que envolvem as placas de crescimento, quando recuperadas, podem resultar em deformidade ou discrepância de comprimento.

Os tipos de fraturas em crianças são descritos na Tabela 9.3. Essas fraturas podem provocar o crescimento excessivo do osso, durante a recuperação, causado pelo aumento de suprimento de sangue para o membro lesionado. Isso pode resultar em diferenças no comprimento do membro. A remodelagem ocorre nas crianças pequenas e nas com fraturas na placa de crescimento, as quais têm o benefício da consolidação mesmo com uma redução imperfeita. A remodelagem também pode resultar em crescimento excessivo do osso, causando deformidades.

A maioria das fraturas em crianças é tratada com redução fechada e gesso, sob anestesia geral ou sedação. As fraturas intra-articulares exigem redução anatômica e podem também exigir redução aberta com fixação interna. As fraturas de fêmur podem ser tratadas com um gesso pelvipodálico. O tratamento das fraturas expostas é o mesmo dos adultos e pode incluir também o uso de fixação externa.

Amputações

A microcirurgia tem avançado tanto que os membros previamente perdidos podem ser agora reimplantados. As extremidades inferiores são as mais difíceis devido a sua posição pendente, no entanto, os reimplantes das superiores têm sido considerados bem-sucedidos. O sucesso depende de vários fatores:
- Estabilidade hemodinâmica do paciente.
- Capacidade fisiológica de tolerar o procedimento prolongado de reimplante.

Tabela 9.3 Fraturas em crianças

Fratura	Descrição	Tratamento
Subperiostal	Compressão próximo à metáfise sem fratura	Recuperação em 4 a 6 semanas
Galho verde	Fratura incompleta em razão de angulação; fíbula e ulna vulneráveis a fratura em galho verde quando a tíbia e o rádio fraturam	Recuperação em 4 a 6 semanas
Placa de crescimento: Salter Harris tipos I-V	I – epífise completamente separada da metáfise	I – Recuperação em até três semanas; prognóstico excelente; pode não ser evidente na radiografia quando sem desvio e pode ser diagnosticada pelo índice de suspeição
	II – compromete parcialmente a placa de crescimento, e tem fragmento metafisário; periósteo lacerado	II – facilmente reduzida
	III – placa de crescimento já está parcialmente fechada; tipo combinado de lesão da fise com fratura intra-articular da epífise;	III – intra-articular e envolve a placa de crescimento em geral exigindo a redução cirúrgica
	IV – compromete a metáfise, atravessando a fise e a epífise até a articulação	IV – se não reduzida, a recuperação resulta na parada parcial do crescimento, rigidez articular, deformidade; exige redução aberta com fixação interna; pode provocar ainda distúrbio de crescimento
	V – compressão da placa de crescimento; radiografias negativas	V – pode não ser evidente até ocorrer parada no crescimento

- Viabilidade de parte do corpo.
  – Tempo de isquemia morna menor que 6 horas.
  – Tempo de isquemia fria menor que 12 horas.
  – Os dedos podem ser viáveis até 8 a 10 horas se quentes e possivelmente até 20 a 28 horas se mantidos frios.
- Transferência rápida para a instituição de reimplante.
- Contaminação da ferida.
- Ferimento irregular ou não no local da amputação.

– A amputação do tipo guilhotina tem um índice mais alto de sucesso no reimplante.
- Cuidados com o membro desde a cena.
- Nível de amputação; extremidade superior *versus* inferior.

As amputações podem ser totais ou parciais. Quando ocorre uma lesão grave, lesando os nervos, os vasos, o tecido mole e provocando uma fratura óssea exposta, é diagnosticada uma quase-amputação, e a parte lesionada é tratada como a da amputação completa em relação à rápida transferência para o centro cirúrgico para o tratamento microcirúrgico.

Tratamento

O tratamento do paciente, assim como o da parte amputada, é essencial para o sucesso do reimplante ou, mais importante, para a sobrevivência. A maioria das amputações resulta em hemorragia que é autolimitada quando as artérias se constringem e se retraem. Ocasionalmente, esse não é o caso, mas é uma situação em que o torniquete talvez tenha de ser usado para tentar interromper o sangramento. A pressão direta também é uma terapia de primeira linha para a hemorragia. É importante que a amputação não se torne o enfoque da ressuscitação em detrimento de outras lesões. As avaliações primárias e secundárias devem ser conduzidas normalmente para garantir a via aérea, com ventilação e controle circulatório. A hemorragia do local será controlada durante a avaliação primária. O tratamento geral inclui:

- Avaliações primária e secundária com a intervenção adequada, conforme necessidade.
- Estabilizar as fraturas como parte da avaliação secundária; isso inclui o local da amputação.
- Colocar um curativo esterilizado sobre a ferida para prevenir qualquer contaminação posterior.
- Parte amputada.
  - Enrolar em gaze esterilizada.
  - Colocar o membro em um saco ou recipiente que possa ser lacrado, colocado no gelo.
  - Prevenir o contato direto da parte com a água gelada ou o gelo.
  - NUNCA usar gelo seco.
  - Objetivo: manter a temperatura do tecido até a realização da intervenção.

- Trazer o membro com o paciente para a instituição receptora.
- Se o membro não for imediatamente localizado, transportar o paciente e trazê-lo assim que for encontrado.
- Se o hospital receptor não for um centro de reimplante, providenciar a transferência imediata para o centro de trauma adequado a fim de avaliar o reimplante.
- Se a amputação for necessária devido à gravidade da lesão original ou como procedimento para salvar a vida, o efeito psicológico da perda do membro é avassalador.
  - Deve ser proporcionado apoio psicológico.
  - Os cuidadores devem aceitar a aparência física do paciente.
  - A amputação mais grave é a hemipelvectomia, ou seja, remoção de metade da pelve e frequentemente também da bexiga e/ou da genitália.
  - A reabilitação precoce auxilia o paciente a entender a capacidade funcional ainda disponível apesar da amputação.
  - A dor-fantasma é uma sensação muito real da presença do membro ausente, incluindo:
    - Prurido.
    - Ardência.
    - Dor.
    - Sensação de molhado-seco.
    - Sensação de movimento.
  - O ajuste e o uso de prótese ocorrem quando o coto da amputação estiver cicatrizado.
    - A fisioterapia e os profissionais da reabilitação projetam e trabalham com os pacientes no ajuste e no funcionamento das próteses.

Após o reimplante estar completo, o tratamento visa a sobrevivência do membro reimplantado. A sobrevivência pode ser dificultada por congestão venosa, obstrução do fluxo interno arterial, infecção aeróbia e anaeróbia. As considerações para o cuidado incluem:

- Quarto aquecido para prevenir a constrição vascular devido à temperatura ambiente (25°C).
- Ausência de cafeína e nicotina, pois ambas provocam constrição vascular.

- Elevação do membro reimplantado ao nível do coração para promover o fluxo de entrada arterial e a saída venosa.
- Avaliação da temperatura do membro reimplantado.
- Avaliação do enchimento capilar ou punção para verificar o sangramento rápido.
- Avaliação da sensibilidade; a motora está geralmente restrita até ocorrer a cicatrização, depois é iniciada a reabilitação do membro reimplantado.
- Administração de dextran para prevenir coágulos ao diminuir a aderência plaquetária.
- Observar a presença de oclusão arterial – membro pálido, enchimento capilar lento, frio.
  - A terapia hiperbárica pode oxigenar o tecido sem o benefício do fluxo arterial total e pode ser uma opção de tratamento com reparo arterial.
  - O reparo da oclusão arterial ou trombectomia é necessário.
- Congestão venosa – enchimento capilar mais rápido, cianótico, punção de sangramento rápida.
  - O alívio pode ser obtido com trombolíticos.
  - Aplicação de sanguessugas é uma alternativa viável e auxilia o membro reimplantado durante a congestão venosa.*
- No caso do paciente instável, a escolha cirúrgica pode ser a amputação, inicialmente ou se o membro reimplantado aparentar sinais de inviabilização.
  - O estresse na falha do reimplante pode aumentar o ácido lático e interferir na estabilidade do paciente devido aos mediadores inflamatórios.
  - A inviabilização do implante também é uma fonte potencial de infecção.
- Sanguessugas.
  - Aliviam a congestão venosa por meio da alimentação e liberam hirudina, que continua agindo lentamente até 1 a 2 horas após terem sido removidas.
  - A hirudina é um inibidor seletivo de trombina e previne o fibrinogênio do coágulo.
  - Fixar dispositivo de temperatura ao dedo.

---

* N. de R.T.: Prática não utilizada no Brasil.

- Isolar a área com toalhas esterilizadas para evitar o afastamento da sanguessuga saciada.
  - Um recipiente pequeno, transparente, esterilizado, sobre a área da sanguessuga também funciona.
- O tratamento não é doloroso.
  - Pegar a sanguessuga com uma luva esterilizada e levá-la ao leito do paciente em um recipiente esterilizado.
  - Fixá-la imediatamente distal à anastomose.
- Se houver dificuldade na fixação, adicionar uma gota de dextrose a 5% ao local.
- Permitir que a sanguessuga se alimente.
- Remover a sanguessuga quando estiver saciada e se soltar de forma espontânea.
  - Soltá-la prematuramente pode fazer com que seus dentes permaneçam no ferimento.
  - Se a remoção precoce for necessária, colocar sal sobre a parte anterior do sugador.
- Destruir a sanguessuga após a alimentação, colocando-a em um recipiente com álcool.
  - Despejar a sanguessuga em uma unidade de eliminação de dejetos.
- Pode ocorrer uma perda de sangue de até 1 a 2 g/dL Hgb; monitorar Hgb/Hct.

Grave Lesão Interna com Desarticulação do Ombro, "Amputação Interna"

Uma situação incomum é a amputação da quarta parte superior do corpo (Fig. 9.6). Essa situação ocorre quando o ombro é arrancado do corpo; por exemplo, um motociclista que atinge o espelho de um veículo, puxando o braço e a parte posterior do ombro. Nesse mecanismo de trauma, o ombro sofre luxação, e o tecido mole, a artéria e a veia subclávia e o plexo braquial são lacerados ou estirados. Em essência, ocorre uma "amputação interna", na qual a pele está intacta, mas todas as estruturas internas estão gravemente lesionadas e rotas.

Se a artéria estiver seccionada, o braço estará sem pulso. No entanto, a artéria pode estar intacta, com uma laceração na íntima, deixando o membro com pulsação normal. A suspeição de uma lesão no plexo braquial é alta, e a luxação pode não ser evidente na radiografia. Como apresentado na Figura 9.6, a lesão no plexo braquial foi diagnosticada; no entanto, a extensão da lesão não ficará evidente até o paciente ficar em pé para deambular, na fisioterapia. A gravidade está na articulação do ombro, fazendo com que ele e a clavícula saiam de seu eixo, tornando óbvia toda a extensão da lesão. Na arteriografia, o extravasamento de um ramo da subclávia ficou óbvio e foi reparado.

A decisão do tratamento cabe ao paciente. Obviamente, as lesões arteriais e venosas exigem cirurgia. A lesão no plexo braquial, no entanto, costuma ser permanente. É provável que o braço nunca mais seja funcional. Exigirá o apoio de uma tipoia para o conforto. A luxação também pode necessitar de reparo, dependendo do grau. Em alguns casos, o paciente pode optar pela amputação e a colocação de uma prótese, que resultará em um membro mais funcional.

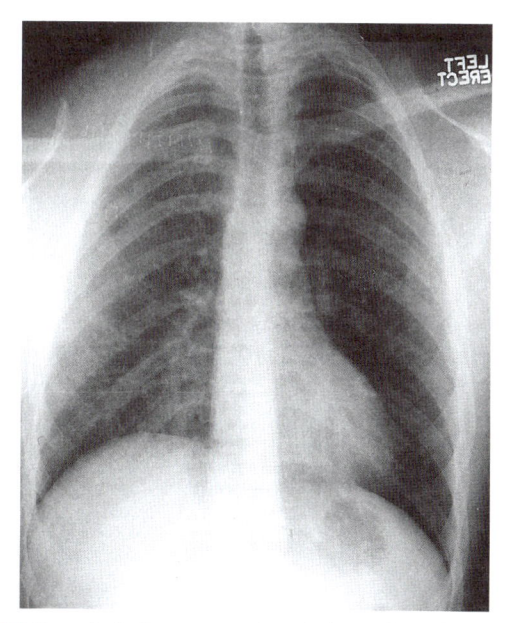

Figura 9.6 Grave lesão interna com desarticulação do ombro, "amputação interna".

Lesão de Morel-Lavalle

A lesão de Morel-Lavalle ocorre na coxa, sobre o trocanter maior, por um mecanismo semelhante ao esmagamento. A lesão é uma separação da pele e dos tecidos subcutâneos e gordurosos associados da fáscia, deixando um espaço no interior do tecido, um desenluvar interno. Os sinais e os sintomas incluem:
- Área afetada macia flutuante.
- Edema.
- Perda de sensibilidade cutânea.
- Contusão pode estar presente e ser tensa se a área da lesão for grande.
- Pele está "solta".
- Nas lesões graves, podem ocorrer sepse e necrose.

A lesão de Morel-Lavalle é difícil de ser diagnosticada nos obesos. O diagnóstico pode ser feito com ultrassom ou ressonância magnética.

Tratamento

O tratamento exige intervenção cirúrgica, pois a saída de secreção percutânea pode aumentar a oportunidade de infecção no tecido. Quando presente com fratura, é importante controlar a lesão das partes moles e permitir sua recuperação antes da fixação interna da fratura.
- Realizar irrigação e debridamento.
- Suturar a lesão, removendo, assim, o espaço morto no interior dos tecidos profundos.
  – Evitar a coleta recorrente de líquido na cavidade.
- Se houver a presença de gordura necrótica ou de outro tecido, o debridamento é necessário.
- Monitorar a sepse.
- Pode ocorrer perda de pele superficial.

Síndrome de Compartimento

Quando os tecidos no interior de um compartimento anatômico edemaciam além da capacidade, ocorre a síndrome de compartimento. O edema resultante excede a pressão da perfusão capilar normal, causando colapso dos capilares. A pressão elevada no interior do compartimento resultará em necrose tissular e muscular, se não for aliviada. A síndrome pode ocorrer em qualquer compartimento do corpo, incluindo o abdome (Cap. 8). A lesão por esmagamento dos tecidos moles e das estruturas vasculares também pode provocar essa síndrome. Outros mecanismos comuns associados com essa síndrome incluem picadas de cobra, queimaduras elétricas, dispositivo pneumático antichoque, imobilização do membro (p. ex., preso após uma queda, incapaz de levantar durante horas). A síndrome de compartimento também pode ocorrer após a revascularização tardia de um membro (lesão de reperfusão). As pressões intracompartimentais maiores que 55 mmHg podem causar necrose irreversível do tecido mole e dos músculos.

Os locais mais comuns são as panturrilhas e os antebraços. Os períodos de hipotensão podem potencializar a síndrome de compartimento. Uma fratura exposta não elimina a possibilidade dessa condição. Deve-se suspeitar da síndrome com qualquer lesão do membro e especialmente na presença de hipotensão.

Sinais e Sintomas de Síndrome de Compartimento

Dor desproporcional à lesão
Sensibilidade a toque, movimento e pressão
Pulsação
Dor com a movimentação passiva do membro distal (dor com o estiramento passivo)
Membro pode ser mantido em flexão pelo paciente
Palidez (incomum)
Paralisia
Tensão palpável
Parestesias
Ausência de pulso (sinal TARDIO e incomum)
Pressões intracompartimentais > 30 a 40 mmHg (normal de 0 a 8 mmHg)

Tratamento

A prevenção da síndrome de compartimento inicia com medidas simples:
- Manter o alinhamento.
- Imobilizar a fratura/luxação.
- Não elevar o membro acima do coração, causando uma relativa hipotensão na extremidade.
  - Elevar as extremidades lesionadas ao nível do coração, não acima.
- Monitorar com frequência a sensibilidade e os pulsos.
- Verificar condições das órteses, dos dispositivos de tração quanto a edema e dos pulsos.

A síndrome de compartimento, se progredir de 4 a 6 horas, resultará em morte celular irreversível. Pode causar acidose metabólica, hipercalemia do líquido intracelular, liberação de mioglobina causando rabdomiólise e insuficiência renal e falência múltipla dos órgãos.

No caso de suspeita, medir as pressões do compartimento por meio do uso de agulhas com ou sem orifícios laterais, cateter fendido (*slit catheter*) ou de cateteres com transdutores. A pressão diastólica menos a pressão intracompartimental deve ser maior que 30 mmHg. O tratamento inclui:
- Remover qualquer dispositivo compressivo (p. ex., abrir o gesso, remover a tala).
- Manter a estabilidade hemodinâmica para prevenir hipotensão.
- Fasciotomias podem ser realizadas no leito, se o paciente estiver instável, ou preferencialmente no centro cirúrgico.
  - A fasciotomia diminui a pressão no interior do compartimento e permite espaço para o edema do músculo e do tecido.
  - Muitas vezes, as fasciotomias dos quatro compartimentos são exigidas para liberá-los efetivamente.
  - Deixar as lesões abertas até a diminuição do edema, aplicar curativos esterilizados ou de preferência um curativo a vácuo para manter as áreas abertas úmidas.
- Quando o edema diminuir, o fechamento da fasciotomia pode ser por segunda intenção ou com os enxertos de pele da fasciotomia.

- Os dispositivos de oclusão auxiliados por vácuo encolhem a lesão com o objetivo de fechamento sem enxerto.
- Existem outros dispositivos de fechamento ou fasciotomias que podem ser usados para aproximar as bordas lentamente, juntando-as até ser obtida a oclusão da lesão.
• A terapia com oxigênio hiperbárico auxilia a oxigenação do tecido e promove a cicatrização da lesão.

Uma complicação séria que pode acontecer na realização da fasciotomia é a síndrome da reperfusão. A reperfusão anda de mãos dadas com a rabdomiólise, que pode ocorrer pela morte celular sem a síndrome de compartimento. A reperfusão se dá quando o fluxo de sangue arterial é restaurado ao tecido isquêmico. A acidose lática ocorre à medida que o lactato no tecido que morre é liberado de volta à circulação. A hipercalemia, que resulta do potássio intracelular liberado na circulação, deve ser autolimitada. A mioglobina liberada do músculo esquelético danificado, no entanto, é eliminada por meio dos rins, causando necrose tubular aguda pela obstrução. O tratamento inclui:

• Monitorar a creatinofosfoquinase (cinco vezes a normal é indicativa de rabdomiólise).
• Medir a mioglobina na urina.
  - A suspeita de mioglobinúria pode ser verificada na presença de urina com coloração de chá.
• Administrar líquidos intravenosos para manter a eliminação urinária em cerca de 100 mL/h.
• Administrar bicarbonato intravenoso para alcalinizar a urina, o que remove a mioglobina dos túbulos.
• Manitol pode ser administrado por via IV para aumentar a eliminação urinária.

Ossificação Heterotrófica

Após a fratura, o trauma raquimedular e o trauma craniencefálico, pode resultar ossificação heterotrófica (OH). Trata-se do crescimento excessivo do osso no interior do tecido mole, em geral mais de um mês após a lesão. Ocorre com mais frequência no quadril. Nos pacientes com TCE, os ombros e os cotovelos estão mais envolvidos. Na presença de lesão da medula óssea, os joelhos são os locais mais prováveis, mas será sempre uma articulação abaixo do nível da lesão da coluna. A ossificação heterotrófica torna-se incapacitante, uma vez que causa a imobilidade das articulações envolvidas.

Sinais e Sintomas de Ossificação Heterotrófica

Inflamação localizada
Massa dolorosa, palpável no interior do tecido mole próximo às grandes articulações
Edema
Confirmação por exames radiológicos

Tratamento

O tratamento inclui o monitoramento do crescimento ósseo e do processo inflamatório.
- Administrar fármacos anti-inflamatórios não esteroides, preferencialmente indometacina.
- Radioterapia.
  - Administrar em dose única no pós-operatório, como medida preventiva.
  - A luxação posterior do quadril com fratura da cabeça do fêmur pode ser uma contraindicação, pois existe potencial para necrose avascular e sem consolidação óssea.
- Cirurgia.
  - Em provável ossificação heterotrófica recorrente.
  - Alguns sugerem adiar a cirurgia até 12 meses (*Duke Orthopaedics presents Wheeless' Textbook of Orthopaedics*).
  - Realizar ressecção uma vez que a ossificação estabilize.

Necrose Avascular

A necrose avascular resulta da perda do suprimento de sangue. A cabeça do fêmur é especialmente suscetível durante a luxação posterior do quadril.

Sinais e Sintomas de Necrose Avascular

Quadril – dor na virilha irradiando para baixo na coxa; piora ao andar
Punho – dor no punho com fraqueza dos dedos; piora com o movimento
Joelho – dor no joelho, seguida de dor no fêmur distal
Ombro – dor no úmero proximal; rigidez

O diagnóstico inclui a realização de radiografias e ressonância magnética, que demonstram as mudanças ósseas, identificando a necrose avascular. Se não tratada ou diagnosticada, o osso degenera e colapsa, resultando em incapacidade. A necrose avascular grave pode exigir cirurgia.

Tratamento

O tratamento da necrose avascular está concentrado na interrupção do processo degenerativo e no controle da dor para retomada da função. No entanto, a prevenção é essencial e inicia com a rápida identificação da luxação e sua imediata redução. Isso é particularmente importante no quadril.
- Medicamentos.
  - Anti-inflamatórios não esteroides para a inflamação e a dor.
  - Bifosfonatos podem ser promissores no retardo da progressão da degeneração, assim como no tratamento da dor.
- A prancha ortostática diminui o estresse articular com movimentação articular suave.
- Eletroterapia – estímulo elétrico aplicado na área para incentivar o crescimento ósseo.
- Cirurgia.
  - Osteotomia: reformatar para ajustar as áreas de estresse, aliviando a pressão sobre a área de necrose avascular.
  - Substituição total da articulação.
  - Enxerto ósseo (fíbula vascularizada) para estimular novo crescimento ósseo.
  - Descompressão medular.

Embolia Gordurosa

A embolia gordurosa origina-se da embolização de gorduras da medula óssea na corrente sanguínea com a fratura ou com o movimento dos fragmentos ósseos da fratura. Outra teoria sustenta que os quilomícrons (ácidos graxos livres), liberados durante o trauma, se fundem, formando-a. A embolia gordurosa desenvolve-se rapidamente em 12 a 48 horas, e até em 96 horas após a lesão. Fratura de ossos longos pode originá-la. Essa síndrome pode apresentar risco à vida, se os problemas respiratórios não forem reconhecidos e tratados.

Sinais e Sintomas da Embolia Gordurosa

Confusão, inquietação, agitação

Angústia respiratória, taquipneia

Hipoxemia ($PaO_2 < 60$ mmHg)

Hemoptise, tosse produtiva

Dor no peito

Febre de 38 a 40°C

Taquicardia persistente

Petéquias dispersas no tórax, axilas, mucosa oral (sinais clínicos, mas aparecem e desaparecem rapidamente)

Hemorragias na retina

Disfunção renal

Icterícia

Diminuição da hemoglobina e/ou das plaquetas (< 50.000/mm^3)

Oligúria, lipúria (gordura na urina)

Tratamento e prevenção

A prevenção da embolia gordurosa, parte da estabilização inicial de cada paciente de trauma, envolve a imobilização das fraturas na cena, a mínima manipulação e a redução e fixação precoces. Uma vez que o principal sistema orgânico envolvido na síndrome são

os pulmões, o reconhecimento e o controle respiratório precoces são essenciais. Durante a avaliação, outras causas desses sintomas devem ser eliminadas, incluindo:
- Lesão axonal difusa – hemorragias petequiais no cérebro verificadas na TC ou na ressonância magnética.
- Eliminar a embolia pulmonar como causa dos sintomas respiratórios.
- Eliminar a infecção como origem da febre.
- Eliminar a hemorragia como causa da queda da hemoglobina e das plaquetas.
- Tratamento da embolia gordurosa:
  - Manter a ventilação adequada, inclusive a intubação.
  - Manter a estabilidade hemodinâmica.
  - Os corticosteroides podem ter algum benefício na manutenção da estabilidade respiratória por meio do tratamento da inflamação.
  - Fixação precoce das fraturas.
- Pode levar até um ano para que ocorra a cura completa do pulmão.

Síndrome da Artéria Mesentérica Superior

A síndrome da artéria mesentérica superior ocorre quando o paciente está em repouso no leito por tempo prolongado, principalmente na posição supina e quando é magro. Quando o gesso era utilizado com frequência para tratar fraturas pélvicas ou vertebrais, essa síndrome era mais comum. Apesar disso, os cuidadores devem atentar para a síndrome nos pacientes com gesso pelvipodálico, em posicionamento supino no leito devido a múltiplas fraturas e nos pacientes idosos, magros, restritos ao leito. A síndrome ocorre quando a artéria mesentérica superior e o duodeno são comprimidos contra a aorta. A compressão resulta na obstrução do duodeno.

> **Sinais e Sintomas da Síndrome da Artéria Mesentérica Superior**
>
> Perda de apetite
> Inicialmente, aumento da flatulência e do timpanismo
> Dor epigástrica
> Dor abdominal após a alimentação (até quatro horas)
> Vômitos
> Diminuição dos ruídos hidroaéreos
> Quadrantes abdominais superiores timpânicos
> Letargia
> Radiografia – intestino distendido nas imagens abdominais; TC também é útil para a realização do diagnóstico

Tratamento e prevenção

Como em todas as complicações pós-trauma, a prevenção é essencial. Mobilizar o paciente com frequência, oferecer pequenas refeições proteicas e prevenir a constipação são atividades de controle rotineiras que podem evitar a síndrome da artéria mesentérica superior no paciente em repouso no leito. Naturalmente, também previnem outras complicações. Além disso, manter o paciente em decúbito para a direita após a alimentação estimula o peristaltismo. O tratamento da síndrome inclui:

- Manutenção do equilíbrio eletrolítico e nutricional.
- Tratamento da constipação.
- Alimentação jejunal, que pode ser necessária para repousar o duodeno.
- Monitoração do peso.
- Metoclopramida para auxiliar o peristaltismo.
- Se o tratamento médico for ineficiente e a cirurgia for necessária, a liberação do ligamento de Treitz ou a duodenojejunostomia podem aliviar a dilatação e a obstrução do duodeno.
- Prevenir a desidratação.
- O diagnóstico tardio ou não realizado pode resultar em desidratação, hipocalemia e também em morte.

CUIDADOS PÓS-RESSUSCITAÇÃO E REABILITAÇÃO

Para o paciente com trauma musculoesquelético, a reabilitação é primordial. Desde o atendimento inicial e a estabilização até a fixação, o objetivo sempre é o retorno à capacidade funcional prévia. Toda lesão musculoesquelética, no entanto, retarda o processo até que o osso ou a articulação estejam recuperados. A paciência durante a reabilitação, assim como a adesão ao programa de exercícios destinados ao paciente, é essencial para a recuperação do alinhamento, a prevenção da não consolidação ou falha da órtese/prótese para a estabilidade óssea no final do período de tratamento. Tanto a fisioterapia quanto a terapia ocupacional são as especialidades que fazem parte da reabilitação do paciente. Além disso, o envolvimento precoce do fisiatra possibilita a construção de um programa de reabilitação desde o início. A reabilitação precoce concentra-se em equilíbrio, exercícios, fortalecimento e movimentações. O progresso para a deambulação com dispositivos auxiliares e a retomada do controle das atividades da vida diária são parte do processo de recuperação.

Os estudos sobre o seguimento dos pacientes ortopédicos mostram que, após as fraturas sacrais, a mobilidade prejudicada persiste por um ano em até 63%, sendo que 91% continuam apresentando algum grau de déficit sensorial pela fratura (Totterman et al. 2006). A deficiência na micção, na atividade sexual e no funcionamento intestinal permanecem em até 50% dos casos. Em pacientes com transtornos psiquiátricos preexistentes, o resultado da capacidade funcional prejudicada provoca psicopatologias pós-traumáticas, cujo pico ocorre aos dois meses e a melhora aos seis (Sutherland et al., 2006).

As sequelas identificadas após a utilização das hastes intramedulares da tíbia indicam uma porcentagem baixa de estase venosa (18%). As sequelas persistentes incluem a artrite (33%) e a atrofia muscular (27%). O estudo sobre o seguimento de pacientes por até 14 anos identificou que poucos tinham qualquer problema de amplitude de movimento no joelho, embora 73% apresentassem dor moderada nessa articulação (Lefaivre et al., 2008).

No estudo sobre incapacidade autodeclarada *versus* incapacidade observada, a maioria dos observadores classificou a incapacidade do paciente abaixo da que era percebida por ele mesmo (Dowrick et al., 2006). Essa é uma observação importante quando a terapia é iniciada e deve ser repetida nos cuidados posteriores. A percepção da incapacidade pelo paciente afetará sua motivação para participar nas atividades.

A reabilitação, após a hospitalização, depende da capacidade do paciente de participar, assim como das lesões associadas. Se houver a presença de TCE ou TRM graves, o centro de reabilitação de escolha provavelmente terá um enfoque neurológico. O trauma musculoesquelético será reabilitado ao mesmo tempo. No caso de idosos com resistência limitada ou mobilidade limitada preexistente, uma permanência curta em uma instituição de enfermagem especializada proporcionará a terapia física e ocupacional necessária para o retorno à vida independente. Deve ser observado que uma simples fratura de "quadril" no idoso é frequentemente a única razão para a perda da independência. A prevenção das quedas é essencial.

A reabilitação do paciente agudo internado proporciona cerca de oito horas por dia de terapia ativa. O paciente precisa ser capaz de tolerar 2 a 3 horas seguidas de participação. Para os pacientes com boa mobilidade, mas restritos ao lar, a terapia de acompanhamento pode ser prestada pelo atendimento domiciliar. Para aqueles que se movimentam o suficiente para sair de casa e tolerar o transporte de carro, a terapia ambulatorial é proporcionada até que eles se tornem independentes.

Vários equipamentos e dispositivos auxiliares são usados para melhorar a mobilidade, incluindo:
- Muletas – exigem coordenação, força na parte superior do corpo e ausência de lesão nos membros superiores.
- Bengala – proporciona estabilidade à medida que o paciente evoluiu das muletas e tem permissão para sustentar o peso sobre o membro lesionado.
- Bengala com quatro "pés" em lugar de um – proporciona mais estabilidade na base.
- Andador – exige membros superiores que sustentem o peso; uma plataforma pode ser fixada se o membro superior estiver

lesionado e sustentar parcialmente o peso; exige a capacidade de levantar o andador.
- Andador com rodas dianteiras – mais fácil para o idoso, pois não exige levantar e fornece uma base de apoio maior.
- Cadeira de rodas – para os pacientes que não sustentam peso ou os com lesões mistas nos membros superiores e inferiores; se os membros superiores não estiverem lesionados, o paciente será capaz de se locomover sem auxílio.
- Órteses são usadas para apoiar as articulações, por exemplo, a órtese "Bledsoe" para lesões no joelho, que pode manter o joelho na posição funcional.
- Para algumas lesões no joelho, a movimentação passiva contínua pode ser usada precocemente no tratamento para prevenir a rigidez da articulação do joelho.

A possibilidade de apoiar-se é aplicada tanto aos membros superiores quanto aos inferiores, pois ambos sustentam carga até um certo grau. As definições incluem:
- Sem apoio – absolutamente nenhuma carga sobre os membros.
- Colocar os pés no chão ou os dedos dos pés – 10% do peso normal é colocado sobre os membros.
- Apoio parcial da carga – menos de 50% do peso normal é suportado pelos membros.
- Apoio quando tolerado, tanta carga quanto o paciente tolerar.
- Apoio total, 100% da sustentação da carga é permitida.

Os objetivos específicos de reabilitação (estimativas dependem da cura individual) incluem:
- Quadril.
  - Exercícios, transferências, equilíbrio e deambulação começam um dia após a cirurgia.
  - Deambulação com dispositivo auxiliar.
  - Fisioterapia em casa 2 a 8 semanas após a alta.
- Pelve.
  - Se estável, apoio quando tolerado e tanta carga quando o paciente tolerar.
  - Instável exige primeiro a fixação cirúrgica, depois a determinação do estado de sustentação de peso pelo ortopedista.
- Tornozelo.
  - Gesso para permitir apoio durante 4 a 6 semanas.

– Luxação não permite apoio do pé por 4 a 6 semanas, seguido de gesso para andar durante duas semanas.
– A movimentação e o alongamento são proporcionados quando recuperados.
- Pé.
  – Bota gessada sem apoio durante seis semanas, depois gesso para marcha durante 12 semanas.
- Ombro.
  – Tipoia com movimentação articular do cotovelo.
  – Movimentação do ombro restrita por decisão do cirurgião ortopédico e pelo grau de instabilidade.
  – Fortalecimento e movimentação passiva começam em duas semanas.
  – Aumentar as atividades dos movimentos articulares ativos em seis semanas.
- Úmero proximal.
  – Iniciar os exercícios em uma semana.
  – Remover a tipoia depois de três semanas.
- Diáfise do úmero.
  – Iniciar movimentação articular.
  – Órtese durante seis semanas.
- Rádio-ulna.
  – Gesso axilopalmar ou órtese geralmente até três semanas com cotovelo a 90° com conversão para órtese em duas semanas.
- Rádio distal.
  – Luva gessada durante 4 a 6 semanas, seguida por órtese durante um mês.
  – Manter o ombro e a articulação dos dedos.
  – Apoio é permitido em seis semanas se a formação de calo estiver presente.
- Escafoide (membro superior).
  – A recuperação varia de seis semanas a seis meses.
  – A fratura sem desvio em dois meses deve ser considerada caso para redução aberta com fixação interna.

Todos os objetivos listados são viáveis se o paciente participar adequadamente na terapia e a formação de calo for evidente no momento da decisão de trocar a tala ou a órtese e, então, no apoio completo. O fumo, o álcool, a má nutrição e as comorbidades afetam a consolidação dos ossos e retardam a volta ao funcionamento ideal. O paciente também deve seguir rigidamente a restrição para apoiar a carga pelo membro para evitar "desfazer" a recuperação iniciada. A vitamina D e o cálcio na dieta são componentes essenciais para consolidação do osso.

É necessária avaliação pelos serviços sociais e o supervisor do caso para determinar a estrutura e a segurança da casa para a qual o paciente retornará. Os aspectos a serem considerados incluem

- Casa de um ou mais andares.
- Degraus dentro e para entrar na casa.
- Banheiro no nível da entrada.
- Pode ser instalado um banheiro no nível da entrada?
- O paciente necessita de uma cama hospitalar?
- Se for para casa na cadeira de rodas:
  – Existe acesso à entrada da casa (rampa ou ausência de degraus)?
  – A cadeira de rodas passará nas portas do quarto e do banheiro?
- Existem barras de apoio no banheiro, no chuveiro e no vaso sanitário?
- Riscos de segurança removidos.
  – Tapetes.
  – Má iluminação.
  – Acúmulo de objetos.
- Dispositivos de auxílio necessários, como urinol e assento elevado para o vaso sanitário.
- Existe um telefone?
- Existe água corrente?
- Existe aquecimento e eletricidade?
- O paciente mora sozinho?
  – Necessita de fornecimento de alimentação?
  – Necessita de assistência nas 24 horas?
  – Terapia domiciliar?
- Como o paciente será transportado para casa?
- O paciente entende o uso dos dispositivos?
  – Talas: períodos de tempo com ou sem elas.
  – Sem a tala para o banho de chuveiro?
  – Sem a tala na cama?

– Os dispositivos em forma de halo e os fixadores externos devem estar sempre colocados e não devem ser removidos pelo paciente ou pela família.

Em geral, a recuperação das lesões musculoesqueléticas depende da ressuscitação e da estabilidade do paciente, da participação na terapia e do lento progresso em direção à recuperação da função no hospital, na reabilitação precoce e em casa, durante meses após a lesão.

> **Pontos Críticos na Preservação da Vida**
>
> - Em cada exame, inspeção e palpação a simetria dos membros deve ser comparada.
> - Qualquer perda de pulso (exame motor ou sensorial), após a tala ou a colocação do dispositivo de tração, exige a remoção da tala e o reposicionamento, com reavaliação posterior.
> - (Para fechar o anel pélvico). Colocar um lençol sob a pelve, enrolá-lo para a frente e amarrar firmemente, verificar os pulsos.
> - Durante a avaliação da pelve, NÃO comprimir as cristas ilíacas OU balançar a pelve, pois isso pode deslocar as fraturas e/ou aumentar a hemorragia.

REFERÊNCIAS

Arrillega A, Bynoe R, Frykberg ER, et al. Practice management guidelines for penetrating trauma in the lower extremities. 2002. Available at: http://www.east.org. Accessed October 17, 2008.

Canadian Orthopaedic Trauma Society. Nonoperative treatment compared with plate fixation of displaced midshaft clavicular fractures: a multicenter randomized clinical trial. *J Bone Joint Surg Am.* 2007;89(1):1-10.

Canadian Orthopaedic Trauma Society. Reamed vs undreamed intramedullary nailing of the femur: comparison of the rate of ARDS in multiple injured patients. *J Orthop Trauma.* 2006;20(1):384-387.

DiGiacomo JC, Bonadies JA, Cole FJ, et al. Practice management guidelines for hemorrhage in pelvic fracture. 2001. Available at: http://www.east.org. Accessed October 17, 2008.

Dowrick A, Gabbe B, Williamson O, et al. A comparison of self-reported and independently observed disability in an orthopedic trauma population. *J Trauma.* 2006;61(6):1447-1452.

Duke orthopaedics presents Wheeless' Textbook of Orthopaedics. Heterotrophic ossification. Available at: http://www.wheelessonline.com. Accessed October 17, 2008.

Gustilo RB, Anderson JT. Prevention of infection in the treatment of one thousand and twenty five open fractures of long bones: retrospective and prospective analyses. *J Bone Joint Surg Am.* 1976;58:453-458.

Gustilo RB, Mendoza RM, Williams DN. Problems in the management of type III (severe) open fractures: a new classification of type III open fractures. *J Trauma.* 1984;24:742-746.

Jones AL. Recombinant human bone morphogenic protein-2 in fracture care. *J Orthop Trauma.* 2005;19(10):S23-S25.

Kortbeek JB, Al Turki SA, Ali J, et al. Advanced trauma life support: the evidence for change. *J Trauma.* 2008;64(6):1638-1650.

Kragh J, Walters T, Baer D, et al. Practical use of emergency tourniquets to stop bleeding in major limb trauma. *J Trauma.* 2008;64(2):S38-S50.

Lefaivre K, Guy P, Chan H, et al. Long-term follow-up of tibial shaft fractures treated with intramedullary nailing. *J Orthop Trauma.* 2008;22(8):525-529.

Lin CD. Orthopedic rehabilitation. In: Cooper G, ed. *Essential Physical Medicine and Rehabilitation.* Totowa, NJ: Humana Press; 2006.

Lopez PP. Unstable pelvic fractures: the use of angiography in controlling arterial hemorrhage. *J Trauma.* 2007;62(6):S30-S31.

Luchette FA, Bone LB, Born CT, et al. Practice management guidelines for prophylactic antibiotic use in open fractures. 2000. Available at: http://www.east.org. Accessed October 17, 2008.

Magnussen R, Tressler M, Obremskey WT, et al. Predicting blood loss in isolated pelvic and acetabular high-energy trauma. *J Orthop Trauma.* 2007;21(9):603-607.

Moed, R. Improving results in posterior wall acetabular fracture surgery. *J Trauma.* 2007;62(6):S63.

Okike KB, Bhattacharyya T. Trends in the management of open fractures: a critical analysis. *J Bone Joint Surg Am.* 2006;88A(12): 2739-2748.

Pape HC, Giannoudis, P Krettek C, et al. Timing of fixation of major fractures in blunt polytrauma: role of conventional indicators in clinical decision making. *J Orthop Trauma*. 2005;19(8):551-562.

Pape HC. Rixen D, Morley J, et al. Impact of the method of initial stabilization for femoral shaft fractures in patients with multiple injuries at risk for complications (borderline patients). *Ann Surg*. 2007;246(3):491-499; discussion 499-501.

Sarin E, Moore J, Moore E, et al. Pelvic fracture pattern does not always predict the need for urgent embolization. *J Trauma*. 2005;58(5):973-977.

Scalea TM. Optimal timing of fracture fixation: have we learned anything in the past 20 years? *J Trauma*. 2008;65(2):253-260.

Sutherland AG, Alexander D, Hutchison J. The mind does matter: psychological and physical recovery after musculoskeletal trauma. *J Trauma*. 2006;61(6):1408-1414.

Totterman AS, Glott T, Madsen JE, et al. Unstable sacral fractures: associated injuries and morbidity at 1 year. *Spine*. 2006;31(18): E628-E635.

Varela CD, Vaughan TK, Carr JB, et al. Fracture blisters: clinical and pathological aspects. *J Orthop Trauma*. 1993;7(5):417-427.

Ward WG, Nunley JA. Occult orthopaedic trauma in the multiply injured patient. *J Orthop Trauma*. 1991;5(3):308-312.

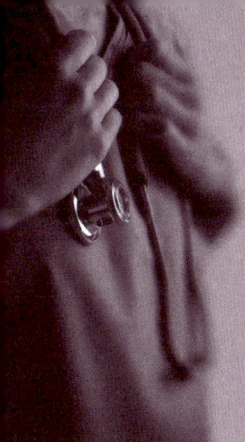

Capítulo 10
QUEIMADURA E LESÃO EXTERNA

INTRODUÇÃO

Um dos mais bem-sucedidos programas de prevenção de lesão nos Estados Unidos foi o de prevenção de queimaduras. No entanto, apesar do progresso feito pelos centros de queimados e os serviços de proteção contra incêndios, cerca de 500 mil queimaduras ocorrem anualmente (White e Renz, 2008). Das pessoas atingidas, 40 mil são hospitalizadas, com cerca de 50% exigindo cuidados no centro de queimados. A identificação das queimaduras graves e especiais deve ocorrer de forma precoce, na ressuscitação do paciente, para ser providenciada a rápida transferência à instituição apropriada.

As queimaduras ocorrem por chama/lesão térmica, química, radiação e eventos elétricos. As por radiações são discutidas no Capítulo 15. Os eventos térmicos podem ser causados por chama, exposição ao calor e ao frio, escaldadura, objetos quentes, vapor e gases quentes. As queimaduras por escaldadura são comuns no abuso infantil. As crianças tendem a ser pequenas (em torno de 2 a 4 anos), com uma área de superfície queimada relativamente grande (13%) (Thombs, 2008). Há um alto nível de suspeição de abuso nesses casos. A profundidade da queimadura por escaldadura é determinada pela temperatura, a duração do contato e a espessura da pele exposta.

A pele é o maior órgão do corpo e tem muitas funções. Ela possibilita a sensação de dor, o toque, a temperatura e a pressão e proporciona a termorregulação sobretudo por meio do suor, que é secretado pelas glândulas sudoríparas da pele. A pele também protege o corpo do frio e do calor, das bactérias e das substâncias químicas. Todas essas propriedades são comprometidas em diferentes graus quando ocorre uma queimadura.

QUEIMADURA

Avaliação

A avaliação do paciente queimado segue o mesmo padrão de conduta do paciente de trauma, com considerações específicas para a avaliação da queimadura. É possível que esse paciente tenha outras lesões associadas. O processo sistematizado de ressuscitação do trauma (Cap. 2) garante tanto o cuidado rápido da queimadura quanto a identificação e o tratamento das lesões associadas. As colisões de veículos a motor (CVM), as quedas de prédios em chamas, as lesões por explosivos e os acidentes em indústrias podem provocar sérios traumas associados.

História

A história das circunstâncias da queimadura deve iniciar com a origem da lesão e qualquer mecanismo associado a ela, como já referido. Além disso, história pregressa, idade, alergias, medicamentos, álcool e drogas e exposição ambiental são essenciais na coleta de dados. Ao transferir o paciente para o centro de queimados, é necessário transmitir as informações sobre o trauma visando preparar sua admissão. A elevação da mortalidade pela queimadura depende de sua associação com a síndrome da imunodeficiência adquirida (Aids-HIV), doenças renais ou hepáticas e câncer metastático (Thombs, 2007). O aumento de dias de permanência no hospital está associado à presença de demência, úlcera péptica, distúrbios neurológicos como paralisia ou AVC, arritmias cardíacas, doença renal ou doença psiquiátrica (Thombs, 2007). As circunstâncias do trauma, essenciais para o quadro da queimadura, incluem:
- Características do evento.
  - Chama: roupas envolvidas?
  - Exposição ao calor: escaldadura, objetos quentes, líquido quente.
  - Química: identificar, se possível, se é alcalina ou ácida e se houve exposição ou ingestão.

- Elétrica: voltagem, corrente direta ou alternada?
- Frio: observar se houve exposição ao ambiente úmido.
- Exposição a explosão: inclui explosões químicas/alcatrão.
• Duração da exposição.
• Temperatura no caso de exposição ao frio ou à escaldadura.
• Ambiente fechado.
• Perda da consciência.
• Mecanismo de trauma associado além da queimadura.
• História consistente com o trauma e entre os informantes – possível abuso.
  - Período de tempo entre o evento e a procura por ajuda médica.
• Eventos que ocorreram imediatamente após a lesão.
  - Como a queimadura foi extinta?
  - Houve descontaminação da substância química?
  - Ressuscitação cardiopulmonar na cena? Outros procedimentos pré-hospitalares, como oxigênio, intubação, punções intravenosas (IV).

Avaliação do trauma: específica a queimadura

Os princípios da avaliação primária do trauma são realizados para determinar tanto o impacto da lesão por queimadura quanto qualquer lesão associada (Cap. 2). Queimaduras podem estar associadas a outros mecanismos de trauma, como CVM ou queda. A avaliação primária inclui:
• Via aérea.
  - Realizar intubação endotraqueal de sequência rápida para os sinais de lesão por inalação, comprometimento da via aérea, dificuldade respiratória ou instabilidade hemodinâmica.
  - A lesão por inalação ocorre mais frequentemente no incêndio em local fechado.
    ▪ A lesão por inalação inclui inalar ar superaquecido, produto de combustão e fuligem. Os produtos de combustão estão descritos na Tabela 10.1.
    ▪ Os pacientes que inalam o ar de ambiente em chamas podem ter queimadura direta da via aérea e inalação de ar aquecido.

Tabela 10.1 Subprodutos da combustão

Origem	Irritante	Toxina
Poliestireno – espuma		Monóxido de carbono (CO), estireno
Acrílico	Acroleína	Hidrogênio cianido (HCN)
Náilon (carpete, roupas)	Amônia	HCN
Acrilon (carpete)	Acroleína	HCN
Polivinil clorido (coberturas de paredes, pisos, isolamento, encanamentos)	Ácido hidroclorídrico (HCl), fosgeno	CO
Papel de parede, madeiras laqueadas	Acetaldeído, formaldeído, óxidos de nitrogênio	Ácido acético
Poliuretano (móveis)	Isocianatos	HCN, amônia, ácido halógeno
Borracha		Dióxido sulfúrico

- A identificação precoce da lesão por inalação e a intubação imediata evitam a obstrução da via aérea. A lesão por inalação pode levar até 24 horas para se apresentar (ATLS, 2004).
- Surgimento insidioso de edema 24 a 48 horas, até mesmo 72 horas após a lesão; é necessária avaliação atenta da via aérea para prevenir a crise.
  – O edema hipofaríngeo pode progredir para a obstrução completa da via aérea.
- A mortalidade aumenta em 20% quando a lesão por inalação está presente (TNCC, 2007).
- Crianças com menos de 2 anos e idosos com mais de 60 apresentam mortalidade elevada diretamente relacionada com a inalação de fumaça (Osborn, 2003).
• Respiração – afetada pela história pregressa, presença de subprodutos da combustão, lesão por inalação e monóxido de carbono (CO).
  – O envenenamento por monóxido de carbono ocorre pela combustão e a inalação de CO. A afinidade da hemoglobina com

Sinais e Sintomas de Lesão por Inalação

Fuligem oral ou nas narinas; no interior da via aérea (escarro carbonáceo)

Queimaduras faciais, pelos faciais e nasais chamuscados

Tosse produtiva

Voz rouca

Estridor, sibilo expiratório, retração

Falta de ar

Aumento das secreções, dificuldade de deglutição

Língua edemaciada, mucosas avermelhadas

Nível aumentado de monóxido de carbono

Broncoscopia com fibra ótica para avaliação direta da via aérea – vermelhidão, edema, esfacelamento, material carbonáceo

---

o CO é 240 vezes maior que com o oxigênio. Tal afinidade desvia a curva de oxi-hemoglobina para a esquerda.
- Os fumantes em geral têm um nível de CO de 7%.
- Níveis de 20 a 30% de CO provocam cefaleia e náusea, estado mental alterado, dificuldade de concentração, pressão na testa.
- Níveis de 30 a 40% de CO provocam cefaleia grave, confusão, capacidade de julgamento alterada, irritabilidade.
- Níveis de 40 a 60% de CO resultam em coma.
- Níveis maiores que 60% de CO provocam apneia, morte em horas.
- Níveis maiores que 80% de CO causam morte em uma hora; níveis maiores que 90% resultam em morte em minutos.
– Os monitores transcutâneos de CO são úteis para a rápida determinação do CO elevado.
- Circulação.
 – Os pulsos devem ser avaliados em todos os membros, especialmente na presença de queimadura circunferencial.
 – Queimaduras circunferenciais do tórax prejudicam a respiração, impedindo a expansão da parede torácica.

> **Sinais e Sintomas de Envenenamento por CO**
>
> Pelos nasais chamuscados, fuligem, escarro carbonáceo
> Cefaleia
> Náusea e vômito
> Tontura
> Taquipneia
> Perda de movimentos
> Perda sutil da memória, confusão, evolução para o coma, irritabilidade
> Mucosa vermelho-cereja é rara
> Leitura da oximetria de pulso geralmente normal

- Escarotomias imediatas podem ser necessárias para prevenir o sofrimento respiratório.
- A posição de Fowler também pode auxiliar a respiração nesses pacientes.
– Monitoramento hemodinâmico e do débito urinário.
  - Taquicardia e taquipneia podem estar presentes.
  - Incapaz de manter a temperatura.
– Verificar a existência de lesão associada que possa resultar em perda de sangue.
– O choque em queimadura ocorre quando a área total da superfície corpórea queimada for maior que 20%.
  - Perda da integridade capilar causa perda de proteína.
  - A estabilidade capilar é geralmente restaurada em 24 a 36 horas (Ziglar et al., 2004).
- Extensão e profundidade da queimadura.
  – Regra dos nove: método que determina a porcentagem da área total da superfície corpórea queimada. Esse processo serve para a determinação da necessidade e da quantidade de volume para ressuscitação, além do tratamento da queimadura. A Figura 10.1 descreve a regra dos nove para crianças (com menos de 3 anos) e adultos.

- Regra das palmas: a palma (incluindo os dedos das mãos) do paciente equivale a 1% da superfície do seu corpo. Esse método de determinação da área total da superfície corpórea queimada é especialmente útil para as queimaduras dispersas.
- A profundidade da queimadura: é descrita pelas camadas da pele envolvidas. A Tabela 10.2 apresenta as diferenças entre as profundidades das queimaduras.

Documentação

O registro da queimadura inclui toda a documentação do trauma, incluindo a profundidade e a extensão da queimadura. Uma maneira de documentar as características da queimadura é o uso do gráfico de estimativa de queimadura (ver Tab. 10.3), que permite determinar especificamente a área total da superfície queimada e sua profundidade e completar a fórmula da ressuscitação. Esse gráfico apresenta de forma concisa a informação da queimadura. Uma vez que a ferida pode progredir durante as 48 horas iniciais em razão dos mediadores inflamatórios e da avaliação inicial, o gráfico de estimativa da queimadura deve ser repetido para monitorar a evolução.

Tratamento Emergencial

Ressuscitação

O equipamento de proteção individual (EPI) é essencial para proteger o paciente de infecção. Deve-se reduzir o fluxo de pessoas no quarto para manter a temperatura, além de diminuir a exposição.

- A intubação deve ser considerada para pacientes com lesão por inalação, nível alterado de consciência e instabilidade hemodinâmica.
  - Fornecer oxigênio umidificado a 100%.
  - Aplicar a oximetria de pulso e o detector de CO, se apropriado; ter cuidado com as leituras falso-positivas na presença de CO.
  - Obter gasometria arterial (ABG) com o nível de carboxi-hemoglobina.

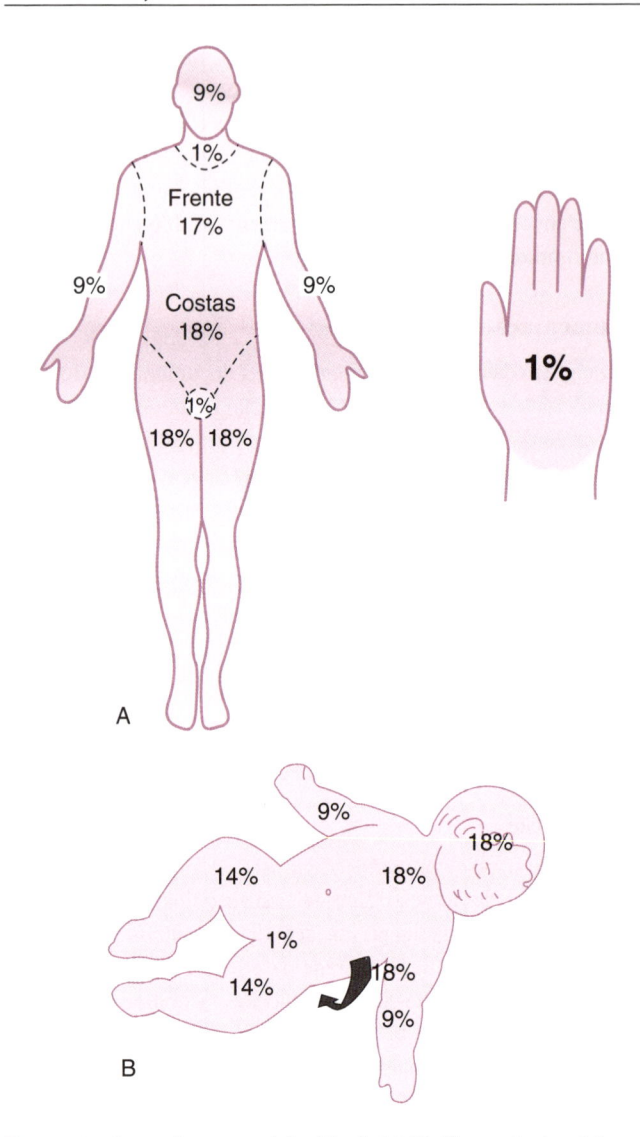

Figura 10.1 Regra dos nove, adulto (A) e bebê (B). (Ilustração do adulto por Maggie Reynard. Ilustração do bebê, com permissão, de Auerbach PS. *Field Guide to Wilderness Medicine,* 5th ed. Mosby, 2003.)

Tabela 10.2 Profundidade da queimadura

Profundidade	Superficial	Superficial, espessura parcial	Espessura parcial profunda	Espessura total
Epiderme	Edema discreto, eritema, dor, branqueamento Descamação 24 a 48 horas 3 a 5 dias para cicatrização	Edema significativo, eritema, úmida, bolhas cheias de líquido, secreção, dor intensa, sensível ao fluxo de ar	Plana, desidratada, pele muito fina, mosqueada, esbranquiçada, seca; ausência de branqueamento	Branca, chamuscada, escarificada, seca, dor/sensibilidade diminuída ou ausente, perda dos apêndices epidérmicos, aparência de couro
Derme		Até a derme superior 10 a 14 dias para cicatrização	Até o tecido subcutâneo 21 a 28 dias para cicatrização	
Gordura subcutânea, músculo, osso				Sem cicatrização, exige enxerto

Tabela 10.3 Estimativa da queimadura

Área	< 1 ano	1 a 4 anos	5 a 9 anos	10 a 14 anos	15 anos	> 15 anos	EP	ET	TOTAL
Cabeça	19	17	13	11	9	7			
Pescoço	2	2	2	2	2	2			
Tronco anterior	13	13	13	13	13	13			
Tronco posterior	13	13	13	13	13	13			
Nádega direita	2,5	2,5	2,5	2,5	2,5	2,5			
Nádega esquerda	2,5	2,5	2,5	2,5	2,5	2,5			
Genitália	1	1	1	1	1	1			
Membro superior direito	4	4	4	4	4	4			
Membro superior esquerdo	4	4	4	4	4	4			
Membro inferior direito	3	3	3	3	3	3			
Membro inferior esquerdo	3	3	3	3	3	3			
Mão direita	2,5	2,5	2,5	2,5	2,5	2,5			
Mão esquerda	2,5	2,5	2,5	2,5	2,5	2,5			
Coxa direita	5,5	6,5	8	8,5	9	9,5			

Coxa esquerda	5,5	6,5	8	8,5	9	9,5
Perna direita	5	5	5,5	6	6,5	7
Perna esquerda	5	5	5,5	6	6,5	7
Pé direito	3,5	3,5	3,5	3,5	3,5	3,5
Pé esquerdo	3,5	3,5	3,5	3,5	3,5	3,5

EP = espessura parcial / ET = espessura total

- Agitação e ansiedade estão geralmente associadas com hipoxia ou hipovolemia; avaliá-las antes da administração de medicamentos e administrar oxigênio em primeiro lugar.
- Broncodilatadores podem ser necessários para as queimaduras nas vias aéreas.
- Esteroides não devem ser usados.
- Se houver suspeita de envenenamento por cianeto (ver Tab. 10.1), administrar o antídoto de cianeto, como descrito no Capítulo 15.
- Envenenamento por CO.
  - Aplicar oxigênio a 100% até que o nível de CO esteja menor que 10%.
  - A meia-vida de CO é de 250 minutos no ambiente.
  - A meia-vida de CO é de 40 minutos sob oxigênio a 100%.
  - O oxigênio hiperbárico deve ser considerado, se disponível; a meia-vida de CO é de 23 minutos em uma câmara hiperbárica em 3 atmosferas absolutas (14,6 m do nível do mar).
  - O paciente com CO maior que 25% ou qualquer sinal e sintoma de intoxicação por CO deve receber oxigênio hiperbárico.
  - O oxigênio hiperbárico força o oxigênio para o plasma e as células, proporcionando oxigenação sem a necessidade de hemoglobina enquanto o gradiente força a saída de CO.
- Dois acessos IV de grosso calibre são colocados para a ressuscitação volêmica.
  - Se possível, evitar a punção sobre a queimadura. Contudo, se a única opção for através da área queimada, a colocação da via IV é prioridade.
  - A ressuscitação volêmica é iniciada para queimaduras maiores que 20% da superfície corpórea queimada. A infusão de volume envolve o cálculo cuidadoso dos líquidos necessários, com base na área queimada e no peso corporal (kg). Trata-se da estimativa das necessidades totais de volume do paciente.
  - Administrar Ringer lactato aquecido.
  - Fórmula da queimadura para as primeiras 24 horas após a lesão:
    2 a 4 mL x % da superfície corpórea queimada x peso (kg)
    Exemplo: 4 x 40% x 70 kg = 11.200 mL de Ringer lactato

- Fórmula pediátrica de ressuscitação de líquido = 3 a 4 mL x % da superfície corpórea queimada x peso (kg).
- Administrar a metade do total nas primeiras oito horas, seguida pela outra metade durante as 16 horas seguintes.
- O cronograma da ressuscitação volêmica começa por ocasião da queimadura, preferencialmente no local.
- A queimadura por inalação, a queimadura por alta voltagem elétrica, a lesão associada, a desidratação anterior à lesão, a presença de álcool e a ressuscitação tardia resultam no aumento das exigências de reposição de líquidos (Kramer et al., 2007).
- Uma reposição IV adicional de manutenção, que inclua glicose, deve permanecer durante a ressuscitação volêmica nas crianças, devido a perda rápida de reservas de glicogênio (ABA, 2007).
  - Primeiro: 10 kg do peso corporal = 100 mL/kg durante 24 horas.
  - Segundo: 10 kg do peso corporal = 50 mL/kg durante 24 horas.
  - Cada kg > 20 kg = 20 mL/kg durante 24 horas.
  - Exemplo: para uma criança com 25 kg = 1.000 mL + 500 mL + 100 mL (1.600 mL de solução de manutenção IV com glicose 5% e Ringer lactato).
- Monitoramento contínuo para evitar a hipervolemia, que é evidenciada por:
  - Edema pulmonar.
  - Edema cerebral.
  - Síndrome de compartimento abdominal (SCA), mortalidade maior que 80% (White e Renz, 2008).
- Colocar uma sonda nasogástrica ou orogástrica para prevenir a aspiração.
  - Os pacientes queimados são propensos ao íleo paralítico.
  - Principalmente as crianças com sonda endotraqueal sem *cuff*.
- Inserir um cateter de Foley para monitoramento da diurese.
  - Eliminação urinária mínima no adulto = 0,5 a 1 mL/kg/h.
  - Eliminação urinária pediátrica mínima (< 30 kg) = 1 mL/kg/h.
  - A diurese pode apresentar glicosúria, soro fisiológico hipertônico ou administração de dextrano.

- A oligúria é um sinal de ressuscitação volêmica inadequada; a infusão de líquido deve ser aumentada.
- As queimaduras no pênis exigem a colocação de um cateter de Foley.
• Aquecer o paciente.
  - Aquecer o quarto.
  - Usar cobertores térmicos.
  - TODOS os líquidos devem ser administrados aquecidos.
• Os membros com pulsos diminuídos ou queimaduras circunferenciais exigem escarotomias emergenciais, para aliviar a pressão da queimadura e evitar a necrose do músculo, a isquemia do nervo e a rabdomiólise. Isso inclui o tronco.
  - Monitorar os pulsos distais de hora em hora.
  - Garantir que a ausência de pulso não seja devido a hipovolemia.
  - Usar o eletrocautério.
  - Se houver suspeita de síndrome de compartimento, medir a pressão dos compartimentos musculares (Cap. 9).
  - Se houver a presença de necrose muscular, é necessário o debridamento para diminuir a incidência de rabdomiólise.
• A dor deve ser controlada inicialmente com narcóticos de ação curta e com monitoramento cuidadoso da hemodinâmica.
• Elevar os membros acima do coração para diminuir o edema.
  - Movimentação ativa de hora em hora também diminui o edema.

Cuidado do ferimento

As queimaduras são caracterizadas por três zonas de lesão:
• Zona de coagulação (central).
  - Tecido inviável.
  - Necrose.
  - Incapacidade de regeneração.
• Zona de estase (em torno do centro).
  - Capilares ocluídos, perfusão diminuída.
  - Edema.
  - Recuperável.
• Zona de hiperemia (em torno da zona de estase).
  - Fluxo de sangue aumentado causado pela inflamação.

- Resposta inflamatória.
  - Histamina: aumenta a permeabilidade capilar (arteríolas).
  - Prostaglandinas: aumentam a permeabilidade capilar (arteríolas).
  - Tromboxano A: agregação de plaquetas.
  - Leucotrienos, citocinas: inflamação.
  - Bradicinina: aumenta a permeabilidade das vênulas.
  - Radicais livres de oxigênio: dano à microcirculação das células endoteliais.

  O cuidado imediato da lesão envolve:
- Interromper o processo da queimadura. As queimaduras químicas são discutidas sob situações especiais.
- Remover as roupas e os adornos. Ocorrerá edema, portanto, a remoção dos adornos é necessária antes de seu início.
- Cobrir as queimaduras com lençóis secos e cobertores para aquecer.
- Não romper as bolhas se não estiverem infectadas.
- NÃO enchancar ou aplicar gelo, pois isso aumentará a profundidade da queimadura. Molhar resultará em hipotermia, causando vasoconstrição e morte celular.
- No caso de queimaduras por alcatrão:
  - Esfriar o alcatrão.
  - Dissolver o alcatrão com produto antibacteriano ou outro com base de petróleo. A presença de alcatrão causa o aumento da queimadura, pois ele retém o calor e a queimadura química adicional.
- O material sintético queima e derrete penetrando na pele.
- Não aplicar unguentos, cremes ou curativos. Os curativos serão feitos no centro de queimados. Se aplicados antes da chegada ao centro, serão removidos para a avaliação da lesão.
- Se a transferência para o centro de queimados tiver um atraso de 24 horas, o debridamento inicial deve ser realizado na instituição que encaminhar o paciente.
  - Bolhas grandes.
  - Limpar com clorexidina diluída ou sabão neutro com água.
  - Aplicar uma fina camada de sulfadiazina de prata.
  - Continuar a providenciar a transferência.

Critérios para a transferência

A American Burn Association recomenda a transferência para um centro de referência para queimados dos seguintes pacientes com queimaduras (ABA, 2007):
- Superfície corpórea queimada maior ou igual a 10%, com queimadura de espessura parcial.
- Queimaduras de espessura total em qualquer faixa etária e qualquer superfície corpórea queimada.
- Queimadura por inalação.
- Queimadura elétrica/lesão por raio.
- Queimadura química.
- Queimaduras associadas com trauma.
  - Se o trauma for mais grave ou com risco de morte, transferir primeiro para o centro de trauma.
- Queimaduras pediátricas em um hospital não pediátrico.
- Queimaduras de mãos, pés, face, genitália, pontos importantes.
- História pregressa, incluindo, por exemplo, diabetes melito, hipertensão, doença vascular periférica, doença pulmonar obstrutiva crônica (DPOC), insuficiência cardíaca congestiva, infarto do miocárdio.
- As queimaduras exigirão um cuidado de reabilitação de longo prazo, situações especiais, como as necessidades sociais ou emocionais exigindo intervenção.
  - História pregressa que poderia prolongar a recuperação ou aumentar as complicações.

Tratamento Continuado

O tratamento do paciente queimado é complexo e envolve todos os sistemas orgânicos. A prevenção de complicações é primordial em todos os níveis de cuidados.
- Cuidado pulmonar.
  - Intubação precoce para garantir a via aérea livre, assim como evitar a lesão pulmonar aguda resultante dos mediadores inflamatórios da síndrome da resposta inflamatória sistêmica.
  - A traqueostomia precoce pode resultar em redução do tempo de ventilação mecânica até a extubação (Ipaktchi e Arbabi, 2006).

- Escarotomia torácica para queimadura torácica circunferencial.
- Lesão pulmonar aguda/queimadura da via aérea.
  - Oxigenação por membrana extracorpórea pode ser útil nas crianças.
  - Ventilação de alta frequência ou volumes correntes baixos com hipercapnia permissiva no paciente adulto.
  - Óxido nitroso pode auxiliar na vasoconstrição hipóxica, melhorando a relação V/Q.
- Pneumonia associada a ventilação mecânica.
  - Diminui a ação ciliar, aumenta a secreção e o extravasamento de líquido.
  - A broncoscopia tem auxiliado na administração desnecessária de antibióticos e na incidência de pneumonia associada a ventilação mecânica (Ipaktchi e Arbabi, 2006).
- Envenenamento com CO.
  - Após o tratamento inicial com oxigênio ou oxigênio hiperbárico, os efeitos colaterais residuais podem se apresentar durante até 40 dias, incluindo:
    - Mudanças na personalidade.
    - Convulsões.
    - Cefaleia crônica.
    - Movimentos semelhantes aos de Parkinson.
- Elevar a cabeceira da cama para diminuir o edema na cabeça e no pescoço.
• Ressuscitação.
  - Monitorar a eliminação urinária.
  - Monitorar a rabdomiólise.
    - Associada a mortalidade acima de 70% (White e Renz, 2008).
    - Aumentar a administração de líquidos intravenosos para manter a eliminação urinária em 1 mL/kg/h (75 a 100 mL/h).
    - Manitol (12,5 g) adicionado a cada litro de líquido; pode provocar hipovolemia; deve ser adicionado quando a mioglobinúria não está sendo liberada com os líquidos (raramente).

- A mioglobina é mais solúvel na urina alcalina; adicionar bicarbonato de sódio a cada litro de líquido para tornar o pH urinário maior que 6.
  - Monitorar o potássio e a creatinofosfoquinase (CPK).
    - O potássio persistentemente aumentado pode exigir terapia de substituição renal.
  - Os estudos mostram que em mais de 58% dos pacientes a ressuscitação completa exige mais do que os 4 mL x % da superfície queimada x peso (kg) recomendados (Ipaktchi e Arbabi, 2006).
  - Evitar a super-ressuscitação, que pode resultar em síndrome de compartimento abdominal e edema pulmonar.
  - O soro fisiológico hipertônico (7,5%) pode modular a síndrome da resposta inflamatória sistêmica pela reperfusão e restauração do volume intravascular.
    - Uso na ressuscitação precoce.
    - Mantém o sódio sérico em 160 mmol/L.
  - A ressuscitação é adequada quando:
    - Frequência cardíaca menor que 120.
    - Pressão arterial maior que 100 mmHg.
    - Eliminação urinária mantida em 0,5 mL/kg/h.
  - Prevenir a hipotermia.
  - No caso de trauma associado, manter o hematócrito em 30 a 35% com a administração de concentrado de hemácias.
- Cuidado da lesão.
  - Não administrar antibióticos profiláticos.
  - Evitar exposição ao sol.
  - Controlar a dor antes das trocas de curativos, pois a vasoconstrição diminui a cicatrização da lesão.
    - Narcóticos em dose baixa.
    - Anti-inflamatórios não esteroides.
    - *Biofeedback*.
    - Mentalização de imagens.
    - Distração.
    - Antidepressivos.
    - Ansiolíticos para auxiliar a sedação.
  - Queimaduras superficiais.

- Após a limpeza da lesão, aplicar aloe vera até a cicatrização[*] ou loção sem perfume.
- Podem estar associadas com febre, calafrios, vômitos se a superfície corpórea queimada for extensa.
- Administrar anti-inflamatórios não esteroides.
– Queimaduras superficiais e de espessura parcial.
  - Limpar com sabão antibacteriano (clorexidina) ou sabão e água, remover os resíduos e o tecido desvitalizado.
    ○ Previne a piora pela infecção.
  - Usar uma sala de cirurgia aquecida ou aquecer o quarto da banheira.
  - Deixar as bolhas intactas, pois elas formam um curativo biológico, cicatrizando a pele abaixo.
  - Debridar as bolhas grandes.
  - Aplicar uma camada fina de creme antimicrobiano.
    ○ Sulfadiazina de prata.
      - Antibiótico de amplo espectro.
      - Alivia a dor.
    ○ Sulfamilon.
      - Antimicrobiano para organismos gram-positivos e gram-negativos.
      - Age na ferida.
      - Pode desenvolver acidose metabólica pelo metabolismo da anidrase carbônica.
      - Dor com aplicação durante cerca de 20 a 30 minutos.
    ○ Pomada com antibiótico triplo para a face.
      - A face é muito vascularizada e cicatriza com rapidez.
      - Mantê-la úmida.
      - Remover os pelos faciais.
      - Usar pomada oftálmica antibiótica para lesão nos olhos; mantê-los úmidos.
    ○ Remover completamente os antimicrobianos tópicos em cada sessão de hidroterapia.
  - Curativos.
    ○ Após a aplicação de creme, cobrir a queimadura com gazes.

---

[*] N. de R. T.: Prática empírica.

- Evita maior perda de líquido.
- Cobrir com gaze cada dedo da mão ou do pé, separando-os com ela.
  ◦ Curativos de náilon impregnado com prata cobertos com gaze.
- Exige trocas menos frequentes dos curativos.
- O íon de prata impregnado no curativo é antimicrobiano.
  ◦ Curativo a vácuo.
- Auxilia o fechamento da lesão.
- Facilita a remoção de exsudatos.
- Acelera a granulação.
- Conforma-se ao formato da lesão.
  ▪ Evitar contraturas com talas, fisioterapia e terapia ocupacional.
    ◦ Monitorar as talas para evitar lesões da pele.
  ▪ O tecido de granulação é facilmente lesionado.
- Queimaduras de espessura total.
  ▪ Exigem enxerto de pele.
  ▪ Limpeza diária com sabão antibacteriano.
  ▪ Debridamento diário do tecido solto, desvitalizado.
    ◦ Preparar o leito da lesão para o enxerto.
  ▪ O cuidado da lesão é o mesmo das queimaduras superficiais ou de espessura parcial.
  ▪ Excisão tangencial.
    ◦ Começar a remover precocemente o tecido desvitalizado e promover a cicatrização.
    ◦ Remoção sequencial das camadas de pele até ser atingida a derme viável.
    ◦ Ocorre sangramento.
  ▪ Enxerto.
    ◦ Enxerto de pele total, presença da epiderme e espessura total da derme.
      - Aplicável para queimadura de espessura total pequena.
    ◦ Enxerto de pele parcial contém epiderme e parte da derme.
      - Cicatriza em 10 a 14 dias.

- O enxerto em malha aumenta a área da superfície a ser utilizada para cobrir de 2 a 9 vezes.
- Enxerto laminar para face, mãos, pescoço, articulações nas crianças, parte superior do tronco das mulheres.
- Enxerto laminar pode coletar sangue, bactérias e líquido seroso.
  - A área doadora deve ser coberta com uma rede fina de gaze impregnada de petrolato.
  - Manter o curativo seco.
  - A gaze separa-se da lesão com a epitelização.
  - O curativo auxiliado por vácuo pode ser usado para cobrir a área doadora para aumentar a cicatrização.
  - Os curativos biológicos incluem pele de cadáver ou de porco, usada da mesma forma que o enxerto, para cobrir a queimadura e diminuir a perda de líquido.
- Amputação.
  - A amputação pode ser necessária se os dedos ou os membros não forem recuperados.
  - A lesão pode determinar o local da amputação.
- Nutrição.
  - O paciente queimado está em estado hipermetabólico com taquicardia, hipertermia e catabolismo proteico.
    - Prejuízo da cicatrização da lesão.
    - Aumento de chance de sepse.
    - Imunodeficiência.
    - O metabolismo retorna ao normal quando todas as queimaduras cicatrizarem.
    - Perda de apetite.
  - Iniciar a alimentação precoce em 24 horas se a superfície corpórea queimada for maior que 40%.
    - Encorajar a ingesta oral se o paciente não estiver intubado; dificuldade de obter todas as calorias necessárias por via oral.
    - Refeições ricas em carboidratos, gorduras, com as proteínas adequadas.
    - Usar a alimentação por sonda como primeira escolha antes de recorrer à nutrição parenteral total.

- Monitorar rigorosamente a glicemia para prevenir a hiperglicemia.
- Algumas pesquisas sugerem uma dieta que favoreça a imunidade, incluindo:
  - Arginina.
  - Glutamina.
  - Ácidos graxos com ômega 3.
  - Antioxidantes – vitaminas E e C.
- A prevenção de complicações diminui a mortalidade. Em pacientes com mais de 40% da superfície corpórea queimada, a mortalidade pode alcançar 75% caso ocorra infecção (Murray, 2007). Nas primeiras 48 horas, a infecção é normalmente ocasionada por organismos gram-positivos, seguidos pelos gram-negativos e as infecções fúngicas na primeira semana após a queimadura (Murray, 2007).
  - Infecção.
    - Celulite.
    - Exsudato.
    - Aumento da dor.
    - Necrose da gordura.
    - Descolamento rápido dos tecidos (infecção fúngica).
  - Não administrar antibióticos a não ser que haja uma infecção conhecida.
  - A excisão precoce da escara diminui a infecção da queimadura.
  - Ocorre colonização precoce, sobretudo os cocos gram-positivos.
  - Monitorar e tratar a rabdomiólise para prevenir a insuficiência renal aguda.
  - Hipercalemia.
  - Prevenção de complicações (Cap. 13).
    - Prevenir ulceração gástrica administrando bloqueadores H_2 ou inibidores da bomba de próton.
    - Prevenir úlceras por pressão mudando o decúbito do paciente frequentemente e monitorando as talas.
    - Prevenir trombose venosa profunda por meio da administração de heparina com baixo peso molecular ou heparina subcutânea e dispositivos de compressão sequencial.

Situações Especiais

Queimadura química

As queimaduras químicas dependem do agente, da duração do contato, da quantidade do agente e de sua concentração. Ao obter a história do paciente, essas questões devem ser abordadas para determinar o passo seguinte na limpeza da lesão.

Controle da queimadura química:
- Usar EPI para a proteção pessoal contra o produto químico e proteção do paciente queimado.
- Retirar minuciosamente as substâncias químicas secas.
- Em seguida, aplicar irrigação abundante durante 20 a 30 minutos no mínimo.
  - Aumentar o tempo de irrigação se a substância for um álcali.
  - A água utilizada deve ser eliminada.
- Se os olhos estiverem envolvidos:
  - Lavar cuidadosamente durante ao menos 15 minutos.
  - Se envolver álcalis, realizar lavagem contínua durante até oito horas.
  - Proteger o olho oposto contra o líquido escorrido durante a irrigação.
  - Consultar um oftalmologista.
- As formas voláteis são inaladas; monitorar a queimadura por inalação.
- Não tentar neutralizar, pois com frequência é produzido calor durante o processo (reação exotérmica).
- Substâncias químicas específicas:
  - Ácido fluorídrico – penetração profunda e necrose; exige gel de gluconato de cálcio tópico.
    - Encontrado em removedores de ferrugem, gravação de vidro.
    - Causa hipocalcemia, hipercalemia, dor grave.
    - Intervalo QT prolongado, onda T em pico, arritmias ventriculares.
    - Baixas concentrações podem ter sintomas tardios ocorrendo de 6 a 18 horas após a exposição.
  - Os ácidos causam necrose por coagulação e precipitação de proteína (pH < 2).

- Encontrados nos detergentes de banheiro, produtos químicos para piscinas.
— Os álcalis causam necrose por liquefação e afrouxam o tecido (pH > 11,5).
- Encontrados nos produtos de limpeza de drenos e fornos, fertilizantes, produtos de limpeza industrial.
- A ingestão oral exige lavagem.
— Lixívia: NÃO usar água; é ativada pela água.
— Fósforo branco: NÃO usar água; explode em contato com a água.
— Cal: NÃO usar água — escovar, depois usar uma toalha seca.
— Compostos orgânicos: usar luvas de borracha.
- Fenóis, gasolina, creosoto.
- Toxicidade sistêmica pode ser tardia até 24 horas, necrose por coagulação.
- Fenóis — irrigar com solvente lipossolúvel (polietileno glicol ou álcool etílico).
- Gasolina e derivados do petróleo — causam delipidação.
- Amônia anídrica — fertilizante, refrigerante; pode ser usada para fabricar metanfetaminas; bolhas; irrigar com água; requer intubação endotraqueal se inalada.
— Alcatrão.
- Esfriar a queimadura.
- Usar creme a base de petróleo (antibiótico tópico ou óleo mineral) para dissolver.

Queimadura elétrica

As queimaduras elétricas dependem da voltagem, da corrente, da duração do contato. A eletricidade percorrerá o trajeto de menor resistência através do corpo. O calor da corrente elétrica atinge profundamente o tecido, queimando o corpo do paciente do interior para o exterior.
- A lesão de baixa voltagem ocorre em até 600 volts.
- A lesão de alta voltagem é qualquer exposição a mais de 600 volts. As contrações involuntárias que ocorrem durante o contato podem ser graves o suficiente para provocar fraturas ou quedas, resultando em trauma associado.

- A corrente direta afasta a pessoa da fonte, resultando em lesão superficial.
  - A corrente direta de alta voltagem pode ser de contato direto (mais comum), por meio de um arco elétrico na vítima ou por lampejo (*flash*) pelo arco de 2.500 a 4.000ºC próximo à vítima (pode resultar em fogo ateado às vestes).
  - A desfibrilação é um exemplo de corrente direta.
- A corrente alternada resulta em tetania, com contrações musculares tônicas, intermitentes, semelhantes a convulsões.
  - Não existe local definido de entrada e saída da corrente.
  - Corrente elétrica doméstica.
- Em ordem de resistência da mais alta para a mais baixa.
  - Nervos.
  - Vasos sanguíneos.
  - Músculos.
  - Pele.
  - Tendão.
  - Gordura.
  - Osso.

  Tratamento das queimaduras elétricas:
- Garantir uma via aérea e iniciar a ressuscitação cardiopulmonar.
- Verificar o traçado no eletrocardiograma (ECG); monitorar a atividade cardíaca durante 24 horas.
- Os preditores significativos de envolvimento cardíaco incluem:
  - Trajeto vertical.
  - Magnitude da área corpórea total queimada.
- O cuidado da lesão é o mesmo do já abordado, dependendo da profundidade e da extensão da queimadura.
  - Identificar os pontos de entrada e saída da corrente.
  - A queimadura segue o trajeto entre as duas lesões.
  - Presumir que a lesão seja mais extensa do que aparenta à primeira vista.
  - Pode envolver amputação traumática pela saída explosiva da eletricidade.
- A mioglobina é liberada das células danificadas causando rabdomiólise.
  - Obstrui os túbulos renais provocando lesão renal aguda.
  - Mantém a eliminação urinária maior que 100 mL/h.

- Urina escura, cor de chá, com mioglobina positiva na análise.
- A lesão neurológica inclui:
  - Disfunção cerebral.
  - Depressão respiratória.
  - Paralisia espástica.
  - Avaliar a coluna cervical quanto a lesão, especialmente após a queda.
- Podem ocorrer hemorragia gastrintestinal ou necrose intestinal.
  - Sintomas podem ser tardios, após 3 a 4 dias.
- A lesão vascular inclui a formação de coágulos e a ruptura dos vasos.

Lesão por raio

- A lesão por raio depende da distância entre o indivíduo e a zona de queda; o raio em si flui em torno da pele causando um efeito de clarão.
  - É comum uma queimadura com formato de folha de samambaia.
  - Qualquer metal apoiado na pele pode superaquecer e queimá-la.
- A mortalidade pela lesão por raio é de 30%; entre os sobreviventes, no entanto, 70% sofrem complicações (ABA, 2007).
  - Pelos arrepiados e os halos azuis em torno dos objetos são sinais de um raio iminente.
  - A queda direta do raio tem alta mortalidade.
  - Um clarão lateral ocorre quando um objeto próximo é atingido.
  - A voltagem é intensificada quando a corrente passa através do solo após atingi-lo.
  - Garantir a via aérea livre e iniciar a ressuscitação cardiopulmonar.
  - Complicações de longo prazo:
    - Hipertensão transitória.
    - Amnésia, déficit de memória de curto prazo.
    - Catarata.
    - Disfunção vestibular, surdez.
    - Descolamento da retina, dano ao nervo óptico.

Sinais e Sintomas de Lesão por Raio

Parada respiratória se o tronco cerebral estiver envolvido

Arritmias cardíacas incluem taquicardia supraventricular, fibrilação ventricular, bloqueio do feixe de ramos, extrassístole ventricular ou atrial

Perda da consciência, confusão, concentração prejudicada

Cefaleia

Paralisia do membro inferior

Cianose e pele fria abaixo da cintura pela ação do sistema nervoso parassimpático (transitório por poucas horas)

Queimadura superficial, semelhante a uma pena ou aranha

Ruptura da membrana timpânica

Visão turva, descolamento da retina, catarata

Fraturas ou luxações pela onda de choque

Congelamento

O congelamento é determinado pela exposição, pela umidade e pela sensação térmica. Sua ocorrência é mais provável em temperaturas menores ou iguais a 10°C. As temperaturas inferiores a -5°C provocam dano celular irrecuperável. A vasoconstrição alterna com a vasodilatação (resposta *hunting*), mas no final fracassa, se prolongada.

O congelamento, assim como a queimadura, tem vários graus de profundidade e de extensão (Tab. 10.4). Cristais de gelo formam-se no interior da célula junto com oclusões microvasculares. A vasoconstrição resulta em lentidão e trombose, diminuição do fluxo e estase. Aproximadamente 90% envolvem as mãos e os pés. É essencial verificar o paciente quanto a hipotermia. Os moradores de rua, a idade, a história pregressa de doença cardíaca, o diabetes, a imunossupressão e a presença de álcool são fatores relacionados ao congelamento. Outros tipos de lesão não congelante incluem:

- Frieira ou pérnio – exposição crônica a umidade.
  - Sobretudo face, mãos, pés, tíbia anterior.
  - Lesões pruriginosas, de cor vermelho-arroxeada à ulceração e lesões hemorrágicas.

Tabela 10.4 Graus de congelamento

Profundidade	Sinais e sintomas	Após o reaquecimento
Frostnip	Dor, palidez, dormência	Reverte com o reaquecimento
Primeiro grau	Dormência, eritema, branco/amarelo, edema, manchas azuis, firme	Manchado, cianótico, dolorido, pruriginoso, ardente; descamação 5 a 10 dias depois
Segundo grau	Bolhas transparentes, contendo líquido claro, eritema, edema	Hiperemia profunda, quente/seco, edema 2 a 3 horas; bolhas contendo líquido transparente 6 a 12 horas após a lesão
Terceiro grau	Azul, bolhas com líquido hemorrágico, necrose da pele e do tecido subcutâneo	Anestesia precoce ao latejamento grave em 1 a 2 semanas; edema durante a primeira semana; demarcação 1 a 6 meses depois
Quarto grau	Gangrena, mumificação, necrose, pode envolver o osso; perda de espessura total	Hiperemia profunda, manchado, cianótico, anestesiado, gangrena seca

– Seguida de formação de cicatriz e tecido fibroso.
– Administração de bloqueadores do canal de cálcio pode ser útil.
– Elevar.
– Reaquecer lentamente até a temperatura ambiente.
– Experiência com congelamento leve prévio pode provocar frieiras mais tarde.
• Pé de trincheira – exposição crônica a umidade na temperatura acima de congelamento (1,6 a 10°C).
  – Cor preta, destruição do tecido profundo.
  – Vasodilatação e vasoconstrição alternando (espasmo).
  – Anestesia.
  – Em 24 a 48 horas, torna-se hiperêmico, queimadura dolorosa.
  – Bolhas, edema, hiperemia, equimose, ulceração progride para celulite, gangrena.
  – Elevar, reaquecer em ar seco aquecido.
  – Como nas frieiras, a exposição subsequente provoca vasoespasmos.

O tratamento inclui:
- Remover do ambiente frio; retirar todas as roupas apertadas.
- Secar, cobrir, manter aquecido.
- Avaliar lesões associadas; monitorar a hipotermia.
- Administrar líquidos intravenosos aquecidos para desidratação.
- Secar entre os dedos das mãos e dos pés com curativos esterilizados; previne maceração.
- Elevar.
- Colocar uma armação para manter as cobertas da cama afastadas dos pés.
- Administrar antiprostaglandinas (ibuprofeno).
- Imergir em uma banheira de água circulante a 40 a 42°C até que a pele esteja maleável e eritematosa (cerca de 20 a 30 minutos).
  – Iniciar o reaquecimento SOMENTE se todo o processo puder ser completado (Auerbach, 2007).
  – Não reaquecer parcialmente.
- NÃO massagear; NÃO usar calor seco.
- Administrar medicamento para dor e para tétano.
  – À medida que o tecido aquece, os membros se tornam extremamente dolorosos.
- Deixar as bolhas fechadas, pois elas proporcionam um curativo biológico se não infectadas.
- Duas vezes por dia, limpeza com hidromassagem e troca de curativos.
- Evitar as substâncias vasoconstritoras como a cafeína e o cigarro.
- Dextran ou heparina de baixo peso molecular podem prevenir a formação de coágulos.
- Aplicar sulfadiazina de prata a cada 12 horas após o reaquecimento e a limpeza.
- NÃO debridar o tecido no tratamento inicial.
- São necessárias semanas a meses para demarcar a área antes da intervenção cirúrgica ou da amputação.
- As consequências a longo prazo incluem:
  – Neurite isquêmica, dor crônica; considerar a clínica da dor.
  – Tono vasomotor permanentemente aumentado.
    - Sudorese excessiva.
    - Sensibilidade anormal ao frio (diminuída).

- Neuropatia.
- Diminuição do crescimento do cabelo e das unhas.
- Fenômeno de Raynaud.
- Risco de nova lesão.
• Começar exercício durante a hidromassagem após o edema estar resolvido.
  – Não sustentar carga até a resolução total do edema.

CUIDADOS PÓS-RESSUSCITAÇÃO E REABILITAÇÃO

A reabilitação após a lesão por queimadura é intensiva. Enquanto as lesões estão cicatrizando, as atividades da vida diária e os movimentos estão prejudicados. A reabilitação total ativa começa quando a área da superfície corpórea queimada aberta for menor que 20% (Osborn, 2003).

A reabilitação inclui:
- Exercício.
  – Maior força e resistência.
  – Redução das contraturas, aumento da circulação e da função pulmonar.
  – Diminuição do edema.
  – Exercícios passivo-ativos.
  – Promoção de exercícios em intervalos regulares.
  – Inclusão de períodos de repouso entre os exercícios.
- Alongamento.
  – Aumentar a amplitude de movimento, diminuir as contraturas.
  – Deve ser delicado, lento e sustentado.
- Imobilização.
  – Precoce no cuidado da queimadura para prevenir contraturas.
  – Imobilizar na posição funcional, extensão da articulação.
  – Anatômica, protegendo as articulações e a pele.
  – Forrar as talas para permitir a cicatrização da queimadura e prevenir novas lesões.
- Malhas compressivas.
  – Prevenção de cicatrizes hipertróficas.
  – Proteção.
- Sensorial.

- Avaliação da sensibilidade da área corpórea queimada.
- Retreinamento.
• Apoio psicossocial.
    - Depressão e problemas de autoimagem.
        ▪ Encaminhar para consulta psiquiátrica.
    - A história psicológica pregressa ou a ansiedade predispõem o paciente queimado a depressão um ano após a lesão (Dyster-Aas e Willebrand, 2008).
    - Transtornos afetivos ou abuso de substâncias predispõem o paciente queimado a transtorno de estresse pós-traumático um ano após a lesão (Dyster-Aas e Willebrand, 2008).
• Reabilitação vocacional.
    - Plano para o retorno a casa e ocupação.
    - Se for necessária a mudança na ocupação em razão de incapacidade, a reabilitação vocacional auxilia na identificação das oportunidades adequadas.

O tratamento a longo prazo da pele inclui a reparação em etapas com cirurgia plástica, quando necessário. A manutenção da umidade da pele é essencial e pode ser obtida com aloe vera ou loções sem perfume. A proteção da lesão é proporcionada pela malha compressiva, assim como a recuperação da pele e a diminuição da formação de cicatrizes hipertróficas. A nova pele também deve ser protegida do sol por meio da cobertura das roupas e das soluções com protetor solar. A proteção da pele é um compromisso de longo prazo.

LESÃO EXTERNA

As lesões da pele são as mais comuns de todas as lesões e as menos graves. Apesar da simplicidade do ferimento, é frequente o registro conflitante e incorreto sobre essas lesões. Cada lesão da pele tem características distintas e deve ser documentada de maneira adequada. Se houver oportunidade, devem ser fotografadas. Obter, primeiro, uma foto total do corpo. Depois, concentrar-se nas lesões envolvidas e fotografá-las com e sem um instrumento de medição. Seguir o protocolo hospitalar quanto ao consentimento para fotografar, rotular e incluir as fotos no registro médico. Com os crescentes problemas de reembolso, relacionados com as lesões adquiridas durante a hospitalização, muitas instituições estão documentando todas as lesões na chegada, tanto para a recuperação quanto para fins legais.

Evidência Legal da Lesão

A coleta de evidência legal relacionada à lesão é parte do papel da equipe de saúde.

- Em todos os casos suspeitos ou confirmados de abuso ou agressão, devem ser obtidas fotografias, com e sem um marcador de tamanho (p. ex., uma régua ou uma moeda, de acordo com a rotina da instituição).
- Se a lesão for penetrante ou por ferimento de arma de fogo (FAF), um pedaço de filme de raio X pode ser usado para traçar o formato/tamanho da lesão com um marcador permanente. As lesões com padrão de desenho podem ser traçadas da mesma maneira.
- As lesões de pele são prementes, isto é, cicatrizam e não são mais disponíveis para evidência. A documentação é essencial.
  - Lesões com padrão de desenho (Fig. 12.2) e marcas de mordeduras são elementos muito específicos para a determinação do objeto causador da lesão ou da pessoa que deu a mordida.
  - As mordeduras humanas estão associadas com mais frequência às agressões sexuais; lembrar de avaliar a agressão sexual e solicitar enfermeiro especializado em avaliar lesões de pele.
  - Obter esfregaço da mordedura com um chumaço de algodão umedecido com água esterilizada, seguido por um chumaço seco, em movimentos da parte externa para a área central da mordedura; conservá-los em um recipiente esterilizado e manter a guarda das evidências sob custódia.
- Nunca descrever as lesões usando os termos "entrada" ou "saída" se não fizer parte da enfermagem legal ou for um médico legista. Essa descrição não é responsabilidade da equipe de saúde, e a documentação incorreta da ocorrência poderá favorecer o agressor na Justiça.
- Observar fuligem ou queimadura em torno do FAF e documentar sua presença e distribuição. Usar um chumaço de algodão, do tubo de ensaio, umedecido com água esterilizada para passar em torno da área antes da limpeza. Isso coletará qualquer resíduo do disparo para uso como prova e determinará a distância entre

a arma e a vítima. Conservar o tubo de ensaio, rotulado, para a guarda sob custódia e a entrega à polícia.
- Se houver a presença de um legista, permitir que ele colete a evidência da lesão antes da limpeza.
- Não cortar através de furos ou rasgões nas roupas, pois podem ser necessários como evidência.
  – Colocar as roupas em sacos de papel separados, pois o plástico destrói a evidência e favorece o surgimento de mofo.
  – Se molhadas ou úmidas, pendurá-las para secar antes de ensacá-las.
  – Rotular de acordo com a política hospitalar para guarda sob custódia e entregar à polícia ou ao legista.
- Manuseio de corpos estranhos.
  – Remover os projéteis com pinças com ponta de borracha para evitar marcas no projétil.
  – Colocar em um recipiente de amostras, esterilizado, dispor gaze solta no seu interior, lacrar e rotular.
- Toda evidência coletada deve ser rotulada e guardada sob custódia, até ser entregue às autoridades legais.

Avaliação

As lesões de pele podem ser superficiais, com ou sem perda da integridade de sua superfície, sendo causadas pelo impacto de uma força não penetrante à pele ou por um objeto cortante que penetra sua superfície. No trauma, as lesões por CVM, quedas e agressões são descritas como não penetrantes, e as por FAF, FAB e por objetos perfurantes, como penetrantes. Na medicina legal norte-americana, o examinador descreve como lesões não penetrantes CVMs, quedas, agressões e FAFs e, como penetrantes, as causadas por perfuração ou lesão com objeto cortante. Além de identificar todas as lesões de pele, qualquer possível fratura associada também deve ser identificada para descartar fratura exposta. Estas exigem tratamento ortopédico.
- Descrever o comprimento, a profundidade, o formato, a presença de corpo estranho e a cor.
- Verificar os pulsos distais à lesão.
- Verificar sangramento ativo.

As lesões de pele são descritas como:

> ### Lesões Externas
>
> **Contusão** – rompimento de pequenos vasos sanguíneos no interior do tecido mole, resultando em marcas "escuras e azuladas" do impacto com um objeto não penetrante; a pele está intacta; também chamada de hematoma (se mais consolidado) ou equimose; pode ocorrer nas bordas de um ferimento.
>
> **Abrasões** – perda da camada epidérmica externa da pele, deixando uma lesão aberta, com secreção, dolorosa; similar a uma queimadura superficial de espessura parcial; pode ter arranhões associados a elas; indicam a direção da lesão; por exemplo, a pele enrolada na borda mostra a direção em que a abrasão terminou; geralmente causadas pelo arrastamento no asfalto ou em outra superfície; pode ocorrer a marca permanente com a impregnação de resíduos à pele; também descritas como "arranhões de estrada".
>
> **Lacerações** – lesões abertas nas superfícies da pele causadas pelo impacto de objeto não penetrante à pele, especialmente sobre as proeminências ósseas, quando a pele "se separa"; podem se estender até ou através das camadas musculares; vasos podem ser vistos nas lacerações profundas; as bordas são irregulares.
>
> **Incisas ou cortantes** – lesão aberta na superfície da pele feita por objeto cortante; as bordas são regulares; a lesão é mais longa do que profunda; também denominada de "incisão".
>
> **Perfuração** – lesão aberta através da pele feita com objeto com fio; as bordas são regulares e podem assumir o formato do objeto, assim como a direção da entrada; se inserido totalmente, o formato do objeto estará presente; mais profunda do que longa.
>
> **Lesão por punção** – causada por objeto perfurante, pode ter corpo estranho inserido; inclui as mordeduras; as mordeduras humanas são contaminadas com bactérias gram-positivas e gram-negativas.

A avulsão é a remoção completa da pele das estruturas subjacentes. Em geral, é descrita pelo tamanho (p. ex., 4 x 4 cm ou 16 cm^2). A lesão exige reparação cirúrgica e pode necessitar de enxerto.

As lesões de desenluvamento compreendem a remoção completa da pele das estruturas subjacentes, incluindo estruturas como o tecido subcutâneo. Nas mãos e nos pés parece literalmente um "desenluvar" da pele e de outras estruturas, deixando o músculo e os tendões expostos. Essas lesões também exigem reparo cirúrgico.

A lesão com padrão de desenho e o padrão de lesão são dois conceitos distintos importantes para a documentação da lesão. A lesão com padrão de desenho deixa à mostra o formato, as marcas distintas e o tamanho do objeto usado para infligi-la. Esta pode ser penetrante ou não. As fotos e o traçado da lesão devem ser obtidos antes de qualquer limpeza ou reparo cirúrgico. Um objeto de medição, como uma régua ou uma moeda, deve constar ao menos em uma foto.

A lesão com padrão de desenho é uma série de eventos que resultam na lesão observada. Podem ser múltiplas idas ao hospital para o que aparentemente são lesões ou queixas benignas. Podem ser uma série de lesões, em vários estágios de cura, quando avaliadas no hospital. Em qualquer caso, a suspeita de abuso, tanto de adultos quanto de crianças, deve ser considerada, e documentada de maneira adequada. Nesses casos, a evidência deve ser fotografada para uso posterior.

Os objetos penetrantes provocam lesão na pele e possivelmente lesão às estruturas mais profundas. O objeto deve ser estabilizado, fotografado e não removido até a determinação do cirurgião.

Tratamento

O tratamento emergencial das lesões na pele concentra-se em interromper o sangramento ativo. Como discutido no Capítulo 2, um componente da avaliação primária da circulação é interromper qualquer sangramento ativo. As lesões no couro cabeludo são uma fonte primária de sangramento, sobretudo nas crianças. A pressão mantida sobre o ferimento costuma ser suficiente. No paciente com lesão no couro cabeludo, os clipes cirúrgicos ao longo das bordas da lesão ou a sutura rápida podem interromper o sangramento. A lesão deve ser monitorada, quanto ao surgimento de novo sangramento ou a sua continuidade.

Limpeza da lesão

A limpeza da lesão é realizada quando outras lesões com risco para a vida ou ameaça ao membro estiverem controladas.
- As abrasões devem ser limpas com sabão antibacteriano e água ou um produto de limpeza em polímero, que diminui o desconforto.

- O controle da dor deve ser realizado antes da limpeza, pois essas lesões são muito dolorosas quando tocadas.
- Lesões mais profundas podem exigir vários litros de soro fisiológico para irrigação se estiverem sujas.
- Essas abrasões devem ser cuidadas e mantidas úmidas, geralmente com uma pomada antibacteriana aplicada após a limpeza diária.
- Assegurar que o paciente não tenha história de alergias, antes de aplicar a pomada antibacteriana.
- As abrasões de espessura parcial ou total podem requerer enxerto de pele.
- Depois que as lesões perdem a camada de crosta, o aloe vera é útil para continuar o processo de recuperação e para manter a maciez da pele.
- As soluções como o iodo-povidona diluído em soro fisiológico são importantes para a limpeza inicial, mas não devem ser repetidas, pois podem prejudicar a recuperação celular. Usá-las apenas para remover as bactérias e os resíduos do ferimento.
  - Usar uma seringa para a irrigação, preferencialmente com soro fisiológico, se não houver resíduos presentes.
  - Se houver resíduos, uma seringa Luer-Lok de 35 mL, com agulha 19 G e protetor contra respingos proporcionará a pressão necessária para remover os resíduos.
  - O debridamento amplo remove com rapidez o tecido necrótico ou desvitalizado.
- Os anestésicos locais, como a lidocaína a 0,5 a 2%, têm ação rápida e permitem melhor limpeza e fechamento.
- Aparar os pelos em torno da lesão, exceto as sobrancelhas.
- As lesões com alto risco para infecção incluem as punções, particularmente nos pés, e as mordeduras, sobretudo as humanas.

Fechamento

O fechamento das lesões ocorre nas que sangram e naquelas demasiado profundas para cicatrizar e que necessitam de reaproximação da pele. O fechamento deve ocorrer em 6 a 8 horas. A face e o couro cabeludo podem tolerar o reparo até 24 horas mais tarde. As lacerações da face costumam ser fechadas para proporcio-

nar cicatrização estética. Suturas muito pequenas são usadas para diminuir qualquer possível defeito após a cicatrização.
- O fechamento primário utiliza adesivos, colas, grampos ou suturas na pele.
  - Tecido adequado deve estar presente.
  - Ausência de tensão na aproximação.
- As colas para pele (octilcianoacrilato) podem ser usadas apenas em áreas sem muito movimento, de baixa tensão e que não serão molhadas com frequência.
  - As mãos não devem ser escolhidas para o uso da cola para pele, pois estão envolvidas em atividades e são frequentemente molhadas.
  - Limpar a área, secar, aproximar e aplicar a cola, segurar por 30 a 40 segundos.
  - Evitar que a cola entre na lesão em si para prevenir a reação da pele.
- A sutura pode envolver as duas camadas inferiores da pele e, depois, a epiderme. As camadas de suturas dependem da profundidade e da extensão da lesão.
- Os grampos são úteis em áreas que não possuam preocupação estética (p. ex., couro cabeludo, torso, membros inferiores).
  - Tempo mais curto para o fechamento da lesão.
  - Menos dispendiosos.
  - Aplicação rápida.
- As lesões profundas devem ser levadas a cirurgia para irrigação e reparo. As lesões por punção e as contaminadas não são fechadas devido ao potencial para infecção ou para retenção de corpos estranhos.
- Fechamento primário tardio para lesões contaminadas ou isquêmicas.
  - O fechamento de lesões por punção e de mordeduras ocorre como intenção primária tardia. Estas podem ser fechadas em 3 a 5 dias, se não houver infecção.

Cicatrização da lesão

A cicatrização das lesões de pele ocorre por intenção primária e secundária.

- Primeira intenção – a lesão granula por si mesma; pode resultar em cicatriz menor; exige apenas limpeza diária para prevenir infecção; ideal para pequenas lesões.
  - Geralmente cicatriza em 14 a 28 dias.
  - O fechamento auxilia a promoção da cicatrização por intenção primária.
- Segunda intenção – são permitidas a cicatrização e a granulação com o tempo (p. ex., mordeduras humanas).
  - Fechamento tardio.
  - Necessário para lesões infectadas, tecido desvitalizado, excesso de resíduos.
- Manutenção da oxigenação para o funcionamento celular, produção de colágeno e angiogênese.
- Nutrientes.
  - Vitaminas A, C e zinco para reparação do tecido.
  - Ferro para síntese de colágeno.
  - Proteína para crescimento celular.

  Os inibidores da cicatrização da lesão incluem:
- Paciente de queimadura ou trauma imunocomprometido que apresenta disfunção celular.
- Inflamação.
  - Causada pela desvitalização do tecido ou por corpos estranhos.
- Bactérias.
  - O tecido desvitalizado proporciona um ambiente para seu crescimento.
  - A liberação de radicais livres de oxigênio e de enzimas proteolíticas prolonga a inflamação.
- Trauma adicional à área do ferimento.
- Má nutrição leva a diminuição da reparação celular.
  - A desidratação prejudica o fornecimento de nutrientes.
- Hipoxia ou hipovolemia resultam em má oxigenação do tecido.
- Aplicação de agentes antissépticos durante um período prolongado.
  - Elimina as bactérias, mas também destrói as células em formação.
  - Hipocloreto de sódio (solução Dakin) e ácido acético são citotóxicos devido ao pH.

- Iodo-povidona e peróxido de hidrogênio são citotóxicos aos fibroblastos.
- Iodo-povidona é nefrotóxico se usado em uma grande superfície (Nayduch, 1999).
- Surfactantes ou tensoativos também podem ser citotóxicos.

Os cuidados diários envolvem a promoção da cicatrização e a prevenção do trauma e da infecção. Busca-se promover granulação enquanto se controla a proliferação bacteriana.

- Ambiente úmido – acelera a epitelização.
  - Quando o tecido de granulação estiver presente, manter um ambiente úmido.
- Limpeza.
  - Remover o material inflamatório, o tecido desvitalizado, os resíduos.
  - Irrigar com solução isotônica, como o soro fisiológico, para remover os resíduos na limpeza inicial.
- Agentes antibacterianos.
  - Usado apenas em lesões infectadas.
- Debridamento.
  - Aplicação de agentes enzimáticos; inativado na presença de agentes antissépticos.
  - Mecânico – curativo úmido (molhado com soro fisiológico) trocado de 2 a 4 vezes por dia.
    - Útil para exsudatos espessos ou tecido necrótico.
    - Não seletivo, desnudando o tecido granulatório, doloroso.
    - Não molhar o curativo para removê-lo.
- Curativos.
  - Previnem a contaminação e absorvem a secreção.
  - Pequenas lesões necessitam de limpeza diária, uma fina película de pomada antibiótica ou nenhum curativo.
  - Oclusivos mantêm a umidade.
  - Nunca usar curativos oclusivos em uma lesão infectada.

Pontos Críticos na Preservação da Vida

- A lesão por inalação provoca o surgimento insidioso de edema na via aérea em 24 a 48 horas, e até mesmo em 72 horas após a lesão; a avaliação cuidadosa da via aérea é necessária para evitar crises.
- O planejamento para a ressuscitação volêmica começa no local do evento, não na chegada do paciente ao hospital.
- Uma via IV adicional para infusão que inclua dextrose deve ser mantida, durante a ressuscitação volêmica, nas crianças.
- Todas as evidências coletadas devem ser rotuladas e a cadeia de custódia mantida até serem entregues às autoridades legais.
- NÃO aplicar compressas molhadas ou gelo (às queimaduras), pois isso aumentará sua profundidade.

REFERÊNCIAS

American Burn Association. *Advanced Burn Life Support*. Chicago, IL: American Burn Association (ABA); 2007

American College of Surgeons. *Advanced Trauma Life Support* (ATLS). 7th ed. Chicago, IL: American College of Surgeons; 2004.

Auerbach P. *Wilderness Medicine*. 5th ed. St Louis, MO: Mosby; 2007.

Dyster-Aas J, Willebrand M, Wikehult B, et al. Major depression and post-traumatic stress disorder symptoms following severe burn injury in relation to lifetime psychiatric morbidity. *J Trauma*. 2008;64(5):1349-1356.

Emergency Nurses Association. *Trauma Nursing Core Curriculum* (TNCC). 6th ed. Chicago, IL: Emergency Nurses Association; 2007.

Ipaktchi K, Arbabi S. Advances in burn critical care. *Crit Care Med*. 2006;34(9):S239-S244.

Kramer G, Hoskins S, Copper N, et al. Emerging advances inburn resuscitation. *J Trauma*. 2007;62(6):S71-S72.

Lynch V. *Forensic Nursing*. St Louis, MO: Elsevier Mosby; 2006.

Murray CK. Infections in burns. *J Trauma*. 2007;62(6):S73.

Nayduch DA. Trauma wound management. *Nurs Clin North Am*. 1999;34(4):895-906.

Osborn K. Nursing burn injuries. *Nurs Manage.* 2003;34(5):49-56.

Thombs B, Singh V, Halonen J, et al. The effects of preexisting medical comorbidities on mortality and length of hospital stay in acute burn injury: evidence from a national sample of 31,338 adult patients. *Ann Surg.* 2007;245(4):629-634.

Thombs BD. Patient and injury characteristics, morality risk, and length of stay related to child abuse by burning: evidence from a national sample of 15802 pediatric admissions. 2008. *Ann Surg.* 247(3):519-523.

White CE, Renz EM. Advances in surgical care: management of severe burn injury. *Crit Care Med.* 2008;36(7):S318-S324.

Ziglar M, Bennett V, Nayduch D, et al. *The Electronic Library of Trauma Lectures.* Chicago, IL: Society of Trauma Nurses; 2004.

Capítulo 11
TRAUMA NAS MULHERES

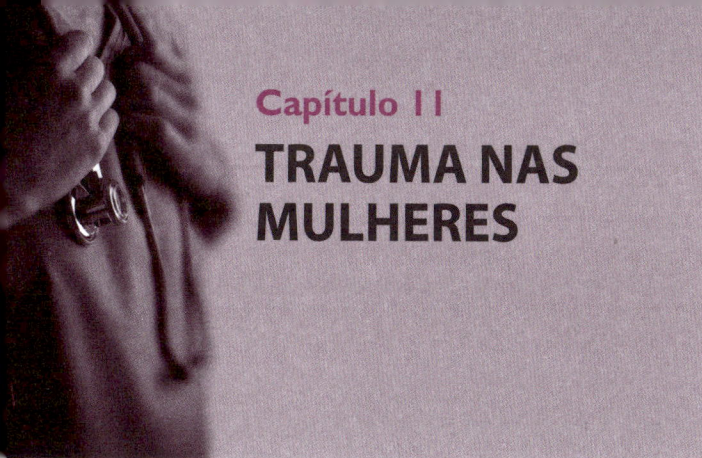

INTRODUÇÃO

As estatísticas do trauma mostram que os indivíduos mais envolvidos em acidentes e violência são homens, de 1 a 44 anos. O trauma em mulheres, contudo, também ocorre com frequência, uma vez que vivem mais do que os homens e permanecem ativas ao envelhecerem e durante a gestação. Embora os órgãos reprodutivos das mulheres estejam relativamente protegidos na pelve, às vezes se tornam vulneráveis e devem ser considerados durante a ressuscitação e tratamento da paciente de trauma.

AVALIAÇÃO

Como em todo trauma, avaliar e manter as vias aéreas livres, a respiração e a circulação são prioridades. Além disso, se a mulher estiver grávida, a informação relacionada ao feto também é necessária. O foco principal do cuidado é a mãe, consequentemente, ao feto será proporcionado o ambiente ideal. Outras lesões podem ocorrer às mulheres, estejam grávidas ou não, e são abordadas a seguir.

História

Deve-se começar com a história do trauma, incluindo o equipamento de segurança e seu uso adequado. Todo evento traumático é uma oportunidade de aprendizado sobre segurança. Conforme ocorre com todos os pacientes, a história pregressa é importante para a avaliação da paciente como um todo. Nessa situação, a história deve incluir os seguintes aspectos específicos:

- História cirúrgica – Histerectomia? Cesariana? Aborto?
  - Implantes de mama? Podem romper potencialmente por mecanismos não penetrantes ou penetrantes ou em grandes altitudes.
- Última menstruação há mais de um mês, considerar uma possível gestação.
  - Menopausa? Pós-menopausa?
- História obstétrica.
  - Partos prematuros.
  - Partos a termo.
  - Insuceso na gravidez.
  - Abortamento.
  - História dos partos.
- Gestação atual – problemas, medicamentos, movimentos fetais, amniocentese.
  - Data provável do parto = última menstruação – 3 meses + 7 dias.
- História clínica.
  - O uso de medicamentos deve incluir os contraceptivos e a terapia de reposição hormonal (estrogênio), ambos aumentam o risco de tromboembolia venosa.
  - Osteoporose: prevalente nas mulheres de meia-idade e idosas; diminui a cicatrização óssea e aumenta o potencial para fraturas associadas aos mecanismos de trauma leve.
    - Nutrição: ingesta de cálcio, vitamina D, exposição ao sol.
  - História pregressa, principalmente diabetes, hipertensão, doença cardíaca e hipotireoidismo.

Avaliação do Trauma

Os princípios da avaliação do trauma não são modificados na gestante traumatizada. O atendimento primário e secundário deve focar a mãe, com componentes adicionais para o feto. É essencial entender que ela pode perder 1.200 a 1.500 mL de sangue sem qualquer sinal de hipovolemia. Os batimentos cardíacos fetais podem alertar para a morte iminente da mãe ou do feto antes de ocorrerem mudanças nos sinais vitais maternos (ATLS, 2008). A Tabela 11.1 delineia as mudanças fisiológicas ocorridas na gestação que devem ser consideradas durante a avaliação.

Tabela 11.1 Mudanças fisiológicas na gestação

Sistema	Alterações	Impacto no trauma
Respiratório	↑ ventilação minuto ↑ volume corrente Diafragma elevado: ↓ capacidade residual funcional ↑ consumo de oxigênio ↑ risco de hipoxia Via aérea superior obstruída	↓ PCO_2 30 a 34 mmHg PCO_2 35 a 40 mmHg indica insuficiência respiratória iminente ↓ bicarbonato 18 a 22 mEq/L ↓ tolerância a hipoxia Necessita de suplementação de oxigênio Risco de sangramento com a colocação da via aérea
Cardiovascular	↑ volume de sangue até 50% na semana 34 ↑ débito cardíaco após 10 semanas ↑ frequência cardíaca em 15 a 20 bpm ↓ resistência vascular periférica ↓ PA sistólica em 0 a 15 mmHg ↓ PA diastólica em 10 a 20 mmHg no segundo trimestre Síndrome hipotensiva supina: compressão aortocava (compressão da veia cava inferior) ↑ temperatura Mudanças no eletrocardiograma Onda T plana ou inversão das ondas Q	Vasoconstrição uterina durante hemorragia resulta em hipoxia fetal ↑ volume de sangue pode mascarar 30% da perda sanguínea gradual ou 10 a 15% da perda aguda 20% do débito cardíaco alimenta a placenta no terceiro trimestre ↓ retorno venoso em 30% se supina
Hematológico	↑ volume plasmático, Hct 32 a 34% ↑ leucócitos: até 20.000/mm^3 Hipercoaguabilidade: ↑ fibrinogênio e fatores coagulatórios TP e TPP mais curtos com tempo de coagulação sem modificação	Anemia dilucional ↑ risco de CIVD e TVP

(Continua)

Tabela 11.1 Mudanças fisiológicas na gestação *(Continuação)*

Sistema	Alterações	Impacto no trauma
Gastrintestinal	↓ motilidade, esfíncter gastroesofágico relaxado Intestino superior deslocado para o abdome superior Parede abdominal dilatada ↑ acidez estomacal pela gastrina e progesterona liberada pela placenta	Propensa a vômitos e aspiração Mascara a avaliação abdominal ↓ rebote e atitude de defesa
Geniturinário	↑ compressão da bexiga Glicosúria ↑ taxa de filtração glomerular	↑ risco de lesão
Útero	Não se regula em resposta a perda sanguínea A placenta não é elástica; sensível ao estímulo da catecolamina Órgão intra-abdominal em 12 semanas Desce nas últimas duas semanas Feto: segundo trimestre amortecido pelo líquido amniótico; terceiro trimestre útero fino e grande	↑ resistência vascular uterina causa ↓ oxigênio fetal ↑ risco de lesão Fratura pélvica no terceiro trimestre pode provocar fratura de crânio fetal
Musculoesquelético	Sínfise púbica alargada 4 a 8 mm aos 7 meses Veias pélvicas congestionadas no terceiro trimestre	↓ risco de fratura ↑ risco de hemorragia com fratura pélvica

- Iniciar a avaliação primária pela via aérea, pela respiração e circulação e pelo exame neurológico (Cap. 2) junto com as ações adequadas para corrigir os problemas nessas áreas.
- Expor a paciente, como habitualmente, ao exame completo.
- Batimentos cardíacos fetais – verificar logo que possível com um Doppler obstétrico; são ouvidos na 20ª semana e vistos no ultrassom na 10ª à 14ª semana; o cardiotocodinamômetro é útil para o monitoramento dos batimentos cardíacos fetais e das contrações a partir de 20 a 24 semanas.

- Ouvir/observar por dois minutos.
- Fazer ultrassom a cada 4 a 6 horas.
- Normal: 120 a 160 bpm.
  - Bradicardia < 110 bpm.
  - Taquicardia > 160 bpm.
- Verificar a variabilidade, desacelerações.
- Assegurar a diferenciação entre a frequência cardíaca da mãe e a do feto.
- O sofrimento fetal indica descompensação materna e/ou fetal iminente; a única maneira de diminuir a perda fetal é com a detecção precoce do sofrimento fetal (Ikossi et al., 2005).
  - Diminuição dos movimentos.
  - Bradicardia ou taquicardia, desacelerações frequentes.
  - Variabilidade de batimento para batimento.
- Avaliação secundária.
  - Contrações, sensibilidade, cólicas, dor lombar baixa.
    - Mais de seis contrações por hora podem indicar trabalho de parto.
  - Movimento fetal: palpável e segundo a interpretação da mãe.
  - Períneo: verificar sangramento, líquido amniótico (pH 7,5 representa rompimento da bolsa amniótica), prolapso de cordão, coroamento ou apresentação fetal (parto iminente).
  - Abdome: formato; palpar o tamanho do útero, o formato, a tonicidade, a irritabilidade, contusões.
  - Altura do fundo: não é a determinação definitiva da idade gestacional, no entanto, fornece uma estimativa confiável na situação de emergência (Fig. 11.1).
    - Sínfise púbica – 12 semanas.
    - Umbigo – 20 semanas.
    - Margem costal – 36 semanas.
    - Aumento da altura do fundo uterino pode indicar hemorragia intrauterina.
  - Exame pélvico: se possível, avaliar o apagamento cervical ou a dilatação indicativa do trabalho de parto.
  - Ultrassom: avalia os problemas obstétricos e abdominais focado para o trauma, que pode diminuir a necessidade de exposição a radiação (Bochicchio et al., 2002). A ultrassonografia avalia a idade gestacional, o peso fetal, a frequência cardíaca,

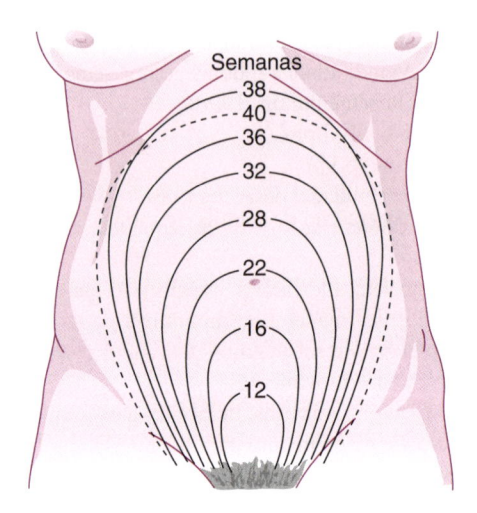

Figura 11.1 Altura do fundo uterino na gravidez. (Ilustração por Maggie Reynard.)

a viabilidade (> 25 semanas, > 750 g), a placenta e os órgãos maternos: fígado, baço, coração, bexiga. O lavado peritoneal diagnóstico também pode ser usado para avaliar o abdome quanto a lesão, se for feito com a técnica aberta e posicionado acima do fundo uterino.
– Exames laboratoriais.
  - Beta HCG – teste gestacional positivo desde 1 a 2 semanas de gestação.
  - Teste de gravidez também pode estar disponível para a determinação da gestação à beira do leito.
  - Kleihauer-Betke – permite detectar hemácias fetais na circulação materna, indicando hemorragia feto-materna; mãe Rh- com feto Rh+ produzirá sensibilização da mãe e exige imunoglobulina Rh_o em 72 horas.
  - Teste de coagulação – avaliar o potencial para coagulação intravascular disseminada (CIVD).
– Radiografias não são adiadas ou suspensas, pois o controle das lesões da mãe é essencial para a manutenção de um feto viável (Meroz et al., 2007). É importante que sejam feitas apenas as

imagens essenciais para diagnosticar a lesão, limitando a exposição geral. As radiografias após a vigésima semana de gestação são seguras (Rosen e Barkin, 1998).

DOCUMENTAÇÃO

Além da documentação de trauma de rotina e do legista, deve ser incluída:
- A história obstétrica – número de gestações e partos em ordem: termo, prematuro, aborto e vivos.
- Batimentos cardíacos fetais.
- Avaliação do abdome.
- Sangramento vaginal e avaliação perineal.
- Altura do fundo uterino, contrações e frequência, irritabilidade, tono.
- Movimentos fetais.
- Evidência fotográfica de contusões, abrasões ou outras lesões associadas com violência doméstica (seguir a política de permissão hospitalar).

TRATAMENTO

Lesão Vaginal e Perineal

Em geral, a vagina está bem protegida pela sínfise púbica. As lesões são causadas com mais frequência pelas fraturas pélvicas que penetram na parede vaginal. Qualquer mecanismo resultando em fratura pélvica na mulher deve ser avaliado quanto a lesão vaginal. Outros mecanismos incluem a lesão de montaria, as colisões de *jetski* e a agressão sexual. A lesão pode ser mascarada pelo espasmo vaginal. O sangramento vaginal esperado talvez não seja evidente. Na paciente com possível laceração vaginal associada com fratura pélvica, o exame ginecológico com o espéculo será necessário. A reparação cirúrgica da lesão, com irrigação e debridamento, pode ser necessária. O cuidado rigoroso da lesão da fratura pélvica exposta deve prevenir osteomielite e infecção da lesão.

O exame visual é essencial, especialmente nos casos de agressão sexual. Procurar lacerações, contusões e/ou abrasões no introito e nas áreas anorretais. O colposcópio proporciona amplificação da imagem para melhor identificação da lesão. Muitos departamentos de emergência contam com enfermeiros que realizam o exame inicial, entrevista e coleta de evidências nos casos de agressão sexual. Realizar essa avaliação manuseando cuidadosamente as roupas da vítima para preservação das evidências.

Útero e Ovários

O útero e os ovários também são raramente lesionados, pois estão bem protegidos no interior da pelve. No entanto, esses órgãos são suscetíveis a trauma penetrante, mesmo no estado não gestacional. Os ferimentos por arma de fogo (FAFs) e os por arma branca (FABs) e as lesões perfurantes são exemplos de traumas penetrantes. Nessas pacientes, qualquer sinal peritoneal (atitude de defesa, rebote, distensão, rigidez) indica lesão abdominal. Assim como todo o FAF ao abdome que atravesse a parede peritoneal, o transporte para o centro cirúrgico é indicado para a realização de uma laparotomia exploradora. A prioridade desse procedimento é identificar todos os órgãos lesionados e repará-los, quando possível. Em relação ao útero e aos ovários, o reparo é a primeira escolha; algumas lesões, contudo, não podem ser reparadas e exigem ooforectomia ou histerectomia. As complicações cirúrgicas normais podem ocorrer com essas lesões, assim como em qualquer lesão abdominal, e incluem o abscesso, a fístula e a sepse.

Trauma na Gestante

A prioridade para o tratamento do trauma na gestante é a estabilização e o controle da mãe (Muench et al., 2004; Sisley et al.,1999; Hoyt e Selfridge, 2007; Ziglar et al., 2004; ATLS, 2008; ENA, 2007). O feto é completamente dependente da mãe. A estabilização inicial não é diferente para a paciente gestante de trauma com necessidades de cuidados adicionais. As prioridades incluem:
- Proporcionar oxigênio, pois existe uma demanda maior e potencial hipoxia fetal sem a evidência de descompensação materna.
- Ser cuidadoso com a sonda colocada através da via aérea superior (endotraqueal, nasogástrica), pois pode provocar hemorragia nas passagens nasais obstruídas e na própria via aérea.

- Depois de 16 a 20 semanas de gestação, inclinar a prancha longa em 30º à esquerda, para aliviar a pressão do útero gravídico sobre a veia cava inferior.
  - A compressão pode resultar em hipotensão significativa pela diminuição do retorno venoso.
  - Durante os procedimentos cirúrgicos e os cuidados hospitalares, a posição supina deve ser evitada nessas pacientes.
  - Se a paciente for submetida a um procedimento abdominal, o útero talvez tenha que ser deslocado manualmente para a esquerda.
- Evitar os vasopressores, que diminuem ainda mais o fluxo de sangue uterino e aumentam a hipoxia fetal.
- Solicitar consulta obstétrica para auxiliar durante a ressuscitação, incluindo o enfermeiro-obstétrico para conduzir o monitoramento uterino e dos batimentos cardíacos fetais, auxiliando no parto se iminente.
- Considerar a hiperventilação se PCO_2 estiver maior que 35 a 40 mmHg.
- Controle rápido de qualquer situação obstétrica apresentada a seguir para diminuir a morte materna e fetal.

SITUAÇÕES ESPECIAIS

Pré-eclâmpsia e Eclâmpsia

A eclâmpsia não está comumente associada com os mecanismos de trauma. No entanto, o evento predisponente ao trauma pode ser o resultado da pré-eclâmpsia ou da eclâmpsia. O reconhecimento desses eventos possibilitará o controle rápido dessa complicação da gestação.

- Pré-eclâmpsia – ocorre em 5 a 7% das gestações (Ziglar et al., 2004) e pode progredir para eclâmpsia, se não diagnosticada ou não tratada.
- Eclâmpsia – resultado com risco de morte da pré-eclâmpsia não tratada. É uma ameaça à vida tanto da mãe quanto do feto. Pode também se assemelhar ao TCE na paciente de trauma e deve ser descartada como a causa de coma e hipertensão.

Sinais e Sintomas de Pré-eclâmpsia

Hipertensão aguda
Proteinúria
Edema periférico

Sinais e sintomas de eclâmpsia
Proteinúria com edema periférico
Hipertensão
Convulsões do tipo grande mal
Hiper-reflexia
Coma

Trabalho de Parto Prematuro e Rompimento da Bolsa Amniótica

O trabalho de parto prematuro é a complicação mais comum após o trauma (Hoyt e Selfridge, 2007; ENA, 2007). As contrações devem ser monitoradas quanto a frequência e a intensidade. A contração ocasional geralmente se resolve em poucas horas. A história deve incluir qualquer experiência e tratamento prévios para trabalho de parto prematuro nessa ou em outras gestações. A presença de secreção vaginal pode indicar o rompimento da bolsa amniótica. Nesse caso, é essencial a avaliação do prolapso de cordão ou da apresentação fetal.

Sinais e Sintomas de Trabalho de Parto Prematuro

Mais de seis contrações frequentes por hora ou a cada 10 minutos
Dor nas costas
Secreção vaginal transparente ou sanguinolenta (pH 7,5 = líquido amniótico)
Pressão pélvica
Dilatação ou apagamento cervical
Pode ser precipitado pela desidratação

Tratamento

- Se a bolsa não estiver rota e a mãe traumatizada estiver estável, podem ser administrados inibidores da contração uterina.
- Observar que o uso de tocolíticos, como o sulfato de magnésio, para inibir as contrações diminui os reflexos do tendão profundo, afetando o exame neurológico.
- Se houver prolapso do cordão, cobrir com gaze embebida em soro fisiológico e evitar a pressão sobre o cordão.
    - Colocar a paciente na posição de Trendelenburg, se possível, da perspectiva do trauma.
    - Se o feto estiver se apresentando, elevar a apresentação, afastando-a do cordão.
- Um espéculo esterilizado é necessário se for realizado um exame ginecológico e a bolsa amniótica estiver rompida.
- A continuação do trabalho de parto pode ser permitida se a mãe estiver estável, ou a cesariana deve ser realizada se houver instabilidade materna.

Descolamento Prematuro da Placenta

O descolamento prematuro da placenta, ou seja, a separação prematura da placenta do útero, parcial ou totalmente, é a causa mais comum de morte fetal após lesão com a sobrevivência materna (Metz e Abbot, 2006; Mattox et al., 2005; Hoyt e Selfridge, 2007; ENA, 2007). Pode ocorrer em até 40 a 50% dos traumas importantes (Ziglar et al., 2004). O descolamento resulta no rompimento da circulação fetal provocando hipoxia e morte fetal. Pode não haver sinal externo e a mãe apresentar sinais vitais normais. O descolamento pode ocorrer até 48 horas após o trauma (ENA, 2007). Em geral, o descolamento completo fica evidente em seis horas (Ziglar et al., 2004). Os sinais e os sintomas não são sempre evidentes. O sangramento vaginal ocorre em cerca de 70% dos casos, e há ausência de sangramento se o descolamento for parcial (ATLS, 2008).

> **Sinais e Sintomas de Descolamento Prematuro da Placenta**
>
> Sangramento vaginal
> Sensibilidade abdominal
> Contrações uterinas e/ou trabalho de parto prematuro
> Tetania ou hipertonia uterina
> Dor, cólicas
> Evidência de descolamento no ultrassom
> Sofrimento fetal – batimentos cardíacos alterados, diminuição ou ausência de movimentos fetais
> Hemorragia materna e/ou choque
> Aumento da altura do fundo

Tratamento

Se a mãe estiver sem lesões adicionais e hemodinamicamente estável, o descolamento pode ser controlado no trabalho de parto e no parto com a equipe obstétrica. No entanto, se ela apresentar lesão grave ou outras lesões, em geral será tratada pelo serviço de trauma com a consulta e a assistência de um obstetra na UTI ou no leito hospitalar.

- O descolamento extenso pode resultar em coagulopatia, evoluindo para CIVD pela exaustão de fibrinogênio.
- O parto é emergencial nessa situação para reverter a coagulopatia e resgatar a mãe.
- Se o feto for viável, a sobrevivência pode ocorrer se o parto for imediato.
- A reposição de fatores de coagulação e de plaquetas também é necessária.

Ruptura Uterina

A ruptura uterina ocorre em menos de 1% dos casos, com quase 100% de mortalidade fetal (Hoyt e Selfridge, 2007). Uma cerária prévia aumenta a possibilidade de ruptura do útero, a qual infelizmente pode levar a histerectomia.

Sinais e Sintomas de Ruptura Uterina

Abdome sensível, rígido, com atitude de defesa
Feto palpável separado do próprio útero
Posição fetal anormal
Fundo uterino não palpável
A dor pode ou não estar presente
Possível sangramento vaginal, hemorragia, choque
Ausência de batimentos cardíacos fetais

Tratamento

Uma cesariana imediata é exigida para controlar a hemorragia, salvar a mãe e tentar salvar o feto. A ruptura associada da bexiga também pode ocorrer, pois este é um órgão intra-abdominal que, quando o útero está grande, apresenta a mesma transferência de energia cinética que esse órgão.

Parada Cardiorrespiratória Materna

Quando ocorre a morte materna, uma cesariana aos cinco minutos da morte pode ter sucesso (ATLS, 2004; ENA, 2007). A gestação de 26 a 28 semanas contribui para o sucesso do procedimento. A ressuscitação cardiopulmonar deve ser mantida durante o parto, assim como a correção da acidose metabólica que em geral está presente. A ressuscitação talvez tenha que ser realizada ligeiramente acima da linha intermamilar ou com massagem cardíaca interna como a melhor opção. Se a paciente estiver em fibrilação ventricular, o monitor fetal deve ser removido antes da desfibrilação. É raro que a mãe melhore mesmo após a cesariana. A sobrevida do feto dependerá da idade gestacional, da duração da parada cardiorrespiratória materna antes do parto, da duração da hipoxia do feto antes da morte da mãe e das próprias lesões ao feto.

No caso de morte fetal, o feto deverá ser retirado se houver CIVD. Caso contrário, a mãe deve prosseguir com o trabalho de parto e o parto no curso normal dos eventos.

Violência Doméstica

Embora comumente associada às mulheres, e aumentada durante a gestação, a violência doméstica pode ocorrer com homens, crianças e idosos e, portanto, deve ser considerada ao se obter a história do trauma em todos os pacientes. A violência doméstica ou do companheiro é definida como um padrão constante de controle coercitivo que inclui a agressão física e /ou sexual ou ameaças similares. Para mulheres maiores de 18 anos, 75% dos atos de violência são cometidos pelo companheiro, marido, ex-marido ou namorado. O parceiro pode ser do sexo oposto ou do mesmo sexo (Ziglar et al., 2004). Cerca de 4,8 milhões de agressões de violência doméstica e estupros ocorrem por ano. Em 2004, mais de 1.500 mortes, sendo 75% mulheres, ocorreram diretamente relacionadas com violência do companheiro (CDC, 2006).

Sintomas de Risco Aumentado de Violência Doméstica

Gestação indesejada
Maternidade precoce
Paciente adolescente
Atrasos no atendimento pré-natal
Doença sexualmente transmitida, HIV
Sistema de apoio social insatisfatório
Tabagismo, álcool e/ou abuso de drogas

O controle coercitivo inclui abuso físico e sexual, comportamentos ameaçadores e/ou abuso emocional e psicológico. O controle e o poder sobre o indivíduo depende da intimidação. A vítima teme a retaliação pelo agressor. As definições dos tipos de controle coercitivo incluem:
- Abuso sexual – qualquer toque, carícia, ação sexual indesejados relativos à relação sexual, não habitual, incluindo qualquer coerção ao ato sexual contra o desejo da vítima.

- Abuso psicológico e emocional – humilhação ou embaraço em público, controle das atividades especialmente fora da casa, controle das relações com amigos e a família, isolamento dos amigos e da família, controle financeiro e de outros recursos, omissão de informações, destruição de pertences pessoais, ameaça a um filho ou animal de estimação, uso de armas ou ameaça com elas.

O ciclo de violência muitas vezes inicia com abuso psicológico que é desconsiderado pela vítima como estresse ou não intencional. A violência contínua pode acelerar ou escalar para abuso físico, até mesmo homicídio. Ao longo do ciclo, as fases abusivas são normalmente compensadas com gentilezas, ternura ou presentes. Durante essa fase, a vítima perdoa o agressor e cria desculpas para seu comportamento. Depois, a violência ocorre de novo e se torna constante. Conforme a equipe de trauma, a identificação do ciclo é parte do cuidado holístico.

A entrevista deve ser conduzida com:
- Questões diretas com atenção concentrada.
- Observação do paciente, interações e comentários.
- Documentação com as próprias palavras do paciente, diagramas das lesões, fotografias consentidas.
- Ausência da companhia do parceiro.
- Ambiente privativo.

Os hospitais devem perguntar a todos os pacientes sobre sua percepção da segurança em casa, com o parceiro ou a família, e em outros locais em suas vidas. A triagem e as observações devem incluir:
- História pregressa – consultas frequentes à emergência ou à clínica, dor pélvica crônica, cefaleias, vaginite, depressão ou tentativa de suicídio/pensamento suicida, ansiedade, síndrome do intestino irritável, abuso de substâncias, abuso infantil ou vida em um ambiente abusivo quando criança.
- História de lesão inconsistente com as lesões físicas reais; subestimar a ocorrência da lesão, por exemplo, "apenas uma queda".
- Lesões múltiplas em vários estágios de cicatrização.
- Vermelhidão por mecanismos semelhantes a tapas.
- Perda de peso.
- Autoabuso.
- Ausência frequente do trabalho.

- Baixa autoestima.
- Parceiro – excessivamente solícito, não deixa a paciente a sós, responde às perguntas por ela, hostil ou exigente, monitora todas as respostas verbais e não verbais da paciente, possessivo.
- Psicológico – ansiosa, sem afetividade, dissociação, reação de espanto, excesso de concordância, desconfiança.

O profissional de saúde deve proporcionar um ambiente seguro, no qual a vítima possa expressar seus sentimentos e descrever suas circunstâncias sem medo de retaliação. A vítima espera que alguém a auxilie e reagirá muitas vezes de forma positiva à informação, ao momento e ao apoio. Em geral, ela permanece na situação pelos filhos, espera que o agressor mude ou supere o estresse, sente-se impotente e/ou tem medo de ofender o parceiro reconhecendo o abuso.

A violência doméstica aumenta com a gestação, conforme observado. Os sintomas incluem menor ganho de peso do que o esperado durante a gestação, aumento da anemia, infecção, sangramento, depressão e suicídio. O tabagismo e o uso de álcool também podem aumentar ou iniciar se houver a presença de violência doméstica. Esta não está limitada a uma cultura determinada, um grupo econômico ou uma comunidade. Existem questões específicas que podem ser feitas para avaliar a situação doméstica. A detecção é possível em 65 a 70% dos casos se as perguntas forem feitas sem que o parceiro esteja presente (ATLS, 2008). Um índice de suspeição é necessário para identificar esses pacientes e proporcionar posteriormente uma situação doméstica segura.

CUIDADOS PÓS-RESSUSCITAÇÃO E REABILITAÇÃO

- O risco de trombose venosa profunda (TVP) é cinco vezes mais alto na gestante paciente de trauma, devido ao estado hipercoagulável, ao aumento do fibrinogênio, dos fatores VII, VIII, IX e à diminuição do ativador de plasminogênio.
    - A profilaxia da trombose venosa profunda é exigida nessas pacientes tão cedo quanto possa ser iniciada a implementação.
    - O uso de contracepção ou de reposição hormonal anterior à gestação aumenta o risco de TVP.

- A gestante traumatizada também tem diminuição de cálcio, magnésio, creatinina e nitrogênio da ureia sanguínea (BUN).
  - Leve-os em consideração ao avaliar os exames laboratoriais e ao proporcionar nutrição à mãe.
- Após o parto, o útero exige cuidado pós-parto de rotina com a orientação de um enfermeiro-obstétrico, incluindo:
  - A cada 15 minutos, massagem do útero durante a primeira hora e, depois, de hora em hora durante as quatro horas seguintes.
  - O monitoramento do aumento da altura, da esponjosidade ou do sangramento é essencial e deve ser relatado ao obstetra, para avaliação contínua do sangramento uterino.
- A temperatura e a secreção vaginal necessitam de monitoramento no período pós-parto devido a possíveis infecções.
  - Estando a mãe em estado crítico ou não, as infecções potenciais do leite materno e as do útero ou da incisão devem ser incluídas na avaliação quanto a infecção.
- Outros cuidados pós-parto de rotina, como o cuidado da criança, a amamentação e o vínculo, devem ser proporcionados até o ponto em que a mãe possa participar desses eventos,
- Quando ela estiver crítica, deve ser tomado cuidado para garantir que o pai dedique tempo ao recém-nascido.
  - É difícil repartir o tempo da família entre a paciente crítica e o recém-nascido.
- No caso de morte fetal e/ou materna, o auxílio e conforto devem ser proporcionados à família como em qualquer perda.
  - Isso também deve ser fornecido à mãe, quando for capaz de participar do processo de aconselhamento.
- Outras lesões à genitália feminina e aos órgãos reprodutivos são tratadas como lesões abdominais.
  - As fraturas pélvicas expostas exigem cuidado rigoroso da lesão para prevenção de infecção.
  - Prevenir TVP, pneumonia e outras complicações da imobilidade e do cuidado pós-operatório.

O cuidado da gestante traumatizada envolve a ressuscitação completa da mãe, em um esforço para proporcionar sua estabilização e a do feto através dela. A única oportunidade para a sobrevivência fetal é a sobrevivência materna. Em geral, essas pacientes não estão seriamente lesionadas e exigem apenas monitoramento do serviço obstétrico, visando a estabilidade do feto e a prevenção do trabalho de parto prematuro.

> **Pontos Críticos na Preservação da Vida**
>
> - Os princípios da avaliação do trauma são os mesmos para a gestante traumatizada.
> - O sofrimento fetal indica descompensação materna e/ou fetal iminente.
> - A prioridade no atendimento à gestante traumatizada é a estabilização e o tratamento da mãe.
> - Quando ocorre a morte materna, a cesariana realizada em cinco minutos pode ter sucesso.
> - O aumento do volume de sangue pode mascarar 30% da perda gradual de sangue ou 10 a 15% da perda aguda.

REFERÊNCIAS

American College of Surgeons. *Advanced Trauma Life Support* (ATLS). 7th ed. Chicago, IL: American College of Surgeons; 2004.

American College of Surgeons. *Advanced Trauma Life Support* (ATLS). 8th ed. Chicago, IL: American College of Surgeons; 2008.

Bochicchio GV, Haan J, Scalea TM. Surgeon performed focused assessment with sonography for trauma as an early screening tool for pregnancy after trauma. *J Trauma*. 2002;52(6):1125-1128.

Centers for Disease Control and Prevention (CDC). Understanding intimate partner violence. Available at://http:www.cdc.gov/ injury. Accessed March 08, 2008.

Emergency Nurses Association (ENA). *Trauma Nursing Core Curriculum*. 6th ed. Chicago, IL: Emergency Nurses Association; 2007.

Hoyt KS, Selfridge TJ. *Emergency Nursing Core Curriculum*. 6th ed. St Louis, MO: Saunders; 2007.

Ikossi DG, Lazar AA, Morabito D, et al. Profile of mothers at risk: an analysis of injury and pregnancy loss in 1195 trauma patients. *J Am Coll Surg.* 2005;200(1):49-56.

Mattox KL, Goetzi L. Trauma in pregnancy. *Crit Care Med.* 2005;33 (10 supp):S385-S389.

Meroz Y, Elchalal V, Ginosar Y. Initial trauma management in advanced pregnancy. *Anesthesiol Clin.* 2007;25(1):117-129.

Metz TD, Abbott JT. Uterine trauma in pregnancy after MVCs with airbag deployment: a 30 case series. *J Trauma.* 2006;61(3):658-661.

Muench MV, Baschat AA, Dorio PJ, et al. Successful pregnancy outcome after splenic artery embolization for blunt maternal trauma. *J Trauma.* 2004;56(5):1146-1148.

Rosen P, Barkin RM. *Emergency Medicine: Concepts and Clinical Practice.* 4th ed. St Louis, MO: Mosby Year Book; 1998.

Sisley A, Jacobs LM, Poole G, et al. Violence in America: a public health crisis—domestic violence. *J Trauma.* 1999;46(6):1105-1113.

Ziglar M, Bennett V, Nayduch D, et al. *The Electronic Library of Trauma Lectures.* Chicago, IL: Society of Trauma Nurses; 2004.

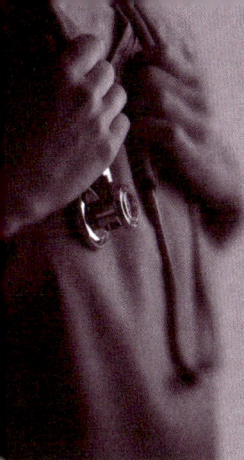

Capítulo 12
POPULAÇÕES ESPECIAIS

INTRODUÇÃO

Existem grupos específicos que são admitidos como pacientes de trauma e exigem atenção especial. Os princípios da ressuscitação permanecem os mesmos para todos os tipos de pacientes; entretanto, as crianças, os idosos e os obesos têm peculiaridades fisiológicas e anatômicas que necessitam ser consideradas. Além disso, aqueles que abusam de substâncias como o álcool e/ou drogas, cujos efeitos interfiram na ressuscitação e na reabilitação, também requerem cuidados específicos.

CRIANÇAS

Avaliação

A avaliação inicial da criança segue a mesma do Capítulo 2; no entanto, é dirigida considerando diferenças anatômicas e fisiológicas de cada idade. As mudanças na anatomia da criança e sua capacidade de resposta à avaliação são resumidas nesta seção.

História

As crianças em vários estágios de desenvolvimento têm diferentes capacidades para colaborar com o fornecimento de dados de sua história. Além da história pregressa, existe também a história do trauma em si. A Tabela 12.1 descreve o desenvolvimento da criança e a abordagem de acordo com a faixa etária. Ao obter os dados, deve-se ficar atento às inconsistências na história, ao tempo entre a lesão e a chegada no serviço de emergência, às múltiplas consultas à emergência e ao comportamento inadequado do pai/responsável como indicadores da possível ocorrência de abuso.

Tabela 12.1 Desenvolvimento da criança e abordagem de acordo com a idade

Idade	Desenvolvimento	Abordagem
Bebê 0 a 3 meses	O contato com os pais é essencial; pouco controle da cabeça, respiração nasal obrigatória, desamparado na água; aprende a confiar	Pais presentes Confortar a criança Aliviar o sofrimento dos pais
3 a 6 meses	Rola sobre si mesmo; mão na boca	Não deixar sozinho, segurar a criança O contato visual é ameaçador
6 a 12 meses	Engatinha; fica em pé, dá alguns passos Medo da separação e do desconhecido	Ainda é necessária a presença dos pais para confortar a criança; ansiedade com estranhos
Criança de 1 a 3 anos	Anda, sobe, corre; linguagem limitada; memória curta; teste da realidade Autonomia Medo da separação, de estranhos e especialmente da perda do "objeto especial" Cognição	Pais presentes Manter cobertor/objeto que dê sensação de segurança com a criança Manter a criança ativa/ocupada Conter delicadamente por meio de contato humano quando possível Tom de voz tranquilizador
Pré-escolar 3 a 6 anos	Movimento constante; curiosa; esperta; imaginação, mágica Habilidade verbal, mas compreensão limitada "Eu farei" Medo de separação, punição, perda de controle e integridade do corpo	Pais presentes "Brincar" para realizar a avaliação e o tratamento; ser honesto; examinar a área dolorosa em último lugar Abordagem lenta, não ameaçadora, com palavras simples para a criança e a família Permitir o choro Limpar e cobrir as lesões

(Continua)

Tabela 12.1 Desenvolvimento da criança e abordagem de acordo com a idade *(Continuação)*

Idade	Desenvolvimento	Abordagem
Escolar 6 a 12 anos	Explora, cria, habilidades de comunicação; rápido crescimento Pudor Aumenta a importância dos amigos Necessita de algum controle; deseja cooperar Medo de separação, punição, dor, perda da integridade do corpo, imagem corporal e morte	Contato com os pais Explicar as ações, ajudará se for solicitado "Brincar" para realizar a avaliação e os tratamentos; ser honesto Proteger o pudor evitando a exposição excessiva Examinar a área dolorosa em último lugar Tranquilizar; incluir a criança na conversa; obter história pregressa e do evento da criança/pré-adolescente Respeitar as queixas de dor
Adolescente 12 a 16 anos	Bom historiador; reage à pressão dos amigos Pensamento mágico, sonhador Pudor Muitas vezes dramático, exagerado ou histérico Medo da separação dos amigos e dos pais; dor; incapacidade, comprometimento da autoimagem, morte	Contato com os pais e os amigos Explicar as ações; proporcionar informação sobre a condição; ser honesto Oferecer escolhas, privacidade Reconhecer a tendência ao exagero; usar um tom calmo; tranquilizar, pois o medo leva ao exagero Obter a história pregressa e do evento do adolescente Prestação de cuidados por um profissional do mesmo sexo, quando possível

Avaliação do trauma

As alterações físicas nas crianças são fatores de risco para determinadas lesões, assim como a proteção contra elas. As prioridades da avaliação e do controle do trauma são a via aérea, a respiração e a circulação. O uso imediato de uma fita métrica de reanimação pediátrica auxiliará a determinar a altura e o peso aproximado da criança, além de indicar o tamanho aproximado das sondas e as dosagens de medicamentos. As diferenças anatômicas incluem:

- Via aérea.
  - Respiração nasal até os 6 meses; depois, respiração abdominal profunda.
  - Língua grande obstrui a via aérea até os 5 anos.
  - Hiperextensão ou flexão do pescoço obstrui a via aérea.
  - Laringe anterior e cefálica; epiglote frouxa.
  - Traqueia curta.
  - Cricoide é a parte mais estreita da via aérea até os 9 anos.
- Respiração.
  - Parede torácica fina; sons respiratórios podem ser refletidos no lado oposto.
  - Tórax complacente: fraturas de costelas são sinais de grande transferência de energia e lesão grave (lesão rara).
  - Grunhidos, batimento de asa de nariz e retrações são sinais de sofrimento respiratório.
  - Metabolismo aumentado causa maior consumo de oxigênio.
  - Hipoxia resulta em bradicardia.
- Circulação.
  - Palpar os pulsos braquiais nos bebês.
  - Mais tolerante a perda de sangue; compensação pelo aumento da frequência cardíaca e da resistência vascular periférica até 30% da perda sanguínea.
  - Pressão arterial pode ser mantida até 50% de perda sanguínea; choque descompensado.
  - Indicações da perda sanguínea – diminuição no enchimento capilar, extremidades frias, pulsos periféricos filiformes, pele mosqueada.
  - Volume de sangue 80 mL/kg.
- Exame neurológico.
  - O occipício grande causa flexão do pescoço quando em posição supina (ver Cap. 5, posicionamento na prancha).
  - Fontanela anterior fecha dos 9 aos 18 meses.
  - Fontanela posterior fecha aos 2 meses.
  - As fontanelas abertas permitem maior tolerância a pressão intracraniana.
  - Babinski reflexo de até os 2 anos.
  - Capaz de fixar nos objetos aos 4 meses.
  - Convulsão após lesão é mais comum, mas autolimitada.

- Crânio fino propenso a fratura; espaço subaracnoide relativamente pequeno.
- Pré-verbal: dificuldade para explicar/expressar cefaleia, náusea, visão turva, tontura.
- Pescoço fraco com cabeça grande, pesada; facetas planas.
- Ligamento interespinal frouxo; lesão na medula espinal sem evidência de anormalidade radiográfica, mais comum até os 8 anos.
- Pseudossubluxação de CII a CIII.
• Exposição.
- Ausência de tremores até 3 meses.
- Área grande da superfície do corpo causa rápida perda de calor e hipotermia; provoca acidose metabólica, hipoglicemia, apneia, coagulopatia, depressão respiratória.
- Reservas de glicogênio rapidamente exauridas.
• Avaliação secundária.
• Cabeça e pescoço.
- Aumento da resposta vagal pela hipoxia, laringoscopia durante a intubação.
- Maior distância entre o dente do áxis e CI variante normal.
- Elasticidade do ligamento cervical pode resultar em lesão raquimedular sem anormalidade radiográfica (Cap. 5).
• Tórax e abdome.
- Contusão pulmonar é comum.
- Pode ocorrer a deglutição de ar com o choro ou a ventilação com bolsa-válvula-máscara.
- A distensão gástrica diminui a excursão do diafragma.
- Sinal do cinto de segurança no abdome pode indicar lesão abdominal ou fratura de Chance na coluna lombar.
- As lesões com guidão de bicicleta podem resultar em hematoma duodenal; pode surgir até 24 horas mais tarde.
- O baço é o órgão sólido mais comumente lesionado.
- Os rins são móveis, o fígado é anterior.
- A bexiga é um órgão abdominal.
- A parede muscular abdominal é menos desenvolvida.
• Membros.
- A elasticidade dos ossos resulta em menos fraturas faciais e dos ossos longos.

- Triagem.

As exigências da triagem pediátrica são diferentes das do adulto. Usar os critérios de triagem do adulto com estes critérios pediátricos adicionais:
– Na presença de qualquer sintoma periférico de má perfusão, presumir sangramento.
– Frequência respiratória maior que 60 respirações por minuto.
– Frequência respiratória inferior a 20 quando menor de 6 anos; inferior a 15 quando menor de 15 anos.
– Frequência cardíaca maior que 200 ou menor que 60 batimentos por minuto (bpm).
– Mudanças neurológicas como letargia, sonolência, baixa pontuação na Escala de Coma de Glasgow (ECGl).
– Ventilações assistidas, intubação.
– Quedas a menos de 60 cm ou duas vezes a altura da criança podem provocar lesões significativas.
– Se a criança estiver apática após o trauma, suspeitar de lesão interna ou hemorragia.

Documentação

Os princípios da documentação permanecem os mesmos para crianças e adultos. As crianças devem ter o peso em quilogramas registrado ou ter documentada a "cor" da fita de ressuscitação baseada no comprimento. Se o pediatra ou o cirurgião pediátrico forem chamados, deve ser documentado o horário de sua chegada, assim como o da chegada do restante da equipe. Se a instituição não tiver condições de atender as necessidades para o tratamento do trauma pediátrico, deve ser documentada também a comunicação relacionada à transferência, ao método e ao horário de transferência. No paciente queimado, assegurar o uso de um diagrama de queimaduras apropriado à idade (Cap. 10, Fig. 10.1).

Tratamento

Via aérea, respiração, circulação

Ter conhecimento do tratamento para o paciente de trauma pediátrico sobre os seguintes aspectos:

- Via aérea – a perda da via aérea é a principal causa de parada respiratória.
  - Usar a técnica de levantamento do queixo para abrir a via aérea; usar a técnica de empurrar a mandíbula apenas como tentativa secundária.
  - Usar a posição de cheirador, com o canal auditivo externo paralelo à prancha de imobilização.
  - Manter a cabeça na posição neutra, exigindo a colocação de uma toalha dobrada embaixo do torso para elevar o tórax e proporcionar alinhamento reto com o occipital até os 8 anos (Cap. 5).
  - Colocar a cânula orofaríngea diretamente, não necessitando girá-la na boca.
  - Evitar as sondas nasais, pois podem causar lesão à faringe; também são difíceis de colocar devido ao ângulo da faringe; podem aumentar a pressão intracraniana.
  - O dedo mínimo da criança indica o calibre da sonda endotraqueal; ou utilizar a fita métrica de ressuscitação pediátrica.
  - A sonda endotraqueal sem balão é para a criança de até 8 anos; monitorar a sonda, pois ela pode se movimentar mesmo que o anel cricoide a esteja mantendo naturalmente no lugar; tamanhos 2,5 a 5,5 mm.
  - A oclusão da via aérea pode ocorrer com rapidez pelo edema da queimadura, pela língua ou por corpo estranho.
  - As respirações superficiais são um sinal de parada iminente.
  - Imobilizar o pescoço com o colar cervical de tamanho adequado; pode ser usada a prancha de ressuscitação cardiopulmonar, como prancha de imobilização, nas crianças pequenas; pode ser usada uma placa de berço ou transportador se a criança tiver até 5 anos.
- Respiração.
  - Volume corrente 6 a 8 mL/kg.
  - Contar as respirações durante um minuto completo devido aos padrões respiratórios irregulares das crianças.
  - Monitorar os sons respiratórios bilateralmente, pois o som é refletido no lado oposto.
  - Hipoxia é a causa mais comum de parada e de lesão cerebral secundária.

- Monitorar a pressão inspiratória ao ventilar as crianças de forma mecânica, sobretudo com a bolsa-válvula-máscara para prevenir lesão pulmonar e distensão gástrica.
- Circulação.
  - Monitorar o enchimento capilar, a cor da pele e os pulsos periféricos; as mudanças na PA são sinais tardios.
  - A eliminação urinária deve ser monitorada junto com os sinais vitais frequentes (Tab. 12.2).
  - Não presumir que a PA normal signifique que a criança está estável; a PA normal é igual a 80 mmHg + 2 x idade (anos).
  - Limite inferior da PA é igual a 70 mmHg + 2 x idade (anos).
  - Todos os líquidos devem ser aquecidos para evitar hipotermia.
  - Providenciar duas vias IV periféricas; se não obtiver sucesso na posição IV em duas tentativas, realizar a punção intraóssea na tíbia proximal ou distal (Fig. 12.1).
  - A punção intraóssea é realizada com o bisel dirigido para o pé, em ângulo de afastamento da placa de crescimento. Aspirar a medula óssea para confirmar a posição; fixar firmemente. Iniciar logo a infusão para prevenir a coagulação. As infusões podem incluir soluções intravenosas, antibióticos, anticonvulsivantes, atropina, adrenalina, manitol, bicarbonato de sódio.

Tabela 12.2 Sinais vitais pediátricos normais

Idade	Pressão arterial sistólica	Pulso	Respirações	Débito urinário
Recém-nascido	60 a 90 mmHg	120 a 160 bpm	60/minuto	2 mL/kg
1 ano	65 a 95 mmHg	80 a 140 bpm	25/minuto	2 mL/kg
3 anos	70 a 100 mmHg	80 a 120 bpm	20/minuto	1,5 mL/kg
5 anos	70 a 100 mmHg	70 a 115 bpm	20/minuto	1,5 mL/kg
7 anos	70 a 100 mmHg	70 a 115 bpm	25/minuto	1,5 mL/kg
10 anos	90 a 120 mmHg	70 a 115 bpm	30 a 35/minuto	1,5 mL/kg
15 anos	102 a 140 mmHg	70 a 90 bpm	18/minuto	1 mL/kg até tornar-se adulto, depois 0,5 mL/kg como no adulto

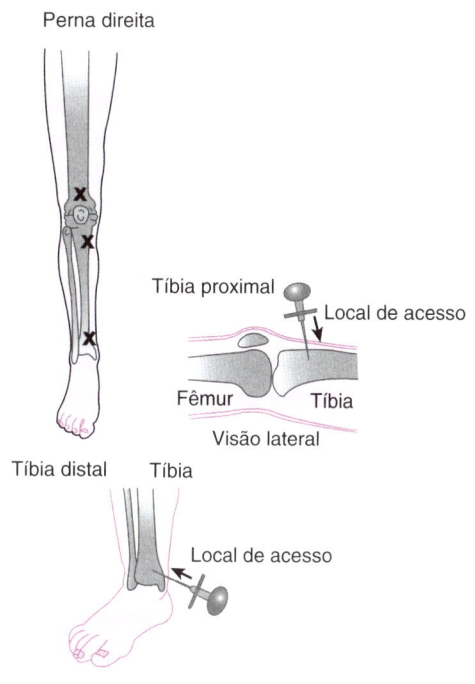

Figura 12.1 Punção intraóssea. (Cortesia do Professor Mike South, Royal Children's Hospital, Melbourne Australia.)

– Não realizar punção intraóssea na tíbia ou no fêmur fraturados ou em crianças com osteogênese imperfeita.
– Aquecer o soro fisiológico ou o Ringer lactato em 20 mL/kg; pode ser repetido duas vezes (são necessários até 60 mL/kg para repor 25% da perda sanguínea).
– Reação transitória ou ausência de reação aos cristaloides exige concentrado de hemácias em 10 mL/kg.
– Peso < 15 kg, usar um cateter vesical.
– Hipovolemia e hipoxia resultarão em lesão cerebral secundária e mau resultado geral; identificar rapidamente a hemorragia, incluindo as lacerações no couro cabeludo.
– Taquicardia pode identificar hemorragia, estresse, dor, medo.

Avaliação neurológica e secundária

- Déficit.
  - Para bebês e crianças de 1 a 3 anos, usar a ECGl para documentar a resposta neurológica aos estímulos (Tab. 12.3); essa escala avalia o TCE, não a lesão da coluna vertebral.
  - ECGl < 9 ou um escore motor da ECGl de 1 ou 2 deve ser avaliado por um neurocirurgião.
  - Avaliar as fontanelas até os 18 meses; quando abauladas, indicam pressão intracraniana aumentada.
  - Ondansetron (Zofran) deve ser administrado para náusea, pois é menos sedativo do que a prometazina (Fenergan).
    - A prometazina resulta em necrose do tecido, se ocorrer extravasamento com administração IV periférica.
  - O uso de metilprednisolona em alta dose não foi estudado em crianças até 13 anos com TRM.
  - As convulsões imediatamente após o trauma em geral não estão associadas com a tomografia computadorizada de crânio

Tabela 12.3 Escala de Coma de Glasgow pediátrica

Indicadores	Escore
Abertura dos olhos	
Espontânea	4
Estímulo verbal	3
Estímulo doloroso	2
Nenhuma	1
Resposta verbal	
Balbucia emissão de voz	5
Choro irritado, consolável	4
Chora de dor, inconsolável	3
Geme de dor	2
Nenhuma	1
Resposta motora	
Normal, espontânea	6
Retrai-se ao toque	5
Retrai-se com a dor	4
Descorticação	3
Descerebração	2
Nenhuma	1
ECGl pediátrica total	3 a 15

positiva; as convulsões com mais de 20 minutos de duração após a lesão têm maior correlação com lesão intracraniana e associadas a convulsões posteriores.
- Exposição
  - Aquecer o quarto, as soluções, os cobertores ou o cobertor térmico para evitar hipotermia.
  - Cobrir a criança para manter a privacidade; cobrir os ferimentos.
  - As lacerações do couro cabeludo podem resultar em hemorragia séria; avaliar a laceração e ocluir ou aplicar um curativo compressivo assim que possível.
  - Cobrir as queimaduras para diminuir a perda de calor por evaporação.
- Avaliação secundária
  - Colocar sonda nasogástrica ou orogástrica para diminuir a distensão gástrica.
  - Se for realizada a lavagem peritoneal diagnóstica (LPD), usar Ringer lactato (evita a cólica associada ao soro fisiológico) 10 mL/kg; os achados positivos são os mesmos dos adultos (Cap. 8).
  - A lesão abdominal oculta pode resultar em acidose rápida; examinar o abdome quando a criança estiver calma para determinar a rigidez.
  - A maioria das lesões dos órgãos abdominais é tratada de forma conservadora; quando exigem tratamento cirúrgico, a maioria é emergencial.
  - As fraturas podem se apresentar próximas à placa de crescimento (físis); as em "galho verde" são fraturas incompletas com angulação ou fixações corticais (Cap. 9, Tab. 9.3).
  - Se a criança não estiver se movimentando ou se recusar a usar o membro, examinar em busca de fratura/luxação.

Situações Especiais

Trauma craniencefálico

Na lesão cerebral traumática leve, com uma ECGl de 13 a 15, pode haver uma breve perda de consciência (< 30 minutos) com amnésia por até 24 horas, com TC de crânio e exames neurológicos normais (Cook et al., 2006).

> **Sintomas Pós-TCE**
>
> **Alterações crínicas:**
> Cefaleia, tontura
> Fadiga
> Náusea/vômito
> Sensibilidade a ruído e/ou luz
> Visão turva, diplopia
> Distúrbios do sono
> **Alterações cognitivas:**
> Atenção diminuída, concentração prejudicada
> Déficit da memória de curto prazo ou processamento atrasado da informação
> **Alterações comportamentais:**
> Irritabilidade, instabilidade emocional
> Depressão, ansiedade

Esses sintomas devem desaparecer três meses após o surgimento. Se houver história de TCE prévio, dificuldade de aprendizagem pré-trauma ou transtorno do comportamento, a criança provavelmente apresentará desatenção, hiperatividade e exacerbação dos problemas comportamentais.

Crianças que participam de esportes não devem retornar às atividades até que todos os sintomas tenham sido suprimidos. A síndrome do segundo impacto ocorre no retorno precoce ao esporte após a lesão, o que pode provocar vasoespasmos, edema cerebral, aumento da pressão intracraniana, hemorragia e até mesmo a morte. As crianças devem ser avaliadas pelo neuropsicólogo cerca de quatro semanas após a lesão para determinar os déficits e a volta à escola. O ibuprofeno deve ser administrado até três vezes por semana para evitar cefaleia de rebote.

Crianças com ECGl < 13, bebês com déficits neurológicos focais ou hematoma subgaleal devem ser submetidos a TC de crânio. Em crianças com menos de 2 anos, o hematoma subgaleal está associado com TC de crânio positiva para lesão cerebral em 93% dos casos (Cook et al., 2006). De acordo com as diretrizes da Brain

Trauma Foundation, uma criança com ECGl < 8 necessita de monitoramento da pressão intracraniana (Adelson et al., 2003).
- Nos casos de pressão intracraniana aumentada, sedativos e analgésicos devem ser administrados (Adelson et al., 2003).
- A TC de crânio seriada é necessária para monitorar as mudanças no cérebro, assim como para identificar a presença de hematoma que necessite ser drenado.
- Se houver a presença de ventriculostomia, o líquido cerebrospinal pode ser drenado para diminuir a pressão intracraniana.
- O bloqueio neuromuscular é o passo seguinte em caso de hipertensão intracraniana persistente.
- Se a osmolaridade sérica for menor que 320 mOsm/kg, manitol pode ser administrado e, se for menor que 360 mOsm/kg, soro hipertônico (3%) também pode ser administrado.
- Se a pressão intracraniana elevada persistir, hiperventilação leve (PCO_2 30 a 35 mmHg) pode ser realizada.

A hipertensão intracraniana refratária exige cuidado intensivo.
- Verificar a ventriculostomia em busca de obstrução ou presença de coágulos.
- A craniectomia descompressiva pode ser considerada se o edema cerebral for evidente na TC.
  – A craniectomia descompressiva proporciona espaço para o cérebro continuar a expandir sem compressão da calota craniana.
  – A criança necessitará de um capacete para proteger a cabeça após estabilização e para o processo de reabilitação, até que o retalho ósseo seja recolocado.
- Se o eletroencefalograma (EEG) indicar atividade cerebral a indução de coma barbitúrico pode ser considerada.
- Hipotermia de 32 a 34°C pode ser considerada se houver evidência de isquemia na TC de crânio (Cap. 4).

Abuso infantil

O abuso é definido como negligência ou ato cometido pelo cuidador que resulta em lesão (física ou emocional), abuso sexual ou exploração, colocando a criança em risco ou causando a morte (Ziglar et al., 2004). As lesões são intencionais. As crianças que sofrem abuso na maioria das vezes são menores de 3 anos. Os sintomas comuns são:

> **Sintomas Suspeitos de Abuso Infantil**
>
> História inconsistente com o evento
> História do evento que muda constantemente
> Lesões com padrão de desenho (refletem o objeto usado, Fig. 12.2)
> Lesões múltiplas em vários estágios de cicatrização incluem fraturas, equimoses, abrasões
> Cuidador relata que a criança é desleixada ou se machuca com frequência
> Má nutrição e higiene
> Mecanismo inconsistente com a etapa de desenvolvimento da criança
> Comportamento retraído ou exibicionista
> Procura tardia para o atendimento médico
> Lesões repetidas tratadas em diferentes serviços de emergência ou clínicas
> Comportamento inadequado dos pais ou responsáveis, interação incomum entre a criança e os pais ou responsáveis

Abuso infantil ou suspeita de abuso devem ser denunciados às autoridades, seguindo o protocolo das instituições e as exigências do governo local. As lesões comuns incluem queimaduras com cigarro, fraturas, hematomas subdurais, hemorragias retinianas, rompimento de órgãos sólidos sem mecanismo abdominal fechado grave, mordeduras e queimaduras com demarcação. Aproximadamente 6 a 20% dos casos de abuso envolvem queimaduras por imersão, encontradas nas duas mãos e/ou pernas e distribuídas como luvas ou meias. As queimaduras poupam as dobras de tecido, e a ausência de respingos indica que a criança foi mantida na água escaldante. Entre as mortes por abuso, 50% foram vítimas anteriores de abuso não denunciado ou não investigado. As radiografias de corpo inteiro em geral são feitas para avaliar as fraturas e as luxações. Os exames da retina são feitos pelo oftalmologista. A TC de crânio é realizada para avaliar a lesão encefálica e as fraturas de crânio.

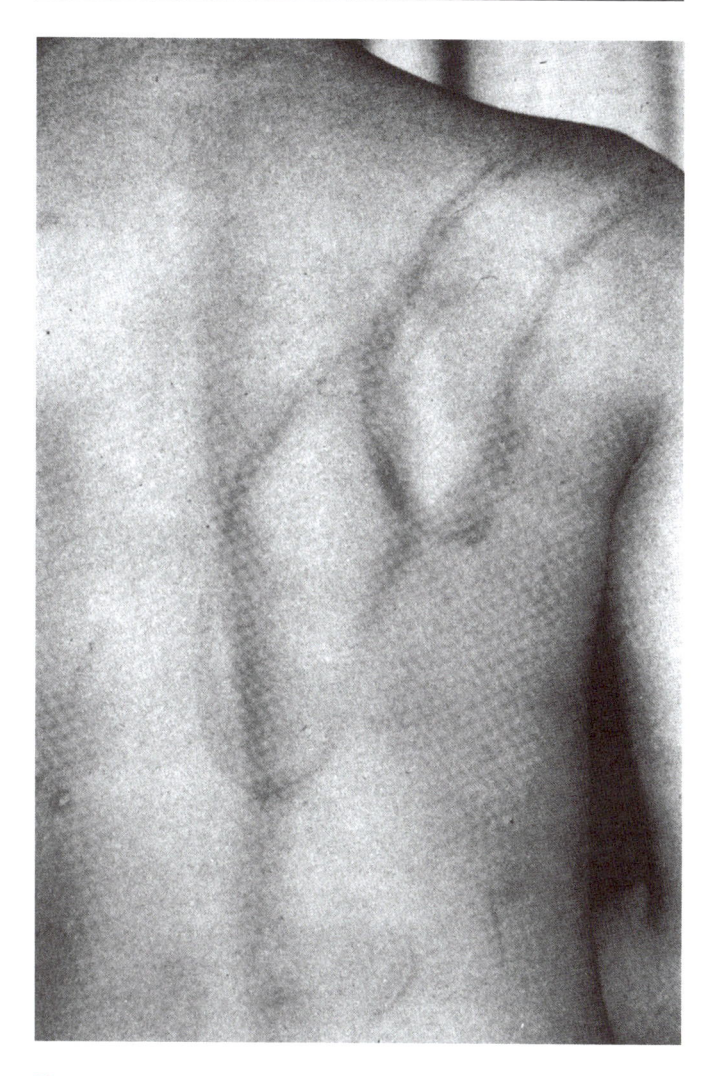

Figura 12.2 Lesão com padrão de desenho.

Cuidados Pós-ressuscitação e Reabilitação

A maioria das crianças reage bem e se cura rapidamente após a lesão. No caso de trauma craniencefálico, pode haver sequela neurológica transitória nas áreas funcional, comportamental ou cognitiva. No entanto, pode haver um atraso de até dois anos nos sintomas (Cook et al., 2006). As crianças com TCE necessitam de avaliação constante da sua reação à lesão neurológica. Quando tal lesão em crianças menores de 3 anos é grave, as consequências são piores do que nas crianças maiores. Em geral, as crianças têm melhores resultados do que os adultos após esse tipo de trauma.

A lesão musculoesquelética pode ter efeitos de longo prazo relacionados com o crescimento ósseo e com as discrepâncias no comprimento dos membros, se a fratura envolver a físis (placa de crescimento). O trauma grave provoca mudanças na personalidade em 60% das crianças até um ano após a lesão. Até 50% das crianças lesionadas podem ter deficiências cognitivas e físicas, incluindo transtorno da aprendizagem. Após as colisões de veículo a motor (CVM), até 25% das crianças apresentam transtorno de estresse pós-traumático. Está claro que esta faixa etária exige acompanhamento, tanto para as lesões físicas quanto para as respostas emocionais ao trauma, pelo menos até um ano após o evento.

IDOSOS

A população de idosos está em crescimento em todo o mundo. Nos Estados Unidos, 41,6% de todas as consultas de emergência são de pacientes com mais de 65 anos. Eles representam apenas 15% da população, mas utilizam 33% dos recursos assistenciais à saúde relacionados com trauma (ATLS, 2004; Wright e Schurr, 2001). As doenças associadas ocorrem em mais de 81% dos pacientes geriátricos de trauma (Yilmaz et al., 2006).

Avaliação

Assim como as crianças, os idosos têm diferenças anatômicas e fisiológicas com relação à população em geral. Essas diferenças influem no potencial para o trauma, assim como nas lesões resultantes. A avaliação e o tratamento do paciente idoso traumatizado é, como sempre, a mesma descrita no Capítulo 2, com as seguintes complementações.

História

As comorbidades ou a história clínica pregressa e a lista de medicamentos são componentes essenciais da história de um paciente idoso traumatizado, afetando seriamente os resultados, assim como a avaliação e o tratamento da lesão.
- A asma e a doença pulmonar obstrutiva crônica (DPOC) podem resultar em hipoxia e hipercarbia, exigindo o tratamento da lesão torácica e das comorbidades com broncodilatadores ou ventilação mecânica precoce.
  – Os pacientes com DPOC dependem de oxigênio, não dos níveis de dióxido de carbono, para estimular a respiração. Isso deve ser considerado ao ser aplicada a terapia típica de oxigênio na chegada.
- A insuficiência cardíaca ventricular esquerda pode exigir agentes inotrópicos, embora a insuficiência cardíaca ventricular direita exija uma atenção na reposição de líquidos para a hipotensão.
- A demência, o AVC, o diabetes melito e a epilepsia podem resultar em nível de consciência alterado, exigindo a avaliação do TCE e dos problemas clínicos.
- A artrite reumatoide e as doenças degenerativas do disco/ossos vertebrais podem levar a dificuldades na movimentação do pescoço, além de lesões à medula espinal.
- A insuficiência renal crônica exige equilíbrio hídrico cuidadoso e administração de medicamentos.

Alguns dos medicamentos mais significativos são os anticoagulantes, que resultam em sangramento descontrolado. A identificação precoce de seu uso é essencial para reverter adequadamente seus efeitos; por exemplo, warfarina (Coumadin) e a administração dos fatores de coagulação ou plaquetas na tentativa de reduzir os efeitos antiplaquetários dos outros agentes, como o clopidogrel (Plavix) e a aspirina. Além disso, a identificação precoce de qualquer sangramento e seu controle rápido são necessários para prevenir hemorragia. Os princípios de ressuscitação e a identificação rápida da lesão devem permanecer como foco da avaliação inicial.

Avaliação do trauma

À medida que se envelhece, ocorrem mudanças no corpo que resultam em menor capacidade para compensar as lesões. Cada uma dessas mudanças tem um impacto sobre a avaliação ou a recuperação a longo prazo após o trauma. A Tabela 12.4 descreve tais mudanças. As alterações anatômicas e fisiológicas no idoso com mais de 70 anos devem ser incluídas como critério para a triagem e a ativação da equipe de trauma, com vistas a reduzir a mortalidade em cerca de 20% e a incapacidade em aproximadamente 4% (Demetriades, 2002).

Tabela 12.4 Alterações com o envelhecimento

Alterações	Efeitos
Via aérea – Respiração	
↓ complacência da via aérea/do pulmão	↑ resistência da via aérea
↓ reservas de glicogênio	Exaustão; parada por fadiga respiratória
	Hipoxia-hipercarbia
↓ área para troca gasosa	↑ risco de infecção
Colonização crônica de *Haemophilus*	Dificuldade com a intubação;
Osteoartrite cervical ou doenças degenerativas	↑ incidência de síndromes da medula central ou anterior, fratura cervical
Estenose cervical	Administração cuidadosa de oxigênio
DPOC – perda de hipercapnia	
Estímulo respiratório	
Cardíaca	
↓ capacidade vital	Incapacidade de tolerar a posição supina
↓ capacidade de elevar a frequência cardíaca com a hipotensão	Frequência cardíaca normal apesar da hipotensão; descompensação continuada
↓ resposta às catecolaminas; também causada pelos betabloqueadores	PA em níveis normais pode representar hipotensão
PA elevada	
Presença de anticoagulantes ou uso de anti-inflamatórios não esteroides	Antiagregantes plaquetários; exige reversão; identificação rápida de hemorragia
Frequência cardíaca máxima = (220 menos a idade)	
Neurológica	
↓ fluxo sanguíneo cerebral	↓ nível de consciência
Atrofia cerebral	↑ espaço para hemorragia, retarda o aparecimento de sinais e sintomas do TCE
↑ espaço intracraniano	↑ movimento do cérebro
	Alongamento das veias parassagitais em ponte no espaço subdural causando hemorragia

(Continua)

Tabela 12.4 Alterações com o envelhecimento (*Continuação*)

Alterações	Efeitos
Musculoesquelética/tegumentar	
↓ massa muscular, derme e gordura subcutânea	Hipotermia; perda de equilíbrio e força
↓ capacidade de vasodilatação ou vasoconstrição com os bloqueadores do canal de cálcio, em resposta à temperatura; ↓ capacidade de transpirar ↓ mecanismo da sede	Desidratação antes que o paciente sinta sede
Osteoporose pela ↓ atividade, estrogênio, consumo ou absorção de cálcio	↑ risco de fratura com mecanismos de trauma leve; ↓ recuperação
Renal	
↓ excreção renal	Medicamentos de eliminação renal podem permanecer mais tempo no sangue; medicamentos nefrotóxicos, por exemplo, aminoglicosídeos, diuréticos e contraste podem afetar gravemente a função renal
↓ capacidade de concentrar a urina	Eliminação urinária não é um indicador confiável do estado hídrico
↓ absorção de sódio e excreção de potássio	Hiponatremia, hipercalemia; monitorar os eletrólitos
Uso de diurético	Hipocalemia
Gastrintestinal	
↓ peristaltismo e motilidade	Desnutrição
↓ absorção de nutrientes	Desnutrição e íleo
↓ metabolismo	
Outras	
↑ incidência de descolamento de retina	Considerar a cegueira ou a dor ocular mesmo em caso de mecanismo de trauma leve
↓ acuidade visual	Problemas de segurança na reabilitação
↓ capacidade auditiva	Afeta a capacidade de ouvir questões e instruções
Nasofaringe tecido-friável	Sangramento com a colocação de sonda nasal
Pancreatite, hipotireoidismo	Propensão a hipotermia
↓ imunidade, resposta febril, resposta dos leucócitos, uso de esteroides	↑ risco de infecção sem evidência clínica de ↑ leucócitos ou febre

Tratamento

O tratamento do trauma em idosos permanece o mesmo que para todas as idades: via aérea, respiração, circulação e avaliação neurológica. A ressuscitação agressiva e a identificação da lesão são necessárias para a sobrevivência e a reabilitação bem-sucedida. As principais causas de mortalidade e morbidade são as falhas em reconhecer a lesão, os erros no tratamento e a limitada reserva fisiológica do paciente. As situações especiais com respeito ao paciente idoso incluem:

- Monitorar a hipoxia; quando não reconhecida, é irrecuperável.
- Déficit de base < -5 indica lesões graves, lesão não identificada e/ou choque refratário.
- Reconhecer e reverter a anticoagulação.
- Manter a hemoglobina maior que 10 g/dL; maximizar a capacidade de transporte de oxigênio.
- Monitoramento invasivo precoce, como o cateter de artéria pulmonar, proporciona informações vitais relacionadas com a resposta cardiovascular à lesão e à ressuscitação.
- Lesões torácicas, particularmente as fraturas de costela, estão associadas com maior mortalidade.
  – Controle da dor, cateter peridural pode ser o mais eficaz.
  – Higiene pulmonar, espirometria de esforço.
- Lesão da coluna cervical, sobretudo da medula central, ocorre com a hiperextensão nas quedas ou nas CVMs quando o veículo é atingido na parte traseira.
- Preditores clínicos da lesão cervical podem estar presentes em menos de 50% das vezes (Schraq et al., 2008).
- Realizar TC de crânio precoce para avaliar hematoma subdural.
  – O hematoma subdural é três vezes mais provável em pacientes idosos (ATLS, 2008; Ziglar et al., 2004).
- Suplementar a nutrição, pois pode haver desnutrição de base, além da má absorção e diminuição da cicatrização e da imunidade.
- O tratamento conservador da lesão do órgão ou do osso pode ter riscos maiores do que o cirúrgico.
- Agilizar a admissão à unidade de terapia intensiva para monitoramento da resposta cardiovascular à lesão.

- As fraturas comuns incluem o fêmur proximal, o componente do fêmur no quadril, o úmero proximal e o rádio/a ulna distais.

Situações Especiais

Queimaduras

As queimaduras nos idosos impõem um problema significativo. Além das mudanças normais do envelhecimento e das respostas à lesão, o paciente idoso tem uma derme mais fina e menos tecido subcutâneo. Em consequência, a queimadura é mais profunda. O crescimento da pele é mais lento, assim como é menor a produção de vitamina D, resultando em tempo de cicatrização mais longo. Existe também maior risco de lesão por inalação causada pela diminuição da ação ciliar. O tempo de cicatrização para a lesão inalatória também é maior.

Abuso do idoso

Como as crianças, os idosos são suscetíveis a situações abusivas por sua incapacidade de controlar a situação buscando segurança. O abuso é definido como qualquer provocação intencional de lesão, intimidação ou confinamento contra a vontade da pessoa, ou punição e privação. O abuso não é necessariamente físico. O cuidador pode suspender medicamentos, alimento, dinheiro ou a higiene. A coerção para assinar papéis, liberar propriedade ou finanças sem consentimento também é abusiva. O abuso pode ser emocional e físico conforme costuma ocorrer com as crianças.

Como em qualquer situação abusiva, qualquer indício de abuso deve ser denunciado. A história do evento que se modifica ou é inconsistente com as lesões deve alertar para abuso. Os pacientes com má higiene, desnutridos e hipotérmicos também devem ser considerados casos potenciais de abuso, e os cuidadores devem ser avaliados.

Cuidados Pós-ressuscitação e Reabilitação

O tratamento rápido dos problemas cardiovasculares e respiratórios é a principal forma de obter um resultado bem-sucedido no idoso. A síndrome da angústia respiratória aguda (SARA) é a causa mais comum de morte no idoso nas primeiras 24 horas após o trauma (Ziglar et al., 2004). A prevenção de complicações do agravamento das condições clínicas leva a menor mortalidade e morbidade. O nível de atividade pré-mórbida do paciente determinará a probabilidade do retorno para casa. A mobilização precoce é essencial para a prevenção de complicações e recuperação. O declínio das funções fisiológicas no hospital é uma das causas principais de mortalidade hospitalar tardia. A recuperação da capacidade funcional até quatro anos após a lesão não é rara. Todos os esforços da reabilitação buscam o retorno à capacidade funcional prévia, com déficits mínimos. Muitos pacientes idosos traumatizados conseguem melhor resultado ao serem mantidos em instituições de reabilitação, para a realização da terapia em um ambiente seguro. O objetivo a longo prazo para esses pacientes é o retorno à sua independência ou à capacidade funcional prévia.

Qualquer discussão sobre o resultado do tratamento do paciente idoso traumatizado deve incluir as decisões de final de vida. A necessidade de se ter o registro da vontade própria, na eventualidade de o paciente não poder decidir sobre seu próprio tratamento, é importante e melhor se ele for preparado antes da ocorrência do trauma. Um testamento em vida e a determinação de não ressuscitar devem ser identificados precocemente para que os desejos do paciente sejam satisfeitos. Os pacientes têm direito a autodeterminação. As necessidades de cuidados devem ser atendidas de acordo com seus melhores interesses, não com os da família. As decisões finais devem ser baseadas na determinação de benefícios que superem os resultados adversos.

OBESIDADE

A obesidade é definida como o índice de massa corporal maior que 30 kg/m². O homem médio tem cerca de 18% de gordura corporal, e a mulher, 25%. Cerca de 61% dos norte-americanos estão acima do peso ou são obesos, e cerca de 300.000 mortes anualmente estão associadas com a obesidade. Os indivíduos com sobrepeso têm maior risco para hipertensão, AVC, diabetes melito do tipo II, infarto do miocárdio, asma, apneia, tromboembolia e colelitíase. Também existe maior risco para determinados tipos de câncer, especificamente do endométrio, da mama e de colo. Existem fatores genéticos, sociais e culturais que afetam a obesidade.

Avaliação

Múltiplas mudanças fisiológicas e anatômicas alteram a resposta do paciente obeso à lesão. Elas incluem:
- A gordura abdominal inibe a excursão do diafragma reduzindo a capacidade residual funcional.
  - Causa atelectasia e maior risco de pneumonia.
- Diminuição da complacência pulmonar.
- Respiração mais laboriosa para expandir o diafragma.
- Maior risco de insuficiência cardíaca.
- Aumento do débito cardíaco devido ao volume de sangue aumentado para o tecido adiposo.
- A desnutrição é comum com baixas reservas de proteína.

Avaliação do trauma

Como habitualmente, a via aérea, a respiração e a circulação têm prioridade na avaliação do trauma. A identificação de lesões pode ser difícil devido às restrições de peso na TC e na ressonância magnética, à incapacidade de penetração da radiação nas radiografias e à ineficácia da ultrassonografia abdominal. A palpação do abdome também pode resultar em um abdome aparentemente benigno em razão da profundidade da palpação exigida para a obtenção de uma resposta. Também pode ser difícil ouvir os ruídos respiratórios com a excursão diminuída do diafragma. Os pulsos são muitas vezes difíceis de palpar sob o tecido adiposo. As dobras de pele podem esconder a lesão externa, assim como a fratura.

Tratamento

Ao tratar o paciente obeso, existem itens específicos que podem ser antecipados antes de sua chegada, além da atenção especial ao longo de sua permanência.
- Pré-hospitalar.
  - A remoção é difícil e mais provável devido ao encarceramento.
  - Elevadores especiais devem estar disponíveis para auxiliar na remoção dos pacientes da ambulância ou do veículo para o hospital.

- Os dispositivos para imobilização podem não servir ou se tornar ineficazes.
- As macas de transporte têm um limite de peso; levantar o paciente obeso também coloca a equipe em risco.
• Ressuscitação.
- A punção venosa apresenta dificuldades na identificação da veia e na colocação do cateter.
- O lavado peritoneal diagnóstico deve ser realizado como um procedimento aberto para assegurar o acesso à cavidade abdominal.
- O volume de sangue deve ser calculado sobre o peso ideal do paciente e não sobre seu peso atual.
• Equipamento.
- Manguitos maiores para a PA.
- Cadeiras de rodas mais largas.
- Camas estáveis mais largas, preferencialmente conversíveis, para sentar e favorecer a higiene pulmonar.
- Colares cervicais exigem extensões; paciente também pode ter um pescoço muito curto.
- Os aparelhos de TC capazes de suportar excessos de peso são encontrados apenas em escolas de veterinária, o que exige o transporte do paciente; este deve estar estável para ser transportado.
- As mesas cirúrgicas em geral suportam pesos até 250 kg; algumas suportam até 500 kg.
• Cuidado intensivo.
- O monitoramento invasivo do paciente obeso crítico é necessário para obtenção de uma avaliação correta do estado hemodinâmico.
- A oxigenação diminui à medida que o índice de massa corporal aumenta.
  ▪ Dificuldade crônica de ventilação dos alvéolos pulmonares inferiores.
- Maior risco de pneumonia; a pneumonia aumenta o risco de insuficiência respiratória.
- Ventilação pulmonar.
  ▪ A primeira escolha é a ventilação não invasiva.
  ▪ O pescoço curto torna difícil a intubação.

- A traqueostomia precoce diminui os dias no ventilador mecânico.
- Propensão a fadiga do músculo respiratório.
- Risco de refluxo gástrico e aspiração; elevar a cabeceira da cama e usar a posição de Trendelenburg reversa.
– Farmacocinética.
  - A desnutrição diminui a ligação dos fármacos, causando aumento dos níveis de medicamentos circulando livremente.
  - As medicações hidrofílicas têm uma distribuição parcial no tecido adiposo; incluem antibióticos; os níveis terapêuticos devem ser monitorados.
  - Os medicamentos lipofílicos são absorvidos com rapidez no tecido adiposo e, depois, são eliminados de forma lenta, resultando em demora no despertar com a infusão de analgésicos e sedativos; usar escalas para avaliação de dor e sedação para monitorar a resposta.
– Administração de medicamentos.
  - As injeções subcutâneas têm captação diminuída devido ao suprimento de sangue reduzido, causando atraso no início da ação e duração imprevisível.
  - As injeções intramusculares podem não alcançar o músculo.
  - Os adesivos cutâneos tardam a agir, com efeito errático e imprevisível, em virtude da perfusão cutânea diminuída.

Cuidados Pós-ressuscitação e Reabilitação

A prevenção de complicações é essencial. O paciente obeso já está em maior risco para complicações; por isso, cuidado extraordinário deve ser tomado para preveni-las.

- Os eventos tromboembólicos são prevenidos com mobilização precoce e o uso de heparina de baixo peso molecular em dosagem crescente (Frezza e Chiriva-Internat, 2005). Sua dosagem de acordo com o peso é outra opção para prevenção da trombose venosa profunda e, portanto, da embolia pulmonar. Os filtros na veia cava inferior também evitam que a TVP se torne embolia pulmonar.
- As úlceras por pressão podem ser prevenidas pelos meios habituais de mudança de decúbito e imobilização precoce. Os col-

chões especiais também podem auxiliar, diminuindo os pontos de pressão; no entanto, são limitados para as camas maiores exigidas pelos pacientes obesos. As dobras da pele devem ser avaliadas quanto ao aparecimento de lesões e devem ser mantidas secas após o banho. O paciente tem risco para infecção necrotizante se a pele sob as dobras for lesada e infectada.
- A insuficiência renal é um risco maior nesses pacientes, especialmente com desidratação preexistente. O monitoramento hemodinâmico cuidadoso é essencial.
- Os pacientes obesos também estão em risco para infarto do miocárdio; insuficiência respiratória; sepse; complicações do ferimento, como atraso na cicatrização e infecção; falência de órgãos e morte súbita pós-cirúrgica. A prevenção da pneumonia, por meio da mobilização e da higiene pulmonar, é parte da rotina diária de todos os pacientes e sobretudo do paciente obeso.

ABUSO DE SUBSTÂNCIAS

Os pacientes de trauma chegam frequentemente sob a influência de álcool ou drogas. A presença dessas substâncias altera sua resposta à lesão, além de sua reação aos estímulos. Em alguns casos, a resposta é acelerada ou exagerada e, em outros, o paciente pode aparentar sonolência ou coma. O conhecimento dos efeitos das substâncias no organismo e na psique auxiliará a equipe de saúde a distinguir a lesão da influência das drogas ou do álcool.

Avaliação

A avaliação do trauma permanece a mesma de todos os pacientes de trauma (Cap. 2). Porém, é essencial identificar a lesão em primeiro lugar, além das substâncias que podem estar afetando a reação do paciente. Ambas necessitam de avaliação e controle.

História

O abuso é definido como uma dependência leve de uma substância. Existem episódios de uso ou uso de curto prazo da substância ou de uma combinação de substâncias. A dependência, contudo, é o uso de longa duração no qual é demonstrada a tolerância ou a abstinência quando a substância é removida, como ocorre após o trauma. A história de uso de drogas e álcool do paciente deve fazer parte da avaliação dos sistemas. A duração do uso, a quantidade e a substância devem ser documentadas.

Tratamento

O tratamento das lesões presentes é o primeiro passo e o mais importante. Entretanto, o tratamento do trauma inclui o fato de que o abuso de substância afeta seriamente o nível de consciência do paciente. Existe também um maior potencial para aspiração do vômito. As precauções, como a sonda gástrica para descompressão do estômago, diminuirão a possibilidade de aspiração. Quando possível, a elevação da cabeceira da cama também reduzirá a aspiração.

A presença de substâncias também pode mudar os comportamentos do paciente:

Comportamentos Alterados com o Uso de Substância

- Agressividade, beligerância
- Rápidas mudanças de humor
- Fala arrastada
- Coordenação prejudicada
- Grandiosidade
- Perda de inibição

Os cuidadores devem garantir a segurança dos pacientes e da equipe. Sendo assim, a contenção pode ser necessária. Os benzodiazepínicos, agentes antiansiolíticos, podem ser usados para a sedação. Também previne a exaustão e promove o repouso durante a fase de recuperação. Os pacientes dependentes em geral são malnutridos, especialmente deficientes em tiamina. Um meio de diminuir os efeitos da abstinência é fornecer a solução denominada "banana bag", em razão da coloração, que contém vitaminas intravenosas (incluindo a tiamina) e nutrientes. Abordar o paciente de maneira calma e firme também ajuda a mantê-lo calmo e centrado na realidade tanto quanto possível. Os sintomas de abstinência aguda incluem medo incontrolável, ansiedade, alucinações, tremores, incontinência e agitação. O paciente tende a ser muito falante e preocupado, tornando difícil o enfoque na reabilitação da lesão. Um ambiente silencioso, sem ameaças, diminui a estimulação, acalmando-o.

Outros efeitos do álcool incluem a coagulopatia pelo dano ao fígado, podendo provocar TCE significativo por um simples mecanismo de queda. Insuficiência hepática e hipoglicemia também ocorrem com o abuso prolongado de álcool.

Drogas específicas afetam o corpo de maneiras diferentes. Existem classes de drogas que costumam ser abusadas. Estas incluem os estimulantes, os depressivos, os opioides, as anfetaminas, os inalantes e os alucinógenos. Alguns pacientes as misturam para experimentar tanto o efeito positivo quanto o negativo. Infelizmente, as drogas nem sempre respondem como o esperado, podem não ser puras e os efeitos de "base" podem ser tóxicos, ou a tolerância desenvolvida pode exigir doses cada vez mais altas para a obtenção da mesma "experiência".

A seguir, é apresentada uma breve descrição de cada tipo de droga e seus efeitos.

Estimulantes

- Incluem a cocaína, que pode ser inalada (cheirada), fumada, intravenosa ou até mesmo misturada com a heroína.
- A triagem toxicológica, em especial na autópsia, pode mostrar benzoilecgonina, um metabólito da cocaína.

Estimulantes

Estimulantes do SNC; causam convulsões; aumento da energia, agitação, agressividade, hipervigilância
Aumento da frequência cardíaca, pressão arterial, temperatura
Arritmias ventriculares
Euforia seguida de ansiedade, insônia, tristeza
Alucinações e delírios
Paranoia
Sintomas de curta duração

- Tratamento.
  - Via aérea, suporte ventilatório.
  - Tratamento das convulsões e prevenção da lesão.
  - Amiodarona e desfibrilador disponíveis, no caso de arritmias ventriculares.
  - Esvaziar o estômago, se ingerido por via oral.
  - Controlar a hipertermia.

Anfetaminas (estimulante/alucinógeno)

- Incluem 3,4-metilenodioximetanfetamina (MDMA, *ecstasy*), 3,4-metilenodioxi-N-etilanfetamina (MDEA), anfetamina, dextroanfetamina.
  - "Gelo", "pedras", "*cristal met*" são fumados.
  - MDMA é um alucinógeno e um estimulante.

Anfetaminas

Taquipneia
Palpitações, taquicardia, hipertensão
Convulsão, coma
Ansiedade, temor, hostilidade, paranoia
Diaforese, midríase, hipertermia, rabdomiólise
Comportamento repetitivo, irritabilidade, insônia, agitação
Náusea, vômito, anorexia
Alucinações – visuais e auditivas
Hiperatividade, fala rápida, euforia, alerta, diminuição da inibição

- Tratamento.
  - Via aérea, suporte ventilatório.
  - Lavagem gástrica, se a superdosagem foi oral; usar carvão ativado.
  - Colocar em um ambiente calmo, fresco, silencioso; esfriar o paciente, se houver a presença de hipertermia.

- Pequenas doses de diazepam ou haloperidol diminuem a hiperatividade.
- Controlar a hipertensão ou as arritmias ventriculares.
- Controlar a estimulação simpática com betabloqueadores.

Alucinógenos

- Incluem LSD (ácido lisérgico dietilamida), fenciclidina HCl (PCP), mescalina, canabinoides (maconha), cetamina (K especial).

Alucinógenos

Nistagmo, confusão, pânico *borderline*, incoerência

Hipertensão leve

Hipertermia, insuficiência renal

Hiperatividade, combatividade, excitação, mania, autolesão, agressividade – durando de 6 a 12 horas

Abstinência

Alucinações

Flashbacks podem ocorrer semanas a meses após o uso da droga

- Tratamento.
  - Via aérea, suporte ventilatório.
  - Tentar se comunicar com o paciente para ajudá-lo a superar os medos e a conectar-se com a realidade.
  - Tranquilizá-lo de que os medos e as alucinações são temporários; ficar atento.
  - Colocá-lo em um ambiente calmo, silencioso; mantê-lo seguro.
  - Administrar diazepam ou outro benzodiazepínico para diminuir a hiperatividade.
  - Avaliar qualquer lesão autoinfligida causada pela alucinação.
  - Monitorar e tratar as convulsões.
  - Monitorar as crises hipertensivas.

– Se foi usado PCP – manter um ambiente calmo, silencioso e proteger contra dano; não deixar o paciente sozinho ou sem observação; os sintomas podem se exacerbar.

Depressivos

- Incluem o pentobarbital, o gama-hidroxibutirato (*ecstasy* líquido), secobarbital.

Barbitúricos/depressivos

Depressão respiratória
Rubor
Nistagmo, reflexos do tendão profundo deprimidos, diminuição do estado de alerta
Diminuição da frequência cardíaca e PA
Dificuldade para falar, má coordenação
Coma e morte
Ecstasy líquido – desinibição sexual, amnésia, agitação; superdosagem é comum, se misturado com álcool

- Tratamento.
  – Via aérea, suporte ventilatório incluindo a intubação se necessário.
  – A depressão respiratória é a causa mais comum de morte.
  – Utilizar líquidos intravenosos para controlar a instabilidade hemodinâmica.
  – Lavagem gástrica; usar carvão ativado.
  – A hemodiálise pode ser exigida na intoxicação grave.
  – Prevenir lesão quando o paciente está em superdosagem.
  – Reverter os benzodiazepínicos com flumazenil (Romazicon).

Opioides/narcóticos

- Incluem a heroína, o ópio/paregórico, a morfina, a codeína e os derivados semissintéticos, fentanil.

Opioides/narcóticos

Depressão respiratória, parada respiratória
Pupilas mióticas
Diminuição da PA
Estupor, coma, convulsões
Verificar abscessos na pele ou marcas de punção – verificar os locais escondidos (p. ex., entre os dedos dos pés)

- Tratamento.
  - Via aérea, suporte ventilatório.
  - Utilizar líquidos IV para manter a estabilidade hemodinâmica; pode necessitar administração de glicose se hipoglicêmico.
  - Administrar o agente antagonista cloridrato de naloxona IV ou IM; pode necessitar repetir nos casos de uso de heroína, pois a duração da ação da naloxona é mais curta do que a da substância.
  - Observar edema pulmonar.
  - A hemodiálise pode ser indicada para superdosagem; a ingestão oral pode ser tratada com carvão ativado.

Inalantes
- Incluem amilnitrato, propano, freon, triclorometileno, tolueno (tinta metálica em aerosol), gasolina.

Inalantes

Depressão respiratória
Vasodilatação, sangramento nasal
Tontura, desequilíbrio similar ao do álcool
Anemia aplástica
Toxicidade renal, hepática e cardíaca pode ser evidente
Euforia, nível de consciência alterado, cefaleia

- Tratamento.
  - Via aérea, suporte ventilatório pode incluir intubação.
  - Controlar arritmias cardíacas e hipotensão.
  - Se o amilnitrato for combinado com MDMA e sildenafil, monitorar a hipotensão profunda.

Cuidados Pós-ressuscitação e Reabilitação

Com a incidência de abuso de substância e seu efeito direto sobre o trauma, a relação do paciente com o abuso deve ser verificada. A intervenção nesse ponto diminui muito o risco de recidiva. Uma das formas de avaliar o grau de dependência é o questionário CAGE (Ewing, 1984). Existem quatro questões simples. Se as respostas forem positivas, o encaminhamento para tratamento do abuso de substância deve ser feito.

Questionário CAGE

Já sentiu alguma vez que deveria diminuir sua ingesta de bebida alcoólica?

As pessoas o incomodam com críticas sobre sua ingesta de álcool?

Já se sentiu culpado sobre a ingesta de álcool?

Já sentiu necessitar de uma bebida para "abrir os olhos" pela manhã, para relaxar os nervos ou se livrar de uma ressaca?

O American College of Surgeons reconhece a importância de abordar o abuso de substância, exigindo que os centros de trauma realizem uma triagem, uma breve intervenção e um encaminhamento para todos os pacientes com triagem positiva para álcool e drogas (Sise et al., 2005; American College of Surgeons, 2006). A finalidade da triagem e a promoção da breve intervenção proporcionam benefício clínico, além de diminuir o risco de recorrência em uma população na qual a recidiva é alta (Gentilello, 2005). A dificuldade com a população de trauma é a continuidade do encaminhamento. Durante a intervenção breve, até 85% dos indivíduos afirmam a intenção de abordar o problema do abuso de substância. Apenas 29%, no entanto, demonstram ter uma disposição absoluta, e nenhum deles acessou os recursos após a alta (Yonas et al., 2005). Gentilello (2007) revelou que a breve intervenção no caso de álcool provocou uma redução do consumo e 47% de diminuição na readmissão.

Além de iniciar os encaminhamentos e as intervenções para o abuso de substância, não pode ser ignorado o tratamento da nova "abstinência" do paciente. Sua prevenção inicia na admissão. O controle da dor pode ser muito difícil, pois alguns indivíduos têm alta tolerância causada pelas drogas e pelo álcool usados diariamente. Uma consulta ao serviço de controle da dor auxilia esse aspecto. Os pacientes que apresentam abuso de substâncias têm dois problemas de saúde após o trauma – curar as lesões e lidar com sua dependência.

Pontos Críticos na Preservação da Vida

- A língua grande (nas crianças) obstrui a via aérea até os 5 anos.
- As fraturas de costelas (nas crianças) são um sinal de grande transferência de energia.
- Os erros mais comuns (no trauma pediátrico) são a falta de manutenção da via aérea, o controle de líquidos no TCE e a hemorragia interna não reconhecida.
- A Escala de Coma de Glasgow é uma avaliação do TCE, não da lesão na coluna.
- A hipoxia é a causa principal de parada nas crianças.
- A grande área da superfície do corpo (nas crianças) causa perda rápida de calor e hipotermia.
- As lesões no tórax, particularmente as fraturas de costela (no idoso), estão associadas com maior mortalidade.

REFERÊNCIAS

Adelson PD, Bratton SL, Carney NA, et al. Guidelines for the acute medical management of severe traumatic brain injury in infants, children, and adolescents. *Pediatr Crit Care Med.* 2003; 4(3 Suppl): S72-S75.

American College of Surgeons. *Advanced Trauma Life Support* (ATLS). 7th ed. Chicago, IL: American College of Surgeons; 2004.

American College of Surgeons. *Advanced Trauma Life Support* (ATLS). 8th ed. Chicago, IL: American College of Surgeons; 2008.

American College of Surgeons Committee on Trauma. *Resources for Optimal Care of the Injured Patient 2006.* Chicago, IL: American College of Surgeons; 2006.

Cook RS, Schweer L, Shebesta LF, et al. Mild traumatic brain injury in children: just another bump on the head? *J Trauma.* 2006;13(2):58-65.

Demetriades D, Karaiskakis M, Velmahos G, et al. Effect on outcome of early intensive management of geriatric patients. *Br J Surg.* 2002;89(10):1319-1322.

Ewing, JA. Detecting alcoholism: the CAGE questionnaire. *JAMA* 1984; 252(14):1905-1907.

Frezza EE, Chiriva-Internat M. Venous thrombo-embolism in morbid obesity and trauma. *Minerva Chir.* 2005;60(5):391-399.

Gentilello L. Confronting the obstacles for alcohol problems in trauma centers. *J Trauma.* 2005;59(3):S137-S143.

Gentilello LM. Alcohol and injury: American College of Surgery Committee on Trauma requirements for trauma center intervention. *J Trauma.* 2007;62(6):S44-S45.

Schraq SP, Toedter LJ, McQuay N. Cervical spine fractures in geriatric blunt trauma patients with low energy mechanisms: are clinical predictors adequate? *Am J Surg.* 2008;195(2):170-173.

Sise M, Sise CB, Kelley D, et al. Implementing screening, brief intervention, and referral for alcohol and drug use: the trauma service perspective. *J Trauma.* 2005;59(3):S112-S118.

South M. Intraosseous Access. Available at: http://www.rch.org.au/clinicalguide/cpg.cfm?doc_id=9747. Accessed May 25, 2008.

Wright AS, Schurr MJ. Geriatric trauma: review and recommendations. *WMJ.* 2001;100(2):57-59.

Yilmaz S, Karcioglu O, Sener S. The impact of associated diseases on the etiology, course, and mortality in geriatric trauma patients. *Eur J Emerg Med.* 2006;13(5):295-298.

Yonas M, Baker D, Cornwell E, et al. Readiness to change and the role of inpatient counseling for alcohol/substance abusing youth with major trauma. *J Trauma.* 2005;59(2):464-467.

Ziglar M, Bennett V, Nayduch D, et al. *The Electronic Library of Trauma Lectures.* Chicago, IL: Society of Trauma Nurses; 2004.

Capítulo 13
CUIDADOS INTENSIVOS

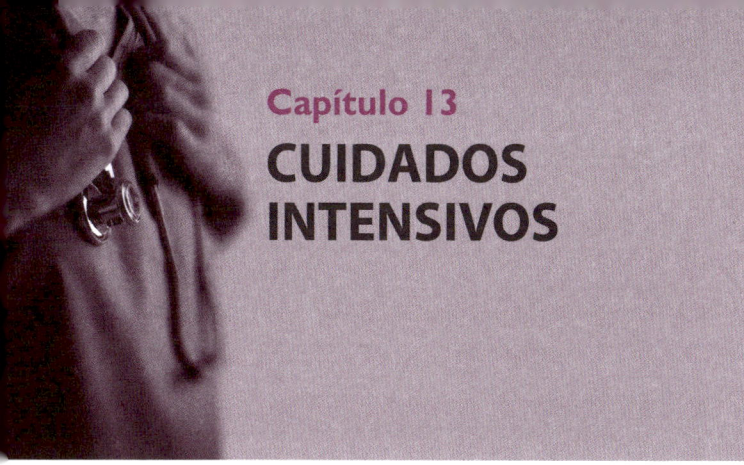

INTRODUÇÃO

A ressuscitação é o primeiro desafio do centro de trauma. No entanto, as mortes por trauma podem ocorrer tanto no local quanto durante a ressuscitação ou, ainda, posteriormente por complicações. Os indivíduos com o maior potencial para complicações são os que exigem cuidados intensivos. O paciente luta para curar as lesões, ao mesmo tempo em que a equipe dedica esforços na prevenção de complicações que poderiam mudar o resultado de longo prazo do paciente. A seguir, faz-se uma revisão das complicações comuns e dos meios de prevenção.

SÍNDROME DA ANGÚSTIA RESPIRATÓRIA AGUDA

A lesão pulmonar pode ser resultante do trauma em si ou da resposta inflamatória associada às lesões multissistêmicas. A resposta inflamatória que provoca a lesão pulmonar aguda começa com o edema e a saída de proteína no espaço intersticial e nos alvéolos. A perda de surfactante e o colapso dos bronquíolos terminais exacerbam ainda mais a hipoxemia e aumentam o espaço morto. O pulmão torna-se "rígido" e difícil de ventilar sem altas pressões. A evolução para a síndrome da angústia respiratória aguda (SARA) resulta na necessidade de ventilação mecânica prolongada e pode evoluir para falência múltipla de órgãos e morte.

A lesão pulmonar aguda surge em razão de infiltrados pulmonares não associados com a insuficiência cardíaca congestiva. A relação PaO_2/FiO_2 é ≤ 300. Com a evolução para SARA, essa relação cai para 200. A mortalidade dessa síndrome relaciona-se com a resposta do paciente à pressão expiratória final positiva (PEEP), a presença de falência múltipla de órgãos, o grau de pulmão recrutável e a presença de hipoxemia refratária (Derdak, 2007).

Sinais e Sintomas da SARA

Hiperventilação, estertores, crepitação
PaO_2/FiO_2 baixa inicialmente com progressão para hipercapnia
Aumento gradual da insuficiência respiratória
Progressão persistente para PaO_2 baixa apesar de FiO_2 aumentada
Edema pulmonar: secreção espumosa, taquipneia, hipotensão
Radiografia torácica: infiltrados bilaterais, aparência de vidro moído
Hipoxemia PaO_2 < 50 mmHg em FiO_2 de 60%
Ausência de edema pulmonar cardiogênico

Prevenção e Profilaxia

A prevenção da SARA concentra-se no suporte ventilatório e circulatório. A ressuscitação volêmica deve ser adequada, mas não excessiva. O monitoramento do déficit de base e do lactato pode fornecer orientação para a ressuscitação e o reconhecimento da normovolemia. Quanto mais a ressuscitação for prolongada, mais provável a ocorrência de complicações. Além disso, a higiene pulmonar é sempre uma prioridade para os pacientes da unidade de tratamento intensivo (UTI). O monitoramento pulmonar cuidadoso pode proporcionar alertas precoces de hipoxia, hipercapnia, taquipneia e infiltrados pulmonares.

Tratamento

A identificação precoce da lesão pulmonar aguda é essencial para a prevenção da SARA. O tratamento da causa subjacente dessa síndrome é a prioridade. A meta é a prevenção do dano alveolar adicional.

- Tipos de ventilação.
  - Ventilação mecânica controlada (VMC): número preestabelecido de ventilações por minuto e volume corrente preestabelecido.
  - Ventilação assistida/controlada (A/C): número de ventilações por minuto controlado pelo paciente e volume corrente preestabelecido, ou seja, o ventilador mecânico "assiste" com volume corrente preestabelecido.
  - Ventilação mandatória intermitente: número preestabelecido de ventilações por minuto, em um volume corrente preestabelecido; no entanto, entre as ventilações o paciente pode respirar de forma espontânea com volume e frequência dependentes do paciente.
- Controle do ventilador.
  - As estratégias protetoras do pulmão necessitam ser implementadas precocemente para diminuir a morbidade.
  - Manter o volume corrente menor ou igual a 6 mL/kg com base no peso do paciente (Derdak, 2007; Dellinger et al., 2008).
  - Considerar o uso de volumes correntes mais baixos no início do tratamento para evitar lesão pulmonar associada ao ventilador.
  - A ventilação mecânica de alta frequência por oscilação pode ser proporcionada até 15 Hz, reduz o volume corrente; usar a frequência mais alta que permita a eliminação de CO_2 (Fessler et al., 2008; Derdak, 2007).
    - Útil para hipoxemia refratária, acidose respiratória e altos picos de pressão nas vias aéreas.
  - A liberação da pressão na via aérea e a ventilação mecânica de alta frequência são outros métodos de ventilação úteis para a lesão pulmonar aguda e a SARA.
    - A ventilação controlada a pressão determina a pressão da via aérea com base na pressão do fluxo inspiratório.
    - O volume corrente é variável.
    - Depende da complacência pulmonar, do tempo inspiratório e da resistência da via aérea.
  - Manter $PaCO_2$ em cerca de 40 mmHg e PaO_2 maior que 80 mmHg.

- Manter FiO_2 em níveis suficientes ao paciente para prevenir a toxicidade do oxigênio.
- Os picos de pressão da via aérea devem ser mantidos menores que 30 cm H_2O diminuindo o volume corrente.
- Relação inspiração:expiração (I:E) inversa aumenta o tempo inspiratório e favorece um volume pulmonar mais alto, resultando em PEEP intrínseca.
  - A PEEP mantém os alvéolos abertos na expiração, prevenindo o colapso total.
  - Níveis elevados de PEEP podem resultar em barotrauma.
- Considerar a hipercapnia permissiva para auxiliar a minimizar as pressões de platô (pico) e o volume corrente.
- O óxido nitroso pode ser administrado para prevenir a toxicidade do oxigênio.
- Manter a cabeceira da cama a 30° ou mais, se não houver contraindicação.
- Os protocolos para o desmame devem incluir:
  - Ensaios de respiração espontânea.
  - O paciente deve estar desperto, com estabilidade hemodinâmica, exigências baixas de pressão ventilatória e necessitar de uma FiO_2 que possa ser fornecida com segurança por máscara facial ou cânula nasal.
- Posição pronada.
  - Útil tanto para a lesão pulmonar aguda quanto para SARA pelo recrutamento dos alvéolos dependentes.
  - Mostrou redução da pneumonia e da SARA pelo aumento da relação PaO_2/ FiO_2 maior que 300 (Voggenreiter et al., 2005).
  - A posição pronada pode ser realizada com auxílio de dispositivo destinado para esse fim.
  - Os desafios dos cuidados de enfermagem incluem o monitoramento dos cateteres e das sondas durante o processo de pronação, para evitar o deslocamento.
- Higiene pulmonar agressiva para remover as secreções e prevenir o acúmulo.
  - Pode incluir a broncoscopia.
- O surfactante pode ser administrado para auxiliar a impedir o colapso dos alvéolos.
- Os corticosteroides não são úteis e não reduzem a mortalidade.

- Traqueostomia precoce.
  - Não reduz a mortalidade, no entanto, diminui o tempo de ventilação mecânica e de UTI em qualquer paciente.
  - Considerar a traqueostomia para o paciente da UTI que provavelmente permanecerá em ventilação mecânica por mais de sete dias (Holevar et al., 2006).
  - Os pacientes que se beneficiam da traqueostomia precoce incluem (Goettler et al., 2006):
    - Escala de Coma de Glasgow (ECGl) = 3, 24 horas após a admissão, e mais de 70 anos de idade.
    - Idade superior a 55 anos.
    - Lesões graves abdominais, torácicas e de membros (AIS = 5) e mais de 60 anos.
    - Pacientes submetidos a craniotomia com mais de 50 anos; pressão intracraniana aumentada e mais de 40 anos de idade.
    - Contusões pulmonares bilaterais com mais de oito fraturas de costelas.
    - Paralisia e idade superior a 40 anos.
- Manutenção agressiva dos hematócritos nos níveis normais.
- Manutenção agressiva do débito cardíaco.

PNEUMONIA ASSOCIADA A VENTILAÇÃO MECÂNICA

Muitos pacientes de trauma aspiram vômito na cena durante a ressuscitação. Nessas situações, os pulmões são invadidos por bactérias viáveis para a proliferação. Outras fontes de bactérias incluem a cavidade oral e os seios nasais. A presença de sonda endotraqueal propicia uma via para transmissão de bactérias aos pulmões. A resposta inflamatória presente no paciente de trauma favorece o desenvolvimento de lesão pulmonar aguda e é preditiva de pneumonia. O acúmulo de secreções pode resultar em microaspirações, quando o paciente tem diminuição do reflexo de vômito favorecendo o acúmulo no espaço subglótico. O indivíduo com TCE ou previamente ventilado pode ter aspiração silenciosa, por isso o exame da deglutição é benéfico antes de iniciar a alimentação por via oral. A dieta deve ser modificada, então, para uma textura que o paciente possa deglutir com segurança, como os líquidos espessados. A pneumonia associada ao ventilador aumenta o risco de mortalidade, assim como a UTI e a duração da permanência no ventilador.

Sinais e Sintomas de Pneumonia

Roncos presentes nos campos pulmonares
Hipoxia, má ventilação
Febre, aumento da contagem de leucócitos
Radiografia pulmonar: infiltração pulmonar
Cultura positiva para bactérias, fungos

Prevenção e Profilaxia

A prevenção da pneumonia é uma rotina básica para a equipe de enfermagem e da fisioterapia respiratória. Todos os pacientes devem receber prevenção contra a pneumonia, e isso não inclui os antibióticos profiláticos.

- Lavar as mãos antes e depois do cuidado ao paciente e particularmente entre um paciente e outro.
- Lavar as mãos antes de realizar qualquer ação relacionada ao ventilador mecânicio e à sonda endotraqueal.
- As diretrizes do Centers for Disease Control and Prevention (CDC) para prevenção da pneumonia associada a ventilação mecânica incluem (Cason et al., 2007; Tolentino-DelosReyes et al., 2007):
  - Elevar a cabeceira da cama, quando possível, a 30 a 45°.
  - Usar luvas ao lidar com as secreções respiratórias ou equipamentos.
  - Sucção subglótica, antes da remoção da sonda endotraqueal ou da deflação do *cuff*, para eliminar as secreções depositadas.
  - Realizar higiene oral para remover a sujidade e descontaminar a boca, com ou sem antisséptico.

- Outras recomendações incluem (Tollentino-DelosReyes et al., 2007):
  - Verificar o volume residual nasogástrico a cada 4 a 6 horas quando fornecer alimentação por sonda.
    - Suspender o alimento por uma hora se o volume residual total for maior que 1,5 vezes a quantidade administrada por hora ou maior que 150 mL.*
  - Evitar o uso de anéis e realizar a higiene das mãos com uma solução à base de álcool diminui a presença de *Staphylococcus aureus*, bacilos gram-negativos e *Candida*.
  - Realizar a aspiração endotraqueal quando necessário e não rotineiramente no esquema de 2 em 2 horas.
    - Não instilar soro fisiológico na sonda endotraqueal antes da aspiração.
  - Mudar o decúbito do paciente a cada duas horas ou usar uma cama de terapia cinética se forem necessárias precauções com a coluna.
    - Proporcionar fisioterapia torácica, tosse e respiração profunda e usar a espirometria de incentivo para aumentar o volume pulmonar e evitar o colapso alveolar (atelectasia) e o acúmulo das secreções.
    - Se o paciente puder se movimentar, a deambulação progressiva também melhora a respiração profunda e a prevenção da atelectasia.
  - A broncoscopia é um recurso útil para liberar as secreções profundas; coletar culturas e abrir as vias aéreas colapsadas também permite a visualização das vias aéreas.
    - O lavado broncoalveolar às cegas pode ser usado para obter amostras para a cultura quantitativa.
    - As culturas com colônia maior que 10^5 não são consideradas diagnósticos de pneumonia associada à ventilação mecânica (Brown et al., 2001).
  - O uso de bloqueadores de H_2 e de inibidores da bomba de prótons diminui o pH gástrico.
    - O pH gástrico ácido pode evitar que as bactérias entéricas migrem para os pulmões.

---

* N. de R.T.: A suspensão da dieta deve seguir as normas da instituição.

Tratamento

O tratamento da pneumonia associada ao ventilador ou de outras pneumonias inclui o cuidado pulmonar intenso e o tratamento da infecção. O objetivo da prevenção é manter as vias aéreas abertas para que não ocorra crescimento bacteriano ou fúngico. Na presença de pneumonia associada à ventilação mecânica, o objetivo é tratar a infecção e reduzir a lesão pulmonar e a progressão para SARA ou sepse.

- Primeiro, providenciar a cultura das secreções; solicitar a cultura, a sensibilidade e a coloração de gram.
- Iniciar um regime de antibiótico de amplo espectro apenas até o retorno da cultura e, depois, ajustar imediatamente o regime ao antibiograma.
- Para paciente com *Staphylococcus aureus* resistente a meticilina, a vancomicina ou a ciprofloxacina são em geral o medicamento de escolha.
  - Esses antibióticos não devem ser usados de forma arbitrária, pois o *Enterococcus* resistente a vancomicina também pode proliferar.
- A higiene pulmonar agressiva é essencial para remover as secreções do pulmão, diminuindo o meio de cultura disponível para o crescimento das bactérias e dos fungos.
  - Fisioterapia respiratória.
  - Ajustar a ventilação mecânica para evitar lesão pulmonar aguda ou SARA.
  - Na ausência da ventilação mecânica, tosse e respiração profunda junto com espirometria de incentivo.
  - A cama de terapia cinética ou a mudança de decúbito frequente evita o acúmulo de secreção pulmonar.
- Tratar a febre com o antipirético de escolha específico para o paciente, conforme prescrição médica.
- Seguir as diretrizes do CDC para a profilaxia da pneumonia associada à ventilação mecânica, pois as atitudes citadas continuarão a proteger os pulmões mesmo durante o processo infeccioso (Cason et al., 2007).
- Lavagem cuidadosa das mãos para evitar a transmissão das bactérias a outros pacientes.

- As precauções de isolamento para *Staphylococcus aureus* resistente a meticilina devem ser observadas para impedir a contaminação cruzada.
- A infecção por *Staphylococcus aureus* resistente à meticilina deve ser tratada antes da transferência do paciente para a unidade de reabilitação ou para outra instituição, para prevenir a introdução das bactérias em outros ambientes.

SÍNDROME DA RESPOSTA INFLAMATÓRIA SISTÊMICA/SEPSE

Os mediadores inflamatórios presentes após o trauma podem induzir uma resposta do corpo às lesões, similar à da lesão pulmonar aguda, porém sistêmica. A síndrome da resposta inflamatória sistêmica (SRIS) é a evidência do processo inflamatório em funcionamento sem evidência da origem da infecção. A única diferença real na apresentação entre a sepse e a SRIS é a presença de infecção e a evolução em direção à disfunção de múltiplos órgãos, evidentes na sepse. Também é possível que as bactérias estejam presentes na corrente sanguínea sem resultar em resposta séptica. Isso exige o tratamento para bacteremia. A cultura de sangue positiva também pode ser proveniente da preparação inadequada do local de retirada do material para cultura, o que seria apenas uma contaminação, não bacteremia ou sepse.

Desde a chegada do paciente, o objetivo da prevenção de complicações é a ressuscitação, preferencialmente nas primeiras 24 horas. O monitoramento do déficit de base e dos níveis de lactato auxilia a avaliar o paciente ressuscitado. As alterações microcirculatórias ocorrem durante os processos de SRIS/sepse provocando disfunção de múltiplos órgãos. A prevenção dessas alterações é o objetivo da terapia.

Uma fonte frequente de sepse é a presença de uma via central, seja uma via venosa, um cateter central introduzido de forma percutânea ou uma via arterial. As vias intravenosas periféricas também podem ser a origem, se colocadas sem técnica asséptica ou com contaminação do curativo. A sepse decorrente da via intravenosa resulta da entrada direta de bactérias na corrente sanguínea. Todas as trocas de curativos dos cateteres devem ser feitas com o uso de técnica asséptica/estéril, assim como a inserção dos cateteres.

Sinais e Sintomas da SRIS/Sepse

Febre acima de 38°C ou hipotermia com temperatura menor que 36°C

Aumento dos leucócitos > 12.000/mm³ ou redução < 4.000/mm³ com mais de 10% de bastonetes

Diminuição da resistência vascular sistêmica, hipotensão arterial, aumento do débito cardíaco com pressão do pulso alargada

Má perfusão, lactato aumentado

Taquicardia, taquipneia

Equilíbrio hídrico positivo

Cultura do sangue e dos cateteres intravenosos antes da administração de antibióticos; verificar a presença de organismo

Sinais de celulite ou infecção, incluindo abscesso abdominal ou qualquer local de sonda/cateter (IV, torácico, dreno intracraniano)

Sinais de disfunção orgânica: lesão pulmonar aguda, insuficiência renal, estado mental alterado, testes da função hepática alterados

Prevenção e Profilaxia

A prevenção da sepse é um cuidado de enfermagem de rotina. Em alguns pacientes, a contaminação já pode estar presente em um ferimento traumático. No entanto, na maioria dos casos é adquirida no hospital. A sepse aumenta o risco de mortalidade, assim como o tempo de permanência na UTI.

- Usar a técnica estéril ao instalar os cateteres centrais e periféricos.
- Usar a técnica asséptica ao trocar os curativos de todos os cateteres centrais e no cuidado da lesão.
- Descontaminar a lesão na chegada para prevenir infecções e celulite, que podem progredir para sepse.
  – Monitorar as incisões e lesões quanto a infecção.

- Realizar a cultura das lesões contaminadas, na limpeza inicial, para identificar a origem da infecção.
- Manter a normovolemia e a oxigenação para prevenir a SRIS e a sepse (Dellinger et al., 2008).
  - Monitorar e tratar o déficit de base e o lactato e normalizar tão rapidamente quanto possível (ver Cap. 2).
  - Manter:
    - Pressão venosa central (PVC) em 8 a 12 mmHg.
    - Pressão arterial média > 65 mmHg.
    - Eliminação urinária > 0,5 mL/kg/h.
    - Saturação de oxigênio venoso misto > 65%.
  - Continuar a ressuscitação volêmica incluindo o concentrado de hemácias para manter o hematócrito maior que 30%.
- Reconhecimento precoce da presença de SRIS e de sepse para iniciar o tratamento imediato e interromper o progresso da inflamação e da coagulopatia associada com a sepse.
  - Cateter de artéria pulmonar para mensurar o débito cardíaco e monitoramento da resistência vascular sistêmica.
  - Monitorar a proteína C reativa, a gasometria arterial e a saturação de oxigênio.

Tratamento

Após a sepse ser identificada, o tratamento envolve o suporte aos órgãos durante o processo e o tratamento da infecção na origem (Dellinger et al., 2008). É imperativo que os cateteres sejam removidos e outros sejam inseridos em um novo local para evitar maior contaminação dos locais anteriores.

- Obter sangue e outras culturas antes da administração dos antibióticos.
- Observar o foco.
  - Pode exigir TC para identificar o foco abdominal, torácico ou cerebral.
  - Identificar a origem da infecção em seis horas do surgimento.
  - Considerar a drenagem percutânea dos abscessos e a cultura.
  - Remover os cateteres que possam estar infectados.
- Iniciar os antibióticos IV logo que possível após a coleta da cultura.

- Administrar antibióticos de amplo espectro inicialmente até a obtenção do antibiograma.
- O tratamento em geral dura de 7 a 10 dias, exceto se a origem da infecção não puder ser drenada.
* Não administrar antimicrobianos se não houver resultado positivo na cultura.
* Proporcionar reposição volêmica.
- Manter a PVC.
- Repor líquidos, quando necessário, para evitar a hipoperfusão do tecido induzida pela sepse, o que resultará em disfunção dos órgãos.
- Evitar a reposição volêmica excessiva resultando em edema pulmonar ou insuficiência cardíaca congestiva; monitorar.
- Manter a pressão arterial média maior que 65 mmHg.
  - Administrar vasopressores, quando necessário, como a noradrenalina ou a dopamina.
  - Adrenalina, fenilefrina e vasopressina são vasopressores alternativos, mas não devem ser administrados como tratamento inicial.
  - Garantir que o paciente de trauma não tenha qualquer hemorragia constante.
- Administrar inotrópicos.
  - A dobutamina pode ser útil nos pacientes com disfunção miocárdica.
- A hidrocortisona IV pode ser útil no choque séptico refratário a reposição volêmica e vasopressores.
- A proteína C humana ativada recombinante deve ser considerada nos pacientes com falência/disfunção dos órgãos induzida pela sepse com alto risco para morte.
  - Diminui a mortalidade.
  - O sangramento é um efeito colateral comum e deve ser levado em consideração no paciente de trauma.
  - O mecanismo de ação é desconhecido.
  - Melhora a sepse grave reparando as alterações microvasculares e aumentando, assim, a porcentagem de capilares perfundidos em quatro horas e pode também proporcionar a depuração mais rápida do lactato aumentado (DeBacker et al., 2006).

- Hemoderivados.
  - Manter a hemoglobina (Hb) no mínimo de 7 a 9 g/dL ou preferencialmente mais alta no paciente de trauma.
  - Para o tratamento da sepse, não usar plasma fresco congelado (PFC) no paciente de trauma; o PFC, contudo, pode ser indicado por motivos que não a sepse.
  - Manter as plaquetas, quando necessário.
  - As práticas restritivas a transfusão podem alterar os protocolos para transfundir quando a Hb for menor que 7 g/dL, ao contrário dos 7 a 9 g/dL mencionado.
    - Níveis de transfusão mais baixos reduzem a mortalidade séptica.
- Sedação.
  - Seguir os protocolos da instituição para a sedação e a analgesia nos pacientes sob ventilação mecânica.
  - Se o bloqueio neuromuscular for necessário, monitorar com o teste de "sequência de quatro estímulos" para assegurar o bloqueio adequado.
- Controle glicêmico.
  - Ver discussão posterior sobre controle hiperglicêmico.
- O tratamento de qualquer disfunção de órgão associada pode exigir diálise temporária ou terapia de substituição renal até sua resolução.
- Prevenir outras complicações associadas ao cuidado intensivo ao paciente enquanto apresentar sepse.

EVENTOS TROMBOEMBÓLICOS

Uma complicação que pode ocorrer com o paciente de trauma é a tromboembolia venosa. Acontece pela imobilidade prolongada em conjunto com a coagulopatia que acompanha o trauma. Os pacientes com TCE e TRM são particularmente de risco. Além disso, aqueles que apresentam choque, obesidade e idade maior que 40 anos estão em risco de trombose venosa profunda/embolia pulmonar (TVP/EP). Os fatores predisponentes ao trombo para esses pacientes são descritos na tríade de Virchow: estase venosa, hipercoagulabilidade e dano vascular (Ziglar et al., 2004). A prevenção é exigida para todos os pacientes de trauma e sobretudo para aqueles em cuidados intensivos. A incidência de TVP e EP é baixa desde que seja feita a profilaxia.

A TVP geralmente ocorre nos membros inferiores, mas com o uso crescente de cateteres centrais introduzidos de forma percutânea, as TVPs dos membros superiores estão prevalentes. A trombose venosa superficial também pode ser detectada na triagem, mas não exige tratamento exceto se atingir o sistema venoso profundo. A EP ocorre quando o trombo da veia profunda se torna móvel e atravessa o ventrículo direito, penetrando no sistema pulmonar. A EP é uma ameaça à vida, pois obstrui partes do pulmão permitindo a ventilação mas sem qualquer perfusão da artéria obstruída. A situação de ameaça absoluta à vida ocorre quando o êmbolo entra na bifurcação da artéria pulmonar, obstruindo tanto a circulação direita quanto a esquerda (êmbolo a cavaleiro).

Sinais e Sintomas de Trombose Venosa Profunda

Dor com alongamento passivo (sinal de Homan)
Obstrução venosa
Vermelhidão, calor, edema
Taquicardia, febre

Sinais e Sintomas de Embolia Pulmonar

Sentimento de morte iminente ("Eu vou morrer")
Surgimento súbito de hipoxia, palidez, diaforese, cianose (tardia)
Dor torácica subesternal, hipotensão, taquicardia
Taquipneia, respirações superficiais
Falta de ar, dispneia aguda
Surgimento de sopro
Nível de consciência alterado
Febre baixa
Inversão da onda T e/ou esforço ventricular
Parada cardiopulmonar

Prevenção e Profilaxia

Desde a admissão, a prevenção da TVP deve ser parte do conjunto de cuidados iniciais para o paciente de trauma, tanto na UTI quanto fora dela. A avaliação da TVP é outro componente importante da prevenção; sua detecção precoce pode permitir o tratamento prévio da EP. Por essa razão, a prevenção da TVP também previne a EP.

- Manter a mobilidade, amplitude de movimento, quando possível.
  - Deambular 3 ou 4 vezes por dia durante cerca de 20 minutos de cada vez (McQuillan et al., 2009).
  - Evitar a posição pendente quando fora da cama.
  - Fazer trocas frequentes de posição, movimentação ativa, exercícios isométricos enquanto em repouso no leito.
- Dispositivos externos.
  - Dispositivo de compressão sequencial deve ser colocado em todos os pacientes de trauma durante o cuidado intensivo e em qualquer paciente imóvel na enfermaria.
  - Compressão pneumática intermitente é uma alternativa viável como dispositivo de compressão sequencial, exceto quando uma fratura no membro inferior impede sua colocação (Rogers et al., 2002).
  - Usar em conjunto com a anticoagulação nos pacientes de alto risco.
- Anticoagulação.
  - Pode ser iniciada quando o risco de sangramento for menor.
  - O risco para os pacientes com hemorragia inclui:
    - Casos cirúrgicos.
    - Lesões nos órgãos sólidos.
    - TCE com presença de hemorragia ou hematoma.
  - Heparina de baixo peso molecular, de acordo com o protocolo.
    - Não usar a heparina de baixo peso molecular na presença de um cateter peridural.
  - Baixa dose de heparina subcutânea não fracionada, de acordo com o protocolo.

- Não existe evidência suficiente para o uso somente de baixas doses de heparina na profilaxia de pacientes de trauma (Rogers et al., 2002).
    – Warfarina
        ▪ Útil, se for necessária para a anticoagulação prolongada após a alta (imobilidade).
        ▪ Pode converter a heparina subcutânea ou a heparina de baixo peso molecular para warfarina, antes da alta, para controlar a *international normalized ratio* (INR) em nível adequado.
        ▪ Manter tanto a heparina de baixo peso molecular quanto a warfarina durante a substituição, até que a INR atinja o nível desejado e antes do estabelecimento das doses de warfarina de manutenção.
- Supervisão.
    – Estudos venosos com *duplex scan* devem ser realizados nas primeiras 72 horas.
        ▪ Repetir a cada 5 a 7 dias (Fitzpatrick et al., 2006).
        ▪ Identifica até 86% das TVPs (Adams et al., 2008).
    – Incluir os membros superiores sobretudo quando o cateter central percutâneo estiver colocado.
- Colocação do filtro da veia cava inferior.
    – Impede que os trombos alcancem o sistema pulmonar.
    – Particularmente importante no paciente imóvel; contudo, ele não pode receber anticoagulação.
    – Os filtros da veia cava inferior removíveis são os que costumam ser mais usados.
        ▪ Recuperável, evita sequelas crônicas.
        ▪ O acompanhamento dos pacientes após a alta pode ser difícil, permanecendo alguns filtros como definitivos devido a:
            ○ Falta de retorno para a remoção.
            ○ Coágulo no interior do filtro.
        ▪ Deve ser compatível com a ressonância magnética.
    – Colocação profilática para (Cherry et al., 2008):
        ▪ TRM.
        ▪ TCE com ECGl < 8.
        ▪ Fraturas pélvicas complexas com ou sem fraturas dos ossos longos.
        ▪ Fraturas múltiplas dos ossos longos.

- Lesão grave no fígado ou no baço.
- Casos não cirúrgicos nos quais a anticoagulação não pode ser iniciada em 72 horas.
- Pacientes com hemorragia na anticoagulação.
– Monitorar as sequelas do filtro da veia cava inferior.
- Movimento caudal ocorre em até 18% dos filtros da veia cava inferior (Adair et al., 2008).
- O movimento pode ser afetado pela higiene pulmonar vigorosa e pelo procedimento de tosse manualmente assistida (Kinney et al., 1996); no entanto, esses devem ser evitados por receio da migração do filtro.
- Pode ocorrer a quebra do filtro.
- O filtro pode se inclinar; quando a mais de 14°, pode ocorrer EP pela passagem do coágulo pelo filtro da veia cava inferior.
- A penetração da veia cava inferior exige remoção e reparo.

Tratamento

O tratamento da TVP e da EP exige conduta imediata. No caso da TVP, o tratamento é focado na prevenção do movimento do trombo; no da EP, o objetivo é a remoção ou a diminuição do tamanho do coágulo para restaurar a perfusão.
- TVP.
  – Repouso no leito.
  – Tratamento com heparina não fracionada ou heparina de baixo peso molecular seguida de anticoagulação oral por até três meses.
  – Monitoramento com *duplex scan* para a resolução da TVP e/ou movimento.
  – Colocação de filtro na veia cava inferior para evitar que o trombo se torne um êmbolo.
- EP.
  – A maioria dos pacientes não apresenta os sintomas clássicos, mas mais comumente dispneia e taquipneia agudas (Shaughnessy, 2007).
    - Sintomas raros incluem hemoptise, tosse, atrito pleural.
  – Controlar imediatamente a via aérea e a oxigenação.

- Liberar a via aérea, quando necessário, e administrar oxigênio.
- Ventilação mecânica com colocação do tubo endotraqueal.
- Monitorar a gasometria arterial.
— Proporcionar reposição de líquido e/ou vasopressores.
— A identificação precoce da EP pode prevenir sequelas sérias, como o colapso cardiovascular.
  - A TC helicoidal do tórax substituiu a maioria dos exames de varredura da ventilação/perfusão como meio de diagnóstico da EP.
  - A cintilografia da ventilação/perfusão indica alta probabilidade de EP quando mais de dois segmentos comprometidos na perfusão pulmonar estiverem presentes.
  - A angiografia pulmonar é outro meio de diagnosticar a EP.
— Administrar anticoagulação com heparina IV ou heparina de baixo peso molecular (Shaughnessy, 2007).
  - A contraindicação para anticoagulação inclui pacientes submetidos a cirurgia nos 10 dias anteriores.
  - A heparina de baixo peso molecular é eficaz para TVP e EP.
  - A heparina não dissolve o coágulo, mas evita seu desenvolvimento.
  - Converter para warfarina com uma sobreposição de quatro dias.
  - Manter com warfarina por 3 a 6 meses com a meta de 2 a 2,5 vezes o INR.
— Os trombolíticos podem ser considerados para alguns pacientes, embora seja difícil administrá-los aos traumatizados.
  - Aprovados para o tratamento da EP incluem: uroquinase, estreptoquinase e alteplase.
  - Dissolvem o coágulo.
— O tratamento cirúrgico pode ser exigido, particularmente quando houver êmbolos a cavaleiro.
  - Embolectomia cirúrgica.
  - Embolectomia com cateter.
  - Colocação de um filtro na veia cava inferior, se houver a presença de TVP no membro inferior.
- Reversão da anticoagulação.

- Na rara ocasião de sangramento associado com a profilaxia da TVP ou com o tratamento da EP, a preparação para a reversão é essencial.
  - A reversão da warfarina exige a administração de vitamina K oral ou IV para uma INR em 2 a 3 vezes.
  - A reversão da heparina não fracionada é realizada com protamina.
  - A anafilaxia é possível com a administração de vitamina K.
  - O plasma fresco congelado, ao ser administrado, envolve o volume e o período de espera para descongelar; pode não atingir a reversão completa.
  - O fator recombinante VIIa (rFVIIa) pode diminuir a INR em 10 a 15 minutos para a reversão da warfarina (Coursin, 2007).

Trombocitopenia Induzida pela Heparina

Embora não seja comum, a trombocitopenia induzida pela heparina (TIH) é um efeito colateral sério de sua administração. Inclui a heparina não fracionada, a heparina e a heparina de baixo peso molecular. O risco dessa condição aumentou com o uso disseminado dessa substância e está mais comumente associado com a heparina não fracionada do que com a de baixo peso molecular. O risco de TIH pode ser diminuído com o uso cuidadoso de cateteres revestidos com heparina e com a lavagem dos cateteres com soro fisiológico em vez de soro fisiológico heparinizado.

A TIH-1 é de mediação não imune e ocorre em 2 a 3 dias de administração, em geral é autolimitada e se resolve apesar da administração continuada de heparina. Está presente em até 15% dos casos expostos à heparina. A TIH-2 é de mediação imune e ocorre em apenas 2 a 3% dos pacientes. É, contudo, mais grave e pode resultar em complicações embólicas. A TIH-2 pode não surgir durante 5 a 14 dias ou mais após a exposição à heparina. A síndrome é evidenciada pela queda das plaquetas em até 30 a 50%. A mudança percentual nas plaquetas pode ser mais adequada no paciente de trauma que apresenta uma contagem mais alta de plaquetas no período pós-trauma inicial. A TIH-2 pode ocorrer em até cinco dias se o paciente já tiver sido exposto à substância antes da atual administração. Além disso, a síndrome pode se apresentar mais de uma semana após a interrupção da administração de heparina.

O controle da TIH-2 inclui:
- Identificar as tromboses arteriais e venosas.
- Interromper imediatamente a heparina.
- Em caso de exposição anterior a heparina, a TIH-2 apresenta-se com início rápido e reação do tipo anafilática com hipotensão, falta de ar, colapso cardiovascular e até mesmo morte.
- Substituir a heparina por outros anticoagulantes (inibidores diretos da trombina).
  – Argatroban (Novastan®).
    - Monitorar o tempo de tromboplastina parcial (TTP) ativada.
    - Metabolizado no fígado.
  – Lepidurin.*
    - Monitorar a TTP e manter 1,5 a 2,5 vezes o controle.
    - Metabolizado no rim.
    - Pode aumentar o risco de sangramento.
  – Controlar com inibidores diretos de trombina, durante 5 a 7 dias, antes de converter para warfarina com sobreposição de 4 a 5 dias e obtenção da INR > 2 (Cooney, 2006).
  – A warfarina inibe a proteína C, causando um estado pró-coagulação nesses pacientes.
- A anticoagulação deve ser mantida, pois a coagulação durante a TIH-2 pode evoluir para perda do membro, AVC ou infarto do miocárdio.
  – A necrose da pele pode ocorrer no local de injeção.
  – Até 20% apresentam amputação.
- Existe uma ocorrência de 50% de TVP e de 25% de EP (Cooney, 2006).
- Excluir a coagulação intravascular disseminada, a hemodiálise, a hipercoagulabilidade e a disfunção de múltiplos órgãos como causas da trombocitopenia.

INSUFICIÊNCIA ADRENOCORTICAL

Diversos estudos têm sido realizados com pacientes gravemente enfermos sobre a relação entre a gravidade da doença e a

---

* N. de R.T.: Não disponível no Brasil.

insuficiência adrenal. Acredita-se que exista um grau de resistência ao corticosteroide, que causa uma resposta pró-inflamatória exagerada. A evidência da resistência é evidenciada pela hipotensão refratária à reposição volêmica e vasopressores em que não há sangramento constante. Não existe documentação que mostre benefícios aos pacientes de trauma com o uso de corticosteroides para insuficiência adrenal. Na prática, os médicos intensivistas aplicam os princípios do tratamento da insuficiência adrenal nos indivíduos traumatizados que não respondem bem ao tratamento. A pesquisa com a população de trauma dirigirá a futura prática a esse respeito.
- Teste do cortisol total menor que 210 mcg/dL.
  - Testes da estimulação da cosintropina identificam a insuficiência adrenal.
- Tratar com (Marik et al., 2008):
  - Glicocorticoides (hidrocortisona) para choque séptico dependente de vasopressor na presença de SARA.
    - Na SARA, os corticosteroides podem diminuir a fibrose, melhorando a complacência pulmonar.
  - A metilprednisolona pode ser usada para SARA precoce grave.
  - Glicocorticoides devem ser retirados gradativamente ao término do tratamento.
  - A dosagem geral deve ser baseada no estresse apresentado e administrada em doses baixas, durante um período curto, para diminuir os riscos.
  - Dexametasona não é o tratamento apropriado para insuficiência adrenocortical.
  - Há dúvida sobre se os pacientes que recebem etomidato para intubação de sequência rápida podem apresentar insuficiência adrenal mais vezes do que os que não o recebem.
- Os riscos da administração de esteroides incluem:
  - Imunossupressão e maior risco de infecção.
  - Hiperglicemia.
  - Hipertensão.

TRATAMENTO DA HIPERGLICEMIA

Recentemente, o tratamento da glicemia, incluindo o paciente de trauma, se tornou o componente central do cuidado intensivo da hiperglicemia. Em geral, é definida para o paciente crítico como maior que 200 mg/dL, e tem sido associada com maior mortalidade e maiores taxas de infecção. O estresse do trauma e as doenças graves causam maior produção de glicose hepática e captação diminuída de glicose. Essas mudanças causam a hiperglicemia e as complicações infecciosas resultantes, além de hospitalizações mais longas e períodos prolongados no ventilador mecânico.
- Para o paciente de trauma:
  - Níveis de glicose na admissão maiores que 200 mg/dL alcançam 40% de mortalidade.
  - Níveis de glicose na admissão entre 141 e 200 mg/dL estão associados com 20% de mortalidade.
  - A mortalidade cai para 3,3% quando os níveis de glicose inicial estão menores que 140 mg/dL.
  - Os autores postulam que manter os níveis de glicose menores que 140 mg/dL é suficiente para os pacientes de trauma e não identificam um índice mais alto de infecção com a glicose até esse nível (Wahl et al., 2008; Scheuren et al., 2006; Laird et al., 2004).
- Os níveis de glicose sanguínea na admissão correlacionam-se de perto com os níveis de lactato e os resultados (Duane et al., 2008).
- Os níveis de glicose que pioram permanecem consistentemente altos e são variáveis associadas aos maus resultados.

Tratamento

O tratamento começa quando o paciente chega à UTI.
- O monitoramento rigoroso da glicose sanguínea deve ocorrer a cada 1 a 2 horas.
- Os protocolos para administração de insulina devem se ajustar à glicose sanguínea para o controle glicêmico rígido.
  - Na média, a duração da terapia insulínica é de cerca de 6,5 dias.
  - Uma baixa porcentagem de pacientes apresenta hipoglicemia.
- O controle glicêmico é um dos componentes do pacote para prevenção da pneumonia associada ao ventilador mecânico.

- Os protocolos da UTI ou aqueles dirigidos pelo computador foram desenvolvidos e podem ser usados para orientar a mensuração da glicemia e a infusão de insulina.

ÚLCERA POR ESTRESSE

O estresse apresentado pelo paciente de trauma e/ou o queimado é o mais alto entre os pacientes gravemente enfermos. A prevenção da úlcera por estresse também faz parte do tratamento inicial para todos esses pacientes. As úlceras podem evoluir para hemorragia e perfuração. As duas complicações são sérias, sobretudo para os traumatizados nos quais uma fonte adicional de hemorragia é devastadora.

Prevenção e Profilaxia

A prevenção de úlceras gástricas por estresse é simples e rotineira.
- Deve ser usada nos pacientes com:
  – Ventilação mecânica.
  – TCE.
  – Queimaduras.
  – Coagulopatia.
  – Trauma multissistêmico.
  – Sepse.
  – Insuficiência renal.
  – Paciente de trauma sob altas doses de esteroides.
  – Atraso na alimentação.
- Administrar bloqueadores H_2, agentes citoprotetores ou inibidores da bomba de prótons, de acordo com o protocolo.
  – Não existe diferença entre os medicamentos para prevenção da úlcera por estresse (Guillamondegui et al., 2008).
  – Evitar os medicamentos contendo alumínio nos pacientes submetidos à diálise.
  – Realizar a profilaxia dos pacientes até que saiam da ventilação mecânica e sejam capazes de iniciar a alimentação enteral (Guillamondegui et al., 2008).
- Monitorar o pH gástrico para mantê-lo normal.

- Iniciar a alimentação para prevenir o dano decorrente de excesso de ácido ao revestimento do estômago.
  - Preferencialmente alimentos por via oral, quando possível.
  - Ao fornecer alimentos por sonda duodenal ou jejunal, garantir que sejam administrados os bloqueadores H_2 ou inibidores da bomba de prótons para proteção do estômago.
  - Existe alguma evidência de que o ácido estomacal diminuído resulta na migração de bactérias para as vias aéreas e no aumento da incidência de pneumonia.
- Controlar os estressores.
  - Diminuir os estressores com a manutenção da via aérea, controle da hemorragia.
  - Promover o repouso, ambiente calmo.
  - Identificar e tratar as complicações.

LESÃO DA PELE

A lesão da pele em razão da pressão é uma complicação evitável durante a doença. Ocorre quando a pressão aplicada com a colocação da prancha nas costas para proteção da coluna excede a pressão do fechamento capilar. Além da prancha, os colares cervicais rígidos e os colares de desencarceramento também podem iniciar a lesão da pele a partir da cena. A identificação precoce dos pontos de pressão e os esforços para removê-los são essenciais ao cuidado do paciente.

Prevenção e Profilaxia

A prevenção começa na chegada do paciente e continua até que todas as fontes de pressão sejam removidas, incluindo o colar cervical. Se o uso do colar permanecer após a alta, o potencial para lesão continua.
- Na avaliação secundária, a prancha deve ser removida depois que o paciente é movimentado em bloco para o exame do dorso.
  - Manter as precauções para a coluna, com a rolagem em bloco, até que a lesão tenha sido descartada.
- Liberar a coluna cervical e remover o colar para evitar lesões nos pontos de pressão do queixo, no occipital, nas orelhas, na mandíbula e nas clavículas (Swartz, 2000).

- Se diagnosticada lesão na coluna cervical, trocar o colar cervical, logo que possível, por um colar de longa permanência, de material rígido e confortável (p. ex., Aspen ou Miami-J).
- Higienizar o forro do colar diariamente e aplicá-lo seco.
- Fazer a higiene do pescoço sob o colar e secar antes de recolocar o colar.
  - Manter o alinhamento da coluna cervical enquanto o paciente estiver sem o colar para a higiene do pescoço.
  - Assegurar que os forros estejam secos ao reutilizá-los.
- Os pacientes com imobilidade devido a cuidados intensivos, fraturas, TRM ou TCE necessitam de observação rigorosa e prevenção das lesões da pele.
  - Mudar o decúbito do paciente com frequência, a cada duas horas, para evitar a pressão prolongada.
  - Verificar a pele cuidadosamente a cada duas horas.
  - Não permitir que a pele permaneça molhada; não aplicar talco.
    - O acúmulo do talco causa escoriação.
  - Usar colchão com fluxo contínuo de ar.
  - Massagear as áreas de pressão e proeminências ósseas.
  - Evitar o deslizamento contra os lençóis posicionando o paciente de forma adequada.
  - Vermelhidão (úlcera por pressão no estágio I) pode ocorrer em duas horas de pressão.
  - Agir quando a pele apresenta alteração no estágio I; não esperar a ruptura da pele para intervir.
- Alterações na pele.
  - Se a vermelhidão começar, aplicar um creme para formação de barreira na pele a fim de proteger a área.
  - Nas áreas úmidas ou contaminadas, o creme de proteção também é útil para evitar o rompimento da pele por escoriação.
  - Estágios.
    - A úlcera por pressão de estágio I envolve eritema, calor, inflamação.
    - A úlcera por pressão de estágio II envolve o mesmo que a de estágio I, além de perda da camada externa da pele.

- A úlcera por pressão de estágio III envolve o mesmo que a de estágio II com a inclusão de rompimento do tecido subcutâneo e/ou necrose tecidual.
- A úlcera por pressão de estágio IV continua até o nível do músculo e do osso, com necrose e/ou gangrena seca.
– Monitorar os locais em torno dos drenos e das fístulas para evitar o contato da pele com os líquidos orgânicos.

Tratamento

O tratamento das lesões da pele é considerado uma especialidade. As intervenções incluem:
- Atividades preventivas contínuas impedirão o aprofundamento da úlcera por pressão.
- Consulta precoce com o enfermeiro terapeuta enterostomal para o cuidado ideal e recuperação da pele.
  – A consulta deve iniciar antes do desenvolvimento das lesões abertas na pele.
- Existem muitos produtos especiais para o cuidado da lesão de variadas profundidades de ulceração.
  – A escolha do produto depende do estado do paciente, do produto ideal para a lesão específica e do local da lesão.
  – Se a lesão evoluir para uma ulceração de profundidade total de estágio IV, a cobertura cirúrgica com um retalho e/ou enxerto de pele pode ser a opção final de tratamento.
  – Para que a cirurgia possa ter sucesso, a pressão no local deve ser evitada, e o leito da pele deve mostrar tecido de granulação sadio para receber o retalho/enxerto.

SITUAÇÃO ESPECIAL
Decisões do Final de Vida

O objetivo do tratamento do paciente no cuidado intensivo é salvar a vida, assim como proporcionar um resultado funcional ideal. Existem, no entanto, ocasiões em que as ações são ineficazes ou, por escolha do paciente e da família, o objetivo é redirecionado para facilitar a decisão de final de vida. Muitos indivíduos possuem um documento prévio recusando o cuidado habitual ou a ventilação de longo prazo, alimentação, ressuscitação cardiopulmonar e outras intervenções. Quando esse documento não existe, as decisões talvez tenham de ser tomadas pela família, com base em sua interpretação da vontade do paciente. No caso de morte cerebral (discutida no Cap. 4), as decisões relativas à doação de órgãos devem ser tomadas.

As intervenções que auxiliam a família nesse momento difícil incluem (VanHorn, 2007):
- O envolvimento da família na tomada de decisão desde o início da admissão.
- Discussões diárias com a família para mantê-la a par do progresso do paciente.
- Tomada de decisão de final de vida.
  - Controle da dor do paciente visando o conforto.
  - Não prolongar o processo de morte.
  - Permitir que a família e/ou o paciente tenham alguma participação nas decisões e no tratamento do paciente.
  - Manter um relacionamento consistente, honesto e aberto com a família.
  - Proporcionar intervenções de cuidados e conforto; incluir assistência religiosa e os consultores de cuidados paliativos.
- Proporcionar oportunidades de aconselhamento para a equipe da UTI.

CUIDADOS PÓS-RESSUSCITAÇÃO E REABILITAÇÃO

Reabilitação na UTI

Apesar da condição crítica dos pacientes que estão na UTI, a reabilitação não pode ser ignorada ou adiada. A consulta inicial ao fisiatra é essencial para projetar um plano de reabilitação a ser iniciado nessa unidade e para que evolua à medida que o paciente se recupere. Mobilizar, posicionar, prevenir a lesão da pele, nutrir, manter o funcionamento intestinal e urinário são componentes do programa de reabilitação que pode ser iniciado na UTI a partir da admissão. Os exercícios com amplitude de movimento podem ser realizados pelo enfermeiro ou fisioterapeuta. O terapeuta ocupacional pode colocar talas para evitar as contraturas e manter o funcionamento. O fonoaudiólogo pode iniciar a avaliação cognitiva e os exames da deglutição nos pacientes com TCE e que não estejam sob ventilação mecânica. Transferir o paciente da cama para a poltrona também promove sua estimulação e previne complicações como a lesão de pele e a pneumonia. Mesmo em suas formas mais simples, as atividades de reabilitação devem começar na chegada e ser adaptadas a capacidade, estabilidade e necessidades específicas do paciente.

Pontos Críticos na Preservação da Vida

- As estratégias de proteção do pulmão necessitam ser implementadas precocemente para diminuir a morbidade
- O lavado broncoalveolar às cegas pode ser usado para obter amostras para a cultura quantitativa
- Níveis de transfusão mais baixos reduzem a mortalidade séptica
- Manter a heparina de baixo peso molecular e a warfarina durante a substituição até a INR atingir o nível desejado e antes de estabelecer as doses de manutenção da warfarina
- Apesar da condição crítica do paciente na UTI, a reabilitação não pode ser ignorada ou adiada

REFERÊNCIAS

Adair JD, Harvey KP, Mahmood A. Inferior vena cava filter migration to the right ventricle with destruction of the tricuspid valve: a case report. *J Trauma*. 2008;64(2):509-511.

Adams R, Hamrick M, Berenguer C, et al. Four years of aggressive prophylaxis and screening protocol for venous thromboembolism in a large trauma population. *J Trauma*. 2008;65(2):300-308.

American Association of Critical Care Nurses (AACN). Implications, management, and prevention of heparin-induced thrombocytopenia in the critical care setting. *AACN News*. 2006;November, S3-S13.

Brown DL, Hungness ES, Campbell RS, et al. Ventilator associated pneumonia in the surgical intensive care unit. *J Trauma*. 2001;51: 1207-1215.

Cason CL, Tyner T, Saunders S, et al. Nurses' implementation of guidelines for ventilator-associated pneumonia from the centers for disease control and prevention. *Am J Crit Care*. 2007;16(1): 28-36.

Cherry RA, Nichols PA, Snavely TM, et al. Prophylactic inferior vena cava filters: do they make a difference in trauma patients. *J Trauma*. 2008;65(3):544-548.

Cooney MF. Heparin-induced thrombocytopenia: advances in diagnosis and treatment. *Crit Care Nurse*. 2006;26(6):30-36.

Coursin DB. *Sepsis, Glycemic Control, and Antithrombotics in Critical Care*. Des Plaines, IL: SCCM; 2007.

DeBacker D, Verdant C, Chierego M, et al. Effects of drotrecogin alpha activated on microcirculatory alterations in patients with severe sepsis. *Crit Care Med*. 2006;34(7):1918-1924.

Dellinger RP, Levy MM, Carlet JM, et al. Surviving sepsis campaign: international guidelines for management of severe sepsis and septic shock. *Intensive Care Med*. 2008;34(1):17-60.

Derdak S. Acute respiratory distress syndrome in trauma patients. *J Trauma*. 2007;62(2):S58.

Duane TM, Ivatury RR, Dechert T, et al. Blood glucose levels at 24 hours after trauma fails to predict outcomes. *J Trauma* 2008;64(5):1184-1187.

Fessler HE, Hager DN, Brower RG. Feasibility of very high frequency ventilation in adults with acute respiratory distress syndrome. *Crit Care Med*. 2008;36(4):1043-1048.

Fitzpatrick MK, Reilly P, Stavropoulos SW. The use of retrievable inferior vena cava filters in trauma: implications for the trauma team. *J Trauma Nurs*. 2006;13(2):45-51.

Goettler C, Fugo J, Bard M, et al. Predicting the need for early tracheostomy: a multifactorial analysis of 992 intubated trauma patients. *J Trauma*. 2006;60(5):991-996.

Guillamondegui OD, Gunter OL, Bonadies JA, et al. Practice management guidelines for stress ulcer prophylaxis. 2008. Available at: http://www.east.org. Accessed November 11, 2008.

Holevar M, Dunham JCM, Clancy TV, et al. Practice management guidelines for the timing of tracheostomy. 2006. Available at: http://www.east.org. Accessed November 11, 2008.

Kinney T, Rose S, Valjo K, et al. Does cervical spinal cord injury induce a higher incidence of complications after prophylactic Greenfield inferior vena cava filter usage? *J Vasc Interv Radiol.* 1996;7(6):907-915.

Laird AM, Miller PR, Kilgo PD, et al. Relationship of early hyperglycemia to mortality in trauma patients. *J Trauma.* 2004;56(5): 1058-1062.

Marik P, Pastores S, Annane D, et al. Recommendations for the diagnosis and management of corticosteroid insufficiency in critically ill adult patients: consensus statements from an international task force by the American College of Critical Care Medicine. *Crit Care Med.* 2008;36(6):1937-1949.

McQuillan KA, Flynn Makic MB, Whalen E. *Trauma Nursing from Resuscitation through Rehabilitation.* 4th ed. Philadelphia, PA: Saunders Elsevier; 2009.

Rogers FB, Cipolle MD, Velmahos G, et al. Practice management guidelines for the management of venous thromboembolism in trauma patients. *J Trauma.* 2002;53(1):142-164.

Scheuren L, Baetz B, Cawley MJ, et al. Pharmacist designed and nursing-driven insulin infusion protocol to achieve and maintain glycemic control in critical care patients. *J Trauma Nurs.* 2006;13(3):140-145.

Shaughnessy K. Massive pulmonary embolism. *Crit Care Nurs.* 2007;27(1):39-50.

Swartz C. Resuscitation considerations to prevent pressure ulcers in trauma patients. 2000. *Int J Trauma Nurs.* 6(1):16-18.

Tolentino-DelosReyes AF, Ruppert SD, Shiao SY. Evidence-based practice: use of the ventilator bundle to prevent ventilator-associated pneumonia. *Am J Crit Care.* 2007;16(1):20-27.

VanHorn JM. A case study of right ventricular rupture in an elderly victim of MVC: incorporating end of life care into trauma nursing. *J Trauma Nurs.* 2007;14(3):136-143.

Voggenreiter G, Aufmkolk M, Stiletto RJ, et al. Prone positioning improves oxygenation in post-traumatic lung injury—a prospective randomized trial. *J Trauma.* 2005;59(2):333-343.

Wahl WL, Taddonio M, Maggio PM, et al. Mean glucose values predict trauma patient mortality. 2008. *J Trauma.* 2008;65(1):42-48.

Ziglar M, Bennett V, Nayduch D, et al. *The Electronic Library of Trauma Lectures.* Chicago, IL: Society of Trauma Nurses; 2004.

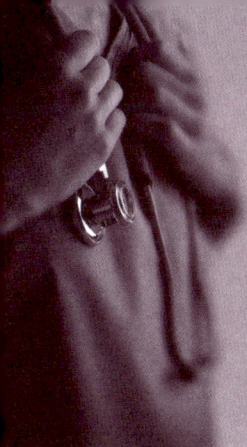

Capítulo 14
LESÃO AMBIENTAL

INTRODUÇÃO

O trauma ocorre em muitos ambientes diferentes. Por essa razão, os profissionais que atendem o trauma devem incluir os efeitos da exposição e do ambiente na avaliação e no manejo do paciente de trauma. Cada uma dessas situações exclusivas afeta o resultado do paciente e exige intervenções específicas para otimizar esse resultado.

HIPOTERMIA

Riscos

A exposição tanto ao calor quanto ao frio resulta em alterações fisiológicas que afetam o resultado dos pacientes de trauma. A hipotermia é mais comum do que a hipertermia, pois a lesão provoca a perda de calor ou a perda da capacidade de manter a temperatura do corpo. Anualmente, nos Estados Unidos, ocorrem cerca de 650 mortes provocadas por hipotermia (Jurkovich, 2007). As áreas de temperatura moderada, sobretudo as com rápidas mudanças nas temperaturas noturnas, são a origem da maioria das mortes por hipotermia. No verão ocorrem apenas 10% menos mortes por hipotermia do que no inverno (Neno, 2005). A exposição excessiva e/ou a incapacidade do corpo de gerar calor aumentam o risco. Por exemplo, os idosos e os muito jovens são pessoas com risco em razão de pouca gordura corporal; além disso, os portadores de hipotireoidismo, os que usam medicamentos, os que apresentam TRM, os dependentes de álcool, os com doença mental, os imobilizados e aqueles que sofreram choque/trauma.

No trauma fechado, a temperatura central menor que 32°C, sem sinais vitais, é letal em quase 100% dos casos (Jurkovich, 2007; Sicoutris, 2001). A imersão em água fria aumenta a perda de temperatura em 32 vezes o normal. O vento e as roupas molhadas também aumentam a perda. A tríade letal para o paciente de trauma é a hipotermia, a coagulopatia e a acidose (Sicoutris, 2001). A hipotermia em si exacerba a acidose e as coagulopatias que já podem estar presentes após a lesão. A coagulação é um processo que depende da temperatura do corpo. Assim, à medida que esta diminui, a atividade de coagulação é prejudicada conforme a intensidade.

Avaliação

O corpo regula a temperatura continuamente com o objetivo de manter um ambiente interno constante. A capacidade de reconhecer as mudanças térmicas, "sentindo frio", é um dos primeiros mecanismos de defesa do corpo. À proporção que este envelhece, é perdida essa capacidade. Esse mecanismo de termorregulação desencadeia a necessidade de acrescentar roupas, um cobertor ou, talvez, de aumentar a temperatura-ambiente. Cobrir a cabeça pode diminuir em 60% a perda de calor por irradiação.

O hipotálamo controla a termorregulação. À medida que a temperatura diminui, as reações típicas do corpo incluem:
- Vasoconstrição desviando o sangue para a região central.
- Piloereção para manter o ar e o isolamento.
- Tremores a fim de aumentar a produção de calor em até quatro vezes a normal.
- O hipermetabolismo inicial mais tarde diminui cerca de 10% em cada 1°C perdido.

Enquanto a temperatura diminui, o corpo não é capaz de manter as tentativas de termorregulação. A Figura 14.1 mostra as mudanças nas reações corporais com a queda da temperatura.

A perda da temperatura ocorre por meio de:
- Irradiação: 55 a 65% de perda.
- Condução: contato com a superfície do corpo; aumenta 5% com as roupas molhadas e 25% com a imersão.
- Convecção: correntes de ar/vento.

- Evaporação: 2 a 9% de perda por meio do ar inspirado; em geral ocorre 20 a 27% de perda pela pele e pelos pulmões.

Tipos e classificação

Os tipos de hipotermia incluem:
- Primária não intencional: frio excessivo geralmente da exposição ou imersão.
- Secundária não intencional: termorregulação anormal mesmo com leve exposição (grupos de alto risco).
- Crônica: incapacidade de gerar calor (autorregulação alterada causada pela exposição contínua).

A hipotermia é classificada, então, como:
- Leve: 32 a 35°C (trauma 34 a 36°C).
- Moderada: 28 a 32°C (trauma 32 a 34°C).
- Grave: < 28°C (trauma < 32°C).

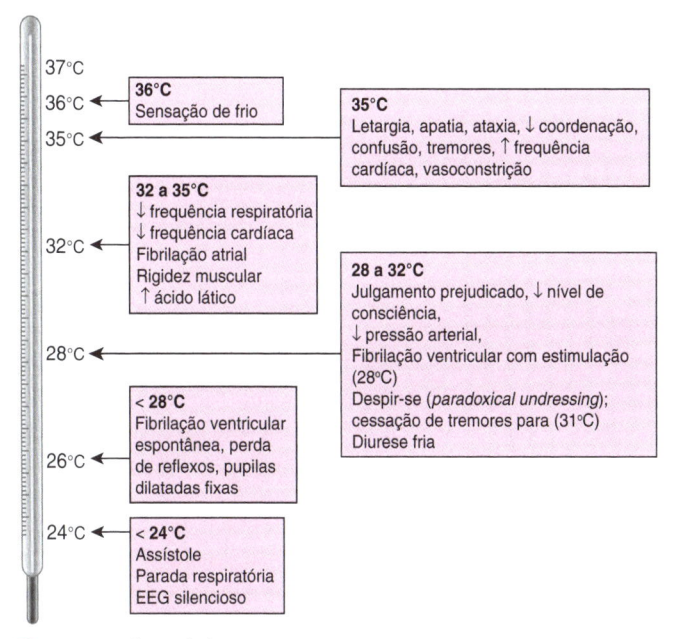

36°C
Sensação de frio

35°C
Letargia, apatia, ataxia, ↓ coordenação, confusão, tremores, ↑ frequência cardíaca, vasoconstrição

32 a 35°C
↓ frequência respiratória
↓ frequência cardíaca
Fibrilação atrial
Rigidez muscular
↑ ácido lático

28 a 32°C
Julgamento prejudicado, ↓ nível de consciência,
↓ pressão arterial,
Fibrilação ventricular com estimulação (28°C)
Despir-se (*paradoxical undressing*); cessação de tremores para (31°C)
Diurese fria

< 28°C
Fibrilação ventricular espontânea, perda de reflexos, pupilas dilatadas fixas

< 24°C
Assístole
Parada respiratória
EEG silencioso

Figura 14.1 Efeitos da hipotermia.

Devido aos graves efeitos da hipotermia sobre os pacientes de trauma, foi proposto que a escala para a classificação dessa condição fosse alterada como pode ser observado a seguir (Jurkovich, 2007).

História

A história do trauma deve incluir a duração da exposição aos elementos – temperatura, umidade, sensação térmica, chuva/seca.

- Se o evento envolver água, como os incidentes com navios, as colisões de veículos a motor (CVM) na água ou o capotamento na água, natação.
  - Se conhecidas, a temperatura da água e a temperatura do exterior também são úteis.
  - A sobrevivência diminui proporcionalmente à redução da temperatura da água.
- A idade do paciente deve ser levada em consideração, pois o aumento da idade causa diminuição do tremor, diminuição do metabolismo e vasoconstrição e diminuição da percepção do frio.
- Outros fatores a serem incluídos são o uso de:
  - Canabinoides, fenotiazinas, antidepressivos e álcool.
  - História de hipotireoidismo.
  - Desnutrição.
- Observar o surgimento de lesão na medula espinal, junto com o grau de exposição, pois os pacientes com essa lesão são pecilotérmicos, incapazes de regular a temperatura.

Avaliação do trauma

A verificação da temperatura é incluída no conjunto dos sinais vitais e deve ser uma medida central. As medidas centrais incluem os métodos de acesso timpânico, vesical, esofágico e retal. Se a temperatura indicar hipotermia leve ou mais grave, deve ser estabelecido o monitoramento central contínuo. A temperatura vesical, via cateter de Foley, é uma das mais fáceis de obter, pois o cateter também está inserido para o monitoramento da diurese. Observar que, se a ressonância magnética (RM) estiver indicada, a sonda Foley que permite mensurar a temperatura tem uma ponta de metal no termistor que é incompatível com a RM. Uma sonda retal também

Tabela 14.1 Alterações na hipotermia

Consumo/fornecimento de oxigênio	↑ consumo de oxigênio ↑ ventilação por minuto Metabolismo anaeróbio Acidose Fornecimento prejudicado de oxigênio ↑ afinidade por hemoglobina (desvio da curva de oxihemoglobina para a esquerda)
Fluxo de sangue cerebral	↓ em 6% para cada queda de 1°C
Diurese fria	Vasoconstrição desvia o sangue para a circulação central ↑ eliminação urinária Hipovolemia relativa ↓ hormônio antidiurético
Coagulação	Exames laboratoriais usam a temperatura-padrão de 37°C – podem parecer normais Mudança morfológica das plaquetas frias afeta a capacidade de aderir (mesmo na hipotermia leve) Processo de coagulação mais lento em proporção à hipotermia
Hiperglicemia	Inibição da liberação de insulina ↑ resistência à insulina
Tremor	↑ consumo de oxigênio Cessa aos 32°C, resultando em rigidez muscular e perda passiva da calor
Desequilíbrio eletrolítico	Hipercalemia Hiponatremia

pode ser usada e é mais viável na unidade de tratamento intensivo (UTI), onde o paciente não é transportado com tanta frequência quanto na emergência.

As alterações na avaliação de rotina podem ser consideradas reduções de temperatura e resultar em interpretação errônea da informação se não estiverem no contexto da hipotermia (Tab. 14.1). O paciente com ritmo cardíaco elétrico organizado, sem pulsos palpáveis, deve ser considerado "vivo" até ser aquecido. Os alvos da ressuscitação incluem potássio > 10 mEq/L, pH < 6,5 e coagulopatia grave.

Tratamento

Além do reaquecimento, o paciente de trauma hipotérmico necessita do seguinte:
- Oxigênio – corrige a hipoxia.
  - Administrar aquecido e umedecido.
  - A intubação é necessária para o nível de consciência alterado ou a instabilidade.
- Líquidos intravenosos – controlam a hipovolemia e a diurese.
  - Administrar rapidamente e aquecidos entre 42 e 44°C.
  - Deve ser colocada uma sonda Foley para monitorar a eliminação urinária e a temperatura central.
  - Evitar o Ringer lactato, pois o fígado não metaboliza bem o lactato quando hipotérmico.
- Monitorar as arritmias cardíacas.
  - Movimentar o paciente delicadamente para prevenir a arritmia do miocárdio irritável.
  - A desfibrilação e os medicamentos cardíacos são ineficazes com as temperaturas centrais abaixo de 28°C.
    - Bretílio tosilato foi recomendado para temperatura central menor que 30°C.
    - No entanto, o bretílio não é mais fabricado ou disponível (Edelstein et al., 2007).
    - A dopamina tem alguma ação.
    - Para fibrilação ventricular, tentar imediatamente a desfibrilação.
      - Se não obtiver sucesso, interromper a desfibrilação e os antiarrítmicos até o aquecimento a 30°C (Edelstein et al., 2007).
      - Se permanecer em fibrilação ventricular quando a temperatura for maior que 30°C, administrar amiodarona.
  - QRS alargada, intervalo PR prolongado, onda J (onda de Osborn) na junção da QRS e do segmento ST.
  - Atividade elétrica organizada sem pulsos, iniciar a ressuscitação cardiopulmonar; esta pode desencadear fibrilação ventricular.
  Reaquecimento passivo externo – hipotermia leve.
- Garantir a hidratação.
- Evitar cafeína.

Reaquecimento Passivo Externo

Remover as roupas molhadas
Cobrir com cobertores pré-aquecidos
Cobrir a cabeça
Secar a pele, sem esfregar, para impedir o movimento do sangue frio
Cobrir com cobertor laminado refletivo, especialmente durante o transporte

Reaquecimento ativo externo – hipotermia moderada; mais rápido que o reaquecimento passivo externo:
- Incorporar as medidas do reaquecimento passivo externo, além do reaquecimento ativo externo.
- Aquecer na velocidade de 0,5 a 1°C por hora.
  - O aquecimento rápido demais aumenta o consumo de oxigênio e a demanda do miocárdio, além da vasodilatação; isso resulta em descompensação.
- Temperatura central após a queda – a temperatura central diminui após o sangue periférico frio circular à medida que ocorre a vasodilatação.
- Choque de reaquecimento – queda da pressão arterial (PA) causada pela vasodilatação periférica durante o aquecimento.

Reaquecimento Ativo Externo

Manta térmica com circulação de ar aquecido
Aquecedores com sistema de calor irradiante 70 cm acima do paciente
Banho de imersão a 40°C

Reaquecimento ativo central – hipotermia grave:
- Aquecer até 3°C por hora.

- O ar quente umedecido proporciona um reaquecimento muito lento devido à baixa quantidade de calor transferido.
- Reaquecimento da cavidade do corpo é limitado pelo volume de líquido necessário.
  - À medida que o corpo aquece, o tempo de permanência na cavidade aumenta.
- O reaquecimento venoso contínuo proporciona reaquecimento rápido, sem a necessidade de um perfusionista ou de heparina.
  - A ressuscitação cardiopulmonar pode ser realizada durante o reaquecimento.
  - A velocidade do reaquecimento depende da PA, orientando o processo.
  - Exige uma PA maior que 80 mmHg; peso maior que 40,9 kg.
- O reaquecimento venovenoso contínuo proporciona reaquecimento rápido com o uso de bomba de rolete.
  - Independente da PA.
  - Na temperatura de 40°C, o reaquecimento pode ocorrer a 1°C por hora.
- A hemodiálise exige estabilidade hemodinâmica e heparinização sistêmica.
- *Bypass* cardiopulmonar para pacientes instáveis/parada:
  - Exige perfusionista e heparinização.
  - Aquecer em uma velocidade de 1 a 2°C a cada 2 a 3 minutos.
  - Oxigenar e perfundir de forma simultânea.
  - Relativa contraindicação para pacientes de trauma com potencial para sangramento.

Reaquecimento Central Ativo

Aquecedor de sangue – 40 a 44°C; infusor rápido
Ventilação úmida, aquecida a 40-45°C
Lavagem peritoneal aquecida a 40-45°C infusão de 6 L por hora
Hemodiálise
Bypass cardiopulmonar
Reaquecimento arteriovenoso contínuo
Reaquecimento venovenoso contínuo

SUBMERSÃO E IMERSÃO

Riscos

As lesões envolvendo a água são complicadas pela presença de água nos pulmões, pela temperatura da água e pela duração da exposição. A imersão é considerada a exposição à água com a cabeça acima da superfície. A submersão é quando todo o corpo fica abaixo da superfície.

Existem mais de 8 mil afogamentos anualmente nos Estados Unidos, e eles são a segunda principal causa de lesão não intencional em crianças. As crianças pequenas podem se afogar em apenas 5 cm de água e não exigem submersão. A maioria desses afogamentos ocorre em piscinas, lagos, baldes e durante o banho. O quase afogamento é a submersão, seguida de 24 horas de sobrevivência. O afogamento é a submersão seguida de morte por asfixia. Os fatores de risco incluem o álcool, a incapacidade de nadar, a perda de consciência ou a lesão na medula espinal, a hipotermia e a exaustão.

Avaliação

O resultado da submersão depende de muitos fatores. A temperatura da água é fundamental. A água esfria o corpo 32 vezes mais rápido do que o ar. A sobrevivência na água a 0°C é menor que uma hora. A água a 15°C permite uma sobrevivência de até cerca de seis horas. A vítima estará, então, hipotérmica e não tentará mais permanecer à superfície. Existe uma vantagem para a sobrevivência quando o paciente está hipotérmico, antes da hipoxia, devido à diminuição do metabolismo. Com a aspiração de água fria, o esfriamento central continua. O movimento e a luta na água aumentam a perda de calor, por essa razão nadar e boiar na água diminuem o tempo de sobrevivência.

O principal problema no afogamento é a anoxia. A vítima a princípio inspira após a imersão inicial e depois hiperventila. A aspiração pode ocorrer com a inspiração inicial. A fadiga e o esfriamento muscular podem prejudicar a capacidade de nadar da vítima. Uma vez submersa, exausta ou inconsciente, ela respira pela última vez, aspira água e esta, então, entra passivamente nas vias aéreas. Poucas pessoas têm o "reflexo do mergulho" que diminui a frequência cardíaca, fecha a via aérea (laringoespasmo) e desvia o sangue para o cérebro. Esse reflexo pode ser mais frequente nas crianças, o que dá a elas uma vantagem na sobrevivência. Estes são os pacientes de um afogamento seco, pois o reflexo protegeu contra a aspiração da água, ao menos temporariamente.

História

Ao obter a história dos eventos traumáticos que envolvem a água, devem ser coletadas as seguintes informações:
- Tipo de água – doce ou salgada.
- Quantidade de água aspirada – se puder ser determinada; o indivíduo pode aspirar até 2 L de líquido para os pulmões.
- Temperatura da água envolvida.
- Duração da exposição à água para alterações de temperatura e grau de fadiga.

Obter todos os componentes do evento traumático, por exemplo, CVM, queda/mergulho, paciente atingido ao mergulhar na água ou quando na água.

Avaliação do trauma

A avaliação primária e a secundária do paciente de trauma devem incluir problemas com a hipotermia, assim como com a submersão. Os fatores adicionais incluem:

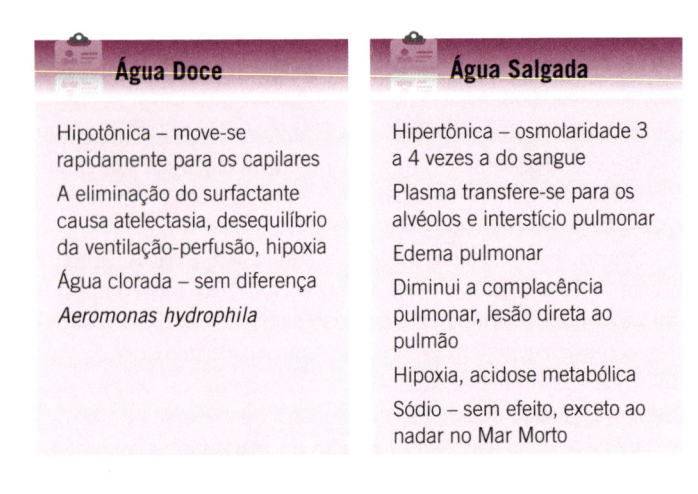

Água Doce	Água Salgada
Hipotônica – move-se rapidamente para os capilares	Hipertônica – osmolaridade 3 a 4 vezes a do sangue
A eliminação do surfactante causa atelectasia, desequilíbrio da ventilação-perfusão, hipoxia	Plasma transfere-se para os alvéolos e interstício pulmonar
Água clorada – sem diferença	Edema pulmonar
Aeromonas hydrophila	Diminui a complacência pulmonar, lesão direta ao pulmão
	Hipoxia, acidose metabólica
	Sódio – sem efeito, exceto ao nadar no Mar Morto

Outros problemas das vias aéreas incluem a aspiração de lodo ou areia além da água. Incluir a avaliação e o controle de hipotermia já discutidos neste capítulo.

Após a submersão, o paciente pode estar essencialmente assintomático, com alguma falta de ar e hipoxia leve.

Sinais e Sintomas após a Submersão

Ansiedade
Taquicardia
Dispneia
Síncope
Hipertensão
Tosse persistente
Ingestão de água salgada provoca diarreia (efeito laxante)

Tratamento

O objetivo inicial do tratamento do paciente quase afogado é controlar a hipoxia. Nos pacientes de trauma, o foco permanece o mesmo, com o tratamento específico para a aspiração de água. Os indivíduos assintomáticos devem receber oxigênio, 8 a 10 L por minuto, e ser observados durante cerca de 4 a 6 horas. Verificar a hipotermia e manter o paciente em repouso para evitar o rápido fluxo de sangue periférico frio para o centro. Os indivíduos sintomáticos necessitam o seguinte.

- Iniciar a ressuscitação cardiopulmonar, no local, tão rapidamente quanto possível; aquecer o paciente.
  – Seguir os princípios para tratamento da hipotermia.
- Liberar a via aérea e administrar oxigênio.
- Colocar uma sonda nasogástrica para prevenir vômito/aspiração do conteúdo gástrico.
- Monitoramento na oximetria de pulso.
  – Manter $PO_2 > 90$ mmHg e $PCO_2 < 45$ mmHg.
- Higiene pulmonar, broncoscopia.

- Diurese.
- Bicarbonato de sódio – prejudica o fornecimento de oxigênio.
  - Administrar a metade da dose calculada apenas depois do resultado da gasometria arterial.
  - Causa aumento paradoxal na produção de lactato.
  - Aumenta a produção de CO_2 e a acidose.
- Ventilação mecânica com pressão expiratória final positiva (PEEP).
  - Movimenta a água intersticial para os capilares.
  - Aumenta o volume do pulmão prevenindo a atelectasia.
  - Aumenta o diâmetro das vias aéreas.
  - Aumenta a ventilação alveolar e melhora a relação ventilação-perfusão.
- Quente e seco.
- Tratar as arritmias persistentes seguindo as recomendações da Advanced Cardiac Life Support (AHA, 2006).
  - Monitorar a temperatura central para evitar os efeitos hipotérmicos sobre o ritmo cardíaco.
- Manter a PA com infusão de drogas vasoativas, se necessário (dopamina, dobutamina).
  - Inserir cateter de artéria pulmonar para o monitoramento hemodinâmico.
- Proteger a coluna cervical, especialmente se houve mergulho ou um golpe por barco/objeto.

Os erros comuns no tratamento incluem a administração de esteroides e antibióticos sem as culturas positivas. Os pontos importantes da ressuscitação incluem a lesão grave sem sobrevivência e/ou a normotermia sem sinais vitais.

EXPOSIÇÃO A GRANDES ALTITUDES

Riscos

A lesão pode acontecer em qualquer lugar, a qualquer hora. Existem riscos devido a temperatura e a água, assim como riscos associados com altitude. As atividades recreativas, como esquiar, fazer trilhas e outras, ocorrem nas alturas, e as lesões resultantes dessas atividades também são tratadas em lugares com altitude. Muitos dos lesionados não residem em regiões elevadas, portanto podem apresentar algum grau de doença da altitude além da lesão.

A maioria das pessoas não apresenta qualquer efeito da altitude até acima de 2 mil metros. No entanto, grande altitude é considerada qualquer local acima dos 1.500 metros, onde a diminuição do desempenho nos exercícios já fica evidente. Nas altitudes acima de 4 mil metros, a PaO_2 é menor que 60 mmHg e a saturação de oxigênio cai para menos de 90% (Auerbach et al., 2007). A doença da altitude ocorre acima de 3 mil metros em 25% dos indivíduos e acima de 3.500 metros em 42% (Rodway et al., 2003).

Avaliação

A doença da altitude é classificada em três grupos. Cada um é progressivamente pior do que o outro. A doença da montanha varia de leve a grave, antes de evoluir para o edema pulmonar da altitude e/ou o edema cerebral da altitude.
- Doença da montanha.
    - Autolimitada com resolução no quinto dia; sintomas agravados no segundo e terceiro dias.

Doença da Montanha

Dispneia aos esforços
Cefaleia
Tontura, insônia, sensação de "ressaca"
Náusea e vômito
Perda do apetite
Irritabilidade

- Edema pulmonar da altitude.
    - A maioria das mortes é causada pelo edema pulmonar.
    - Geralmente começa à noite, três dias após a chegada.
    - Ao menos 50% apresentam doença da montanha; menos de 20% têm edema cerebral além de edema pulmonar da altitude (Rodway et al., 2003).

Edema Pulmonar da Altitude

Dispneia em repouso, tosse, fraqueza, fadiga
Aperto no tórax, congestão
Diminuição de desempenho/resistência ao exercício
Estertores, sibilos, taquipneia
Cianose central
Hipertensão pulmonar, não cardiogênica
Taquicardia

- Edema cerebral da altitude.
  – Hipoxemia resulta em herniação cerebral e morte cerebral.
  – Ocorre de 12 horas a 3 dias após a chegada.
  – Verificar a hipotermia como causa dos sintomas.
  – Paralisias do nervo craniano são raras.

Edema Cerebral da Altitude

Ataxia – apenas passos
Consciência alterada, confusão
Sonolência, do estupor ao coma
Cefaleia, esgotamento
Hemiparesia, hemiplegia
Paralisias do nervo craniano causam visão turva ou dupla
Papiledema
Hemorragia da retina
Náusea e vômito

História

Ao obter a história da lesão, incluir a altitude em que a lesão ocorreu e se o paciente é residente dessa altitude ou um visitante. Também é útil saber por quanto tempo ele esteve no local e se algum sintoma estava presente antes da lesão. Assim como na submersão, a temperatura pode ser um fator na apresentação geral do paciente, sobretudo se tiver ocorrido uma exposição prolongada. Outros fatores que devem ser incluídos na história são a altitude de repouso e a velocidade da ascensão para a altitude.

Avaliação do trauma

O trauma pode simular muitos dos sintomas da doença da altitude, os quais podem simular o trauma, em especial a lesão encefálica, a lesão abdominal e principalmente o trauma complicado pela hipotermia. Identificar a lesão assim como os sintomas de doença da altitude.

Tratamento

O tratamento da doença da altitude exige a descida da altitude. A altitude final de descida depende da gravidade da doença. O tratamento da doença da montanha inclui:
- Redução da atividade para permitir a aclimatação do corpo durante até três dias.
- Administração de oxigênio, fluxo baixo, 2 L/min.
- Descida se houver sintoma neurológico ou ausência de resposta ao repouso e à oxigenação.
  – Descida para 500 a 900 metros.
- Acetazolamida duas vezes por dia acelera a aclimatação.
  – Reduz a absorção de bicarbonato e sódio.
  – Evita a alergia a sulfa ou o aumento das enzimas hepáticas.
  – Começar 24 horas antes da chegada à altitude e continuar durante pelo menos três dias na altitude.
- Evitar os depressores respiratórios como a sedação ou os agentes indutores do sono.
- Administrar analgésicos e antieméticos, quando necessário.
  – Ibuprofeno, aspirina ou acetaminofen para cefaleia.
- A dexametasona pode aliviar os sintomas, mas estes recorrerão quando o medicamento for interrompido.
- Considerar *ginkgo biloba* duas vezes por dia para amenizar os sintomas (Auerbach et al., 2003).
  – Pode ser mais eficaz com acetazolamida.

- Na doença da montanha grave ou se a descida for impossível:
  - Câmara hiperbárica portátil usada para simular 1.800 a 2.000 metros.

Edema pulmonar da altitude deve ser tratado rapidamente para controlar a hipoxia com:
- Descida para 600 metros.
- Administração de oxigênio durante 48 a 72 horas.
- Reduzir a atividade para prevenir o consumo aumentado de oxigênio.
- Considerar a situação grave se a saturação de oxigênio não melhorar para 90% após cinco minutos do início da terapia (Rodway et al., 2003).
- Considerar nifedipina se a descida não for possível ou não houver oxigênio disponível.
  - Diminui a pressão da artéria pulmonar em 30%.

O edema cerebral da altitude, como mencionado, deve ser controlado com rapidez, pois a hipoxia promove edema vasogênico, aumento da pressão intracraniana e herniação. O controle inclui:
- Descida para 600 metros ou menos; ou uso da câmara hiperbárica.
- Administração de oxigênio.
- Dexametasona IV, IM ou por via oral se o paciente for capaz.

O essencial para o controle da doença da altitude é a remoção do paciente da situação, com a descida. Caso isso não seja possível, deve-se proporcionar oxigênio ou tratamento hiperbárico para controlar os sintomas. A aclimatação é importante ao realizar a subida: dormindo em altitudes menores, subindo mais lentamente, controlando a atividade nos dias iniciais. Outros meios de evitar doença incluem a hidratação e evitar a cafeína e o álcool. Os pacientes lesionados na altitude, porém, podem não ter se aclimatado e necessitar de tratamento para traumatismos e problemas de altitude.

Pontos Críticos na Preservação da Vida

- A imersão em água fria aumenta a perda de temperatura 32 vezes a temperatura normal
- Cobrir a cabeça pode diminuir 60% da perda de calor irradiante
- Aquecer de 0,5 a 1ºC por hora
- O objetivo principal do tratamento do paciente quase afogado é controlar a hipoxia
- A chave para o controle da doença da altitude é a remoção do paciente da situação, realizando a descida

REFERÊNCIAS

American Heart Association (AHA). *Advanced Cardiac Life Support Professional Provider Manual.* Dallas, TX: AHA; 2006.

Auerbach P. *Wilderness Medicine.* 5th ed. St Louis, MO: Mosby; 2007.

Auerbach P, Donner HJ, Weiss EA. *Field Guide to Wilderness Medicine.* 2nd ed. St Louis, MO: Mosby; 2003.

Edelstein JA, Li J, Silverberg MA, et al. Hypothermia. 2007. Available at: http://www.emedicine.com/emerg/Topic279.htm. Accessed December 17, 2008.

Jurkovich GJ. Environmental cold-induced injury. *Surg Clin North Am.* 2007;87(1):247-267.

Neno R. Hypothermia: assessment, treatment, and prevention. *Nurs Stand.* 2005;19(20):47-52,54,56.

Rodway GW, Hoffman LA, Sanders MH. High-altitude-related disorders-Part 1: pathophysiology, differential diagnosis, and treatment. *Heart Lung.* 2003;32(6):353-359.

Sicoutris C. Management of hypothermia in the trauma patient. *J Trauma Nurs.* 2001;8(1):5-12.

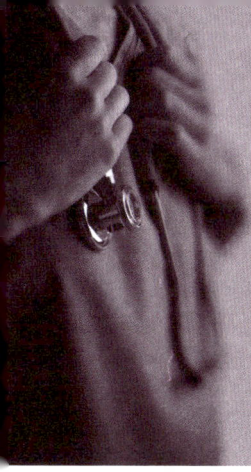

Capítulo 15
INCIDENTES COM VÍTIMAS EM MASSA

INTRODUÇÃO

Sempre existe a possibilidade de um desastre acontecer próximo a nossa casa. Nenhum lugar está imune a esse potencial. Para alguns são os acontecimentos naturais, como as enchentes ou o tsunami, tornados, furacões, terremotos, incêndios florestais e erupções vulcânicas. Podem ser de pequena escala, como o capotamento de um ônibus ou de uma van, transportando passageiros sem cinto de segurança. Em algumas partes do mundo, o desastre acontece em larga escala, por exemplo, ataques terroristas ou desastres naturais em que as habitações são mal-construídas ou não existem recursos para o socorro. O mundo tem sido afetado por desastres desde o início dos tempos. Eventos com características terroristas são registrados desde o século VI a.C., quando o bioterrorismo era usado nas guerras.

O hospital e o centro de trauma sempre deverão estar preparados para a ocorrência de vítimas em massa. Tal situação é definida como um incidente em que o número de vítimas excede os recursos da instituição e/ou da região. É essencial para a instituição preparar-se, com a comunidade, para controlar qualquer tipo de incidente com vítimas em massa (IVM), o que pode ocorrer a qualquer hora e em qualquer lugar.

INCIDENTES

Existem muitos tipos de IVM, incluindo o uso de armas de destruição em massa, as quais são utilizadas com a intenção de causar destruição maciça, lesão e morte. Os IVMs podem ocorrer indivi-

dualmente, mas os preparativos devem incluir a potencial ocorrência simultânea; por exemplo, sabe-se que os terroristas acionam dispositivos incendiários explosivos que podem conter armas químicas ou biológicas. Os tipos de ocorrência de IVM incluem:
- Natural – terremotos, enchentes, erupções vulcânicas, tornados, furacões, tsunamis e qualquer outro evento resultante de destruição provocada pela natureza. Pode ocorrer em determinada área geográfica e ter impacto sobre outras regiões do globo.
- Local – desabamento de prédio, ponte ou estádio, incêndio, capotamento de ônibus ou qualquer outro evento local. Além do estresse da situação e do número de vítimas, algumas destas, como nos desastres naturais, podem ser familiares ou amigos da equipe de salvamento.
- Químico - agentes vesicantes, que agem no sangue e em nervos. As substâncias químicas são amplamente disseminadas, durante a explosão, com a intenção de espalhar a morbidade e a mortalidade. As vítimas da dispersão deslocam-se e disseminam a substância, nas roupas e na pele, para uma população ainda maior, provocando a contaminação da equipe e de outros que não estavam presentes no evento original.
- Biológico – armas biológicas infecciosas ou debilitantes dispersas na população. Os agentes biológicos, como a varíola, foram usados na guerra para debilitar o exército.
- Terrorismo – o uso sistemático de violência na tentativa de coagir as pessoas a um determinado fim – religioso, político ou outro. Os terroristas autorizam seus membros a agir em nome do grupo, desvinculando, desse modo, a pessoa do ato e justificando o comportamento para atingir um objetivo.
- Radiação – irradiação externa, contaminação, incorporação. A liberação de radiação nuclear é possível por meio de "bombas sujas" que são dispositivos simples, facilmente disfarçáveis. Estes, assim como as armas químicas e biológicas, podem provocar lesão disseminada pelo deslocamento das vítimas com a pele e as roupas contaminadas.
- Explosão – padrões de lesões multifásicas, após um evento explosivo, que podem ou não incluir dispositivos secundários, por exemplo, estilhaços, armas biológicas ou químicas e outras.

Os desastres ocorrem em vários graus, dependendo de sua localização geográfica, número de vítimas envolvidas e recursos necessários. São classificados em três níveis baseados na resposta necessária antecipada
- Nível I – a resposta local é suficiente. O pessoal e o equipamento para a resposta emergencial podem conter e controlar a cena e as consequências.
- Nível II – a resposta regional é suficiente. A resposta de emergência dos recursos comunitários locais e regionais é suficiente para controlar a cena e suas consequências.
- Nível III – tanto os recursos locais quanto os regionais ficam assoberbados. É necessária a assistência estadual e federal para a resposta emergencial. É essencial que esteja disponível um plano comunitário para a manutenção do isolamento, por até cinco dias, antes que a ajuda federal seja disponibilizada.

PREVENÇÃO E PREPARO

O preparo para o desastre é mais do que um plano em um livro. As instituições e as comunidades necessitam planejar em conjunto e praticar unidas a prontidão à ação, não apenas o preparo. Nos Estados Unidos, os planos devem ser integrados e preencher as exigências do Department of Homeland Security. Os órgãos locais e estaduais incluem o State Bureau of Investigation (SBI), os Centers for Disease Controle and Prevention (CDC), a American Red Cross e outros recursos locais. O Office of Emergency Management coordena atendimento do desastre e o pessoal de emergência, forma lideranças e equipe de apoio no nível estadual. O conhecimento sobre o potencial para IVM e o uso de armas de destruição em massa é importante em toda a comunidade e no hospital.

Serviços Federais

Nos Estados Unidos, os serviços federais iniciam com o Department of Homeland Security, criado em 2001. A Federal Emergency Management Agency dirige o National Incident Management System (NIMS). Todo plano hospitalar de desastre deve incorporar os componentes do NIMS. O plano proporciona consistência no país e entre as comunidades. Outros componentes da resposta federal incluem as Urban Search and Rescue Teams e o National Disaster Medical System (NDMS). O NDMS inclui as Disaster Medical Assistance Teams, Veterinary Medical Assistance Teams, Disaster Mortuary Response Teams e National Medical Response Teams for Weapons of Mass Destruction.

O governo federal também define o nível potencial de ameaça à segurança no país. Esses níveis são (DHS, 2008):
- Vermelho: grave; alta possibilidade de ameaça à segurança específica a um local e deve incluir o fechamento para segurança e a ativação do Emergency Operations Center (EOC) e do Incident Command Center (ICS).
- Laranja: alto; alto risco de ataque sem informação sobre o local específico, deve incluir medidas de segurança crescentes e antecipação da ativação do EOC e do ICS.
- Amarelo: elevado; risco moderado de ameaça à segurança sem local específico e deve incluir aumento da atenção e monitoramento.
- Azul: defensivo; atenção geral para a segurança, preparação e prontidão sem qualquer ameaça definitiva e deve incluir práticas de treinamento e preparativos.
- Verde: baixo; nenhum risco identificado de ataque, mas deve incluir a preparação contínua e os exercícios de prática.

Hospital Local

O plano de operações de emergência do hospital inclui não apenas os recursos da instituição, mas a integração com a comunidade, outros hospitais próximos, serviços médicos de emergência e organizações de voluntários na área. É conduzida uma Análise de Vulnerabilidade ao Perigo para a região em torno da instituição, incluindo:
- Todas as ameaças reais e potenciais tanto naturais quanto provocadas pelo homem.
  - O reconhecimento dessas vulnerabilidades auxilia o plano e a avaliação da necessidade de treinamento para emergência, reservas de equipamentos e/ou medicamentos, segurança e treinamento.
- Os acordos mútuos de ajuda são projetados com serviços que vão além das vulnerabilidades identificadas, para que existam recursos fora da região de desastre potencial.

- No hospital, o ICS é integrado com o sistema médico de emergência para coordenar a informação recebida (Nicholson, 2006).
    - O comandante de incidentes supervisiona todas as funções do hospital durante o desastre, coordena muitos suboficiais que controlam a segurança, os suprimentos, a equipe, as operações e a logística.
    - A coordenação com a ajuda mútua, assim como os recursos estaduais e federais, derivam todos do sistema de comando de incidentes.

Geralmente, o plano de operações de emergência ativado é simples, flexível e inclui (Waugh, 2007):
- Resposta de ativação.
- Comunicação – interna e externa.
- Coordenação do cuidado ao paciente para a movimentação dentro e fora da instituição, assim como os lesionados que deambulam.
- Segurança.
- Identificação de recursos – externos e internos, ajuda mútua.
- Controle do pessoal – "fluxo".
- Gerenciamento dos dados – com e sem eletricidade.
- Desmobilização – desativação.
- Relatório e crítica.
- Exercícios práticos.
- Controle de IVM – incluindo o controle do necrotério.
- Ensino e treinamento.

O coordenador de pessoas será o responsável pelo controle da mídia. Existe um encarregado designado para fornecer informação à mídia, como porta-voz do hospital, cuja intenção é proteger a privacidade e evitar que informações incorretas sejam transmitidas ao público. A mídia não deve ter acesso permitido às áreas de cuidados dos pacientes.

AVALIAÇÃO

Durante um IVM, a triagem é similar, mas não idêntica, àquela do departamento de emergência. A triagem de emergência em geral envolve a ressuscitação, a emergência, a urgência, a não urgência e as categorias menores. Os recursos são alocados aos pacientes graves. No caso de um IVM, a triagem é rápida e o foco é sobre os pacientes com lesões potencialmente recuperáveis e a alocação cuidadosa de recursos. Estes devem ser proporcionados ao maior número de pessoas que se beneficiarão deles. A primeira pessoa que realiza a triagem na cena identifica o paciente de acordo com um sistema de quatro níveis (Garner, 2003).

Categorias de Triagem do IVM

Vermelha – imediata: risco de vida, mas com chances de sobreviver; por exemplo, lesões torácicas com afundamento, pneumotórax, obstrução da via aérea, fratura exposta, lesões no abdome ou no tórax, queimaduras de segundo e terceiro graus até 40%

Amarela – urgente: significativa, porém podendo sobreviver enquanto espera pelo cuidado médico; por exemplo, via aérea íntegra, lesão abdominal sem hipotensão, fraturas, lesão no olho

Verde – não urgente: traumatismo leve que pode esperar horas ou dias pelo tratamento; por exemplo, lesões pequenas, entorses, transtornos psicológicos

Preta – expectante-óbito: lesão extensa sem probabilidade de sobrevivência; por exemplo, TCE grave, lesão medular espinal alta, lesões multissistêmicas, queimaduras > 60%, pupilas dilatadas e fixas, morte

A segunda pessoa na cena inicia as atividades de salvamento imediatas, como a intubação, e providencia o transporte. Os pacientes são avaliados continuamente e podem trocar de categoria de triagem com a melhora ou a deterioração. De acordo com o protocolo de triagem START (Newport Beach, 2008):
- A pessoa que realiza a triagem inicial verifica primeiro as respirações e reposiciona a via aérea para melhorá-las.
- Somente respirações podem precipitar a triagem para a categoria "imediata".

- A perfusão é verificada depois, avaliando-se o pulso radial, o enchimento capilar e o controle do sangramento, que pode novamente precipitar e indicar a categoria "urgente".
- A verificação final rápida é o estado mental.
  - A capacidade de obedecer aos comandos, com pulso radial presente e respirações, coloca o paciente na categoria "urgente".
  - Todos os lesionados que deambulam (se ainda estiverem na cena) são "não urgentes".
  - Ausência de respiração, mesmo com a liberação da via aérea, é considerada "óbito".

Para as diretrizes pediátricas específicas, ver o protocolo de triagem JumpSTART (Romig, 1995) (Fig. 15.1). O JumpSTART deve ser usado em qualquer paciente que aparente ser uma criança. Não existem diretrizes de idade específicas. Segundo uma comunicação de Lou Romig MD (May, 2008), uma vez que a criança tenha a aparência de um adulto jovem, aproximadamente de 15 a 17 anos, o algoritmo da triagem START deve ser aplicado. O JumpSTART deve ser aplicado em crianças pequenas e bebês que não caminham. As crianças que preenchem o critério amarelo devem ser avaliadas quanto a lesões externas, como queimaduras em área de grande superfície, amputações, avulsões, distensão abdominal, lesões penetrantes e possível queimadura das vias aéreas. Se alguma dessas ou outras lesões estiverem presentes, a criança permanece na categoria amarela. Na ausência de lesão significativa, pode ser destinada à categoria verde (mesmo que o normal seja que não possam andar).

Os lesionados que não perderam a mobilidade apresentam um problema específico, pois podem começar a chegar ao hospital antes que ele esteja pronto para receber pacientes e possivelmente antes da definição para filtrar todos os que chegam a um só ponto de entrada para triagem. A ideia de que exista uma "zona segura" para as situações de perigo, onde a descontaminação já ocorreu e todas as pessoas estão seguras para tratamento e transporte, é boa, mas improvável devido à autotriagem que ocorre na cena. É impossível conter o perigo (Phelps, 2006). A evacuação do local precede a chegada da equipe de emergência em 2 a 5 minutos. Isso torna o próprio hospital parte da cena.

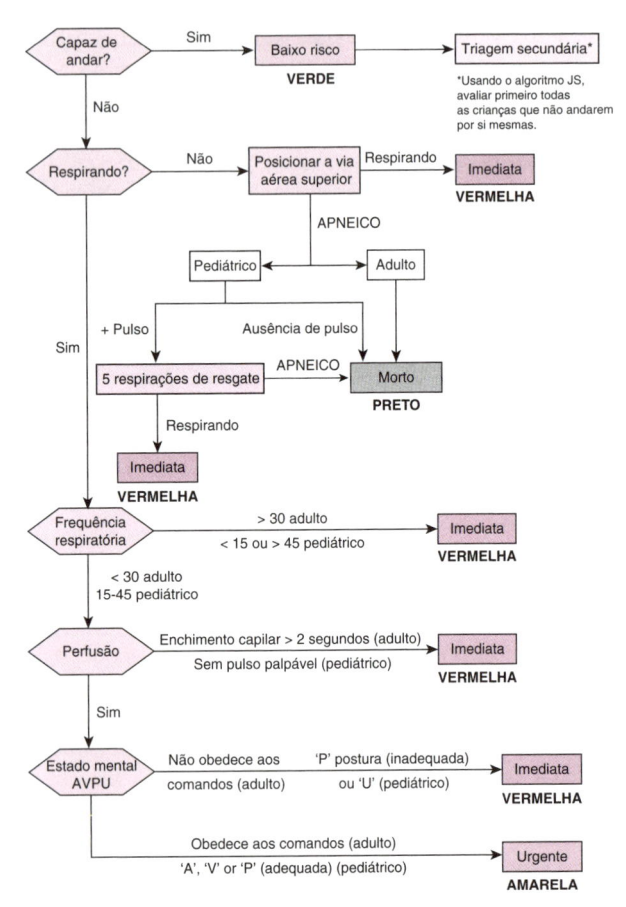

Figura 15.1 Algoritmo de triagem combinado START/JumpSTART pediátrico-adulto. Vermelha = imediata; Amarela = urgente; Verde = risco menor; Preta = expectante ou óbito. (Com permissão, de Lou E. Romig MD, FAAP, FACEP.)

Equipamento de Proteção Individual

O equipamento de proteção individual (EPI) é necessário em qualquer nível de atividade com vítimas em um evento (Currance, 1999). Existem vários níveis de EPI, que dependem do agente ou da suspeita de sua presença na cena e durante as fases hospitalares

do cuidado. O equipamento propõe-se a proteger a equipe da presença de qualquer perigo químico, biológico, radioativo ou outro. Ele é eficaz apenas se for usado antes do contato com o paciente. Existem quatro níveis de proteção:
- Nível A – nível mais alto de EPI, inclui o aparelho respiratório acoplado e proporciona proteção respiratória, da pele, dos olhos e das mucosas. É impermeável ao vapor, com luvas e botas.
- Nível B – proporciona maior proteção respiratória, como o do nível A, com uma roupa quimicamente resistente que não é impermeável ao vapor, o que diminui a proteção à pele e aos olhos.
- Nível C – usa um respirador de ar purificado para limpar o ar, além de uma roupa quimicamente resistente, com botas, luvas e um capuz contra respingos.
- Nível D – EPI com menor nível de proteção, inclui um uniforme típico com luvas, avental, máscara, protetor contra respingos e botas habituais de precauções universais.
- As máscaras para partículas de poeira diminuem a respiração de resíduos que podem estar nas roupas das vítimas.
- Na cena, outras peças protetoras incluem os sapatos com revestimento de aço e capacete rígido.

História

O amplo conhecimento sobre a comunidade e qualquer mudança pode auxiliar a instituição a se preparar para um IVM ou qualquer situação de desastre. Grupos de pacientes com uma apresentação rara de doença, maior número de pessoas com sintomas de gripe ou qualquer aumento no padrão de uma enfermidade na comunidade devem ser observados e comunicados ao departamento de saúde local ou à sede do CDC. Ao obter a história do paciente, incluir a data, o horário e o local do evento, quando os sinais e sintomas ocorreram, viagem recente ou contato com outras pessoas doentes. Nos Estados Unidos, a assistência relacionada aos achados suspeitos pode ser encontrada em hospital de doença infecciosa, formulários de dados de material de segurança ou na base de dados disponível em www.improchem.co.za, CDC e no centro local de controle de intoxicação. Qualquer exposição conhecida a um determinado agente deve ser documentada e determinada a exigência de EPI, tão rapidamente quanto possível, para sua contenção.

Avaliação do Trauma

Após os pacientes chegarem da cena, com suas várias categorias de triagem determinadas, o hospital realiza nova triagem para garantir que a classificação permaneça adequada. Além disso, é realizada uma avaliação da ressuscitação do trauma para a revisão habitual da via aérea, da respiração, da circulação e da situação neurológica (Cap. 2). Isso é seguido por uma rápida avaliação secundária e pela determinação das necessidades de cuidados. São instituídas intervenções médicas de emergência, por exemplo, a intubação, drenos torácicos, a redução fechada de fraturas, e o paciente é levado ao centro cirúrgico, à UTI ou à enfermaria, conforme as necessidades determinarem. Apenas os pacientes com lesões recuperáveis, com chances de sobrevivência, são levados para o centro cirúrgico ou para a UTI, pois os recursos para controlar uma lesão gravíssima não são disponíveis.

DOCUMENTAÇÃO

A documentação é breve, mas completa. A pessoa que realiza a triagem inicial na cena identifica a categoria, mas não preenche a ficha de triagem. Ela é simplesmente colocada no paciente. O próximo na fila de triagem preenche o restante da ficha. Ao chegar ao hospital, são documentadas a história breve e a avaliação. A instituição é que deve estar preparada para a necessidade de documentar em papel ou, caso a utilize atualmente, a documentação computadorizada. É documentada a história do evento, o envolvimento do paciente, os sinais e sintomas, o surgimento, os sinais vitais e as anotações habituais de emergência.

TRATAMENTO

A descontaminação é realizada em primeiro lugar na cena, geralmente para diminuir a contaminação cruzada além da "zona quente". Conforme já foi mencionado, os lesionados que conseguem andar com frequência deixam a cena antes da chegada da

assistência e antes que a descontaminação tenha sido realizada. Os hospitais devem providenciar também uma área para a descontaminação. Em geral, esta começa com:
- Remoção das roupas e adornos seguida pela lavagem com água.
  - Deve remover a maior parte da contaminação na maioria dos casos.
- O segundo passo é a lavagem minuciosa com água e sabão seguida por outra lavagem com água.
- A água utilizada deve ser armazenada para evitar a contaminação dos sistemas de esgoto.
- A equipe deve ser treinada nos procedimentos de descontaminação.

O tratamento do trauma segue o mesmo padrão de cuidados discutido no Capítulo 2. Para as situações específicas, como as exposições química, biológica e radioativa, o tratamento é discutido a seguir e pode envolver doenças infecciosas, isolamento, descontaminação e outros serviços.

Eventos Naturais

Os desastres naturais podem ser situações remotas, com pouco envolvimento humano, ou podem resultar em um IVM. Tal desastre provoca falta de energia elétrica, interrupção da comunicação por telefone ou celular e do fornecimento de água potável.
- A eletrocussão é uma lesão comum causada pela queda de fios elétricos ou por seu contato com a água.
- O desabamento de um prédio e exposições são outros efeitos de um desastre natural, provocando lesões adicionais ao grupo original de lesionados do próprio evento.
  - As vítimas presas por mais de 2 a 6 horas têm menor chance de sobrevivência devido às lesões não tratadas e à exposição.

  Existem tipicamente três grupos de pacientes:
- Os do primeiro grupo são os lesionados, com traumatismos leves, que deambulam.
- Os do segundo e do terceiro grupos são submetidos à triagem na cena pelos serviços de emergência e em geral incluem os lesionados graves, pacientes da categoria imediata.
- Finalmente, os pacientes com lesões resultantes do resgate e dos esforços de limpeza podem chegar dias a semanas mais tarde.

- Os alimentos e a água contaminados podem representar outra fonte de vítimas, pois existe limitação do suprimento de alimentos sobretudo nos estágios iniciais.
- A exposição e outras lesões ambientais, por exemplo, as picadas de animais venenosos ou a exposição a eles também podem provocar lesões.
- Alguns dos típicos agentes transmitidos pela água ou por insetos que podem se apresentar ao departamento de emergência, após um desastre natural, incluem a *Escherichia coli,* o tifo, a *Salmonella,* a *Shigella,* a malária, a tularemia e a leptospirose.

Outros desastres que ocorrem naturalmente e podem não aparentar no contato inicial com o paciente são o aumento repentino de doenças infecciosas. Os exemplos são a influenza, a gripe aviária e a síndrome da angústia respiratória aguda (SARA). A pandemia de influenza, em especial da influenza A H5N1 (gripe aviária) tem sido comparada a uma arma de destruição em massa em que os próprios cidadãos se tornam a arma. A mortalidade devido a essa cepa da gripe, no sudeste da Ásia, foi de até 50% das pessoas com menos de 40 anos (Grigg et al., 2006). As vacinas proporcionam algum grau de prevenção. A administração retroviral pode promover a recuperação, se proporcionada nas primeiras 48 horas do surgimento dos sintomas.

Incidentes Explosivos

Existem múltiplos cenários de possíveis incidentes explosivos. Os bombardeios acontecem tanto em áreas militares quanto em áreas civis. Por isso, o entendimento dos métodos e da probabilidade de lesões auxilia no planejamento do atendimento às vítimas. Os explosivos podem ser embalados de várias maneiras. O fertilizante feito com nitrato de amônia também pode ser usado como agente explosivo. A "bomba suja" inclui material radioativo em seu interior, servindo como meio de dispersão da radiação. As armas usadas nos ataques terroristas são com frequência dispositivos explosivos improvisados.

Para aumentar o impacto, a bomba pode ter pregos, outros estilhaços e/ou contaminantes químicos ou biológicos. A adição de estilhaços aumenta as lesões quando as vítimas são atingidas. Esse é um dispositivo secundário. Outros dispositivos secundários incluem o desabamento de um prédio ou de outra estrutura.

Um explosivo de grande potência, como a dinamite ou a nitroglicerina, tem uma onda de superpressurização supersônica que provoca sérias lesões internas. Os explosivos de menor potência, como o coquetel Molotov, têm uma onda de superpressurização subsônica. As lesões do paciente dependem da presença dessa onda. A onda de pressão ocorre quando o explosivo líquido se converte rapidamente em gás, se expande e comprime o ar circundante. Os efeitos são mais graves nos espaços fechados, amplificando a onda de pressão. O fluxo de ar superaquecido, também associado com a explosão, é chamado de vento explosivo e não é a onda de pressão em si. Outro aspecto importante a ser lembrado é que o terrorista talvez seja um dos pacientes que chegam, podendo ser ainda um dispositivo explosivo improvisado armado ambulante.

Assim como em qualquer situação de vítimas em massa, existe um grande número de lesionados que deambulam e, em média, cerca de 20% do total dos indivíduos apresentam lesões graves (CDC, 2008). A maioria das lesões fatais ocorre na cabeça (50 a 75%); entretanto, a maior parte dos TCEs não é fatal ou mesmo grave. Quase qualquer lesão pode ser vista nos incidentes explosivos devido à própria explosão, às lesões secundárias e provocadas por objetos movimentados pela explosão que atingem a vítima. A explosão envolve quatro categorias de lesões (Tab. 15.1). As lesões comuns incluem a explosão do pulmão, o rompimento da membrana do tímpano, as lesões abdominais e as craniencefálicas. As mortes posteriores podem ser causadas por lesão abdominal não detectada, desvascularização ou perfuração do intestino ou lesão pulmonar.

No caso de lesões explosivas, a contusão pulmonar é mais comum nas crianças e pode não ser clinicamente aparente na chegada. Deve ser suspeitada com qualquer sinal de lesão torácica externa. A radiografia do tórax é essencial.

Lesão pulmonar explosiva

A explosão pulmonar é parte da lesão explosiva primária. À medida que a onda passa através dos pulmões cheios de ar, ocorrem a hemorragia e a laceração. O desequilíbrio da ventilação-perfusão surge como resultado, e o desenvolvimento de um êmbolo de ar torna-se possível.

Tabela 15.1 Classificação da lesão explosiva

Explosão	Efeito
Primária	Causada pela verdadeira onda de superpressurização **Esfoliação:** lesão pela onda que passa através do corpo; cada tecido responde diferentemente devido às suas várias densidades **Implosão:** lesão pela expansão dos gases nos órgãos ocos, causando rompimento **Deslizamento:** lesão pelo movimento dos tecidos de diferentes densidades um contra o outro **Trabalho irreversível:** possivelmente cause lesão à medida que a onda excede a força tensora do tecido
Secundária	Lesão provocada pelos resíduos no interior da bomba e por objetos postos em movimento pela explosão
Terciária	Lesão por ser suspenso, lançado e ter caído durante a explosão
Quaternária	Qualquer outra lesão, incluindo efeitos de longo prazo, exacerbação das comorbidades e qualquer complicação do efeito explosivo prévio
Quinária	Estado hiperinflamatório desenvolve-se naqueles próximos à bomba ou como resultado das toxinas no interior da bomba (Kluger et al., 2006)

Sinais e Sintomas de Explosão Pulmonar

Dispneia
Hipoxia
Taquipneia
Tosse
Dor no tórax
Pneumotórax ou hemopneumotórax
Sibilo
Instabilidade hemodinâmica
Hemoptise
Edema pulmonar

O tratamento da explosão pulmonar inclui o uso de:
- Oxigenação, pressão positiva contínua da via aérea e intubação com ventilação mecânica, especialmente na eventualidade de sofrimento respiratório, edema pulmonar e hemoptise.
  - A ventilação pulmonar independente pode ser necessária se houver hemoptise significativa ou vazamento de ar.
  - Colocar um dreno de tórax em caso de pneumotórax ou de hemopneumotórax para descomprimir o pulmão.
- A sobrecarga de volume de líquido deve ser evitada para prevenir o edema pulmonar; no entanto, deve-se administrar líquido suficiente para manter a perfusão.
- Caso se desenvolva embolia gasosa, colocar o paciente em posição pronada parcial lateral esquerda e transportar, com oxigênio a 100%, até a câmara hiperbárica mais próxima para a compressão.
- O paciente pode desenvolver SARA pela lesão explosiva pulmonar.

Rompimento da membrana timpânica

Outra lesão explosiva primária é o rompimento da membrana timpânica. Essa membrana é o transdutor de pressão do organismo e responde à onda de pressão da explosão. Por esse motivo, é o órgão mais comumente lesionado em uma explosão. Os pacientes sintomáticos em geral têm uma ruptura grande. Se a vítima estava em um espaço fechado no momento do evento, existe maior incidência de ruptura da membrana. Também pode ocorrer perturbação ossicular e haver corpos estranhos no canal auditivo.

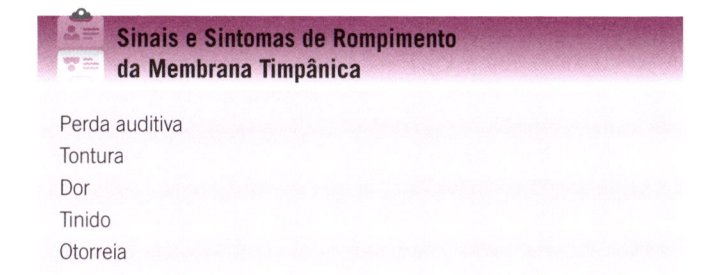

Sinais e Sintomas de Rompimento da Membrana Timpânica

Perda auditiva
Tontura
Dor
Tinido
Otorreia

O tratamento da ruptura do tímpano é simples na maioria dos casos, pois cura de forma espontânea. Os efeitos residuais podem incluir a necessidade de aparelhos auditivos (em cerca de 5% dos pacientes) ou leve perda auditiva da frequência alta (Ritenour et al., 2008).

Lesões abdominais e craniencefálicas

As lesões abdominais e craniencefálicas são lesões explosivas primárias. São tratadas como qualquer trauma nessa região. As lesões abdominais podem não se evidenciar durante dias após o evento. A síndrome pós-concussiva é comum, assim como o transtorno de estresse pós-traumático. As queimaduras podem estar presentes, causadas pela explosão e pelo incêndio resultante da ignição da bomba. As lesões explosivas secundárias e terciárias são identificadas e tratadas como em qualquer paciente de trauma. As lesões quaternárias incluem as complicações, como a SARA, a asma e a exacerbação da DPOC. As lesões raramente ocorrem isoladas. A avaliação e o controle habitual do trauma são realizados para prevenir lesões ocultas e complicações.

Agentes Biológicos

Os métodos camuflados para causar dano disseminado não são novos para os terroristas ou para a guerra. As armas biológicas, por exemplo, podem ser usadas como método para incapacitar grande parte da população. É necessária mais mão de obra para cuidar das vítimas doentes e lesionadas do que dos mortos. As biológicas, químicas e radioativas podem ser adicionadas a outros métodos de guerra ou de ataque. As armas biológicas provocam morbidade e mortalidade. Por intermédio dos lesionados que conseguem deambular e da mobilidade geral das pessoas, uma doença pode ser disseminada rapidamente sobre uma grande área. Além disso, a apresentação de muitas armas biológicas assemelha-se com as doenças comuns, como a influenza.

As armas biológicas podem ser dispersas pela vaporização de gotículas, pelos alimentos ou por contato direto. Se for usado um vetor, ele pode ser animal, inseto ou humano. O reconhecimento rápido do agente é essencial para assegurar o EPI adequado; a descontaminação, se necessária; o isolamento, a vacinação, os antídotos e/ou a administração de medicamentos.

Febre hemorrágica ebola

O vírus da febre hemorrágica ebola (ebola FH) é um dos mais agressivos na família dos *filoviridae*. É altamente contagioso e virulento, com um nível de biossegurança 4. O índice de mortalidade é de cerca de 50 a 90% com o contágio. O ebola FH tem surgimento esporádico. A maioria dos casos ocorreu na África (Bruce, 2002). É encontrado nas florestas na estação chuvosa, em áreas de baixa situação econômica e em áreas com serviços de cuidados de saúde limitados.

- A incubação é de 2 a 21 dias, sendo em geral evidente em 5 a 12 dias da exposição.
- Há hemorragia em 5 a 7 dias do surgimento, e morte em 7 a 14 dias.
- É disseminado pelo contato próximo, contato com roupas, sangue, fezes, saliva e possivelmente suor.
  - Os que cuidam dos mortos também podem contrair o vírus pelo contato.
- Não existe tratamento, cura ou vacina.

Ebola HF

Vírus: febre hemorrágica ebola

Sinais e sintomas: elevação rápida da temperatura em horas, diaforese, tremores; em 48 horas há dor com o movimento dos olhos, no maxilar e na cabeça; em 5 a 7 dias ocorre hemorragia por todos os orifícios e a função plaquetária é anormal

Recuperação: lenta melhora na segunda semana; descamação palmar e plantar, desaparecimento gradual da erupção; efeitos de longo prazo: hepatite, uveíte, orquite

EPI: Formidable Epidemic Disease Pack – todo o equipamento de isolamento deve ser usado até duas culturas de sangue, com intervalo de 24 horas, ambas negativas; ter precauções padronizadas e de isolamento do contato

Tratamento: manutenção apenas com oxigênio, hidratação, hemostasia com reposição de fatores de coagulação e plaquetas

Tularemia

A tularemia (*Francisella tularensis*) é um bacilococo Gram-negativo e é atualmente uma das bactérias mais infecciosas identificadas (CDC, 2008).
- Transmitida pelo contato direto com animais infectados, alimento infectado, manuseio de carcaças infectadas, picadas de inseto, ou disseminada em aerosol, como arma.
- Não é transmitida entre humanos.
- Surgimento típico em 3 a 5 dias, mas pode levar até 14 dias.
- Índice de mortalidade de cerca de 2%, em geral causada por pneumonite nos casos de inalação.
  – A pneumonite apresenta-se com hemoptise, escarro purulento, insuficiência ou falência respiratória, sepse, choque.

Tularemia

Bactéria: *Francisella tularensis*

Sinais e sintomas: surgimento abrupto de febre, calafrios, cefaleia, fadiga, mal-estar, dor nas costas, rigidez, tosse seca, garganta inflamada sem adenopatia; diaforese progressiva, fraqueza e anorexia, perda de peso

Recuperação: boa, prevenção pelo uso de repelente contra insetos, higiene das mãos

EPI: precauções de barreira padronizadas; roupas pessoais e de cama lavadas com protocolo padronizado

Tratamento: estreptomicina ou gentamicina, aminoglicosídeo durante 10 a 14 dias; com vítimas em massa, doxiciclina ou ciprofloxacina; a tularemia por inalação exige tratamento em até 48 horas da exposição; no caso de exposição, apenas tetraciclina ou doxiciclina durante 14 dias

Botulismo

O botulismo (*Clostridium botulinum*) é causado por bactérias que trabalham diretamente impedindo que a acetilcolina atue nas placas motoras, resultando em paralisia flácida (CDC, 2008).

- Transmitida pelo contato direto e não se dissemina de um ser humano para outro.
- O surgimento é de 6 horas a 2 semanas (tipicamente 12 a 36 horas) com a exposição ao alimento contaminado.
- Mortalidade de cerca de 5%; relacionada com insuficiência respiratória, volume corrente inadequado e obstrução da via aérea.

Botulismo

Bactéria: *Clostridium botulinum*

Sinais e sintomas: trato gastrintestinal – cólicas abdominais, náusea, vômito, diarreia; febre, paralisia flácida simétrica, descendente, incluindo musculatura respiratória, paralisia do nervo craniano, diplopia, disfagia, boca seca; possivelmente ptose, visão turva, disartria, disfonia

Recuperação: boa, mas pode exigir semanas a meses de cuidados

EPI: precauções-padrão; a pele exposta deve ser lavada com água e sabão ou solução de hipocloreto 0,1%

Tratamento: suporte ventilatório, antitoxina equina reduz o dano neural subsequente (pode ocorrer anafilaxia, preparar a difenidramina e a adrenalina), nutrição, líquidos, prevenir complicações da paralisia; aminoglicosídeos e clindamicina são contraindicados devido a exacerbação do bloqueio neuromuscular

Peste

A peste (*Yersinia pestis*) resultou em mortalidade disseminada no passado e continua a ter cerca de 2 a 3 mil casos anualmente em todo o mundo. Em torno de 5 a 15 casos ocorrem na zona rural oeste dos Estados Unidos (CDC, 2008). A peste pneumônica é disseminada com facilidade pelas gotículas, pela tosse ou espirro, enquanto a bubônica exige a picada de um inseto infectado. A peste bubônica não tratada pode atingir os pulmões, resultando na peste pneumônica secundária.
- O sintoma da peste pneumônica surge em 1 a 6 dias.
- O tratamento deve ser iniciado em 24 horas do surgimento dos sintomas.

- Há 100% de mortalidade se não tratada em 24 horas.
  - O diagnóstico laboratorial de peste pode ser obtido em duas horas, com a confirmação em 24 a 48 horas.
- A bactéria é destruída pela luz do sol e pela secagem, mas pode permanecer ativa quando em aerosol por até uma hora.

Peste

Bactéria: *Yersinia pestis*

Sinais e sintomas: pneumônica – broncoespasmo, dispneia, dor no tórax, tosse, hemoptise; bubônica – febre, calafrios, gânglios linfáticos sensíveis na virilha, cervicais e nas axilas (bubões), fraqueza, sepse, choque; septicêmica – CIVD, necrose dos pequenos vasos, púrpura, gangrena dos dedos e do nariz (morte negra)

Recuperação: não existe vacina; pneumônica – morte, se o tratamento atrasar mais de 24 horas

EPI: precauções de barreira de isolamento com respiradores em toda a face; os pacientes devem usar máscara; limpeza minuciosa do quarto; lavagem padronizada das roupas pessoais e de cama; precauções de rotina na morte

Tratamento: estreptomicina ou gentamicina durante 10 a 14 dias; alternativamente tetraciclina ou doxiciclina; exposição e contato próximo, profilaxia com doxiciclina

---

Carbúnculo

O carbúnculo (Antrax – *Bacillus anthracis*) é uma bactéria bastonete Gram-positiva, encapsulada, que está naturalmente presente no solo em todo o mundo. É infecciosa apenas na forma de esporo. Sua transmissão ocorre pelo contato com os esporos por inalação ou contato direto com carne crua infectada. Não existe transmissão de humano para humano. Os esporos de carbúnculo podem percorrer uma grande distância, infectando, por isso, pacientes distantes do local de liberação. É a bactéria com maior probabilidade de ser transformada em arma. Houve 22 casos de inalação ou de exposição da pele ao carbúnculo nos Estados Unidos, em 2001, provocando sete mortes (CDC, 2008).

- A exposição ocorre por alimentação, contato da pele ou inalação.
- A incubação é de cerca de 1 a 6 dias.
  - A inalação de carbúnculo pode incubar por 42 dias e manifesta-se com sintomas semelhantes aos da gripe, seguidos de um breve período de recuperação e, depois, de uma fase respiratória mais grave (Spencer, 2001).
  - Apresenta-se tipicamente durante a segunda fase.
- A mortalidade após a inalação de carbúnculo pode atingir cerca de 100% após o surgimento de angústia respiratória grave.
- Os médicos examinadores e os agentes funerários necessitam ter cuidado no exame dos corpos das vítimas de carbúnculo, pois os esporos podem sobreviver por décadas após a morte do paciente.

Carbúnculo

Bactéria: *Bacillus anthracis*

Sinais e sintomas: pele – edema com prurido, máculas ou pápulas e ulceração; trato gastrintestinal – náusea e vômito, dor abdominal, diarreia sanguinolenta, febre e ocasionalmente ascite, sepse; inalação – primeiro estágio assemelha-se com gripe – tosse, cefaleia, febre, vômito, fraqueza, calafrios, dispneia, síncope

Segundo estágio, angústia respiratória, estridor, hipoxia, cianose, diaforese, hipotensão e choque; > 50% tem mediastinite hemorrágica; pode evoluir para meningite com hemorragia subaracnoide

Recuperação: pele – a úlcera indolor desprende-se em 1 a 2 semanas; inalação – mortalidade em 24 a 36 horas após o surgimento da angústia respiratória; antibióticos em 24 horas da exposição evitam a morte

EPI: precauções-padrão, pois o paciente não é contagioso; lavagem padronizada da roupa de cama; cremação recomendada

Tratamento: sensível a penicilina; recomendar penicilina ou eritromicina, gentamicina ou doxiciclina durante 60 dias; vítimas em massa – ciprofloxacina ou doxiciclina profilaticamente durante 60 dias; trato gastrintestinal – diarreia excessiva, controlar o volume de líquido; inalação – otimizar a oxigenação, a ventilação e o suporte hemodinâmico

O tratamento do carbúnculo é normalmente a ciprofloxacina, que não é recomendada para pessoas com menos de 18 anos. A doxiciclina, alternativa à ciprofloxacina, é contraindicada para menores de 8 anos. Ainda não existe uma vacina cuja segurança e eficácia tenham sido avaliadas para os indivíduos menores de 18 anos.

Varíola

A varíola é um vírus do DNA. A transmissão ocorre por contato direto, contato com roupas ou por gotículas de uma pessoa para outra quando a fase eruptiva já existir. A disseminação ampla poderia ocorrer com o vírus em aerossol. O vírus foi declarado erradicado em 1977, com a última pessoa vacinada em todo o mundo em 1980. Em 1972 foi vacinada a última criança nos Estados Unidos (CDC, 2008).

- A varíola pode sobreviver até 24 horas em temperatura baixa e em ambiente com pouca umidade.
- A incubação é de cerca de 7 a 17 dias.
- É extremamente contagiosa quando aparece a erupção e até a queda das crostas.
  – Pode ser infecciosa durante os pródromos.
- A varíola maior é a forma mais comum e provoca febre alta e erupção extensiva.
- Os índices de mortalidade são de 30% ou mais.
- A varíola hemorrágica também existe e inclui eritema e petéquias ou hemorragia franca da pele e das mucosas, com morte em 5 a 6 dias.
- Os médicos examinadores e os agentes funerários devem ter cuidado, pois o vírus pode sobreviver nas crostas por até 13 anos.

Varíola

Vírus: *Variola*
Sinais e sintomas: pródromo (2 a 4 dias) – febre alta, mal-estar, dores no corpo, cefaleia; erupção (fase infecciosa 5 a 6 dias) – erupção em pontos vermelhos primeiro na face, na boca, na faringe, nos antebraços, desenvolvendo-se na mesma velocidade, rompendo-se e liberando o vírus para a boca e a garganta, depois evoluindo para o tronco; a febre diminui e tornam-se nódulos no quarto dia,

com depressões no centro; a febre eleva-se novamente até que se formam crostas sobre as pústulas; crostas (6 dias) – após sua queda, não são mais contagiosas (Veenema, 2003)

Recuperação: dependente do cuidado

EPI: precauções com a transmissão e isolamento; a roupa lavada e todos os recipientes com resíduos biológicos devem ser autoclavados, depois lavados com água quente e alvejante; descontaminação-padrão do quarto; cremação recomendada

Tratamento: não existe tratamento específico exceto o cuidado geral; retrovirais podem auxiliar nos sintomas; o contato face a face ou a exposição após o surgimento de febre exige vacinação em quatro dias para evitar a infecção

Atualmente, nos Estados Unidos, as crianças não são imunizadas contra a varíola, tornando 100% delas e cerca de 80% dos adultos suscetíveis a essa doença, que pode ser confundida com a varicela. A Figura 15.2 mostra o padrão de erupção da varíola em comparação com o da varicela. A vacinação contra a varíola em 3 a 4 dias de exposição pode evitar a morte. Os retrovirais podem ajudar a controlar os sintomas, mas não existe dose pediátrica aprovada.

Agentes Químicos

Os agentes químicos revelam-se mais do que os agentes biológicos, porque seus sinais e sintomas são mais facilmente evidentes e ocorrem com mais rapidez. Muitas substâncias químicas são de acesso fácil, pois são utilizadas na indústria e transportadas nas rodovias e ferrovias. As ocorrências químicas podem resultar em vítimas em massa da exposição química provocada por colisão ou descarrilamento. É necessário entender os tipos de substâncias químicas para preparar-se para os sintomas do paciente, assim como para as necessidades de descontaminação (Martin, 2003). O controle inclui os procedimentos de evacuação e de descontaminação, geralmente com água e sabão. O uso de EPI é obrigatório para procedimentos de descontaminação e o produto é coletado e armazenado para eliminação adequada.

As características dos agentes químicos que requerem cuidado incluem a volatilidade, a persistência, a toxicidade e a latência. Es-

Varíola   Varicela

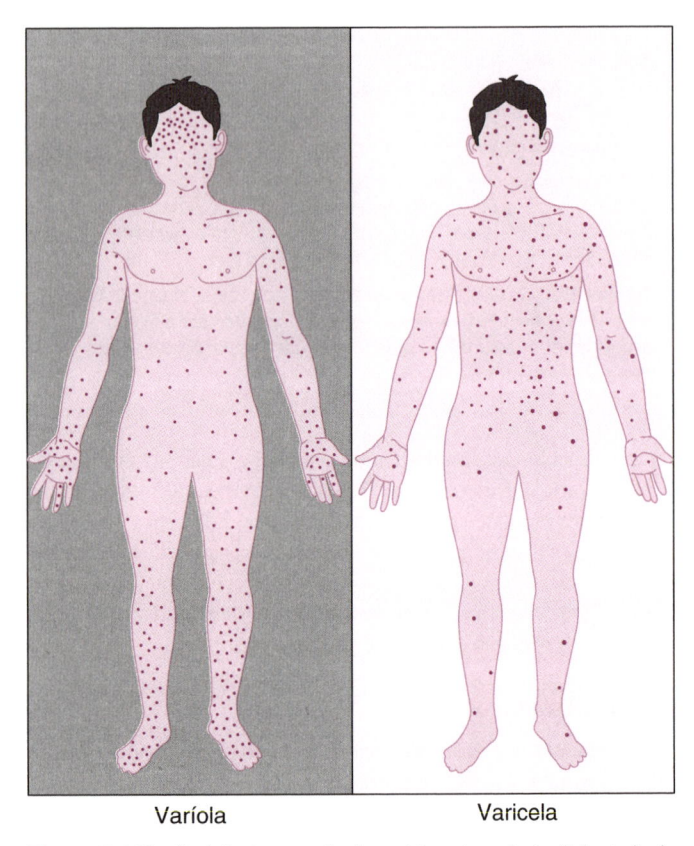

Figura 15.2 Distribuição da erupção da varíola e da varicela. (Adaptada de http://emergency.cdc.gov/agent/smallpox/diagnosis/pdf/spox-poster-full.pdf. Acessado em 8 de maio de 2008.)

sas características determinam o efeito da substância química sobre a vítima.

- Volatilidade – tendência da substância química a se tornar vapor; os elementos mais voláteis são o fosgênio e o cianeto; a maioria das substâncias químicas é mais pesada do que o ar e permanece próxima ao solo.
- Persistência – substância química que tem menos probabilidade de evaporar e dispersar; a maioria das substâncias químicas in-

dustriais não é persistente; as persistentes têm mais probabilidade de penetrar na pele e nas mucosas; a penetração pode resultar em exposição secundária.
- Toxicidade – potencial do agente de provocar lesão.
  - Tempo de concentração – quantidade liberada multiplicada pelo tempo exposto.
  - Dose letal média (DL_{50}) – quantidade necessária para provocar 50% de mortalidade nos expostos.
  - Dose efetiva média (DE_{50}) – quantidade necessária para provocar sinais e sintomas em 50% dos expostos.
- Latência – tempo da absorção até o aparecimento de sinais e sintomas; vesicantes, agentes nervosos, cianeto têm latência mais curta (surgimento rápido); a mostarda sulfúrica e os agentes pulmonares têm latência mais longa.

As considerações especiais para crianças expostas a substâncias químicas incluem:
- As crianças estão mais próximas do solo, posicionadas onde se acumulam os agentes químicos (mais pesados do que o ar) (Bernard, 2001). Isso resulta no aumento da exposição pelo posicionamento e pela frequência respiratória mais alta.
- Usar oxigênio ou ar aquecido, úmido, para tratar as exposições respiratórias, em especial ao cloro ou ao gás de amônia.
- O fosgênio também é mais pesado do que o ar, mas afeta os bronquíolos diretamente, causando extravazamento sérico e depleção de volume.
  - Põe a criança em maior risco de choque.
- Na exposição ao gás mostarda, as crianças apresentam tosse, vômitos e bolhas que surgem mais cedo do que nos adultos.
- A dose de atropina para o tratamento do gás sarin deve ser ajustada para crianças com base na idade, acima ou abaixo de 2 anos.

Agentes que atuam em nervos

Os agentes que atuam em nervos são as substâncias químicas mais tóxicas disponíveis que podem e já foram transformadas em arma. Esses agentes incluem o sarin, o soman, VX e os organofosfatos (pesticidas). São líquidos ou gases inodoros e incolores, com facilidade de dispersão. Tais agentes ligam-se com a acetilcolina, impedindo que ela seja desativada. O resultado é a superestimulação.

Os organofosfatos são inibidores específicos da acetilcolinesterase, mas no final tornam-se espontaneamente sem ligação (Fruedenthal, 2008). Nova acetilcolinesterase é formada antes que a função nervosa retorne ao normal.
- Os efeitos podem ser vistos de 30 minutos a 18 horas após a exposição.
- A liberação intencional não é o único método de exposição ao organofosfato.
  - Devido ao fácil acesso e uso dos organofosfatos, sobretudo o malatol e o sevin, a exposição pode ocorrer na própria residência.

Observar que, na exposição ao gás sarin, o equipamento da via aérea absorverá o gás e resultará em exposição contínua ao agente. Outros cuidados específicos relacionados com atropina e pralidoxima são essenciais para reverter os efeitos colinérgicos

- A atropina é administrada IV por até 24 horas até que a atividade anticolinérgica retorne.
  - Indicada na presença de broncorreia e outras secreções.
- A pralidoxima (2-PAM) é indicada na presença de fraqueza muscular.
  - Deve ser administrada logo que possível, pois sua capacidade de atuação diminui com a exposição prolongada.
  - Não trata os efeitos neurológicos da exposição.
- Evitar fármacos que aumentem os efeitos da exposição – morfina, cafeína, teofilina, sucinilcolina, diuréticos de alça.

Agentes que Atuam em Nervos

Absorção: por inalação ou percutânea
Ação: inibem a colinesterase
Sinais e sintomas: secreções aumentadas, aumento da motilidade gastrintestinal, diarreia, broncoespasmo, sudorese, miose, distúrbios visuais, fasciculações, incontinência, bradicardia, bloqueio atrioventricular, insônia, esquecimento, julgamento prejudicado, irritabilidade

Dose letal: perda de consciência, convulsões, apneia, flacidez, secreções abundantes, fasciculações

Descontaminação: quantidade abundante de sabão e água durante 8 a 20 minutos; secar sem esfregar; pode ser usada solução de 0,5% de hipocloreto

Tratamento: manter via aérea, respiração, circulação; benzodiazepínicos para convulsões, pralidoxima, atropina

Vesicantes

Os agentes vesicantes são agentes incapacitantes, com mortalidade baixa, porém com grande número de enfermos. Os vesicantes comuns incluem a levisita, a mostarda sulfúrica, a mostarda nitrogenada e o fosgênio. A mostarda sulfúrica líquida é o agente usado com mais frequência (Davis, 2001). Tem o odor de alho, penetra na pele e tem latência longa. O dano à pele é irreversível.

- A pele apresenta sensação de ferroadas e eritema durante 24 horas seguidos de prurido, ardência dolorosa e formação de vesículas.
- As vesículas formam bolhas grandes por fusão.
- Há dor imediata se exposto a levisita e fosgênio.
- NÃO esfregar e/ou usar solução de hipocloreto, pois isso resultará em aprofundamento da lesão.
- Dimercaprol é administrado IV ou nas lesões da pele pela exposição à levisita.
- Monitorar os pacientes durante 24 horas, no mínimo, especialmente depois da exposição a mostarda sulfúrica.

Vesicantes

Absorção: percutânea

Ação: agente que provoca bolhas

Sinais e sintomas: queimaduras de espessura superficial a parcial, períneo, axilas, espaços antecubitais; conjuntivite, lacrimejar, fotofobia, úlcera na córnea

(continua)

(continuação)

> **Dose letal:** exposição respiratória, supressão hematopoiética, pneumonia, bronquite, secreção pseudomembranosa fibrosa purulenta no interior das vias aéreas, náusea, vômito, sangramento gastrintestinal alto
>
> **Descontaminação:** quantidades abundantes de água e sabão; secar sem esfregar; NÃO esfregar ou usar solução de hipocloreto
>
> **Tratamento:** manter a via aérea, a respiração, a circulação; administrar benzodiazepínicos para convulsões, pralidoxima, atropina

Agentes pulmonares

Os agentes pulmonares rompem a membrana pulmonar, impedindo a troca de oxigênio alveolar-capilar e causando o extravazamento capilar. Os agentes pulmonares típicos incluem o fosgênio e o cloro, que evaporam rapidamente.

> **Agentes pulmonares**
>
> **Absorção:** inalação
>
> **Ação:** inibem a troca de gás alveolar-capilar, separando os alvéolos do leito capilar, causando extravasamento capilar
>
> **Sinais e sintomas:** edema pulmonar, broncoespasmo, falta de ar, especialmente com esforço, tosse curta e escarro espumante
>
> **Descontaminação:** controle das vias aéreas; equipe de saúde deve usar máscara
>
> **Tratamento:** manter a via aérea, suporte ventilatório, broncoscopia

Agentes do sangue

Os agentes do sangue afetam diretamente o metabolismo celular, resultando em asfixia. Os agentes comuns incluem o cianeto e o cloreto de cianogênio. O cianeto é conhecido como agente-suicida, porém é menos conhecido o fato de ter ampla utilização em plásticos, na mineração de ouro e prata e nas indústrias de corantes.

Além disso, pode ser liberado de forma inadvertida durante um incêndio doméstico devido a sua presença em itens de uso diário, como móveis, forrações e outros materiais. Os incêndios domésticos também provocam a liberação de monóxido de carbono, que afeta a capacidade de transporte de oxigênio do sangue, ligando-se mais prontamente com a hemoglobina do que com o oxigênio. A liberação de cianeto tem um odor de amêndoas amargas.

Agentes do Sangue

Absorção: por inalação, percutânea, ingestão
Ação: altera o metabolismo aeróbio celular
Sinais e sintomas: taquipneia, taquicardia, coma, convulsão, insuficiência/parada respiratória, parada cardíaca
Dose letal: parada respiratória, parada cardíaca
Descontaminação: administrar os antídotos ao cianeto
Tratamento: manter a via aérea, a respiração, a circulação; tiocianato de sódio, amilnitrato, hidroxicobalamina

O tratamento da exposição ao cianeto é um regime específico para neutralizar os efeitos dessa substância na célula.
- A câmara hiperbárica aumenta a oxigenação por meio da saturação do plasma, independentemente da incapacidade da hemoglobina de transportar oxigênio.
  - Permite a oxigenação enquanto o "*kit* de cianeto" é fornecido ao paciente.
- Pérolas de nitrito de amila são maceradas e colocadas no reservatório do ventilador.
  - Induz a metemoglobinemia; a metemoglobina liga-se ao cianeto com afinidade de 20 a 25% mais alta do que com a hemoglobina.
- O nitrato de sódio é administrado a seguir, por via intravenosa (IV), pois sua afinidade com o cianeto é ainda maior do que com a metemoglobina.
  - O tiocinato de sódio pode ser excretado pelos rins.
  - Cianometemoglobina é metabolizada no fígado.

- Monitorar o paciente quanto a hipotensão, vômitos, psicose e dor articular ou muscular.
- Hidroxicobalamina (vitamina $B_{12}a$) é um método alternativo de tratamento que se liga com o cianeto para formar a cianocobalamina (vitamina B_{12}) (Sauer, 2001).
  – Exige grandes doses.
  – Mucosas, pele e urina podem ficar róseas.
  – Hipertensão transitória e taquicardia também podem ocorrer durante cerca de 48 horas.

Se o paciente também apresentar níveis altos de carboxiemoglobina (p. ex., uma vítima de incêndio doméstico), a indução de metemoglobinemia é contraindicada. A câmara hiperbárica é útil na oxigenação do paciente, assim como para forçar a liberação de monóxido de carbono.

Exposição a Radiação

A exposição a radiação pode ocorrer por meio de muitas fontes. A "bomba suja", por exemplo, inclui material radioativo. A arma radioativa, por sua vez, dispersa esse tipo de material ao explodir; e a arma nuclear exige uma reação de fissão complexa, não simplesmente o transporte do material radioativo. Além disso, uma amostra radioativa poderia ser colocada em um espaço público, expondo muitas pessoas à radiação e posteriormente todos com quem elas possam entrar em contato.

Existem tipos diferentes de partículas com efeitos distintos sobre o corpo. Em geral, os prótons, nêutrons e elétrons existem em equilíbrio ou estabilidade no interior dos átomos que, então, formam as moléculas. Um desequilíbrio no núcleo que apresente nêutrons em demasia resulta em radioatividade. As partículas são ejetadas à medida que o nuclídeo tenta se estabilizar.

- Partículas alfa – radiação de baixo nível; não consegue penetrar na pele, e o contato pode ser evitado com uma única camada de roupa ou papel; a entrada ocorre por meio de uma lesão, ingestão ou inalação e provoca uma lesão localizada.
- Partículas beta – radiação de alta energia; capaz de penetrar na pele até a camada de produção celular; a lesão é causada se a exposição for prolongada.

- Partículas gama – energia eletromagnética de onda curta; partículas de penetração profunda; difíceis de bloquear; muitas vezes acompanham a emissão de partículas alfa e beta.

Para entender os efeitos da radiação e a descontaminação, é necessário discutir a medição da radiação.
- Rad: equivale a um joule de energia por quilograma de tecido.
- Rem: representa o grau de dano potencial baseado na absorção.
  – Em média, uma pessoa é exposta a 360 milirrem (mrem).
- A doença radioativa leve ocorre com 200.000 mrem.

A meia-vida representa a quantidade de tempo que uma amostra leva para perder a metade de sua radioatividade inicial. Os níveis de radiação devem ser medidos para determinar a exposição. Em geral, um contador Geiger é usado para medir a radiação gama, assim como alguma radiação beta. Outros instrumentos que podem ser usados incluem a câmara de ionização, os monitores alfa e os dosímetros pessoais que são utilizados pelo pessoal da radiologia.

A exposição resulta em lesão. A duração da exposição, a distância da fonte, o tipo de fonte e qualquer proteção afetam a profundidade final da penetração. A lesão é inversamente proporcional à distância. As sequelas da contaminação ou da incorporação radioativa grave podem não ser evidentes por anos. A lesão por radiação é de três tipos:
- Externa – a radiação penetrou e passou através do corpo; a irradiação significa que o paciente não está radioativo, pois não existem partículas no interior do corpo já que a radiação apenas o atravessou.
- Contaminação – a exposição ocorreu externa ou internamente; tratamento médico imediato é necessário, sobretudo se a exposição foi interna, em que as partículas podem ficar depositadas no corpo; a radiação está presente.
- Incorporação – a exposição a radiação pela contaminação resultou em captação das partículas pelo corpo, nos tecidos; mais comumente os rins, o fígado, a tireoide e os ossos.

Como ocorre em todas as exposições a materiais perigosos, a descontaminação deve iniciar na cena. É essencial que seja realizada fora do hospital e por pessoal com EPI adequado para evitar contaminação cruzada. O fechamento do hospital é importante com a capacidade de descontaminar as vítimas fora do departamento de emergência.

- Os pisos devem ser cobertos para impedir os rastros.
- É necessário isolamento rígido.
- Os dutos de ar necessitam ser lacrados.
- O EPI inclui aventais à prova d'água, luvas duplas, botas, máscara e óculos protetores.
  - Os dosímetros são usados por todos em contato com as vítimas.
- Os pacientes que chegam são examinados quanto ao nível de radiação antes de entrarem no hospital, no caso de ser necessária descontaminação secundária.
  - Se for usado o EPI adequado e os dosímetros forem monitorados, existe risco mínimo para a equipe.

Síndrome de radiação aguda

A síndrome de radiação aguda ocorre após a exposição a radiação. O grau de reação à exposição depende da dose recebida (> 100 rad). A radiação penetrante e a velocidade de exposição também afetam o resultado. A forma de afetar é diferente ao longo do corpo, e existem fases distintas de reação à exposição. A Tabela 15.2 descreve os efeitos da radiação sobre os sistemas orgânicos.

A resposta do sistema hematopoiético é um bom sinal de resultado a longo prazo. A contagem de linfócitos de 300 a 1.200/ mm^3 nas primeiras 48 horas indica exposição significativa. Cada célula responde em seu próprio tempo, como os neutrófilos, que diminuem em uma semana; as plaquetas, em duas; e as hemácias, em três. Esse paciente deve dispor de precauções de barreira para prevenir infecção.

Tabela 15.2 Efeitos da radiação

Sistema orgânico	Efeitos
Hematopoiético	Diminuição de linfócitos, granulócitos, trombócitos, reticulócitos; febre, infecção oportunista, sepse
Gastrintestinal	Náusea e vômito, desequilíbrio hídrico e eletrolítico, diarreia sanguinolenta
Neurológico	Edema cerebral, cefaleia, aumento da pressão intracraniana
Cardiovascular	Colapso, hipotensão, insuficiência cardíaca
Pele	Eritema, descamação, necrose

O sistema gastrintestinal é formado por células que se reproduzem com rapidez, por isso, é seriamente afetado pela exposição a radiação. Os sintomas gastrintestinais ocorrem com rapidez. Em duas horas, surgem náusea e vômito. Febre alta, com diarreia sanguinolenta, anuncia alta mortalidade e pode ocorrer em cerca de 10 dias. Os sintomas neurológicos surgem após a exposição a 1.000 rad. O aumento da pressão intracraniana também é um sinal indicativo de elevada mortalidade causada por lesão irreversível.

A pele é o componente visível da lesão da radiação. A exposição a níveis de 600 a 1.000 rad resulta em eritema, enquanto a descamação ocorrerá com a exposição a mais de 1.000 rad. Se a exposição for a mais de 5.000 rad, haverá necrose dias a meses mais tarde. Além da exposição à radiação em si, podem ocorrer outras lesões traumáticas. Estas são tratadas de modo habitual, com atenção para a via aérea, a respiração e a circulação em primeiro lugar (Cap. 2). Após o tratamento das lesões com risco imediato à vida, as cirurgias subsequentes devem ser adiadas devido ao risco de infecção e retardo na cicatrização.

A probabilidade de sobrevivência depende da exposição. A triagem na cena e no hospital são as mesmas de qualquer incidente com vítimas em massa. Os sintomas mínimos que se resolvem em horas são os dos prováveis sobreviventes.

- Se a náusea e o vômito persistirem por mais de 24 a 48 horas, os pacientes tiveram exposição suficientemente significativa para merecer monitoramento ao longo do tempo.
- O tratamento de suporte para prevenir a infecção e estabilizar as contagens celulares é necessário para proteger o paciente durante a fase latente e a doença.
  – Sobreviventes improváveis foram expostos a mais de 800 rad com penetração total no corpo.
  – Os sintomas iniciais incluem o vômito e a diarreia, choque.
  – Qualquer sintoma neurológico é indicativo de uma dose de radiação sem possibilidade de sobrevivência.
  – Entretanto, nem todos os pacientes têm sintomas neurológicos; apresentam uma alta porcentagem de queimadura, com choque e instabilidade, mas com estado neurológico normal.
  – Na maioria dos casos, a morte é causada rapidamente pelo choque.

– Em situação de vítimas em massa, os pacientes são classificados como "pretos" e medidas de conforto são proporcionadas, após a descontaminação, para proteger as outras vítimas e a equipe de salvamento.

Fases da Lesão após Exposição a Radiação

Pródromos: 48 a 72 horas após a exposição; náusea e vômito, diarreia, fadiga, perda de apetite; alta dose – febre, angústia respiratória, excitabilidade aumentada

Latente: período sem sintomas após o pródromo, durando até três semanas (menor se a dose for alta); diminuição dos linfócitos, leucócitos, trombócitos e das hemácias

Doença: segue a fase latente; complicações – infecção, desequilíbrio hídrico eletrolítico, diarreia, sangramento, consciência alterada, choque

Recuperação: segue a doença; pode levar de semanas a meses para a volta completa ao normal

Morte: pressão intracraniana aumentada e/ou diarreia sanguinolenta são sinais de morte iminente

Descontaminação

O primeiro passo dirigido à descontaminação é a remoção das roupas. A descontaminação envolve lavar o paciente no chuveiro, com água e sabão, em uma área com dispositivo de coleta.
- Lavar da cabeça aos pés para evitar nova contaminação de uma área do corpo já lavada e descontaminada.
- A água residual da descontaminação é coletada e colocada em sacos duplos.
- São fornecidas camisolas de papel.
- Após o banho, os pacientes são reexaminados quanto aos níveis de radiação.
  – As amostras biológicas também devem ser obtidas para determinar a exposição interna, como esfregaços nasais e da garganta.

- Exames laboratoriais como o hemograma e outros fornecem dados de base.
- Qualquer lesão deve ser irrigada antes da descontaminação e coberta com curativo à prova d'água.
- Se for necessária, a descontaminação interna é realizada com catárticos, lavagem gástrica e agentes quelantes.
- Amostras de fezes, conteúdo gástrico e urina são obtidas para identificar os níveis continuados de radiação.
• Pediatria.
  - A criança tem a área total da superfície corpórea relativamente grande em comparação com os adultos.
    ▪ Resulta em rápido esfriamento durante os procedimentos de descontaminação, assim como apresenta maior superfície corporal de absorção do agente químico ou radioativo pela pele.
  - A pele também é mais fina, aumentando tanto as queimaduras térmicas quanto as químicas.
  - Água aquecida é necessária para a descontaminação e prevenção de hipotermia.
  - A pressão da água também pode necessitar de ajuste para evitar lesão à criança.

SITUAÇÕES ESPECIAIS

Toda situação de vítimas em massa envolve pessoas de todos os tipos: há os extremos de idade, histórias clínicas pregressas extensas, incapacidades, barreiras de linguagem e outros fatores. Essas diferenças precisam ser consideradas e previstas no plano de operações de emergência. Pessoas são designadas para atender às necessidades dos incapacitados, providenciar os medicamentos, resolver os problemas de linguagem e cuidar das crianças.

Pediatria

A pediatria não está isenta de se envolver em uma situação de desastre. Existem considerações especiais para crianças, além dos passos habituais existentes no trauma pediátrico (Fendya, 2006). Uma das primeiras situações a ser considerada no plano de operações de emergência da comunidade é que existem cerca de 1,6 milhão de crianças, entre 5 e 14 anos, que ficam a sós em casa (Phillips e Hewett, 2005). Essas crianças têm em média 5 a 10 horas por semana de situações sem supervisão em casa. O plano de operações de emergência deve incluir treinamento adequado à idade, repetido a cada 4 a 6 meses, e incluir também um manual para treinamento dos pais.

São necessários equipamentos de todos os tamanhos, pediátricos e adultos, assim como medicamentos em doses adequadas para crianças. Estas são parte da família, portanto, o plano de operações de emergência deve estar preparado para atender não apenas a criança, mas também a família.

Geriatria

Os pacientes geriátricos são mais suscetíveis a lesão em razão da osteoporose, da pele mais fina e da perda de tecido subcutâneo. A história clínica pregressa também afeta a capacidade de combater o contágio ou de controlar uma exposição química ou radioativa. As lesões explosivas, como qualquer trauma, exacerbam esses problemas médicos concorrentes. Os medicamentos também podem mascarar a lesão, por exemplo, evitando a taquicardia, confundindo uma apresentação de choque. A baixa densidade óssea aumenta o risco de fratura durante a explosão ou após a situação de desastre. Os pacientes idosos têm menos reserva pulmonar, o que aumenta seu risco de complicações respiratórias da lesão e de exposições química, biológica ou radioativa.

A descontaminação pode resultar em hipotermia, por isso a temperatura da água deve ser ajustada. O acesso às áreas de descontaminação também pode exigir adaptação para o uso de andadores e de outros dispositivos auxiliares.

Populações Especiais

As necessidades da paciente gestante devem ser levadas em consideração. No caso de um evento explosivo, a placenta é altamente suscetível e pode resultar em descolamento prematuro. A gestante apresenta dois pacientes a serem considerados em todas as situações de desastre, com o cuidado primário sendo dirigido a estabilizar a mãe (Cap. 11).

Os pacientes com incapacidades também necessitam de consideração especial durante uma situação de vítimas em massa (American Red Cross, 2001). Esses indivíduos podem ter histórias pregressas extensas e necessidades de medicamentos e oxigênio similares às dos idosos. Além disso, equipamento especial pode ser necessário e ter sido perdido ou danificado no evento. É essencial um plano na comunidade para assistência na retirada dos incapacitados, devendo incluir animais de serviço que talvez acompanhem o paciente. Serão necessários tanto os dispositivos de comunicação quanto os de mobilização. Especialistas na linguagem de sinais são muito úteis nos abrigos e hospitais.

Os especialistas em linguagem também devem fazer parte do plano, sobretudo nos idiomas mais falados na região. Existe uma população significativa de membros da comunidade que pode precisar de assistência de linguagem, pois não fala o idioma local e está separada dos membros da família que falam sua língua.

CUIDADO PÓS-RESSUSCITAÇÃO E REABILITAÇÃO

O controle do estresse no incidente grave é um componente essencial do plano de operações de emergência. Ele possui dois componentes: o relatório e a crítica. Durante o componente de crítica, os aspectos técnicos do evento são discutidos; sistemas e outros problemas, revistos; e áreas de melhoria, identificadas. O componente relatório ou calmante permite que a equipe expresse sentimentos e pensamentos de estresse, desconforto, dificuldade de sono, somatização, conflito e outros problemas. Antes do incidente de vítimas em massa, o ensino preparatório para o desastre deve incluir o controle do estresse no incidente grave, a identificação de sintomas de estresse e as estratégias de enfrentamento. O processo de controle de estresse nesse tipo de incidente deve ser realizado após o evento para auxiliar a equipe com o processamento da experiência. O processo é útil também para eventos de nível local, não apenas para grandes eventos regionais ou nacionais.

> **Pontos Críticos na Preservação da Vida**
>
> - As crianças estão mais próximas do solo, posicionadas onde se acumulam os agentes químicos (mais pesados do que o ar)
> - Qualquer sintoma neurológico é indicativo de alta dose de radiação sem possibilidade de sobrevivência
> - Com a exposição ao gás sarin, o equipamento da via aérea absorverá o gás e provocará exposição contínua ao agente
> - A varíola apresenta erupção de manchas vermelhas primeiro na face, na boca, na faringe, nos antebraços, desenvolvendo-se na mesma velocidade
> - A "bomba suja" contém material radioativo em seu interior
> - A autoevacuação geralmente precede a chegada do pessoal médico de emergência, o que torna o hospital parte da cena

REFERÊNCIAS

American Red Cross Disaster Services. (2001). *Disaster preparedness for people with disabilities.* Available at: http://www.redcross.org. Accessed May 8, 2008.

Bernard LM. Pediatric implications in bioterrorism part I: physiologic and psychosocial differences. *Int J Trauma Nurs.* 2001;7(1): 14-16.

Bruce J, Cur B, Brysiewicz P. Ebola fever: the African emergency. *Int J Trauma Nurs.* 2002;8(2):36-41.

CDC. *Bombings: Injury Patterns and Care.* Available at: http://www.bt.cdc.gov/masscasualties/blastinjury/ems.asp. Accessed May 8, 2008.

CDC. Anthrax. Available at: http://www.emergency.cdc.gov/agent/anthrax/needtoknow.asp. Accessed May 8, 2008

CDC. Botulism. Available at: http://www.emergency.cdc.gov/agent/botulism.facts.asp. Accessed May 8, 2008.

CDC. Plague. Available at: http://www.emergency.cdc.gov/agent/plague/faq.asp. Accessed May 8, 2008.

CDC. Smallpox. Available at: http://www.emergency.cdc.gov/agent/smallpox/overview/diseasefacts.asp. Accessed May 8, 2008.

CDC. Tularemia. Available at: http://www.emergency.cdc.gov/agent/tularemia.facts.asp. Accessed May 8, 2008.

Centers for Disease Control and Prevention Strategic Planning Workgroup. Biological and chemical terrorism: Strategic plan for preparedness and response. *MMWR Recomm Rep.* 2000;49 (RR-4):1-14.

Centers for Disease Control and Prevention. (2004). Severe acute respiratory syndrome (SARS). Available online: http://www.cdc.gov/ncidod/sars. Accessed June 26, 2006.

Currance P, Bronstein AC. *Hazardous materials for EMS: Practices and Procedures.* St Louis, MO: Mosby; 1999.

Davis KG, Aspera G. Exposure to liquid sulfur mustard. *Ann Emerg Med.* 2001;37(6):653-656.

Department of Homeland Security (DHS). Homeland Security Advisory System: Current Threat Level. Available at: www.dhs.gov/xinfoshare/programs. Accessed September 5, 2008.

Fendya DG. When disaster strikes- care considerations for pediatric patients. *J Traum Nurs.* 2006;13(4):161-165.

Fruedenthal W. Toxicity, Organophosphates. 2008. Available at: http://www.emedicine.com/ped/topic1660.htm. Accessed September 5, 2008.

Garner A. Documentation and tagging of casualties in multiple casualty incidents. *Emerg Med.* 2003;15(5):475–479.

Grigg E, Rosen J, Koop CE. The biological disaster challenge: why are we least prepared for the most devastating threat and what we need to do about it. *J Emerg Manag.* 2006;4(1):23-35.

Kluger Y, Nimrod A, Biderman P, et al. The quinary pattern of blast injury. *J Emerg Manag.* 2006;4(1):51-55.

Martin T, Lobert S. Chemical warfare. *Crit Care Nurse.* 2003;23(5): 15-20.

Newport Beach Fire Department. START triage protocol. Available at: www.START-triage.com. Accessed September 5, 2008.

Nicholson WC. The role of the incident command system. *J Emerg Manag.* 2006;4(1):19-21.

Phelps S. There is no cold zone: the hazardous materials zone model and mass terrorism chemical weapon events. *J Emerg Manag.* 2006;4(2):52-56.

Phillips BD, Hewett PL. Home alone: disasters, mass emergencies, and children in self-care. *J Emerg Manag.* 2005;3(2):31-35.

Ritenour AE, Wickley A, Ritenour JS, et al. Tympanic membrane perforation and hearing loss from blast overpressure in Operation Enduring Freedom and Operation Iraqi Freedom wounded. *J Trauma.* 2008;64(2):S174-178.

Romig, L. JumpSTART triage protocol 1995. Available at: http://www.jumpstarttriage.com. Accessed September 5, 2008.

Sauer SW, Keim ME. Hydroxocobalamin: Improved public health readiness for cyanide disasters. *Ann Emerg Med.* 2001;37(6); 635-641.

Spencer DA, Whitman KM, Morton PG. Inhalational anthrax. *Med Surg Nurs.* 2001;10(2):308-312.

Veenema TG. Diagnosis, management, and containment of smallpox infection. *Disaster Manag Response.* 2003;1(1):8-13.

Waugh WL. The principles of emergency management. *J Emerg Manag.* 2007;5(3):15-16.

Índice

Os números de páginas seguidos de *f* e *t* indicam figuras e tabelas, respectivamente.

A

AA, luxação. *Ver* Atlantoaxial, luxação

Abbreviated Injury Scale (AIS), 112-113

abdome. *Ver também* lesões geniturinárias; vísceras ocas; vísceras sólidas
descompressão cirúrgica, 318-319
estrutura, 281

abdominal. *Ver também* ultrassonografia abdominal focalizada no trauma
avaliação, 77-80
fechamento, 319-321
lavagem, 294-295
lesão
ausculta e, 285
avaliação, 282-291
avaliação diagnóstica, 285-291
cintos de segurança, 281
documentação, 290-292
história pregressa do paciente e, 282-283
laparotomia, 315-317
lavagem peritoneal diagnóstica e, 287-288
métodos de alimentação, 330-335
natureza sensível ao tempo, 335-336
nutrição, 326-331
observação, 282-285
palpação, 285-286
penetrante, 282-283
penetrante com FAF, 313-315
penetrante com vidro, 311-313, 313-314*f*
percussão, 285-286
tratamento de lesão penetrante, 311-316
trauma fechado em, 282
lesões explosivas, 565-566
reflexa, 183-184
TC, 79-80
vasculatura, 304-305

ABG. *Ver* gasometria arterial

abrasões, 438
corneopalpebrais, 221-222
tratamento, 221-223
limpeza, 439-440

abstinência, 120

abuso de criança, 479-482

abuso de idoso, 486-487

abuso de substâncias
avaliação, 491-493
história pregressa do paciente, 492-493
prevenção, 45
reabilitação, 498-500
tratamento, 492-499
trauma, 36-38

abuso emocional, 460-461

abuso psicológico, 460-462

abuso sexual, 460-461

acalculosa, colecistite sem cálculos, 333-334
sinais e sintomas, 321-323
tratamento, 322-323

Accidental Death and Disability: The Neglected Disease of Modern Society, 99

acetábulo, fraturas, 367-369

ACI. *Ver* artéria carótida interna

ácido lisérgico dietilamida (LSD), 495-496

acidose, 244-245, 246t

acidose láctica, 84-86

aconselhamento psicossocial, 207-208
 amputação, 384-385
 lesões na face, 236-237
 lesões no pescoço, 236-237

acromioclavicular, luxação da articulação, 350-353

ACS-COT. *Ver* American College of Surgeons-Committee on Trauma

afogamento. *Ver* imersão; submersão

agente biológico, 565-574

agentes nervosos, 575-577

agentes químicos, 573-581

água. *Ver* imersão; submersão

agulha, toracostomia, 250-251

AINE. *Ver* anti-inflamatório não esteroide

AIS. *Ver* Abbreviated Injury Scale

alanina aminotransferase (ALT), 66t

alcalose, 244-245, 246t

álcool, 37-38
 legal, 91-92

ALT. *Ver* alanina aminotransferase

alteração de consciência, 139-141

altura do fundo, 450-451, 452f

alucinógenos, 495-497

ambiente
 prevenção, 39-41
 trauma, 533

American Burn Association, 419-420

American College of Surgeons (ACS), 107-108

American College of Surgeons-Committee on Trauma (ACS-COT), 100-101
 padrões dos centros de trauma, 103-104

American Spinal Injury Association (ASIA) escala de incapacidade, 184-187

American Trauma Society, 93-94

amil nitrato, 497-499, 579-580

amplitude de movimento, 122-123
 trauma musculoesquelético, 344-345

amputação, 424-425
 aconselhamento psicológico, 384-385
 quarto anterior, 386-388, 380f
 reimplante, 381-383
 tratamento, 383-387

amputação quarto anterior, 386-388, 387f

analgesia, 254-255
 epidural, 274-276

analgesia epidural, 274-276

andador, 398-399

andador com roda dianteira, 399

anectina, 54-56

anfetaminas, 494-496

angiografia, 366-367

anti-inflamatório não esteroide, 275-276

AO, luxação. *Ver* Atlantoccipital, luxação

aorta. *Ver* lesão na aorta torácica

apneia, teste, 164

área total de superfície queimada, 409-411

armas de destruição em massa, 551

artéria carótida interna (ACI), 136-138

articulação temporomandibular (ATM), 228

ASIA, escala de incapacidade. *Ver* American Spinal Injury Association (ASIA)

aspartato aminotransferase (AST), 66t

AST. *Ver* aspartato aminotransferase

atividades da vida diária (AVD), 205-206, 399-397

atlantoaxial (AA), luxação, 191-192, 192f

atlantoccipital (AO), luxação, 190-192

ATM. *Ver* articulação temporomandibular

atropina, 576-577

avaliação (trauma), 49. *Ver também avaliações específicas*

avaliação diagnóstica

avaliação neurológica, 117-118. *Ver também* Escala de Coma de Glasgow
exame do olho, 122-126
graduação da força muscular, 122-123
inspeção, 122-123
lesão na face, 214-215
trauma musculoesquelético, 342-344
trauma pediátrico, 470-471, 475-477

avaliação primária, 52-53

avaliação secundária, 146-147
conclusão, 94-97
condução da avaliação, 88-91
controle da dor, 95-97
pediatria, 480-482
trauma musculoesquelético, 350-354

avaliação sensorial, 193-198

avaliação terciária, 81-83

AVD. *Ver* Atividades da vida diária

B

baço
embolização, 302-303
função, 300-301
lesão
escala de graduação, 302t
sinais e sintomas, 302
tratamento, 302-304

barbitúricos, 155t

Barton, Clara, 101-103

base de crânio,
anatomia, 136-137
lesões anteriores, 136-137
lesões medianas, 136-137

batimento cardíaco fetal, 448, 450-451

bengala de quatro pés, 398

bengalas, 398

benzodiazepínicos, 492-493

bexiga
lesão
extraperitoneal, 308-310, 310f
intraperitoneal, 307-309
sinais e sintomas, 308-309
tratamento, 308-311
tratamento na recuperação do TRM, 206-207

bicicleta, batidas de, 26-27

bloqueio intercostal, 275-276

bloqueio intrapleural, 275-276

bochecha. *Ver* fratura do zigoma

botulismo, 568-570

bradicardia, 166-167

Brain Trauma Foundation, 117

broncoscopia, 256-257, 508-510

brônquios ruptura, 258-258

bulbocavernoso, 183-184

BUN. *Ver também* nitrogênio da ureia sanguínea

C

Cabeça. *Ver também* lesão traumática do cérebro
avaliação, 75-77, 117-118
lesão
coleta de história, 117-118

crianças, 35-36
difusa, 139-144
escore de resultados de Glasgow, 168-169
frequência, 117
metas do tratamento, 167-168
natureza leve da maioria, 117-118
níveis da PA, 61-63
penetrante, 148-151
prevenção com capacete, 132-134
ressuscitação inicial, 132-135
TC, 134-135
lesões explosivas, 565-566

cadeira de rodas, 399

CAE. Ver canal auditivo externo

CAGE, questionário, 498-499

câmara hiperbárica, 257-258

canabinoide (maconha), 495-496

canal auditivo externo (CAE), 217-218

capacetes
crianças, 43-44
lesões diminuídas, 26-27
prevenção do trauma craniencefálico, 132-134

carbúnculo, 570-572

cardíaca
contusão, 259-260
ruptura, 259-261
tratamento, 261-262

carga axial, 29-30

carreador de oxigênio baseado na hemoglobina (HBOC), 71-72

carros. Ver colisão de veículo a motor

cateter central introduzido percutaneamente, 510-511

cateter de Foley, 225-226, 310-311, 417-418

Centers for Disease Controle and Prevention (CDC), 17, 553

cérebro. Ver também lesão traumática do cérebro
funções, 144-145
morte
causada por aumento da pressão intracraniana, 163-164
determinação, 164
doação de órgãos após, 165-166
medicamentos que afetam o exame, 164, 165t
visitas da família após, 165-166
pressão intracraniana controlada, 150-151

cervical
distensão, 197-198
lesão torácica alta, 198-199
liberação da coluna, 200-202

cetamina (K especial), 495-496

chitosan, curativo, 69-70

choque espinal, 196-197

CID-10-CM, 111-112

CID-9-CM, 111-112

cinto de segurança. Ver também contenção
gestação, 57f
trauma abdominal, 290-291

circulação
avaliação
administração de líquido rápida aquecido antecipadamente, 63-68
considerações especiais, 71-73
derivados do sangue, 63-69
estudos laboratoriais, 64-67t
HBOC, 71-72
leituras da PA, 60-61
lesão na face, 214-215
queimaduras, 409-410
resposta do paciente, 68-69
rFVIIa, 70-72
sangramento interno identificado, 69-70
transfusão maciça, 69-71
tratamento, 60-63
TRM, 195-197

Cuidados no Trauma 595

tratamento pediátrico, 473-476
sinais e sintomas de problemas, 60-61

CIVD. *Ver* coagulação intravascular disseminada

classificações de choque, 62*t*

coagulação intravascular disseminada (CIVD), 302-303

coagulopatia, 167-168

cocaína, 225-226

codeína, 497-498

codificação, 111-113

código ambiental (*e-code*)
CVM, 18*t*
golpe (não intencional), 19-20*t*
homicídio, 20*t*
lesões relacionadas a animais, 21*t*
mordidas, 21*t*
quedas, 18-19*t*
queimaduras, 21*t*
suicídio, 20-21*t*

colar cervical de longo prazo, 197-198

coleta de evidência, 89-92

colisão de cabeça, 23-26

colisão de veículo a motor (CVM), 17
colisão dianteira na parte traseira, 23-26
colisões de motocicleta/bicicleta, 26-27
contenções, 23-25
e-codes para comum, 18*t*
impacto do sistema de trauma, 101-102
impacto lateral/osso T, 25-27
lesões dos pedestres, 26-28
mecanismos de trauma, 24-25*t*
ocorrência, 22-25

colisão traseira, 23-26

colisões de motocicleta, 26-27

colo, 294-297

colocação do cateter intraósseo, 473-474, 475*f*

colostomia, 295-297

coluna vertebral, 178-180, 179-181*f*

combitube, 56-58

combustão, subprodutos, 407, 408*t*

comorbidades
história, 50-51
triagem, 50

componentes iniciais, 119*t*

concussão
diretrizes para o retorno ao esporte, 142-144
sinais e sintomas, 140-141
tratamento, 142-143

conflagração, 32-33

congelamento, 431-433
consequências, 433-434
determinação, 430-432
graus, 432*t*
tipos, 431-433
tratamento, 431-434

congestão venosa, 385-386

consciência, 139-141

contenção, 24-25*t*
CVM, 23-25

controle da dor, 81-82

controle de hemorragia, 69-70

controle do estresse do incidente crítico, 587-588
controle, 560-562

contusão do miocárdio
natureza, 259-260
sinais e sintomas, 261

contusões, 438. *Ver também*
cardíaca, 259-260
contusões intracerebrais; contusões miocárdicas, contusão/laceração da língua
pulmonar

sinais e sintomas, 252-253
tratamento, 253-255

contusões intracerebrais. *Ver também* hematoma epidural; hemorragia subaracnoide; hematoma subdural
desenvolvimento, 143-145
sinais e sintomas, 144-145
tratamento, 147-149

convulsões
controle, 172-174
tipos, 172-173

córnea
abrasão, 219-220
tratamento, 221-223
reflexo, 127-128

corpo estranho (como evidência), 90-91

cortes, 31-32, 438. *Ver também* FAB

cortisol, liberação, 326-327

Coumadin, 483-484

couro cabeludo
camadas, 146-147
cuidado da lesão, 146, 148-149

craniectomia descompressiva, 156t

crânio. *Ver também* base do crânio
anatomia, 135-137
fratura
cuidado, 136-138
dobradiça, 136-137, 137f
resultados, 135-136
radiografias, 150

crianças. *Ver também* pediatria, desenvolvimento específico à idade, 468-469t
capacetes, 43-44
fraturas de costelas, 257-258
quedas, 35-36
lesão da aorta torácica, 267f
trauma, 34-36
trauma craniencefálico, 35-36

cricotirotomia cirúrgica, 57-58

crise, intervenção, 91-95

cuidado crítico, 503

Cushing, H. W., 102-103

CVM. *Ver* colisão de veículo a motor

D

DA. *Ver* disreflexia autônoma

dados, 110-112. *Ver também* National Trauma Data Standard

Dakin, H., 102-103

decorticação (flexão anormal), 120, 121f

déficit, avaliação, 72-74

déficit de base, 84-86
hipoperfusão, 86t

dente, perda/avulsão, 231

dente fraturado, 229-230

dente frouxo, 231

dentes
fraturados, 229-231
frouxos, 231
perda/avulsão, 231

departamento de emergência
áreas rurais, 112-114

depressivos, 496-497

dermátomos
anterior, 185f
descrição, 183-187
posterior, 186f

desastre. *Ver* incidente com vítimas em massa

desastres naturais, 21-22. *Ver também* incidente com vítimas em massa

descerebração (extensor), 120, 121f

descolamento de retina, 219-220
  tratamento, 221-222

descolamento prematuro de placenta, 457-459

descontaminação, 584-586

deslocamento da retina, 219-220

DI. *Ver* diabetes insípido
  SSIHAD versus, 159t
  tratamento, 158-160

diálise peritoneal, 325-326

discrepância de comprimento de membros, 341-342

discussão do estresse do incidente crítico, 93-95

dispositivo de fechamento auxiliado por vácuo, 319-320

dispositivo de Ilizarov, 374-376, 375f

dispositivo explosivo improvisado, 17, 561-562

disreflexia autônoma (DA)
  estímulos nocivos, 204-205
  sinais e sintomas, 203-204
  tratamento, 203-205

distensões
  cervical, 197-198
  natureza, 346-348

doação de órgão. *Ver também* decisões de final de vida
  critérios do paciente, 165-166
  eventos que ameaçam o sucesso, 165-168
  morte cerebral, 165-166
  terapia, 167-168

dobradiça, fratura de, 136-137, 137f

documentação
  avaliação, 82-84
  ECG, 132-133
  forma da pupila, 123-124
  IVM, 559-560

lesão da pele, 435-436
lesão na face, 216-217
pediátrica, 472-473
queimaduras, 410-411
trauma, 82-84
trauma abdominal, 290-292
trauma musculoesquelético, 345-346
trauma torácico, 246-246
TRM, 192-194

doença aguda da montanha
  avaliação, 544-547
  tratamento, 546-548

doença pulmonar obstrutiva crônica (DPOC), 274-275, 419-420, 483-484

dor fantasma, 384-385

dosagem alcoólica, 91-92

DPOC. *Ver* doença pulmonar obstrutiva crônica

drogas, 37-38, 45

E

ebola, febre hemorrágica, 566-568

ECG. *Ver* eletrocardiograma

ECGl. *Ver* Escala de Coma de Glasgow

eclâmpsia, 455-456

ecocardiografia transesofágica, 259-260

ecocardiograma, 263

e-codes. *Ver* códigos ambientais

ecstasy, 496-497. *Ver também* metilenedioximetanfetamina

ecstasy, líquido, 496-497

edema cerebral de alta altitude
  avaliação, 544-547
  tratamento, 547-549

edema pulmonar de alta altitude
avaliação, 544-547
tratamento, 547-548

educação
nos centros de trauma, 108-110
para prevenção, 38-39

eletrocardiograma (ECG), 244-245

emaciação do sal cerebral
SSIHAD comparada, 160-161
tratamento, 160-162

embolia aérea, 256-258

embolia pulmonar (EP), 207-208
ocorrência, 515-516
prevenção, 517-519
sinais e sintomas, 515-516
tratamento, 519-521

Emergency Operations Center (EOC), 554

endoscópica, retrógrada
colangiopancreatografia, 303-304

enfermagem, HIC e intervenções específicas, 155t

entorse do ombro, 347-348

entorses, 347-348
extremidade inferior, 347-349
extremidade superior, 347-348
joelho, 348-349
natureza, 346-347
ombro, 347-348

enucleação traumática, 219-221

enxerto, 423-425. *Ver também* enxerto de pele de espessura completa; enxerto ósseo da crista ilíaca; enxerto de pele de espessura dividida

enxerto de pele com espessura completa, 423-425

enxerto de pele de espessura dividida, 319-320, 424-425

enxerto ósseo na crista ilíaca, 199-200

EOC. *Ver* Emergency Operations Center

EP. *Ver* embolia pulmonar

epistaxe, 76-77

EPP. *Ver* equipamento de proteção pessoal

equipamento de proteção pessoal (EPP)
IVM, 558-559
queimaduras, 410-411
reunião, 51-52

equipe de (centros de trauma) serviço, 107-109

eritrócitos, 64t

Escala de Coma de Glasgow (ECGl), 50, 83-84
avaliação, 119-120
diretrizes, 120-121
documentação, 132-133

escarotomias, 418

escore de resultados Glasgow, 168-169

esôfago
desviado, 266f
tratamento da lesão, 235, 270-271

espasticidade, 206-207

especial K, 495-496

esplenectomia, 302-303

estado de sustentação de peso, 392-393

estado de sustentação parcial de peso, 399

estado sem sustentação de peso, 392-393, 399

estado vegetativo, 168-169

esteroides, 153t

estimulação elétrica nervosa transcutânea (TENS), 275-276

estimulantes, 493-495

estímulo nocivo, 204-205

evidência do legista, 436-437

evidência exigente, 90-91

exposição, 73-75

exposição a alta altitude, 544-549

exposição a radiação, 580-586

extensor, postura, 120, 121f

extraocular
corpo estranho, 222-223
movimentos
avaliação, 124-125, 125f
controle do NC, 122-124

extremidade, avaliação, 79-81

extremidade inferior
cuidado da fratura, 360-366
entorses, 347-349
luxações, 350-354

extremidade superior
luxações, 349-350
tratamento das fraturas, 358-361

F

FAB, 30-32, 438

face. *Ver também* terço inferior da face; face média; terço superior da face
avaliação, 75-77
infecções, 236-237
lesão,
aconselhamento psicossocial, 237-238
avaliação, 213-217
avaliação da circulação, 214-215
avaliação da face, 214-217
avaliação da via aérea/respiração, 214-215
avaliação neurológica, 213
documentação, 216-217
história pregressa do paciente, 214
tratamento, 216-231
papéis, 213

face média, 226-228

FAF. *Ver* ferimento com arma de fogo

FAFs, 30-31

falência de múltiplos órgãos (FMO), 84-86, 373-374

família
confiabilidade e presença, 88-89
morte cerebral e visitas, 165-166
recuperação e repouso do paciente, 169-173
remoção do perigo para segurança doméstica, 400-402

fasciotomias
complicações, 390-391
realização, 390

FAST. *Ver* Focused assessment with sonography for trauma

fator VIIa recombinante (rFVIIa), 70-72

FBC. *Ver* fratura de base do crânio

fenciclidina HCl (PCP), 495-496

fentanil, 54-56, 497-498

ferimento com arma de fogo (FAF), 22-23
como evidência legal, 436-437
contagem das perfurações, 284
extravasamento da artéria poplítea, 377f
fotografia, 291-292
intencional/não intencional, 29-31
lesões, 30-31
trauma abdominal penetrante, 313-315
trauma penetrante na cabeça, 149-150f

ferimentos. *Ver também* ferimentos por arma de fogo
descrição, 436-437
evidência legal, 436-437
pele
avaliação, 437-439
cicatrização, 442-444
cuidado, 438-439
fechamento, 440-441
limpeza, 439-440
punção, 438
queimadura

cuidado, 418-420
cuidado constante, 422-425
zonas, 418
tórax penetrante, 246-247
abertura, 249-251

fígado
escala de graduação, 298-299t
lesão
laparotomia, 299-300
sinais e sintomas, 297-298
tratamento, 297-301
papel, 296-298

filtro da veia cava inferior (VCI-F), 518-519

final de vida, decisões, 528-529. *Ver também* morte; doação de órgãos

fisiologia, 50

fisioterapeuta, 205-206

fisioterapia, 205-206

fístula carotideocavernosa, 138-141
tratamento emergencial, 169-173

fístula traqueoarterial, 272-273

fístula traqueoesofágica, 272-273

fixação cirúrgica, 198-200

fixação externa, 374-376, 375f, 376

FMO. *Ver* falência de múltiplos órgãos

fotografias, 90-92

fratura bimaleolar, 351t

fratura da ulna, 359-360

fratura de Bankart, 351t

fratura de Barton, 351t

fratura de base de crânio, 136-137, 137f

fratura de Bennet, 351t

fratura de cassetete, 352t

fratura de Chauffeur, 351t

fratura de Colles, 351t

fratura de escápula, 253-254, 366-368

fratura de Essex Lopresti, 351t

fratura de falanges, 360-361, 364-366

fratura de Hill-Sachs, 351t

fratura de hioide, 231-232

fratura de ílio, 368-369

fratura de ísquio, 368-360

fratura de Jefferson, 191-192

fratura de Jones, 351t

fratura de Le Fort, 222-223
padrões, 226f

fratura de Lisfranc, 351t

fratura de livro aberto, 352t

fratura de Maisonneuve, 352t

fratura de maléolo, 363-365

fratura de Malgaigne, 352t

fratura de Mallet, 352t

fratura de Monteggia, 352t

fratura de pilão, 352t

fratura de planalto, 352t

fratura de Rolando, 352t

fratura de Smith, 352t

fratura de tarso, 364-365

fratura de tíbia, 352-363, 364f

fratura de Tillaux, 352t

fratura de úmero, 359-360

fratura de zigoma, 222-224

fratura do antebraço, 351t

fratura do boxeador, 351t

fratura do fêmur, 360-363

fratura do rádio, 359-360

fratura do ramo púbico, 368-369

fratura do seio frontal, 223-225

fratura subperiostal, 352*t*

fratura toracolombar, 198-199

fratura trimaleolar, 352*t*

fraturas. *Ver também* tipos específicos
  acetábulo, 367-369
  bolhas, 376
  carpo, 360-361
  clavícula, 358-359
  escápula, 242, 358-359
  exposta
    graduação, 377-378
    tratamento, 376-381
  extremidade inferior, tratamento, 360-366
  extremidade superior, tratamento, 358-361
  falanges, 360-361, 364-366
  fêmur, 360-363
  fíbula, 362-353, 364*f*
  identificação, 356-358
  ílio, 368-369
  ísquio, 368-369
  maléolo, 363-365
  metacarpo, 360-361
  metatarso, 364-365
  natureza, 356
  nominada, 351-352*t*
  patela, 362-363
  pediátrica
    diagnóstico, 380-381
    tipos, 382*t*
    tratamento, 381-383
  pélvica, 365-366
    livro aberto, 355*f*, 367*f*
    tratamento, 365-369
  rádio, 359-360
  ramo púbico, 368-369
  sinais e sintomas, 357-358
  tarsos, 364-365
  tíbia, 362-363, 364*f*
  tipos, 357*t*
  tornozelo, 363-365
  ulna, 359-360
  úmero, 359-360

fraturas da fíbula, 364*f*

fraturas de clavícula, 358-359

fraturas de costela, 242
  crianças, 257-258
  sinais e sintomas, 258-259
  tratamento, 258-260

fraturas de patela, 362-363

fraturas do carpo, 360-361

fraturas do esterno, 242
  sinais e sintomas, 257-259

fraturas do metacarpo, 360-361

fraturas do metatarso, 364-365

fraturas do odontoide, 191-192

fraturas espinais, 189

fraturas expostas, 376-381

fraturas nominadas, 351-352*t*

fraturas orbitais,
  explodidas, 218-219
  sinais e sintomas, 218-219
  tratamento, 218-220

freon, 497-499

frio, reflexo calórico, 127-128

G

Galeazzi, fratura de, 351*t*

gama-hidroxibutirato (*ecstasy* líquido), 496-497

gasometria arterial, 66*t*, 410-411
  resultados no trauma lesão torácico, 244-246, 245*t*

gasto de energia, 329-330

gastrostomia percutânea, 332-333

genitália. *Ver* genitália masculina

geriatria. *Ver também* abuso de idoso
  abuso de idoso, 486-487
  aumento da população, 482-483
  avaliação, 483-484, 484-486
  história pregressa do paciente, 482-484
  idade/mudanças, 484-485*t*
  IVM, 586-587
  prevenção, 43-44
  quedas, 35-36
  queimaduras, 486-487
  reabilitação, 487-488
  trauma, 35-37
    tratamento, 484-487

gesso, 370-373

gestação. *Ver também* descolamento
    prematuro de placenta; morte
    materna; trabalho de parto
    prematuro; útero
  altura do fundo, 450-451, 452*f*
  cintos de segurança, 42*f*
  lesões, 33-34
  mudanças fisiológicas, 449-450*t*
  prevenção, 41-42
  quedas, 34-35
  trauma, 454-456
    reabilitação, 462-465
  trauma fechado, 33-35

glândulas adrenais, 306-307

gordura, síndrome da embolia de
  sinais e sintomas, 393-394
  tratamento, 394-395

grampos, 440-441

grupos de apoio, 93-94

H

HBOC. *Ver* carreador de oxigênio baseado na hemoglobina

HDA. *Ver* hormônio antidiurético

HED. *Ver* hematoma epidural

helicópteros, 99

hematócrito (Ht), 64*t*

hematoma. *Ver* hematoma epidural; hematoma retrobulbar; hematoma epidural espinal; hematoma subdural

hematoma epidural (HED), 199-200
  sinais e sintomas, 144-146
  TC, 146*f*
  tratamento, 148-149

hematoma epidural espinal, 189

hematoma retrobulbar, 221-222

hematoma subdural (HSD), 484-486
  natureza, 144-145
  sinais e sintomas, 147
  TC, 146*f*
  tratamento, 148-149

hematúria, 306-307

hemodiálise, 325-327

hemoglobina (Hgb), 64*t*

hemograma, 61-63
  exames laboratoriais, 64-67*t*

hemorragia interna, 69-70

hemorragia subaracnoide (HSA)
  controle, 148-149
  sinais e sintomas, 147

hemotórax
  empiema retido, 272-274
  ocorrência, 246-248
  sinais e sintomas, 248-249
  tratamento, 249-253

heparina de baixo peso molecular, 490-492, 517-518

herniação, 166-167. *Ver também* herniação transtentorial; herniação uncal

herniação transtentorial, 150-151
 sinais e sintomas, 152

herniação uncal, 150-151
 sinais e sintomas, 152

heroína, 497-498

Hgb. *Ver* hemoglobina

HIC. *Ver* hipertensão intracraniana

hifema, 219-220
 tratamento, 219-222

hipercalemia, 63-69

hiperextensão, 190-191

hiperflexão, 190-191

hiperglicemia, 524-525

hipernatremia, 156*t*

hipertensão intracraniana (HIC), 73-74, 117-118
 barbitúricos, 155*t*
 craniectomia descompressiva, 156*t*
 drenagem do líquido cerebrospinal, 153*t*
 esteroides, 153*t*
 hipernatremia, 156*t*
 hiperventilação, 154*t*
 hipotermia, 155*t*
 intervenções específicas de enfermagem, 154*t*
 monitoramento da sedação/controle da dor, 153*t*
 morte cerebral, 163-164
 nutrição, 153*t*
 padrões respiratórios, 127*t*
 profilaxia anticonvulsiva, 154*t*
 sinais e sintomas precoces, 150-151
 sinais e sintomas tardios, 152
 tratamento, 152, 153-156*t*, 156-157

hipertermia, 166-167

hiperventilação, 154-155*t*

hipocloreto de sódio, 442-443

hipofaríngeo, edema, 408

hiponatremia, 158-159

hipoperfusão, 84-86
 déficit de base reflete, 86*t*

hipotensão, 133-135

hipotensão ortostática, 205-206

hipotermia
 alterações, 537*t*
 avaliação, 534-538
 cobertores quentes na prevenção, 74-75
 controle, 537-541
 efeitos, 535*f*
 HIC, 155-156*t*
 história pregressa do paciente, 536-537
 prevenção, 134-135
 reaquecimento central ativo, 539-541
 reaquecimento externo ativo, 538-540
 reaquecimento passivo externo, 538-539
 riscos, 533-535
 tipos, 535-537

hipoxia, 133-134

história (do paciente)
 abuso de substâncias, 492-493
 avaliação, 50-51
 comorbidades, 50-51
 geriatria, 482-484
 hipotermia, 536-537
 imersão, 541-542
 informação da cena, 50-51
 IVM, 558-560
 lesão da face, 214
 mecanismo de trauma, 50-51
 pediatria, 467-470
 queimaduras, 406-407
 submersão, 541-542
 trauma abdominal, 282-283
 trauma craniencefálico, 117-118
 trauma musculoesquelético, 339-341
 trauma nas mulheres, 447-448
 trauma torácico, 242
 TRM, 178-180

homicídio, 20*t*

hormônio antidiurético (HAD), 158-159

hospital local, 554-556

HSA. *Ver* hemorragia subaracnoide

HSD. *Ver* hematoma subdural

Ht. *Ver* hematócrito

I

ICS. *Ver* Incident Command Center

idade
desenvolvimento pediátrico/crianças, 468-469*t*
geriatria, mudanças, 484-485*t*
TRM e, 177

IM. *Ver* infarto do miocárdio

imersão
avaliação, 540-543
água doce, água salgada, 542-543
história pregressa do paciente, 541-542
riscos, 540-541
tratamento, 542-545

imobilização, 370-372, 434-435

impacto lateral (osso T), 25-27

importância, 117-118

inalantes, 497-499

Incident Command Center (ICS), 554

incidente com vítimas em massa (IVM).
Ver também lesões explosivas;
desastres naturais
agentes biológicos, 565-574
agentes químicos, 573-581
avaliação, 555-560
controle do estresse, 587-588
documentação, 559-560
EPP, 558-559
exposição a radiação, 580-586
descontaminação, 584-586
geriatria, 586-587
história pregressa do paciente, 558-560
hospital local, 554-556
pediatria, 585-587

populações especiais, 586-588
prevenção, 553-556
níveis de resposta, 553
serviços federais, 553-554
tipos, 551-553
tratamento, 559-561
triagem, 556-557

índice, monitor, biespectral, 131-133

infarto do miocárdio (IM), 419-420
obesidade, 491-492

infecções, 235-236

infusão extrapleural, 275-276

infusão paravertebral, 275-276

ingesta oral, 334-335

instabilidade hemodinâmica, 165-167

insuficiência cardíaca congestiva, 261, 419-420

insuficiência cortical adrenal, 522-523

insuficiência renal, 491-492
causa, 322-323
definição, 323-324
intrarrenal, 324-325
pós-renal, 324-325
pré-renal, 323-324
substituição renal contínua, 325-326

intenção primária, 441-442

intenção secundária, 447-448

intestino delgado, 292-295

intubação de sequência rápida, 53-54

intubação emergencial, 53-54, 54-58
vômito, 54-56

ISS, Injury Severity Score, 112-113

IVM. *Ver* incidente com vítimas em massa

J

joelho, entorse, 348-349

K

Koop, C. Everett, 21-22

L

lábio, 347-348

laceração da serosa, 295-296

laceração do ligamento colateral lateral, 348-349

laceração do ligamento colateral médio, 348-349

laceração do menisco médio, 348-349

lacerações, 438
  na articulação, 346-347

lactato, algoritmo da ressuscitação, 85*t*

LAD. *Ver* lesão axonal difusa

laparotomia
  lesão hepática, 299-300
  trauma abdominal, 315-317

lavagem peritoneal diagnóstica (LPD), 67*t*, 79-80, 477
  trauma abdominal, 287-288

lesão axonal difusa (LAD)
  sinais e sintomas, 140-142
  tratamento, 141-144

lesão completa da medula. *Ver* traumas raquimedulares

lesão da esclerótica. *Ver* ruptura do globo

lesão da laringe, 233

lesão da tireoide, 233

lesão da veia cava retro-hepática, 299-300

lesão da vesícula. *Ver também* colecistite acalculosa
  sinais e sintomas, 297-298
  tratamento, 299-301

lesão de alta voltagem, 428-429

lesão de Morel-Lavalle, 387-388

lesão do diafragma
  sinais e sintomas, 269-270
  tratamento, 270-271

lesão do duodeno
  sinais e sintomas, 292-294
  tratamento, 293-295

lesão do estômago
  causas, 291-292
  tratamento, 292-293

lesão do intestino delgado
  cuidado, 293-295
  sinais e sintomas, 293-294

lesão externa, 435-436. *Ver também* lesão da pele
  tipos, 438

lesão geniturinária, 304-312

lesão iatrogênica de coluna cervical, 53-54, 55*f*

lesão na aorta torácica
  crianças, 267*f*
  radiografia, 265-267*f*
  reparo direto, 266-268
  reparo intravascular, 268-269
  sinais e sintomas, 263-264
  tratamento, 263-266, 266-268
    complicações, 268-270
    tardio, 266-268

lesão na genitália masculina
  sinais e sintomas, 310-311
  tratamento, 311-312

lesão no intestino grosso
  sinais e sintomas, 294-295
  tratamento, 295-297

lesão no ureter, 305-308

lesão oral, 228-232

lesão padronizada, 438-439, 481*f*

lesão perineal, 453-454

lesão por inalação
  causa, 407
  sinais e sintomas, 408-409

lesão por raio, 32-33
  índices de mortalidade, 429-430
  sinais e sintomas, 430-431

lesão pulmonar aguda
  progressão, 503-504
  tratamento, 504-507

lesão pulmonar explosiva, 562-565

lesão renal
  aguda, 322-327
  complicações, 307-308
  escala de graduação, 306*t*
  sinais e sintomas, 305-306
  tratamento, 306-308

lesão renal aguda
  avaliação, 323-324
  diálise peritoneal, 325-326
  recuperação, 326-327
  síndrome, 322-323
  tratamento, 324-325

lesão transmediastinal, 270-271

lesão traqueobrônquica
  sinais e sintomas, 254-256
  tratamento, 255-258

lesão uretral
  posterior, 308-309
  sinais e sintomas, 308-309
  tratamento, 310-311

lesão vaginal, 453-454

lesão vascular, 234-235
  avaliação, 368-370

lesões. *Ver também* mecanismo de trauma;
  trauma; lesões específicas
  causada por FAB, 30-32
  causado por FAF, 30-31

diminuição com capacete, 26-27
gestação, 33-34
mecanismo de CVM, 24-25*t*
mecanismos comuns, 18-21*t*
motocicleta, 28-29
não fatal, comum, 17
padrão, 438-439
riscos da obesidade, 36-37

lesões dos pedestres, 26-28

lesões explosivas, 252-253, 552-553
  abdominais, 565-566
  agentes, 561-563
  cabeça, 565-566
  classificação, 564*t*

lesões relacionadas a animal,
  e-codes para lesões comuns, 21*t*
  transporte, 27-29

leucócitos, 64*t*

lidocaína, 54-56

ligamento cruzado anterior, laceração,
  348-349

língua, laceração/contusão, 231

líquido cerebrospinal
  determinação, 122-123
  drenagem, 153*t*

localização, 120

LPD. *Ver* lavagem peritoneal diagnóstica

LSD. *Ver* ácido lisérgico dietilamida

luxação de quadril, 353-354

luxações. *Ver também* fraturas denominadas
  articulação acromioclavicular, 350-353
  extremidade inferior, 350-354
  extremidade superior, 349-350
  natureza, 348-350
  pélvica, 353-356
    estabilizada, 356
    sinais e sintomas, 354-355
  quadril, 353-354

M

maconha, 495-496

mandíbula
  avaliação, 215-216
  componentes, 229f
  fratura
    cuidado, 228-230
    sinais e sintomas, 229

manguito rotador, 347-348

mãos (como evidência), 90-91

máscara laríngea, 57f

MASH. *Ver* Mobile Army Surgical Hospital

maxilar
  avaliação, 215-216
  fraturas
    padrões, 226-228
    tratamento, 226-227

MDEA. *Ver* 3,4 metilenedioxi-N-etilanfetamina

MDMA. *Ver* 3,4-metilenedioximetanfetamina

mecanismo de trauma
  história, 50-51
  triagem, 50

mediastino, 265f

medula óssea posterior, 181-183

melhoria da qualidade, 108-109

mescalina, 495-496

metabolismo basal, 329-330

3,4-metilenedioximetanfetamina, 494-496

3,4-metilenedioxi-N-etilanfetamina, 494-496

metilprednisolona, 200-201

métodos de alimentação,
  ingesta oral, 334-335

trauma abdominal, regras ideais, 330-336

midazolam, 54-56

militar, 101-104

Mobile Army Surgical Hospital (MASH), 102-103

monitoramento cerebral
  filtro da pressão intracraniana, 129-131
  monitoramento de oxigênio, 130-132
  normas de medição, 131-132
  oxigenação, 127-128
  $S_{jb}O_2$, 130-132
  ventriculostomia, 129-131

monitoramento da saturação de oxigênio no bulbo venoso jugular ($S_{jb}O_2$), 130-132, 154-155, 157-158

monitoramento da sedação, 143-145
  HIC, 165*t*

monitoramento do oxigênio, 130-132

monóxido de carbono,
  causas, 408-409
  envenenamento, 34-35, 420-421
  ressuscitação, 416-417
  sinais e sintomas, 409-410

mordidas, 21*t*

morfina, 497-498

morte. *Ver também* morte cerebral, decisões do final de vida; morte materna
  fetal, 33-34
  materna, 33-34
  trauma torácico, 241
  TRM, 177

morte fetal, 33-34

morte materna, 33-34, 459-460

motora
  avaliação
    escala, 179-181
    TRM, 179-184, 182*t*,
  força, 122-123
  graduação na avaliação neurológica da

muletas, 398

N

não ressuscitar, 487-488

narcóticos, 497-498

nasal
fratura
cuidado, 224-226
sinais e sintomas, 225-225
tampões, 225-226

NASCIS II-III, critérios, 200-201

National Center for Injury Prevention and Control (NCIPC), 101-102

National Disaster Medical System (NDMS), 553-554

National Highway Traffic Safety Administration (NHTSA), 101-102

National Incident Management System (NIMS), 553

National Trauma Data Standard (NTDS), 110-112

NCIPC. Ver National Center for Injury Prevention and Control

NDMS. Ver National Disaster Medical System

necrose avascular,
sinais e sintomas, 392-393
tratamento, 392-394

nervo axilar, 343-344

nervo craniano (NC)
funções/investigação, 125-126, 127-128t
movimentos extraoculares controlados, 122-124
pupilas controladas, 122-123

nervo isquiático, 350-353

nervo médio, 343-344

nervo miocutâneo, 343-344

nervo peroneal, 343-344

nervo radial, 343-344

nervo tibial posterior, 343-344

nervo ulnar, 343-344

nervos glúteos, 343-344

neurogênico
edema pulmonar, 166-167
sinais e sintomas de choque, 195-196

neurônio motor inferior, 181-183

neurônio motor superior, 181-183

NHTSA. Ver National Highway Traffic Safety Administration

Nightingale, Florence, 101-103

NIMS. Ver National Incident Management System

nitrato de sódio, 579-580

nitrogênio da ureia sanguínea (BUN), 306-307

NPP. Ver nutrição parenteral periférica

NPT. Ver nutrição parenteral total

NTDS. Ver National Trauma Data Standard

nutrição
avaliação, 328-330
tratamento da queimadura, 424-426
trauma abdominal, 326-331

nutrição parenteral periférica (NPP), 333-334

nutrição parenteral total (NPT), 321-322
necessidade, 333-334
processo, 329-331
riscos, 328-329

nutrientes curativos, 327-329

O

obesidade
  avaliação, 488-489
  definição, 487-489
  IM, 491-492
  reabilitação, 490-492
  riscos de lesão, 36-37
  tratamento, 488-491

oclusão arterial, 385-386

OH. *Ver* ossificação heterotrófica

olho. *Ver também* pupilas
  avaliação, 215-216
    lesões
      sinais e sintomas, 219-220
      tratamento, 219-223
  avaliação neurológica, exame,
    122-126

olhos fechados pelo edema, paciente, 121

ópio, 497-498

opioides, 497-498

opioides endógenos, 326-328

orelha
  avaliação, 215-217
  tratamento da lesão, 217-218

órtese, 399

ossificação heterotrófica (OH)
  sinais e sintomas, 390-392
  tratamento, 391-392

ovários, 453-455

oxigenação, 127-128

oxigenoterapia hiperbárica, 390-391

P

PA. *Ver* Pressão arterial

paciente. *Ver também* história pregressa
    (do paciente)
  critério para doação de órgão, 165-166
  intubado, 121
  olhos fechados pelo edema, 121
  repouso da família durante a
    recuperação, 169-173
  resposta da avaliação da circulação,
    68-69

padrão respiratório
  avaliação, 125-126
  HIC, 127*t*

pálpebra, laceração, 222-223

PAM. *Ver* pressão arterial média

pancada (não intencional), 17
  e-codes para mecanismos comuns,
    19-20*t*

pâncreas
  lesão
    sinais e sintomas, 303-304
    tratamento, 303-305
  papel, 303-304

pancreatite aguda,
  sinais e sintomas, 320
  tratamento, 320-322

papa de hemácias (PH), 63-68

paralítico, 121

paraplegia, 187-189
  resultados funcionais, 209*t*

pé de trincheira, 431-433

pediatria, 476*t*

pediatria. *Ver também* desenvolvimento
  abuso infantil, 479-482
  avaliação secundária, 477
  documentação, 472-473
  ECGl, 476*t*
  específico para a idade das crianças,
    468-469*t*
  fraturas
    diagnóstico, 380-381
    tipos, 382*t*
    tratamento, 381-383
  história pregressa do paciente,
    467, 469, 470

circulação, 473-476
respiração, 473-474
tratamento
  via aérea, 472-474
imobilização espinal, 194f
IVM, 585-587
prevenção, 41-44
reabilitação, 480-483
sinais vitais normais, 474t
TCE, 477-480
trauma, 34-36
  avaliação, 467-470
  avaliação neurológica, 470-471, 475-477
  triagem, 471-472

PEEP. *Ver* pressão expiratória final positiva

pele. *Ver também* enxerto de osso na crista ilíaca; enxerto de pele de espessura dividida
  alterações, 526-528
  colas, 440-441
  documentação da lesão, 435-436
  enxerto, 423-425
  ferimento
    avaliação, 437-439
    cicatrização, 441-444
    cuidado, 438-439
    fechamento, 440-441
    limpeza, 439-440
  queimadura, 405-406
  rompimento
    origem, 525-526
    prevenção, 525-528
    tratamento, 527-529

pelve
  fraturas, 365-366
    livro aberto, 355f, 367f
    tratamento, 365-369
  luxação, 353-356
    estabilização, 356
    sinais e sintomas, 354-355

penetrante
  ferimento no tórax, 246-247
    abertura, 249-251
  trauma abdominal, 283-283
    com FAF, 313-315
    com vidro, 311-313, 313-314f
    tratamento, 311-316
  trauma. *Ver também* ferimentos por arma de fogo; FAB
    definição, 29-30
    formas adicionais, 31-32
  trauma musculoesquelético, 339-341
  traumas craniencefálicos
    causas, 148-149
    FAF, 149-150f
    tratamento, 149-151

pênis. *Ver* genitália masculina

pentobarbital, 496-497

perda de consciência, 117-118
  consciência alterada *versus*, 139-141
  tratamento, 141-142

perda hormonal, 166-168

PERRLA. *Ver* pupilas, isocóricas, redondas e reativas à luz

pescoço. *Ver também* esôfago, fratura do hioide; lesão na laringe; lesão na tireoide
  anatomia, 231-232
  avaliação, 75-77
  infecções, 236-237
  lesão
    aconselhamento psicossocial, 237
    sintomas/sinais, 231-232
    tratamento, 233-235
    zonas que identificam, 235

peste, 569-571

PFC. *Ver* plasma fresco congelado

PH. *Ver* papa de hemácias

PIC, parafuso
  monitoramento cerebral, 129-131
  lavagem, 130-131

PIC. *Ver* pressão intracraniana

picadas, 203-204

pielograma intravenoso, 306-307

piercings, 88-90

plasma fresco congelado (PFC), 61-63

Plavix, 483-484

pneumonia, 207-208. *Ver também* pneumonia associada ao ventilador
   tratamento, 509-511
   prevenção, 507-510
   sinais e sintomas, 507-508

pneumonia associada ao ventilador mecânico, 420-421
   desenvolvimento, 506-508
   tratamento, 509-511

pneumotórax, 58-60
   aberto, 248-249
   empiema retido, 272-274
   ocorrência, 246-248
   sinais e sintomas, 249-250
   tensão, 247-249, 248*f*
   tratamento, 249-253

poplítea, extravasamento da artéria, 377*f*

postura de flexão anormal, 120, 121*f*

PPA. *Ver* pressão da perfusão abdominal

pralidoxima (2-PAM), 576-577

pré-eclâmpsia, 455-456

pressão arterial (PA)
   leituras na avaliação da circulação, 60-61
   níveis mínimos no trauma craniencefálico, 61-63

pressão arterial média (PAM), 129-130

pressão capilar pulmonar em cunha, 254-255

pressão da perfusão abdominal (PPA), 318-319

pressão da perfusão cerebral, 129-130

pressão expiratória final positiva (PEEP), 59-60, 253-254, 504

pressão intracraniana (PIC), 123-124
   monitoramento, 129-130
   vigilância, 169-173

pressão positiva contínua nas aéreas, 253-254

prevenção, 17
   abuso de substância, 45
   ambiente, 39-41
   centros de trauma, 109-110
   educação, 38-39
   eficácia medida, 37-38
   EPP, 517-519
   fatores impactantes, 37-38
   fiscalização, 39-41
   geriatria, 43-44
   gestação, 41-42
   IVM, 553-556
   necessidades do programa, 39-42
   pediatria, 41-44
   pneumonia, 507-510
   queimaduras, 43-44
   recursos, 40*t*
   rompimento da pele, 525-528
   SARA, 504
   sepse, 511-513
   síndrome da artéria mesentérica superior, 395-397
   SRIS, 511-513
   tipos de programa, 38-39
   TVP, 517-519
   úlcera por estresse, 524-526

priapismo, reflexo, 183-184

problema neurológico, 72-73. *Ver também* avaliação neurológica

procedimento de Whipple, 304-305

profilaxia anticonvulsiva, 154*t*

projétil com ponta oca, 30-31

proteína morfogênica do osso humano recombinante, 376

protocolo de triagem JumpSTART, 556-557, 558*f*

pseudo-hipercalemia, 302-304

"pulmão molhado", 102-103

pulmões. *Ver* lesão pulmonar aguda; síndrome da angústia respiratória aguda; lesão pulmonar explosiva; padrões respiratórios

pulmões. *Ver também* edema pulmonar de alta altitude
agentes, 578-579
contusão
tratamento, 253-255
sinais e sintomas, 252-253
cuidado da queimadura, 419-421
higiene, 253-254

pulso
avaliação, 79-80
trauma musculoesquelético, 342-343

pupilas
calibre do tamanho, 123*f*
constrição/dilatação, 124-125
controle do NC, 122-123
documentação da forma, 123-124
reatividade, 123-125
reflexo, 127-128

pupilas isocóricas, redondas e reativas à luz e à acomodação (PERRLA), 124-125

Q

quadriplegia, 209*t*

queda no nível do solo, 28-30

quedas, 17
carga axial, 29-30
crianças, 35-36
e-codes para comuns, 18-19*t*
geriatria, 35-36
gestação, 34-35
no mesmo nível, 28-30
tipos, 28-29

queimadura por *flashover*, 32-33

queimaduras. *Ver também* colecistite acalculosa; congelamento; lesão por raio
alcatrão, 419
avaliação, 406-411
avaliação da circulação, 409-410
avaliação das vias aéreas, 407-408
avaliação respiratória, 408-409
choque, 409-410
clarão, 32-33
complicações, 425-427
critérios de transferência, 419-420
cuidado da lesão, 418-420
cuidado constante, 422-425
zonas, 418
documentação, 410-411
e-codes para comuns, 21*t*
elétricas, 427-430
EPP, 410-411
espessura de profundidade parcial, 422-424
espessura total, 423-425
geriatria, 486-487
gráfico estimativo, 413-414*t*
história pregressa do paciente, 406-407
pele, 405-406
prevenção, 43-44
profundidade, 413*t*
programas de prevenção, 405-406
química, 32-33
tratamento, 426-428
reabilitação, 434-436
vocacional, 435-436
regra dos nove, 410-411, 412*f*
ressuscitação, 410-411, 416-418
cuidado constante, 420-422
superficial, 422-424
térmica, 31-33
tipos, 406-407
tratamento, 419-427
cuidado pulmonar, 419-421
nutrição, 424-426

Quick Relief, 225-226

R

radiografia do tórax, 229-230
lesão da aorta torácica, 265-267*f*

Rancho Los Amigos Cognitive Scale
níveis, 170-172*t*
reabilitação, 168-173

RCP. *Ver* ressuscitação cardiopulmonar

reabilitação
abuso de substância, 498-500
após ressuscitação, 91-95
cognitiva, 167-168
garantias, 169-173
geriátrica, 487-488
obesidade, 490-492
pediátrica, 480-483
queimaduras, 434-436
   tipo vocacional, 435-436
Rancho Los Amigos Cognitive Scale, 168-173
TCE, 480-483
trauma musculoesquelético, 396-402
trauma na gestação, 462-465
trauma nas mulheres, 462-465
trauma torácico, 273-275
TRM, 204-208
UTI, 529-530

reaquecimento externo ativo, 538-540

reaquecimento externo passivo, 538-539

reaquecimento nuclear ativo, 539-541

reaquecimento venoso contínuo, 539-540

Reconciliation Act, 100-101

recuperação do TRM, 205-206

redução aberta com fixação interna, 223-224
trauma musculoesquelético, 373-376

redução fechada, 229

redução fechada com fixação externa, 229-230
trauma musculoesquelético, 372-374

reflexo anal superficial, 183-184

reflexo cremastérico, 183-184

reflexo de Babinski, 127-128, 183-184

reflexo do tendão profundo, 183-184

reflexo oculocefálico, 127-128

reflexo. *Ver também* reflexo de Babinski; reflexo calórico/frio; reflexo de tosse; reflexo cremastérico; reflexo do tendão profundo; reflexo de regurgitação; reflexo oculocefálico; reflexo de priapismo; reflexo anal superficial
abdominal, 183-184
avaliação do TRM, 181-184
pupilas, 127-128
tronco cerebral, 125-126, 127-128

regra dos nove, 410-411, 412*f*

regurgitação, reflexo, 125-126

reparação intravascular, 268-269

reposição renal contínua, 325-326

respiração
avaliação, 57-59
   queimaduras, 408-409
   lesão na face, 214-215
   tratamento, 58-61
   TRM, 194-196
controle pediátrico, 473-474
sinais e sintomas de problemas, 58-59

resposta de estresse, 92-93

ressonância magnética, 51-52
hematoma espinal epidural, 189

ressuscitação. *Ver também* ressuscitação cardiopulmonar; ressuscitação inicial
vias aéreas, 52-53
algoritmo do lactato, 85*t*
coleta de evidência, 89-92
envenenamento por monóxido de carbono, 416-417
inicial, 132-135
objetivos, 84-86
piercings, 88-90
pontos finais, 83-88
presença da família, 87-89
queimaduras, 410-411, 416-418
   cuidado constante, 420-422

reabilitação/cuidado após, 91-95
tatuagem, 89-90
trauma musculoesquelético
cuidado após, 396-402
TRM, 193-197
TRM e após, 204-208

ressuscitação cardiopulmonar, 459-460

ressuscitação e presença, 87-89

resultados da ressuscitação, 83-88

reto, 294-297

Revised Trauma Score (RTS), 82-84, 83t

rFVIIa. *Ver* fator recombinante VIIa

rifling, 30-31

Ringer lactato, solução, 63-68, 288-289

rins, 304-308. *Ver também* lesão renal aguda

RM. *Ver* ressonância magnética

roupas (como evidência), 89-91

ruptura da bolsa amniótica, 456-458

ruptura da membrana do tímpano, 564-566

ruptura do globo (lesão na esclerótica), 216-217, 219-220

ruptura do útero, 462-465

S

sacro, *sparing*, 197-200

sangue, agentes do, 578-581

sanguessuga, 385-387

SARA. *Ver* Síndrome da angústia respiratória aguda

SAV. *Ver* suporte avançado à vida

SBI. *Ver* State Bureau of Investigation

SCA. *Ver* síndrome de compartimento abdominal

SDMO. *Ver* síndrome da disfunção de múltiplos órgãos

secobarbital, 498-500

seio carotideocavernoso,
fístula, 138-141
lesões, 136-139

seios. *Ver* seios cavernosos da carótida; fratura dos seios frontais

sepse
comparada com SRIS, 510-511
prevenção, 513-515
sinais e sintomas, 511-512
tratamento, 515-518

Serviços Médicos de Emergência, 50
áreas rurais, 112-114

Serviços Médicos de Emergência, lei, 100-101

SHA. *Ver* síndrome da hiperexcitabilidade/disfunção autônoma

sinal de Cullen, 282-283

sinal de Grey Turner, 282-283

sinal de Kehr, 284

sinal de Kussmaul, 262

síndrome da angústia respiratória aguda (SARA), 102-104, 253-254
tratamento, 504-507
prevenção, 504
progressão, 503
sinais e sintomas, 504

síndrome da artéria mesentérica superior
sinais e sintomas, 394-396
tratamento/prevenção, 395-397

síndrome da disfunção de múltiplos órgãos (SDMO), 84-86

síndrome da hiperexcitabilidade/disfunção autônoma (SHA)
sinais e sintomas, 162-164
tratamento, 163-164

síndrome da radiação aguda, 582-585

síndrome da resposta inflamatória sistêmica (SRIS)
  prevenção, 511-513
  sepse comparada, 510-511
  sinais e sintomas, 511-512
  tratamento, 513-515

síndrome da secreção inadequada do hormônio antidiurético (SSIHAD)
  causa, 158-159
  DI *versus*, 159*t*
  perda de sal cerebral comparada, 160-161
  tratamento, 159-161

síndrome de compartimento,
  tratamento, 390-391
  sinais e sintomas, 388-389

síndrome de compartimento abdominal (SCA)
  sinais e sintomas, 316-319, 318*t*
  tratamento, 318-321

síndrome de Cushing, 152

sistema integrado, 104-106

sistema nervoso simpático, 327-328

sistema renina-angiotensina, 327-328

sistemas. *Ver* sistemas de trauma

$S_{jb}O_2$ (monitoramento da saturação de oxigênio do bulbo venoso jugular), 130-132

solução de Dakin, 442-443

sonda endotraqueal, 472-474

sonda, toracostomia, 250-253
  inserção, 256-257

soro fisiológico de, 288-289

SRIS. *Ver* síndrome da resposta inflamatória sistêmica

SSIHAD. *Ver* síndrome da secreção inadequada do hormônio antidiurético

Star Surgical, 319-320

State Bureau of Investigation (SBI), 553

submersão
  avaliação, 540-543
    água doce, água salgada, 542-543
    história pregressa do paciente, 541-542
    riscos, 540-541
  sinais e sintomas, 542-543
  tratamento, 542-545

suicídio, 20-21*t*

suporte avançado à vida, 101-102

suporte avançado de vida no trauma, 108-109
  curso, 199-200

sustentação de peso conforme tolerado, 399

sustentação total de peso, estado, 399

T

T, osso, 25-27

tamponamento cardíaco
  sinais e sintomas, 262
  tratamento, 263

tatuagens, 89-90

TC. *Ver* tomografia computadorizada

TCE. *Ver* trauma craniencefálico

TENS. *Ver* estimulação elétrica nervosa transcutânea

teoria de Monro-Kellie, 129-130

terapeuta ocupacional, 205-206

terapia da fala, 205-206, 334-335

terço inferior da face, 228-232

terço superior da face, 216-226. *Ver também* orelha; olho; fratura do seio frontal; nasal; fraturas orbitais; fratura do zigoma

terrorismo, 552-553

Testemunhas de Jeová, 71-72

testículos. *Ver* genitália masculina

TIH. *Ver* trombocitopenia induzida pela heparina

tomografia computadorizada (TC), 51-52
   abdominal, 79-80
   cistograma, 290-291
   helicoidal multislice, 289-290
   HSD, 146*f*
   torácica, 77-78
   trauma craniencefálico, 134-135
   TRM, 189

tonometria gástrica, 84-87

toque do pé, estado de sustentação de peso, 399

toracoscopia auxiliada por vídeo, 273-274

toracostomia
   agulha, 250-251
   sonda, 250-253
      inserção, 256-257

toracotomia, 271-272

tórax instável, 257-258
   sinais e sintomas, 258-259
   tratamento, 258-260

tórax. *Ver também* fraturas de costela; trauma torácico
   avaliação, 76-78
   flutuante, 257-258
      sinais e sintomas, 258-259
      tratamento, 258-260
   lesão penetrante, 246-247
      abertura, 249-251
   TC, 77-78
   trauma fechado, 246-247

tornozelo, fratura, 363-365

tosse, reflexo, 125-126

trabalho de parto prematuro, 456-457

tração, 372-373

transfusão maciça, 69-71

transporte, 27-29. *Ver também* colisão de veículo a motor

transtorno de estresse pós-traumático (TEPT), 94-95, 482-483

traqueia, 266*f*
tratamento, 219-220

tratamento. *Ver* traumas específicos; lesões específicas

trato corticoespinal lateral (trato piramidal), 181-183

trato espinotalâmico, 181-183

trato piramidal, 181-183

trauma abdominal, 285-291
   TRM, 187-189

trauma craniencefálico (TCE), 156-159
   pediatria, 477-480
   reabilitação, 480-483

trauma craniencefálico difuso, 139-141

trauma em mulheres, 32-35. *Ver também* gestação
   avaliação, 447-453
   documentação, 452-453
   história pregressa da paciente, 447-448
   reabilitação, 462-465
   violência doméstica, 459-463

trauma fechado. *Ver também* quedas, colisão de veículo a motor
   formas adicionais, 29-30
   gestação, 33-35
   princípios da física, 22-23
   tórax, 246-247
   trauma abdominal, 282
   trauma musculoesquelético, 339-340

trauma musculoesquelético. *Ver também* luxações; fraturas; lacerações; entorses; distensões
   amplitude de movimento, 344-345
   avaliação, 339-346
   avaliação neurológica, 342-344

avaliação secundária, 344-345
documentação, 345-346
fixação externa, 374-376
  dispositivo de Ilizarov, 374-376, 375f
frequência, 339
gesso, 370-373
história pregressa do paciente, 339-341
imobilização, 370-372
palpação, 341-343
penetrante, 339-341
pulso, 342-343
reabilitação, 396-402
redução aberta com fixação interna, 373-376
tração, 372-373
tratamento, 370-376
  pós-ressuscitação, 396-402
trauma fechado, 339-340

trauma na mulher, 452-453

trauma raquimedular (TRM)
aconselhamento psicossocial para recuperação, 207-208
avaliação, 178-181, 193-194
avaliação da circulação, 195-197
avaliação da respiração, 194-196
avaliação da via aérea, 194-196
avaliação diagnóstica, 187-191
avaliação dos reflexos, 181-184
avaliação muscular, 179-184, 182t
avaliação sensorial, 183-187
causas comuns, 178
completa, 184-189
controle da bexiga, 206-207
documentação, 192-194
escala de incapacidade, ASIA, 184-187
estabilização, 196-201
fisioterapia, 205-206
fratura de Jefferson, 191-192
fratura do odontoide, 191-192
hiperextensão, 190-191
hiperflexão, 190-191
história pregressa do paciente, 178-180
idade, 177
incompleta, 187-189, 188t
luxação AA, 191-192, 192f
luxação AO, 190-192
morte, 177

nutrição, 205-206
pós-ressuscitação, 204-208
reabilitação, 204-208
ressuscitação, 193-197
resultados funcionais após, 209t
TC, 189
tratamento, 193-202

trauma raquimedular incompleto. *Ver* lesões da medula óssea

trauma raquimedular sem anormalidade radiográfica, 203-204

trauma rural, 125-127

trauma torácico. *Ver também* hemotórax; pneumotórax; contusão pulmonar; lesão traqueobrônquica
acidose *versus* alcalose, 244-245, 245t
audiência, 243-244
avaliação, 241-246
diagnóstico, 244-245
documentação, 245-246
ECG, 244-245
história pregressa do paciente, 242
observação, 243
morte, 241
palpação, 244
percussão, 244
reabilitação, 273-275
resultados da gasometria, 244-245, 245t
tratamento, 246-247
  dor, 274-277

trauma. *Ver também* trauma específico
abuso de substância, 36-38
ambiente, 533
causa, 17
centros
  áreas rurais, 112-114
  avaliação, 104-108
  dados, 110-112
  desenvolvimento, 100-102
  educação, 108-110
  equipe de serviço, 107-109
  índices de mortalidade impactados, 106-107
  níveis, 105t
  organização e participação local/

regional/nacional, 110-111
padrões ACS-COT, 103-104
prevenção, 109-110
programa de melhoria da qualidade, 109-111
requisitos, 107-111
requisitos de triagem, 109-110
serviços da instituição, 109-110
sistema integrado, 104-106
crianças, 34-36
codificação, 111-113
documentação, 82-84
equipe
  ativação, 51-53
  preparação, 50-52 geriatria, 35-37
  tratamento, 484-487
gestação, 454-456
reabilitação, 462-465
intencional *versus* não intencional, 21-22
parada, 271-272
pediatria, 34-36
  avaliação, 467-470
  avaliação ABC, 467-471
  avaliação neurológica, 470-471, 476-477
registro, 110-112
responsável pelos registros, 111-112
resultados após, 94-96
rural, 112-114
sistemas. *Ver também* sistema integrado
  áreas rurais, 112-114
  desenvolvimento, 100-102
  impacto da CVM, 101-102
  influência militar, 101-103
  requisitos, 103-105

tríade de Beck, 262

triagem
  anatomia, 50
  centros de trauma, 109-110
  comorbidades, 50
  fisiologia, 50
  helicópteros, 99
  IVM, 556-557
  mecanismos de trauma, 50
  pediatria, 471-472
  processo, 49
  protocolo JumpSTART, 556-557, 558f

triagem, intervenção breve, e encaminhamento, 501-502

TRISS - Trauma and Injury Severity Score, 80-81
  cálculo, 112-113

TRM. *Ver* trauma raquimedular

trombocitopenia induzida pela heparina (TIH), 520-522

tromboembolia venosa (TEV), 515

trombose venosa profunda (TVP), 207-208
  ocorrência, 515-516
  prevenção, 517-519
  sinais e sintomas, 515-516
  tratamento, 519

tronco cerebral, reflexos, 125-128

tropeçar, 30-31

tularemia, 567-569

TVP. *Ver* trombose venosa profunda

U

úlcera por estresse, 524-526

úlcera por pressão, 207-208
  prevenção, 491-492

última menstruação, 447-448

ultrassonografia abdominal focalizada no trauma, 69-70
  exame, 287f

unhas (como evidência), 90-91

unidade de tratamento intensivo (UTI), 106-107
  reabilitação, 529-530

uretrografia retrógrada, 290-291

útero, 453-455
  ruptura, 458-459
  tratamento, 458-460
UTI. *Ver* unidade de terapia intensiva

V

varicela, 574f

varíola, 571-574, 574f

vasopressina, 327-328

VCI. *Ver* veia cava inferior

VCI-F. *Ver* filtro da veia cava inferior

veia cava inferior (VCI), 78-80, 454-455

veículos para todos os terrenos, 22-23
  lesões, 28-29

velocidade de filtração glomerular, 323-324

ventilação
  controle, 505-506
  tipos, 505

ventilação assistida/controlada, 505

ventilação mecânica controlada, 505

ventriculostomia, 169-173
  lavagem, 130-131
  monitoramento cerebral, 129-131

vesicantes, 577-578

vestimenta pneumática antichoque, 366-367

via aérea, respiração, circulação, avaliação, 117-118

trauma pediátrico, 467-471
TRM, 193-194

via aérea,
  avaliação
    abertura, 52-54
    colocação adjunta, 53-54
    queimaduras, 407-408
    lesão na face, 214-216
    TRM, 194-196
    via aérea alternativa, 56-58
  fixação, 133-134
  ressuscitação, 52-53
  sinais e sintomas, 52-53
  tratamento pediátrico, 472-474

violência doméstica, 459-463

víscera sólida, 296-305

vísceras oca, 291-297

VMC. *Ver* ventilação mecânica controlada

W

Wittmann Patch (Star Surgical), 319-320

Y

yaw, 30-31

Z

zeolita, 69-70